肝病

中医临证旨要

主编 ◎ 周福生

GANBING ZHONGYI LINZHENG ZHIYAO

广东省出版集团
广东科技出版社
·广州·

图书在版编目（CIP）数据

肝病中医临证旨要/周福生主编．—广州：广东科技出版社，2010.10
ISBN 978-7-5359-5383-4

Ⅰ．①肝…　Ⅱ．①周…　Ⅲ．①肝病（中医）—中医学临床—经验—中国—现代　Ⅳ．①R256.4

中国版本图书馆CIP数据核字（2010）第182768号

责任编辑：李希希
责任校对：吴丽霞　黄慧怡　梁小帆　罗美玲　杨峻松
责任印制：严建伟
出版发行：广东科技出版社
　　　　　（广州市环市东路水荫路11号　邮编：510075）
E-mail：gdkjzbb@21cn.com
http://www.gdstp.com.cn
经　　销：广东新华发行集团股份有限公司
印　　刷：佛山市浩文彩色印刷有限公司
　　　　　（南海区狮山科技工业园A区　邮编：528225）
规　　格：889mm×1194mm　1/16　印张 27　字数 550千
版　　次：2010年10月第1版
　　　　　2010年10月第1次印刷
印　　数：1～5 000册
定　　价：58.00元

如发现因印装质量问题影响阅读，请与承印厂联系调换。

编委会

主　编：周福生
副主编：张诗军　潘志恒　贺松其　刘成林　纪云西　廖荣鑫
编写人员（按姓氏笔画排序）：
　　　　于　泓　文　彬　许仕杰　苏俊权　陈　艺　陈冠林
　　　　季幸姝　罗　琦　郑超伟　韩棉梅

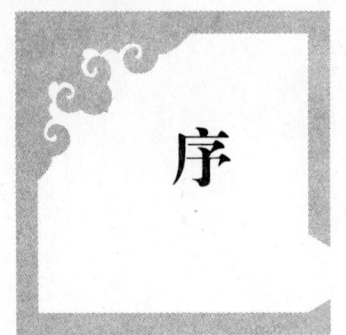

序

医学的日新月异仍未真正解决肝病对人类的困扰，迄今为止，肝病的治疗仍是我国乃至世界的医学难题。我国是肝病的高发区域，肝病患者群体和诊疗费用呈上升趋势，肝病的治疗成为我国医疗卫生事业亟待解决的严重的公共卫生问题。广东省肝脏病学会中医药学专业委员会主任委员周福生教授经过几十年的刻苦钻研，结合自己30余年的临证经验，联合中山大学医学院、南方医科大学、广州市肿瘤医院、中国中医科学院西苑医院、解放军四五八医院、广东省惠州市第三人民医院、广东省台山人民医院等单位的专家，共同编写《肝病中医临证旨要》。该书是管窥了中医治疗肝病的研究进展。自古至今，中医药论治肝病专著不断问世，数量之多，涉及面之广，令人目不暇接，足见肝病诊治之难。纵观现代中医学在防治肝病领域虽有进展，但仍未根本解决治肝之本。在广东省肝脏病学会中医药学专业委员会成立之际，我曾与学会主任委员周福生教授探讨中医药在肝病治疗方面的确切疗效及思路，印象深刻！"操千曲而后晓声，观千剑而后识器。"看了这部书稿后，我更详细、系统地了解到周福生教授及广东省肝脏病学会中医药专业委员会的情况。"医乃仁术"是铸就临床大家的精神风格写照，只有体会生命的"厚重"才能真正感受医生的责任重于泰山。"德艺双馨"才能"起沉疴于冥冥之中，夺冤魂于离体之时"。这部作品详细记录的一个个鲜活的病例，以严谨的中医理论阐述病理病因，以大量的就诊前后的病理检查结果说明疗效。书中所记述的案例，不仅给文章增添了可读性，更为初涉医道的医生及患者提供了汲取知识的宝库。通观本书，可以说"书中所言备矣"！乐为之序！

广东省肝脏病学会会长 李福山

2010年4月21日

主编介绍

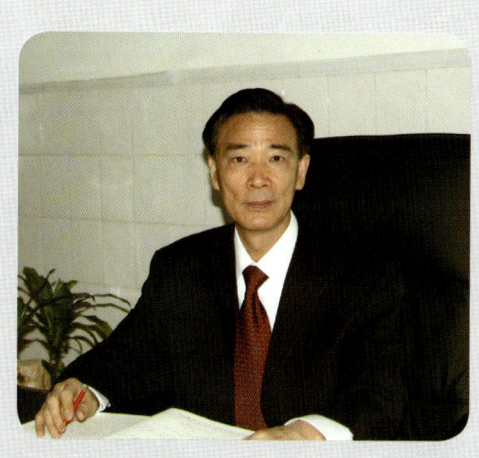

周福生,教授,主任中医师,博士后合作导师,博士研究生导师,第四批全国老中医药专家学术经验继承工作及学位指导老师,著名脾胃病学家,中西医结合消化肝病内科学专家。1975年毕业于广州中医学院医疗系,1988年6月广州中医药大学中医内科学专业硕士研究生毕业,获医学硕士学位。现任广州中医药大学脾胃研究所副所长(主持工作),广州中医药大学第一附属医院二内科副主任、内镜室主任。广州中医药大学国家级重点学科中医内科学脾胃方向学科带头人,国家自然科学基金评审专家,教育部科技奖励评审专家,国家及广东省食品药品监督管理局新药评审专家,中华中医药学会脾胃专业委员会委员,广东省肝脏病学会常务理事、中医药学专业委员会主任委员。广东省中医药学会消化专业委员会副主任委员,广东省中西医结合学会脾胃消化专业委员会常委。1995年被评为广东省优秀中青年中医药、中西医结合工作者,2002年获广州中医药大学新南方优秀教师奖,2003年、2007年、2010年分别获广州中医药大学优秀科技工作者及科技管理工作者等荣誉称号。

从事教学、医疗、科研工作30余年,中西融汇,学验俱丰。教学方面,一直从事中医内科学的教学工作,为人师表,教风严谨,教学相长,深受学生好评。先后培养博士后3名,博士、硕士研究生40多名。医疗方面,医德高尚、中西结合、技术精湛,首倡"心胃相关"理论及"辨证、辨病、辨体质"三位一体辨治模式等学术思想,擅长消化内科疾病的诊治,有一套独特的诊疗方法,疗效卓著。科研方面,主要参与国家"七五"、"八五"攻关课题,并主持多项国家和省部级课题。"脾虚证辨证论治的系列研究"获国家科技进步奖二等奖(2000年),"中药康泰治疗肠易激综合征的研究"获广州中医药大学科技进步一等奖(2004年),"疏肝健脾安神和胃法治疗肠易激综合征的综合疗效评价及应用研究"获广东省科技进步三等奖(2007年)和中华中医药学会李时珍医药创新奖(2008年)等多项奖项,国家发明专利2项。先后参与胃炎消、胃肠宁、胃热清、肠炎灵、康泰胶囊等治疗脾胃消化病的中药新药研制与开发。主编及参编专著多部,发表学术论文140余篇。

副主编介绍

张诗军，博士，博士生导师，教授，德国杜伊斯堡-埃森大学访问学者。广东省中西医结合学会理事兼副秘书长，广东省中西医结合学会亚健康专业委员会常务副主任委员，广东省中医药学会肝病专业委员会副主任委员。Journal of Research in Medical Sciences审稿人，Journal of Gastroenterology and Hepatology审稿人，《中药材》编委。从事乙肝相关性疾病的临床和基础研究20年，主持国家"十一五"科技重大专项子课题、国家教委留学启动基金、广东省科技计划资助课题、广东省自然科学基金、广东省中医药局基金资助课题10余项，参与了国家自然科学基金、国家"重大新药创制"科技重大专项子课题、国家教委博士点基金、广东省自然科学基金和广东省科技计划基金等课题的研究。发表科研论文30余篇，获国家发明专利1项。获广东省科技进步三等奖2项（均排名第一）：①"化湿法在治疗慢性乙型肝炎的应用和研究"项目获2008年广东省科技进步三等奖；②"和解法治疗慢性乙型肝炎的临床疗效观察及细胞免疫机制研究"项目获2007年广东省科技进步三等奖。

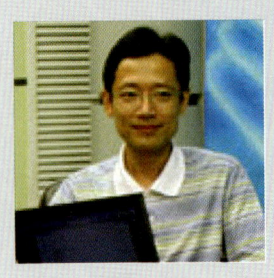

潘志恒，中山大学附属三院中医科副教授，硕士研究生导师。广东省中西医结合学会理事、广东省中西医结合学会消化（肝胆胃肠）疾病专业委员会常委、民盟中山大学北校区总支委、民盟广东省委联络委员会副主任。承担过国家中医药管理局和多项广东省中医药管理局科研项目。主编《慢性肝病中西医结合治疗学》、《肝胆道疾病中医食疗汤水》等。擅长中西医结合治疗各种病毒性肝炎、肝硬化、脂肪肝及慢性胃肠道疾病。先后应美国、加拿大、波兰、印度尼西亚等国和中国台湾地区的大学或医疗机构邀请进行学术交流访问，曾为世界中西医结合大会等国际会议担任英文口译工作。

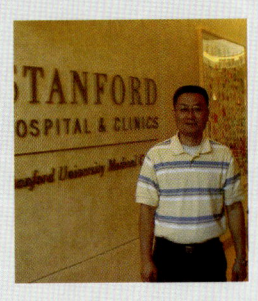

贺松其，医学博士，现任南方医科大学中医药学院教授、主任医师、硕士导师。毕业于第一军医大学中西医临床医学专业。兼任广东省肝脏病学会中医药专业委员会副主任委员，广东省中医药学会肝病专业委员会常务理事，广东省中西医结合学会脾胃消化专业委员会理事，中华中医药学会全国医古文研究会委员。发表论文90余篇，主编、副主编著作5部，参编著作5部。主持和参加国家自然科学基金、广东省自然基金、广东省中医药局课题10余项。获中国中西医结合学会科学技术一等奖1项，广东省科技进步二等奖1项，中华中医药学会科学技术二等奖1项。擅长于各种病毒性肝炎、肝硬化、肝癌、肝胆结石、胆囊炎、胰

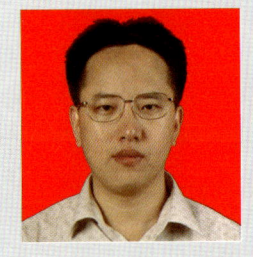

腺炎以及消化性疾病的诊疗。

刘城林，广州医学院附属肿瘤医院中西医结合科、中医科主任，教授，硕士生导师，并具有中西医结合主任医师、中医内科主任医师双正高级职称。从事肿瘤临床工作近30年，具有丰富的临床经验，主要开展各种中晚期恶性肿瘤的中医及中西医结合临床研究，在中医药配合肝癌、肺癌介入治疗，肿瘤放疗、化疗配合中医药减毒增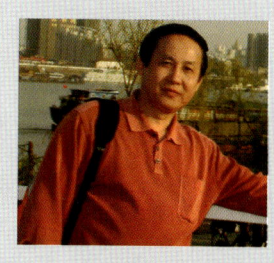
效及肿瘤术后康复治疗，中医及中西医结合防治常见肿瘤治疗后复发、转移等方面颇有研究。现兼全国中华中医药学会肿瘤学会委员、乳腺病工作指导委员会常委，广东省肝脏病学会常务理事，广东省中西医结合学会肿瘤专业委员会、广州抗癌协会肺癌专业委员会、广东省中华中医药学会疑难病专业委员会等八个省级专业委员会常务委员，多个省级专业委会委员，中国抗癌协会、国际生物治疗学会、国际肺癌协会会员，教育部、国家中医药管理局科技评审委员，广东省、广州市科技厅局科技评审专家。获广州市优秀中青年中医骨干称号。发表学术论文56篇，30篇论文分别获得广州市、广东省或全国性优秀论文奖。主编、参编出版专著3部。主持和参加省、市科研课题１０余项，获厅级科研成果奖2项，市级2项。多次获先进工作者称号。

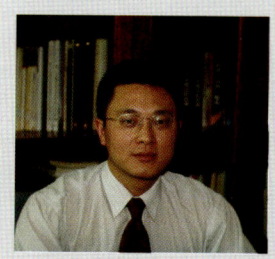
廖荣鑫，医学博士，现任广州中医药大学脾胃研究所副教授。2005年博士毕业于第一军医大学中西医临床医学专业，2007年从广州中医药大学中医内科学博士后流动站出站，师从脾胃研究所副所长、全国名中医周福生教授、劳绍贤教授。现任广东省肝脏病学会中医药专业委员会常务委员、秘书，广东省中医药学会感染病热病专业委员会委员。发表论文30余篇，主编专著1部，参编专著2部。主持和参加国家自然科学基金、广东省自然基金、广东省中医药局等级课题8项。获国家李时珍创新奖1项，广东省科技进步三等奖1项。擅长于各种病毒性肝炎、肝硬化、肝癌、肝胆结石、胆囊炎、胰腺炎以及消化性疾病的诊疗。

纪云西，医学博士，广州中医药大学脾胃研究所在站博士后，广东省肝脏病学会中医药学会肝病专业委员会委员，从事中西医结合脾胃、肝胆、内分泌疾病的临床与实验研究。发表学术论文30余篇，参编专著3部。主持和参加国家、省、市级科研课题10余项，擅长于各种病毒性肝炎、肝硬化、肝胆结石、胆囊炎、胰腺炎、消化性溃疡、慢性胃炎以及糖尿病及其慢性并发症的中西医诊疗。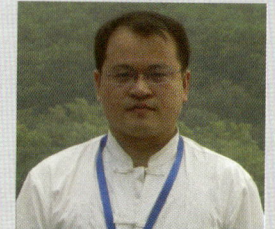

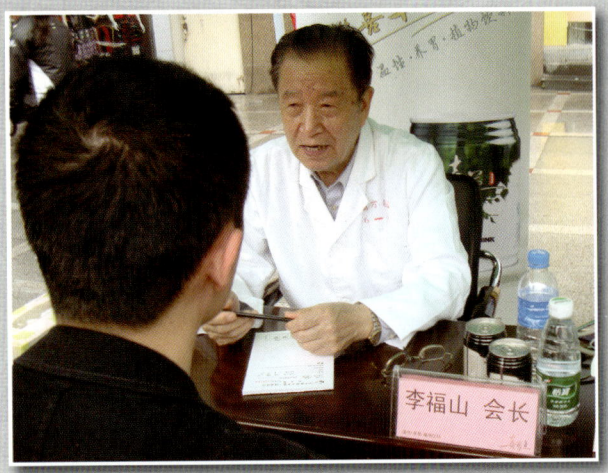

▲广东省肝脏病学会会长李福山教授在义诊现场

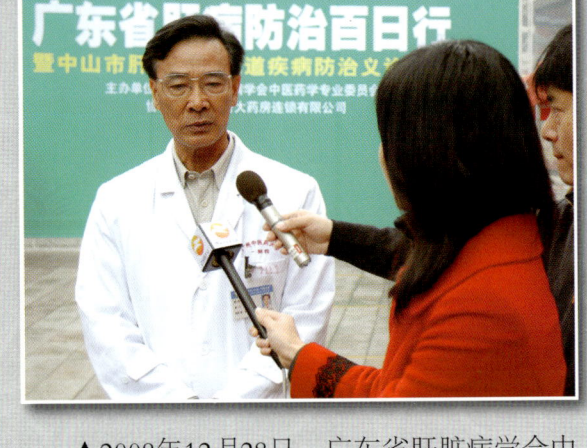

▲2008年12月28日,广东省肝脏病学会中医药学专业委员会组织专家在中山市开展"广东省肝病防治百日行"活动,图为带队专家周福生教授在现场接受记者的采访

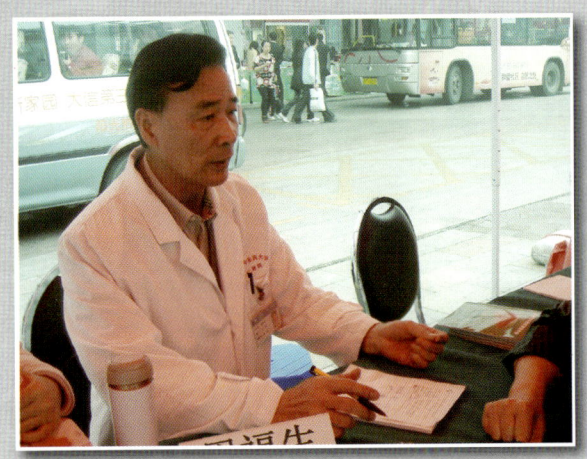

◀广东省肝脏病学会中医药学专业委员会主任委员、本书主编周福生教授在义诊现场

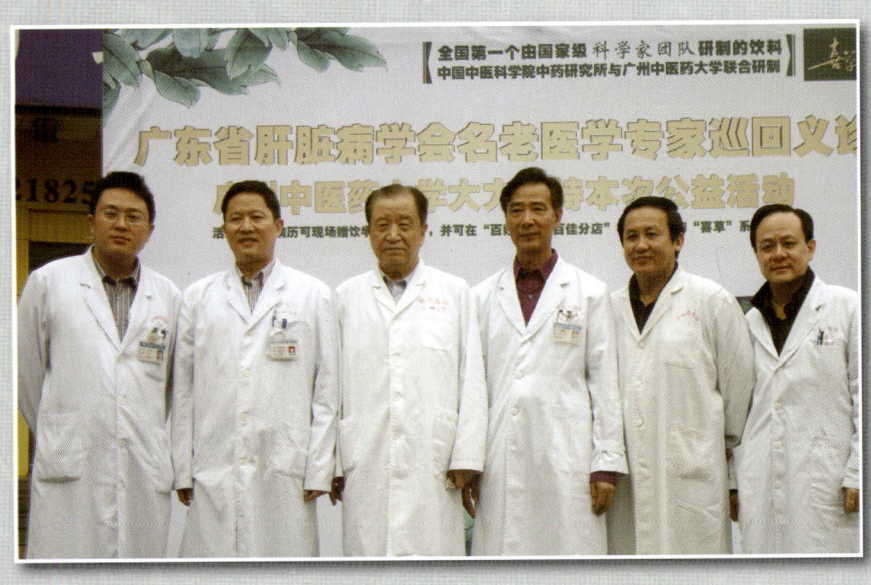

▶2010年4月11日,广东省肝脏病学会中医药学专业委员会再次组织专家教授赴惠州市义诊

前言

中医对肝病的治疗源远流长，疗效确凿。中医研究、治疗肝病的队伍正在形成，2008年成立广东省肝脏病学会中医药学专业委员会就是应这一历史潮流。广东省内许多名老中医和专科医师广泛地开展了肝病的临床和实验研究。肝病是常见病、多发病，亟须编写一本既有系统理论、又有实用价值，用于指导肝病中医治疗方面的专著。

为此，广东省肝脏病学会中医药学专业委员会联合广州中医药大学、中山大学医学院、南方医科大学、广州市肿瘤医院、中国中医科学院西苑医院、解放军四五八医院等资深专家、教授以及其他具有中、高级职称的研究肝病理论和临床的人员，共同完成了《肝病中医临证旨要》的编写工作。

《肝病中医临证旨要》对临床各级中医师、中西医结合医师以及从事肝病研究的科研人员都有重要的参考价值，尤其是为中医肝病专科医师提供了不少经过临床检验行之有效的处方，对于医学院校高年级学生实习也会有较大的帮助。

《肝病中医临证旨要》具有以下几个特点：

一、本书是迄今为止第一部以学会组织，各大医院共同编写，以中医为主、中西医结合研究肝病的理论和临床相结合的学术专著，汇集了比较完整的中医肝病的诊治内容。

二、本书从其生理、病理、诊断、治疗和预防等方面进行对藏象学说的"肝"进行详细论述，结合笔者的临证经验，集中总结了有效的治疗法则和方药。

三、本书精选了肝炎、脂肪肝、肝纤维化、肝硬化、肝癌等5个常见病种，分别从概述、病因病机、临床表现、诊断与鉴别诊断、辨证施治、单方验方、其他疗法、预后、名家经验与病案分析等方面深入浅出进行阐述。

四、本书以西医病名为纲，中医辨证论治为目，强调了病理演变、辨证思路、诊断方法和治疗有效方药。作者均为资深教授或博士后、博士，注重国内外文献资料，力求反映前沿及最新进展。

五、本书结合古今文献，既广泛地选录了行之有效的古方，还搜集了不少民间单方，增加了其科学性和实用性。又考虑到现代医家治疗肝病宝贵的临床验方，未经该专家的同意而将其引用到本书中，旨在更好地指导临床，在此深表谢意！

《肝病中医临证旨要》的编写几经易稿，力求保证书稿质量。由于水平有限，学识不够，难免有不当之处，敬请同道、前辈批评指正。

编　者
2010年5月10日

目录

上编 总论

第一章 中医肝的生理功能及特性/2
第一节 肝的功能/2
第二节 肝的特性/6
第三节 肝的其他特性/8

第二章 脏腑相关/12
第一节 五脏相关/12
第二节 肝腑相关/14

第三章 病因病机/19
第一节 外感因素/19
第二节 内伤因素/22
第三节 病理产物致病因素/26
第四节 药邪致病因素/27
第五节 病理特点/28
第六节 肝经的主要循行部位及其病理变化/31
第七节 现代医学对中药肝毒性的认识/32

第四章 辨证施治/34
第一节 辨证分型/34
第二节 临证施治/45

第五章 预后与调养/53

下编 各论

第一章 肝炎/60
第一节 概述/60

第二节 病因病机/66
第三节 临床表现/71
第四节 诊断与鉴别诊断/75
第五节 辨证施治/81
第六节 单方验方/92
第七节 其他疗法/97
第八节 预后/108
第九节 名家经验与病案分析/109

第二章 脂肪肝/131
第一节 概述/131
第二节 病因病机/132
第三节 临床表现/143
第四节 诊断与鉴别诊断/144
第五节 辨证施治/148
第六节 单方验方/160
第七节 其他疗法/164
第八节 预后/174
第九节 名家经验与医案分析/177

第三章 肝纤维化/189
第一节 概述/189
第二节 病因病机/190
第三节 临床表现/192
第四节 诊断与鉴别诊断/194
第五节 辨证施治/197
第六节 单方验方/201
第七节 其他疗法/207
第八节 预后/210
第九节 名家经验与病案分析/213

第四章 肝硬化/219
第一节 概述/219
第二节 病因病机/221
第三节 临床表现/227
第四节 诊断与鉴别诊断/233
第五节 辨证施治/235
第六节 其他疗法 /247
第七节 单方验方 /255
第八节 预后 /259
第九节 名家经验与医案分析 /260

第五章 肝癌 /297
第一节 概述/297
第二节 病因病机/298
第三节 临床表现/306
第四节 诊断与鉴别诊断/306
第五节 辨证施治/313
第六节 单方验方/317
第七节 其他疗法/320
第八节 预后/326
第九节 名家经验与病案分析/327

第六章 常见抗病毒中药/342
第一节 中药抗乙肝病毒研究现状/342
第二节 中药抗乙肝病毒治疗的优势/345
第三节 抗乙肝病毒中药/347

第七章 肝病常用中药与中成药/379
第一节 肝病常用中药/379
第二节 护肝降酶中成药/405
第三节 利胆退黄中成药/408
第四节 抗病毒中成药/411
第五节 抗肝纤维化、肝硬化中成药/413

上编 总论

第一章　中医肝的生理功能及特性

由于历史条件的限制，古人对肝脏的解剖位置未能进行精确的描述，但也有了比较科学的认识。《灵枢·经水篇》指出："夫八尺之士，皮肉在此，外可度量切循而得之，其死，可解剖而视之。其脏之坚脆，腑之大小，脉之长短，血之清浊……皆有大数。"从《内经》、《难经》等书的不少篇章对脏腑数量、大小、位置、形态结构的描述中也不难看出其与现代医学解剖内容有惊人的相似。《灵枢经》有曰："阙，……在下者肝也。"这里"阙"指的是胸郭，"在下"即指季肋部，可见古人已经认识到肝的位置在季肋。《难经·四十一难》曰："肝独有两叶。"《难经·四十二难》又云："肝重四斤四两，左三叶，右四叶，凡七叶，主藏魂。"文中所载肝重与现代解剖学对肝脏的认识，男性平均肝重1 450g大致相近。"肝独有两叶"当指肝脏本身；"肝左三叶，右四叶，凡七叶，主藏魂"似指肝脏下面之胆囊、肝门等邻近器官，如此描述虽不尽精确，但反映了中医学关于肝最早的解剖学概念。

肝位于膈下，腹腔之右上方，右胁之内，其直接连属经脉是足厥阴肝经。足厥阴肝经在人体的循行路线是：起于大拇指上丛毛的边际，上循足跗部，再经过内踝前面，向上至内踝上八寸处交叉到足太阴脾经的后方，到达膝内缘，沿着大腿内侧，进入阴毛中，绕过阴部，到达小腹，上至乳下二肋。入内的经脉：夹胃两旁，属肝络胆，向上通过横膈，分布于胁肋，沿着喉咙后面，进入鼻咽部，连接于目系，向上经前额，与督脉会合于巅顶。目系的支脉：下行颊里，环绕口唇。从肝脉分出的支脉：通过横膈，向上流注与肺，连接于手太阴肺经。肝与胆连接，司相火，同具木火之气，而又表里相同，经脉相互属络。胆附于肝，有贮藏和排泄胆汁的功能，以助胃肠消化。从上可知肝胆经络在体内循行分布最广，上至巅顶，下至足底，贯通上下，联系脏腑最多，说明肝在人体生命活动中有重要作用。

第一节　肝的功能

肝是中医五脏之一，为藏血之脏而主疏泄，既贮藏有形之血，又疏泄无形之气，有"体阴用阳"之谓，在五脏分类中居其首，故《素问·灵兰秘典论》说："肝者，将军之官，谋虑出焉。"肝藏魂，在志为怒，在液为泪，在体合筋，其华在爪。肝在五行中属于木，通于春气。阴阳五行学说认为：肝之属性比拟为风木，风者善行而数变，木则生机活泼，性喜调达，其母属水，其子属火。

一、肝主藏血

肝主藏血包括以下3个方面的功能：

（一）肝有贮藏和调节血量的功能

人体各部的血流量，可受机体活动量的增减、情绪的变化、外界气候变化等因素影响而作相应的增减，这种变化是通过肝的藏血和疏泄功能实现的。当机体活动剧烈或情绪激动时，肝脏就通过肝气的疏泄作用将所贮藏的血液向外周输布，以供机体的需要。当人体处于安静或情绪稳定时，机体外周对血液的需求量相对减少，部分血液便又归藏于肝。《素问·调经论》说："肝藏血。"《素问·五藏生成》说："人卧血归于肝。"王冰对此注解说："肝藏血，心行之，人动则血运于诸经，人静则血归于肝藏。何者？肝主血海故也。"

（二）肝有防止出血的作用

气有固摄血液之能，肝气充足，则能固摄肝血而不致出血；又因阴气主凝，肝阴充足，肝阳被涵，阴阳协调，则能发挥凝血功能而防止出血，故明代章潢《图书编》说："肝者，凝血之本。"指出肝敛藏的作用可以使血不妄动而内藏。

（三）肝贮藏血对疏泄功能的制约作用

肝内有一定血量，肝体柔和，可以制约肝的阳气升腾，勿使过亢，从而维护肝的疏泄功能冲和调达。《素问·五脏生成》说："肝受血而能视，足受血而能步，掌受血而能握，指受血而能摄。"可见，肝主藏血功能正常对全身机能活动有重要作用。

二、肝主疏泄

（一）肝主疏泄的溯源

"疏泄"一词，首载于《素问·五常政大论》，其中有曰："发生之纪，是为启陈，土疏泄，苍气达。"《素问·宝命全形论》有"土得木而达"的论述。《内经》以取类比象之法，取木之舒展条达，升发宣散的特性来形容肝的疏泄功能。再者，在《内经》之前，《礼记·月令篇》已有"孟春之月、……祭先脾、……其器疏以达，……盛蔼在木"的记载，可见那时就已认识到木（肝）有疏泄条达的功能。之后，元代朱丹溪开始用"疏泄"、"条达"来解释肝的功能，他在《格致余论·阳有余而阴不足》中指出"主闭藏者肾也，主疏泄者肝也"，指肝具有疏泄精气的功能。缪希雍在《神农本草经疏》中亦说："扶苏条达，木之象也；升发开展，魂之用也。"更为明确地认识到肝（木）具有疏泄之功，条达之性。明代薛立斋《内科摘要·卷下》将"司疏泄者肝也"改为"肝主疏泄"，进一步肯定了"肝主疏泄"这一功能特性。清代唐容川在《血证论·脏腑病机论》从理论上对肝主疏泄认识更趋完善，他说："木之性主于疏泄，食气入胃，全赖肝木之气以疏泄之，而水谷乃化，设肝不能疏泄水谷，渗泻中满之证，在所不免。"这里主要讲肝主疏泄对消化的影响。叶天士在《临证指南医案》中，亦记载了诸如"气郁不好，木不条达，暖则少宽"的病例。由此可见，肝主疏泄理论是历代医家从实践中总结出来的。

（二）肝主疏泄的生理功能

肝主疏泄的生理功能涉及范围甚广，人体五脏六腑及其物质精、气、血、津液和神志都必须在肝脏疏泄功能正常的条件下，而发挥各自应有的作用。正如周学海所言："凡脏腑十二经之气化，皆必藉肝胆之气化以鼓舞之，始能调恬而不病。"

1. 肝主疏泄的实质　疏泄的含义颇为广泛，指肝气的疏通、宣散、条畅等作用。肝的疏泄功能直接关系着人体气机的流通条畅。"肝主疏泄"的概念，实质在于保持全身气机的流畅，以调节气血、津液等的正常运行，而实现对机体的精神情志、饮食运化、水液代谢等诸种生理活动的调理作用，而这些生理活动的进行又是通过脾主运化，心主血，肺主气，肾藏精、主水的功能得以具体体现。肝性喜条达而恶抑郁，其疏泄作用除能协调脏腑气机外，本脏之藏血、藏魂、主筋、开窍于目等诸种生理功能无不与疏泄功能有关。也就是说，肝的疏泄功能是人体脏腑功能活动基本形式的概括。疏泄失常则气机紊乱，脏腑功能失调，诸病丛生。

2. 肝主疏泄的内容　肝主疏泄是指肝具有疏通条畅全身气机，促使其畅达、宣泄的作用。《素问·五常政大论》："发生之纪，是谓启陈。土疏泄，苍气达，阳和布化，阴气乃随，生气淳化，万物以荣。"指出了肝主疏泄、木主生发的特征。由于肝的生理特点主升、主动，故对全身气机的疏通、升发起着重要的调节作用。肝气疏泄正常，则脾气自升，胃气自降，气机流畅，纳化自如；心火下降，肾水温升，阴阳相交，水火既济；肝升发，肺肃降，升降得宜，则气机调畅。如此则脏腑经络、气血津液才能发挥其正常功能，生命方能生息不休。而且，经过后世医家的临床辨证应用，逐渐形成了比较完整的肝主疏泄的概念。肝主疏泄在人体生理活动中的主要作用大致可以归纳为以下几方面：

（1）疏通气血：肝脏体阴而用阳，以血为本，主藏血，司血液的贮存与调节。李杲有云："血者，皆肝所主。"秦伯未说："肝藏血，其化为荣。"而血的运行无不受肝气的影响。肝（气）主动主升，有利于气的疏通畅达，有利于脏腑气机的升降出入运动，所以肝的疏泄功能正常，气机才能调畅，脏腑功能才能保持协调平衡。同时，气机的通畅又是推动血和津液运行的基本条件，"气行则血行，气滞则血瘀。"肝的疏泄作用能直接影响气机调畅。若肝的疏泄功能正常，则气机调达，血脉畅通，气血运行正常，人体则健康无病。即丹溪所谓"气血冲和，百病不生"。只有气机调畅，才能充分发挥心主血脉、肺助心行血、脾统血的作用，从而保证气血的正常运行。"心主身之血脉，肝旺心亦旺。"肝脏可通过调畅心脏气机的流通，协助心气推动血液运行。故唐容川《血证论·脏腑病机论》说："肝属木，木气冲和条达，不致遏郁，则血脉得畅。"

现代医学认为，肝脏与凝血和抗凝血物质的生成和清除有关。在正常情况下，机体内的凝血活动与纤溶活动之间相互保持着动态平衡，而肝脏在这一平衡中发挥着重要影响。此外，肝脏还可合成大部分血浆蛋白和血管紧张素原，后者在一系列的转化之后可调节血压和血容量。

（2）调畅情志：人的精神情志活动，虽属心神所主，但也与肝的生理功能密切相关。一方面，"肝藏魂，主谋虑"；另一方面，肝通过对血液、气机等方面的调节来协调自身的精神情志活动。正常的情志活动，依赖于气血的正常运行。情志异常对机体生理活动的影响也在于干扰正常的气血运行，《素问·举痛论》所说的"百病生于气也"，就是针对情志所伤，影响气机的调畅而言。所以肝的疏泄功能具有调畅情志的作用。《素问·灵兰秘典论》曰："肝者，将军之官，谋虑出焉。"《素问·五脏生成篇》亦云："肝者……魂之居也。"这里所说的"谋虑"、"魂"，均为精神意识的范畴。其中，尤以忧郁、忿怒均与肝的关系更为密切。只有肝的疏泄功能正常，人体就能较好地调节自身的情志活动，使心情愉快，气和志达，思维敏捷。否则就可引起情志异常变化，或抑郁，或亢奋。另外，外来的精神刺激，特别是郁怒，又常可引起肝的疏泄失常。所以中医有"肝喜条达而恶抑郁"和"暴怒伤肝的理论"。

现代医学从生化角度对"肝疏情志"理论亦得到两方面的认识：第一，肝脏可调节血糖，生成酮体，两者充分保证大脑组织的能量供应，从而为大脑的精神情志活动的正常发挥提供了物质基础。第二，肝脏是灭活激素的重要器官，而且还可合成运输激素的血浆蛋白质。因此，肝脏可影响外周激素的活性与浓度。而有报道雄激素及甲状腺激素与人类精神活动及行为均存在一定的关系，这一切提示，肝脏的确在很大程度上对精神活动发生一定的影响。

（3）分泌、排泄胆汁：肝与胆互为表里，胆附于肝叶间，与肝相连，内藏胆汁，肝胆在生理上密切联系，肝之余气化为精汁，溢入于胆，胆汁排泄到肠腔内，帮助食物的消化和吸收。《东医宝鉴·内景篇》曰："肝之余气，溢入于胆，聚而成精。"说明胆汁是肝之余气积聚而成，肝的疏泄功能正常，则胆汁能正常地分泌和排泄，助胃以腐熟水谷。而胆汁的适量贮存与及时排泄只有在肝气调畅的状态下才能顺利进行。因为胆汁是参与消化食物的"精汁"，所以肝的疏泄功能正常与否，直接关系到胆汁的分泌排泄是否正常，可见肝的疏泄分泌和排泄胆汁对脾胃消化功能有重要促进作用。肝的疏泄功能失常，会影响胆汁的正常分泌排泄，从而影响消化功能，如出现口苦、黄疸、厌食、腹胀等症状。

（4）疏调脾胃：脾胃是人体主要消化器官。盖胃气主降，受纳腐熟水谷，输送于脾，脾气主升，运化水谷精微以灌溉四旁。而肝主疏泄则是保证脾胃升降机枢能够协调不紊的重要条件。"土得木而达"，脾胃如能得到冲和舒展的肝木以助，便能够升降有序，更好地发挥其生气淳化，长养万物的功用。正所谓"土生万物……，苟非风木和柔之气，内居其间，何以使土脉和动"。脾胃的健运，不但需要脾气的充足，而且还需要肝气的调节、疏通，正如《血证论》所云："木之性主于疏泄，食气入胃，全赖肝木之气以疏泄之，而水谷乃化。"肝气疏泄正常，则脾胃升降协调，纳化功能健旺，消化吸收良好。

（5）调节能量代谢：肝脏对人体能量代谢有着重要的调节作用，主要表现在：第一，摄取能量，《素问·经脉别论》曰："食气入胃，散精于肝，淫气于筋。"《素问·平人气象论》云："脏真散于肝。"即由脾胃化生的水谷精微是由肝脏摄取而运达全身的，这与营养物质在胃肠消化吸收后入肝脏以一定方式储能的现代医学观点十分一致。第二，转化能量，《素问·阴阳应象大论》云："肝……在地为化，化生五味。"肝气升发水谷精微，化生五味，濡养五脏。现代医学认为肝脏是人体最大的消化腺体，又是三大营养物质代谢的核心，更是人体在应急状态下能量的转化源泉。第三，供应能量，《素问·六节藏象论》言："肝者，罢极之本，……其充在筋，以生血气。"人体活动所需要的能量及人体疲劳感的产生，皆率于肝。

（6）调节水液代谢：全身水液代谢的调节，主要是由肺、脾、肾、三焦、膀胱等脏腑共同完成，但因肝主疏泄，能调畅三焦气机，促进肺、脾、肾、膀胱等脏腑的机能，故能协助调节水液代谢。首先，肝气可疏利三焦之水道。《素问·灵兰秘典论》曰："三焦者，决渎之官，水道出焉。"这就指出三焦为水液运行之通路，而肝脏则可调畅三焦之气机，疏利上下之水道，使津液运行无阻，出入流畅。其次，肝的疏泄功能还可调节肺、脾、肾、膀胱等脏腑的气机升降，协助它们对津液代谢所发挥的各自作用。如肺主肃降，有通调水道之能；脾司运化，有转输水谷之职；肾主水合膀胱，有气化开阖之权。肝气升发上达，疏泄正常，则肺气能敷布津液于周身，下输膀胱；脾土运化健旺，水谷及时消化转输，上归于肺；肾之气化有权，膀胱水窍开阖自如。再者，从治疗上讲，历来就有"治水必治气，气行则水行"的论治思想，进一步反证了肝主疏泄对水液代谢的作用。现代医学表明，肝脏是合成人体白蛋白的唯一场所，而白蛋白是维持人体血浆胶体渗透压的主要物质。若肝功能不良，白蛋白合成障碍，可致血浆胶体渗透压下降而出现胸水、腹水，甚至全身水肿。

（7）调节生殖系统的功能：妇女的月经、带下、妊娠、产育等特殊生理活动以及男子遗精、阳痿或不育等病症均与肝主疏泄有密切关系。如果肝的疏泄功能失常或肾的闭藏功能失职，则可导致女子月经不调、带下、不孕；男子遗精、早泄、不育等病症。肝调节生殖系统的功能主要表现两方面：①调理冲任二脉：妇女一生以血为本，"冲为血海"，"任主胞胎"，可见冲任两脉与妇女生理机能休戚相关。冲任二脉隶属于肝，而且足厥阴肝之经络绕阴器，循少腹，与冲任两脉互为沟通。因此，肝之疏泄可调节冲任二脉的生理活动，"女子以肝为先天"，足厥阴之气调畅，冲脉得其所助，则任脉通利，太冲脉盛，月经按期来潮，带下分泌正常，妊娠孕育、分娩顺利。总之，妇女经、带、胎、产等特殊生理活动关系到许多脏腑的功能，其中肝脏的作用尤为重要。②调节男子泄精：肝主疏泄，肾主藏精，而己癸同源，两者共同完成精液的封藏与疏泄。男子能控制正常的泄精这一生理功能与肝的正常疏泄密切相关，但还必须在肾气固摄闭藏的作用协同下才能完成。正如朱丹溪《格致余论》所言："主闭藏者肾也；司疏泄者肝也。二者皆为相火，而其上属于心。心君火也，为物所感则易动，动则精自走，相火翕然而起，虽不交会，亦暗流而疏泄矣。"沈金鳌在《杂病源流犀烛·前后阴源论》中亦提到："又有失志之人，抑郁伤肝，肝木不能疏达，亦致阳痿不起。"由此可见，肝之疏泄正常，则五脏六腑的精气相续不绝，且无走耗流失之患，维持男子正常的生殖功能。

第二节 肝的特性

中医学在其形成与发展过程中，一直受到哲学思想的指导。体与用，本来是中国古代哲学中的一对范畴。依据论述的对象不同而有不同的含义。"体用"作为严格意义上的哲学范畴直至经历了宋明时期的发展最终走向成熟，而其大量涌入中医学则发生在明清时代。明清医家以"体用"说明脏腑功能特征，如《景岳全书》云："心肺……阴体而阳用也，大肠小肠……阳体而阴用也。""肝体阴用阳"理论的发生是通过移植哲学之体和范畴嫁接于肝脏理论之中来完成的。

一、肝体阴用阳

"体阴而用阳"是表述肝之特性的专用述语，出自清代叶天士《临证指南医案·卷一》，其精辟地概括了肝刚柔相济、阳用易亢、体阴易亏、体用互病的生理病理特点。

肝体阴用阳，其中体阴，一方面是指肝属脏，属阴脏；另一方面指肝藏血，血属阴，肝为刚脏，非柔润不和，必赖阴血之滋养方能发挥其正常的生理作用。肝用阳是言生理方面，肝主疏泄，其气主升主动，性喜条达，内寄相火，其性属阳。体阴而用阳体现了肝藏血与主疏泄两者的关系。一者血为阴，气属阳，肝阴肝阳共存于一体，对立统一，消长平衡则肝不偏不倚，不亢不卑，发挥正常生理功能。肝得所藏之血的濡养而疏泄正常，肝阳不亢。同时，疏泄气机，能促进人体各脏将富余之血归藏于肝，并将肝藏之于血海中的血及时地根据人体生理之所需予以重新分配，因此说"肝藏血是肝主疏泄、调畅气机功能在血液运行方面的体现"。所以肝藏血（体阴）与肝主疏泄、调畅气机（用阳）两者相互制约、互相促进，共同维持肝气主升、主动特性及其机能活动。

若肝用异常则疏泄失度，阴阳失衡，出现肝气郁结，肝火上炎，肝阳上亢，肝风内动等病理，且可互相化生，如气郁化火，火极生风，阳亢生风，表现出升、动、逆、窜的病理趋向。概而言之，气、火、风、阳皆乃肝用异常的四种病理表现形式，所谓一源四歧而已，在证候上常归纳为实证。

至于肝体不足则出现肝阴亏虚，肝血不足之病理，在证候上常归之虚证。由于肝在病理上常表现肝阳易亢，肝体易亏而导致临床肝病热多寒少，阴血虚多而阳气虚少。因阴阳互根互化，肝体阴不足可导致阳用异常，阳用异常亦可导致体阴不足，所以临床上标实之下常有本虚，本虚之证亦见标实。故肝生理上体现出体阴用阳，刚柔相济的特性。

病理上，外邪致病或肝脏自病往往是先伤其"用"，后波及其"体"，多为肝郁气滞疾患，日久耗阴损血，故出现肝阴虚、肝血虚等证。总之肝之病理特点可概括为易郁、易亢、易动、易变、易虚，即阳用易亢，体阴易亏，体用互病的特点。

二、肝为刚脏

《杂病源流犀烛》云："肝……其体柔而刚，直而升，以应乎春。"肝为刚脏是指肝气易升易动，及其病变上多有暴急猛烈的特点。《素问·调经论》云："血之于气，并走于上，则为大厥，厥则暴死，气复反则生，不反则死。"这一特性乃是肝主升、主动、肝气刚强暴急、体阴用阳诸特征的综合体现。肝为刚脏是以肝藏血与疏泄气机关系为生理基础，肝之阴血失于滋养是导致疏泄失常所发生的主升、主动太过为病理基础，前人又通过肝为将军之官的类比思维，形成了肝为刚脏的特性这一观点。肝赖所藏阴血而滋养，如若肝失其所养，疏泄失常，极易产生升动太过的病理变化，如肝气上逆、肝火上炎、肝阳上亢、肝风内动等，临床上除有头痛、头晕、目眩等症状外，常有烦躁、暴怒、筋脉拘挛、抽搐、角弓反张，甚则突然昏倒，这都是肝气刚强暴急特征的病理体现，治疗时应当根据其为刚脏的特性，以滋阴、养血、柔肝为治本之法，《张景岳医学全书·类经》有曰："肝为将军之官，其志怒，其气急，急则自伤，反为所苦，故宜食甘以缓之，则急者可平，柔能制刚也。"肝本为刚脏，以血为体，以气为用，气急则伤血，故反为所苦。《血证论·脏腑病机论》曰："肝属木，木气冲和发达，不致遏郁，则血脉得畅。"清代林佩琴在《类证治裁·肝气论治》中指出："肝为刚脏，职司疏泄，用药不宜刚而宜柔，不宜伐而宜和。"真可谓是对肝为刚脏理论运用的经验之谈。

三、肝主升发

　　肝主升发理论是古人运用取类比象思维抽象而成的。首先是由人与自然的统一性，即五脏应于四时的规律性所决定的。《素问·玉机真脏论》曰："春脉者，肝也，东方木也，万物之所始生也。"人体脏腑中与自然季节中的春相通应的是肝。肝的功能，即生理的肝气，如同"万物之所始生"而呈上升趋势。柯琴在《伤寒论注·热入血室》有曰："精道由肾，血道由肝。"肝禀春木之性为万物化生之源，肾受元真之精而为生命之根，因此，肝在肾精原动力鼓舞下，与春之木气相应，具有强盛的生发之力，而树木应春之煦暖升发之气生长发芽和血管发育的"芽生"过程非常相像。《素问·四气调神大论》指出："春三月，此谓发陈，天地俱生，万物以荣……逆之则伤肝，夏为寒变。"发陈，就是指新事物的产生与旧事物的破灭是同时进行的规律。这种旧去新生的过程，在生理状态下，是无明显形迹可察而又每时每刻地进行着的。"逆春气，则少阳不生，肝气内变。"强调了肝中所寄藏的春生之气，实际上就是一种升发功能。其次，由于肝为风木之脏，中医学从取类比象的认识方法角度出发，认为"高巅之上，唯风可到"，要到达高处，并非自处高位，而是必须通过自下而上的上升运动，即《素问·五运行大论》所说的"上者右行，下者左行"的"左行"，左行，是由下向上的运动状态。肝气自下而上的上升运动，就是中医学中升发的意义。再次，则可以从经脉运行方面来考察，在十二经脉中，只有足厥阴肝经是"出颅会督顶巅逢"的。头为诸阳之会，但并非只要有阳气的温煦便能发挥其"精明之府"的正常功能，而是还必须依赖阴血的滋养。在十二经脉中，足厥阴肝经是行气血以上达巅顶的主要经脉。血具液态之质，一旦溢出脉外，则恒往下流动，在人体内部，却能循经脉而上行，正是由于阳气的推动所致。肝的阳气，循其经脉上行，推动血液上循于头，便是肝主升发的又一具体体现。

　　肝主升发在生理上，正是由于肝主升发，才使得血能随气上行而达于巅顶。并且这种上行之势，又是由于受到肝的藏血功能的监制、协调，才不会产生太过或不及的情况。就临床意义而言，肝气主升的特性可以表现为升之太过和升之不及两方面的病理。肝气升之太过亦可谓之肝气上逆，加之肝又藏血，气随血行，故肝气上逆常伴有血随气涌，因此肝气升之太过可表现为肝火上炎、肝阳上亢、肝风内动诸证，轻者有头痛、头晕、目眩、耳鸣、面红目赤等症。甚则可有吐血、呕血，或者突然昏倒，不省人事等"薄厥"、"大厥"之病。《素问·生气通天论》曰："阳气者，大怒则形气绝，血菀于上，使人薄厥。"《素问·调经论》曰："血之与气并走于上，发为大厥。厥则暴死，气复反则生，气不反则死。"张锡纯在《医学衷中参西录·治内外中风方》中解释道："盖血不自升，必随气而上升，上升之极，必至脑中充血。""若气上行不反，血必随之充而益充而至血管破裂不止。"故张锡纯运用镇肝熄风汤，以降上升太过之肝气。

第三节　肝的其他特性

一、肝开窍于目

　　中医认为肝与目关系密切是肝开窍于目。肝的经络上联目系，目的视力有赖于肝气之疏泄和肝血之营养，肝血的盛衰直接影响视觉功能状态，所谓"肝受血而能视"。《灵枢·脉度》也说："肝气通于目，肝和则目能辨五色矣。"临床上肝血不足则目暗不明、昏花、痛胀、干涩，《素问·气交变大论》所言"肝木受邪……目赤痛眦疡"则指肝火上炎所致的眼病，所以古人谓"肝开窍于目"，中医很早就认识到用动物肝脏来治疗目盲也是很好的例子。

（一）理论源流

目为肝之外窍，《素问·金匮真言论》云："东方色青，入通于肝，开窍于目，藏精于肝。"《灵枢·经脉》曰："肝足厥阴之脉……上贯膈，布胁肋，循喉咙之后，上入颃颡，连目系。"《灵枢·大惑论》曰："五脏六腑之精气，皆上注于目而为之精。"《脉诀·肝脏歌》曰："舍血荣于目。"《素问·五脏生成》曰："诸脉者皆属于目……肝受血而能视。"《素问·脉要精微论》云："夫精明五色者，……所以视万物，别黑白，审短长。"《灵枢·脉度》曰："肝气通于目，肝和则目能辨五色矣。"隋代巢元方《诸病源候论·虚劳病诸候上》曰："肝候于目而藏血，血则营养于目。"因此肝血充足，肝气调和，肝藏血功能正常，目才能正常发挥其视物辨色的功能。《中藏经》指出肝病可导致目的病变，即"肝病则头痛，目眩……肝中热则喘满多怒，目疼腹胀，眼赤，视物不明。"明代章潢《图书编》："肝脉出于大敦，发窍于目，左目甲，右目乙。泪者肝之液。肾邪入肝则多泪……肝实则目赤。"

（二）目系的定位

系，《康熙字典》中解释"连也"、"联属也"。目系，也就是目之联属，目与脑之间相联系的组织。《灵枢·大惑论》曰："五脏六腑之精气，皆上注于目而为之精。精之窠为眼，骨之精为瞳子，筋之精为黑眼，血之精为络，其窠气之精为白眼，肌肉之精为约束，裹撷筋骨血气之精，而与脉并为系。上属于脑，后出于项中。"《医宗金鉴·刺灸心法要诀》明确指出："目系者，目睛入脑之系也。"《医林改错·脑髓说》也描述了目系的形态："两目系如线，长于脑，所见之物归于脑。"即目系由约束包裹着筋骨血气之精，亦即脾、肝、肾、心、肺之精，与脉一起并行，上至脑，后到项中。目系位于睛珠之后，既是神光发越的通路，又是精气往来的路径，以结构舒畅、窍道通利为生理特点，喜条达、恶抑郁，以通为用。

（三）肝经直接上连目系

《灵枢·邪气脏腑病形》说："十二经脉，三百六十五络，其血气皆上于面而走空窍，其精阳气上走于目而为睛。"目得到经络输送的气、血、精、津的滋养，才能维持正常的视觉功能，足厥阴肝经是唯一本经与目系相连的经脉，足厥阴肝经作为联络肝脏与目系的通道，不仅是发越神光，且实现视瞻的基础，肝经对目的生理调控和病理影响通过目系得以实施，即说肝开窍于目，实则开窍于目系。

二、肝在体合筋

《素问·宣明五气篇》曰："肝主筋。"《素问·五脏生成篇》曰："肝之合筋。"《素问·六节藏象论》曰："肝者，其充在筋。"《素问·平人气象论》曰："脏真散于肝，肝藏筋膜之气。"《明医指掌》则曰："劳伤乎肝，应于筋极。"筋者，性坚韧而刚劲有力，泛指筋膜、韧带、肌腱等组织的总称，现代医学的神经也属于经筋的范畴。筋为膜之束聚，膜是筋的延伸展布。筋与筋膜连缀骨节，外布皮里肉外，联络关节，主司运动，且内联脏腑，是关节运动的重要功能结构。筋的功能是协助骨骼、肌肉一起完成人体的各种动作，是人体进行工作生活的基本条件。筋的收缩弛张，保证着骨节的屈伸活动。但筋之所以能收缩弛张、柔韧多力，则依赖肝血的滋养，所以《素问·痿论》说："肝主身之筋膜"，《素问·经脉别论》说："食气入胃，散精于肝，淫气于筋。"肝将由脾输布来的精微之气浸淫濡润于筋与筋膜，令关节滑利、屈伸有力自如，如《素问·痿论》说："宗筋主束骨而利关节也。"李梴说："人身运动皆筋力所为，肝养筋。"故有"肝主运动"之说。

《素问·上古天真论》也说："肝气衰，筋不能动。"若过劳伤肝，则筋必疲极。肝气虚弱不能淫筋，筋失其荣则萎弱无力。轻则筋急强硬，牵张不利，重则拘挛短缩不能活动。筋病不能收持，运动乃受影响。当肝脏机能失调或肝血不足时，筋得不到正常滋养，筋的活动就发生改变，或表现为疲惫乏力，或表现为拘急抽搐，甚则颈项强直，角弓反张，牙关紧闭等血不养筋，肝风内动等证候。故《素问·至真要大论》有"诸风掉眩，皆属于肝"之说。在治法上大都采用酸甘化阴，养血柔肝或疏肝理气之品，使肝血充足，气机畅达，筋得其养而病症自除。

三、肝在志为怒

中医把人的情志概括为七情（喜、怒、忧、思、悲、恐、惊），这是人体对外界环境的一种生理反应。七情太过或不及，能引起体内气血运行失常及脏腑功能失调，导致疾病。《内经》中认为是"暴忧之病"。

肝主疏泄，为刚脏，主升、主动的生理特点，是调畅全身气机，推动血液和津液运行的重要环节。正常精神情志活动依赖于气机的调畅，因肝能疏通气机，所以具有调节情志活动的功能。肝的疏泄功能正常，气机调畅，气血平和，则心情舒畅，情志活动才能正常，反之，肝的疏泄功能障碍，气机失于调畅，则会导致精神情志活动的异常。所以又有"肝喜条达而恶抑郁，暴怒伤肝"等理论。《张景岳医学全书·类经》有曰："肝为将军之官，其志怒。"《素问·举痛论》指出"怒则气上"，"喜则气和志达，荣卫通利"，而气，主要指肝气；气上指肝气上逆。《素问·调经论》云："血之于气，并走于上，则为大厥，厥则暴死，气复反则生，气不反则死。"

肝性刚强，善动而主疏泄、喜条达而恶抑郁，若因过怒而引起情志失调，气机不畅，郁而不解，肝失其条达之性，则气阻络闭，肝气郁结而见胁痛。若情忘不遂，郁怒伤肝，肝气郁结，无以条达，肝气横逆，"气有余便是火"，火性急迫，肝火犯胃，损伤胃络，或常有内火，复因肝火扰动，烦躁易怒，泛酸嘈杂，甚则气逆血奔于上，即致吐血。若暴怒伤肝，肝失条达疏泄之能势，肝气横逆，木壅乘脾，脾气受刑，脾失健运，清气不升，水谷不化，发生泄泻。此由肝气乘脾致肝郁脾虚。若因恼怒，气结于中，郁滞不除，肝失疏泄，肝气逆乱犯胃，气机阻塞，胃络不畅，胃脘胀满，不通则痛。胃失和降，嗳气频频，此乃肝气犯胃所致。《类证治裁·肝气肝火肝风论治》曰："肝木性升散，不受遏郁，郁则经气逆，为嗳，为胀，为呕吐，为暴怒胁痛，为胸满不食，……皆肝气横决也。"

脏腑功能协调，则机体健康。只有突然的、剧烈的或持久的精神刺激，引起暴怒、狂欢、痛哭、大惊、卒恐、思虑过度、忧愁不解，使人体气机紊乱，如《杂病源流犀烛》云："肝……其用条达而不可郁，其气偏急而激暴易怒，故其为病也，多逆。"脏腑阴阳气血失调，才会导致疾病的发生。

第二章 脏腑相关

第一节 五脏相关

中医的整体观认为，人体脏腑气血是一个有机的整体，靠相互协调和制约来保证其生理功能的完成。中医藏象学理论认为，脏与腑之间的关系比较复杂，就其主要关系而言，是指五脏与六腑之间存在着阴阳表里相合关系，即脏属阴，腑属阳；阴主里，阳主表。一脏一腑，一阴一阳，一表一里，相互配合，并通过经脉相互络属，形成了脏腑之间的密切关系。但从广义上讲，任何一个脏都与各个腑有关系；任何一个腑也都与各个脏有关系，以肝而言，其正常的生理功能有赖于肾水之滋养，营血之濡润，肺金之制约，脾土之栽培，方遂其条达畅茂之性，得为柔和之体，为无病之肝，四者若失其一，兼或气血失调，皆可变生疾病，同时肝的疏泄周转功能又有助于脾胃气机的升降、饮食的消化和吸收、肺气的宣发和敷布、胆汁的排泄及气血的周转，它们是一个生命活动的有机整体，共同协调，维持脏腑气血的平衡。

一、肝与心

心主血而藏神，肝藏血而舍魂，因此肝与心两脏之间在血液循环及神志活动有着密切的联系。

心主血，即心气有推动血液在脉中运行之作用；肝藏血，主贮藏和调节血量，全身血液是否正常供给，这与肝藏血功能是否正常有密切关系。在正常情况下，心血充足，心气充沛，血液循环正常，肝可以充分发挥其调节血量的作用，以满足机体的需要。另外，肝的藏血，调节血量的功能正常，则心血充盈，心脏能正常主司血液循环之职。可见，两者相互配合，共同完成生理的血液环流，所以古人有"肝藏血，心行之"之说。在病理上，其中任何一方的不足，都会影响另一方而发病。如心血不足，血液循环血量不足，就会导致肝的藏血不足而形成肝血虚；肝血虚导致供血衰少，心血也因之不足，两者常互为因果。故血虚证一般多指心、肝两脏的血虚。临床上往往是心慌、心悸、面色不华、失眠多梦等心血不足的证候与头晕目眩、爪甲不荣、月经量少等肝血亏损的证候同时兼见，称为心肝血虚。

心主神志，肝主疏泄，两者皆与精神、意识、思维活动密切相关。人的精神、意识、思维活动由心主宰，与肝的疏泄功能亦有关。肝的疏泄正常，肝气调达，血气和顺，则心情舒畅，心情活动正常。而且中医学还有"肝藏魂"之说，魂也是人的精神活动的一种表现形式，主要是指梦幻之类的感觉，故神魂不可分，如张介宾说"神藏于心，故心静则神清；魂随乎神，故神昏则魂荡"（《类经·藏象类》）。《灵枢·本神》也论述了肝与心的病变均有情志活动异常的表现，如："肝藏血，血舍魂；肝气虚则恐，实则怒。""心藏脉，脉舍神；心气虚则悲，实则笑不休。"在病理上，心肝两脏的病变均有情志异常的表现，如肝血不足或心血不足都有心悸、失眠、多梦等症状；心火旺或肝火旺亦常有心烦失眠、性情急躁等症状。反过来情志异常刺激也多影响心肝两脏，导致心肝同病，如心肝火旺等。

二、肝与肺

《脏腑指掌图书》中记载："五脏者……肺最居上，为脏之华盖，六叶两耳，二布叶。象如悬磬，附着于脊之第三椎……胃旁有肝，左三叶，右四叶，肝居膈下，其系上着于脊之第九椎。"该书中所载脏腑图与解剖位置相同。

中医理论阐述肝肺的关系时却说"左肝右肺"，如《素问·刺禁论》曰："肝生于左，肺藏于右。"是指肝肺的生理功能及病理改变而言，而并非指肝脏器官本身的解剖位置。《素问·天元纪大论》曰："然天地者，万物之上下也。左右者，阴阳之道路也。"《灵枢·露》曰："人与天地相应也。"人体脏腑之间，存在着脏气升降相交运动。中医五行学说认为：东方秉风雷之性，风气通于肝，故肝应正东方；西方属泽性凉燥，燥气通于肺，故肺位正西方；木主升发故居于左，方位在东；金主收降，则位于右，方位在西；故曰"左肝右肺"。"肝生于左"之"生"，《广雅》曰："生，出也。"《考工记》曰："向上谓之出。""左"，乃《五运行大论》中"下者左行"之"左"。故"肝生于左"者，谓肝气从左向上升也。滑伯仁在《十四经发挥》中曰："肝之为藏，其治在左，其藏在右胁右肾之前。"《素问·玉机真脏篇》载有"肝气受于心，传之于脾"，是论肝气的作用与心脾密切相连，而心脾二脏皆位于左，这也是对"肝生于左"的一个补充解释。

肺主气居上于上焦，为阳中之阴脏，其气肃降，肝藏血位于下焦，为阴中之阳脏，其气升发，如此阴阳升降，共同维持人体正常的气机运行。因此，肝与肺关系主要表现在气机升降活动中相互为用。肺司呼吸，肝司疏泄，肝气疏泄条达，肺气清肃下降，则气机升降通利；而肺气宣降通利，则肝的疏泄功能亦正常，是全身气机调畅的一个重要环节。如肝气郁结，气郁化火，肝火过旺，上灼肺阴，影响肺气肃降和治节功能，就会出现胸胁作痛、心烦易怒、干咳气急、咳痰、咯血等病症，此称为"木火刑金"；若肺阴虚，不能制肝，肝气上逆，肺气肃降受阻则可见胸胁胀满不舒、咳喘、情志抑郁等病症，这种病理现象称为"金不制木"。

三、肝与脾

肝主疏泄和藏血，脾主运化和统血，肝与脾的关系主要表现在饮食物的消化吸收和血液的生成、贮藏两个方面。

肝主疏泄，脾主运化。脾的运化功能必须在肝的疏泄作用协调下才得以实现。这是因为脾胃的升降是以肝气疏泄，气机调畅为基本条件的。肝的疏泄功能正常，脾胃升降适度，胆汁分泌排泄正常，脾胃运化功能健旺。在病理上主要有两种情况：一是肝失疏泄或肝气横逆，侮脾犯胃，可引起胸胁痞满，脘腹胀满，嗳气泛酸，食欲不振，或腹泻腹痛交作，称为"肝脾不调"或"肝胃不和"。二是因为脾失健运，水湿内停，困遏脾阳，或湿久化热，湿热熏蒸肝胆，导致肝之疏泄失职，而见纳呆，便溏，胸胁胀痛，呕恶，黄疸等证，称"土壅木郁"。临床上的黄疸性肝炎多属于此类病症。

肝主藏血，又主疏泄，调节血量和血的运行；脾主运化，为生血之源，又主统血，使血在经脉中正常运行。在正常情况下，脾运健旺，生血有源，且血不溢出脉外，则肝有所藏。在病理上，脾虚化源不足，肝无所藏，就会出现纳呆、便溏、眩晕、肢体麻木、爪甲不荣，以及妇女月经量少色淡等证候，称为"肝脾两虚"。此外，脾气虚不能统血和肝失疏泄导致肝不藏血往往同时存在。

四、肝与肾

肝与肾关系主要表现在精与血相互资生以及疏泄与闭藏相互制约协调两个方面。

肝藏血，肾藏精。肾精可以通过气化，化生为血；而肾精的充盈，亦有赖于肝血的滋养。所以肾精足则肝血旺，肝血旺则肾精亦充盈，称为"精血同源"或"肝肾同源"，又称"乙癸同源"。由于肝肾精血同源，所以肝肾阴阳之间关系亦极密切。肝肾之阴，相互资生，同时也可以制约对方的阳气亢盛。在病理上可表现为两种情况：一是肾精亏损可以导致肝血不足；肝血不足也可以引起肾精亏损，故临床上肝肾精血不足往往同时出现。二是肝肾阴阳之间的制约失去协调平衡，如肾阴不足可引起肝阴不足，阴不制阳而导致肝阳上亢，称为"水不涵木"；如果肝阴不足，亦可累及肾阴而致相火妄动。其临床表现都是以肝肾阴亏为本，阳气亢盛为标。如症见头晕、耳鸣、面赤、烦躁、盗汗、失眠、腰膝酸软、梦遗滑精等。反之，肝阳妄动也可下劫肾阴，导致肾阴不足。这类肝肾阴虚的病症在治疗上多以滋肾与养肝配合使用，以达到制约肝阳的目的，所谓滋水涵木法。

肝主疏泄，肾主闭藏。在生理上两者存在着相互制约、相互协调的关系。疏泄与封藏相济，不但肝血得养，肾精充盈，而且能调节女子排卵与月经来潮，男子泄精功能。在病理上，若肝主疏泄与肾主封藏关系失调，可出现女子月经周期紊乱、经量过多或经闭，男子遗精或阳强不射精等。

第二节 肝腑相关

脏腑之间的内在联系是相互资生、相互协调、相互制约的。肝与其他各个脏腑在生理功能上相互联系，病理上相互影响。

一、肝与胆的关系

胆，原作膽。《说文·肉部》说："膽，连肝之腑，从肉詹声。"胆在右胁之内，附于肝之短叶间，其形若悬瓠，呈囊状，现代称之为胆囊。胆内贮藏胆汁，是一种清净、味苦而呈黄绿色的"精汁"，亦称"清汁"，故《灵枢·本输》称胆为"中精之府"，《千金要方》称胆为"中清之府"，《难经·三十五难》称胆为"清净之府"。胆有经脉与肝的经脉相互络属，构成表里关系，故《灵枢·本输》说："肝合胆。"胆的生理功能，一是贮藏并排泄胆汁；二是主决断。胆贮藏、排泄胆汁，其与小肠的消化吸收功能有关，参与六腑的"传化物"，故胆为六腑之一。但胆不容纳水谷、传化浊物，与其他腑又不同；胆贮藏胆汁为精汁，故胆又属奇恒之府。

肝与胆，一脏一腑，各有经脉相连，互成表里关系，肝胆位置邻近，生理关系密切。《灵枢·五色第四十九》说："肝左者胆也。"《难经·四十二难》则更明确地提出："胆在肝之短叶间，重三两二铢，盛精汁三合。"胆的主要功能为贮存和排泄胆汁，而胆汁的生成则在肝脏，所以《脉经》也说："肝之余气溢入于胆，聚而成精。"在这里，精就是胆汁，说明胆汁源于肝而藏于胆，这与现代医学的观点是非常一致的。胆汁由胆排入小肠，以助消化吸收，而胆汁排泄是否通畅，是由肝的疏泄功能是否正常来决定的，肝气条畅是胆汁正常排泄的动力和条件，肝一旦疏泄不利，则胆汁就不可能排泄通畅而形成胆汁郁积，甚或外溢而发为黄疸。

肝属风木之脏，性宣发冲和；胆为中精之腑，性宣通泄，可升可降。肝主谋虑，胆司决断。表里相和，升降相宜，职能疏泄，运脾和胃，畅达气血，疏利三焦，使情志和平。肝气升发有助于疏利胆腑，条达脾胃、大小肠，从而使其能正常发挥运化水谷、分清别浊、传导排泄的生理功能。正如《素问·五常政大论》云："发生之纪，是谓启陈，土疏泄，苍气达……其令条舒。"肝气升发则气血调和。肝体阴而用阳，藏血而主疏泄，二者可分又不可离。肝气的条达舒畅，上升适度，气机畅达，血行不致瘀滞，才可保持人体血液贮藏、调节的正常功能，正如《血证论·脏腑病机论》云："肝主藏血……其所以能藏之故，则以肝属木，木气充和调达，不致遏郁，则血脉得畅。"肝气升发，协调人的情志活动，使人体气机调畅，精神愉快。如《类证治裁·肝气》云："凡上升之气自肝而出，肝木性升散，不受遏郁。"

胆为中精之腑，主降而善升，升则通达阴阳，而协理脏腑生理功能。如《脾胃论·脾胃虚实传变论》云："胆者，少阳春升之气，春升则万物化安，故胆气春升，则余脏从之。胆气不升，则飧泄、肠澼不一而起矣。"《血证论·脏腑病机论》云："且胆中相火，如不亢烈则为清阳之木气，上升于胃，胃土碍其疏达，故水谷化；亢烈，则清阳遏郁，脾胃不和。"胆属少阳，少阳为枢，枢司开阖，人身之气血动则生阳、静则生阴；有开则能通于外，有阖则能应于内；无开则出废，无阖则入绝。枢机不利，则出入之机停、开阖之机废。肝胆相连，互为表里，胆气和降，有利于肝气的升发，不致化火灼肺；肝气升发，助胆之功能发挥。若肝胆升降失调、可生诸多疾病。如肝升太过，肝火上炎，临床可见头痛目眩、目赤易怒、大便秘结等，治则宜清降抑肝；若阴亏不能潜阳，则阳腾于上，亦可见头晕、目眩等，治宜滋阴潜阳；若肝风内动则眩晕、肢颤手麻、肌肉润动、言事不利等，治宜镇肝熄风；肝升而不及，木郁气滞，临床又可见精神郁闷、喜太息、胁肋或少腹胀满，疼痛走窜不定，女子乳房胀痛、月经不调等等，治宜疏肝解郁、调理升降。

二、肝与他腑的关系

（一）肝与胃的关系

元代滑寿《十四经发挥》曰："（肝）其脏在右胁，右横肾之前，并胃，贯脊之第九椎。"《医贯》云："隔膜之下有肝，隔膜下有胃，其左有脾，与胃同膜。"清代叶霖在《难经正义》中亦指出："中焦在胃中脘，以包肝裹胃也。"均说明肝与脾胃在空间位置上同处中焦。肝主升发，胃主下降，两者在生理、病理上关系密切，共同协调气机升降平衡。

1. 肝主升发，助胃通降　气的升降出入运动是人体生命活动的根本。各脏腑之间气机升降又相互联系，相互配合，以维护人体的动态平衡，使生命活动有序进行。肝气升发能启迪诸脏腑，则诸脏腑之气升降有由。因此，肝主升发不仅影响着人体气机的升降调畅，而且关系到气机的升降调节。胃主通降是胃的生理特性的概括。饮食物在体内的消化吸收是一个复杂的过程，在这一过程中，胃必须保持通降状态，才能使饮食物的运行畅通无阻，从而顺利完成消化吸收。胃的受纳腐熟、主通降功能的正常发挥，也离不开肝主升发疏泄、调畅气机的作用，"木之性主于疏泄，食气入胃，全赖肝木之气以疏泄之，而水谷乃化。"

2. 肝寄相火，温煦胃腑　相火源于肾而寄于肝，为人体生命活动之动力。清代叶天士《临证指南医案》曰："肝为风木之脏，因有相火内寄，体阴用阳，其性刚，主动、主升……中富敦阜之土气以培之，则刚劲之质得为柔和之体，遂其条达畅茂之性。"朱丹溪在《丹溪心法》云："人非此火不能有生。"肝内寄相火可生发温煦全身脏腑组织。胃主受纳腐熟水谷，在脾的运化作用下，化生气血营养全身，是机体营养之源，对维持机体的生命活动具有重要意义。胃受纳腐熟水谷之功，有赖于寓于肝的少阳相火的温煦作用，才能得以正常进行。正如《慎斋遗书》所言："脾胃生化之气，即少阳之气也。"若肝之相火失于温煦，影响及胃则胃失腐熟之能，甚则水谷不仅不能化生精微，反而会变生寒浊。若肝之相火妄动或不归其位，则又会变生贼火，易横乘犯胃，出现胁肋胀痛，嘈杂吞酸，呕吐口苦，脘痞嗳气，舌红苔黄，脉弦数之肝火犯胃证。

3. 肝失疏泄，胃失和降　肝为体阴用阳之脏，其主疏泄和藏血的生理功能均需以充足的营血作为物质基础，自然离不开胃为阳土的化源作用。"食气入胃，散精于肝，淫气于筋"（《素问·经脉别论》）。若胃气虚弱，气血生化乏源则肝失所养，清代吴谦《医宗金鉴》"盖肝为木气，全赖土以滋培，若中土虚，则木不升而郁。"诚如《血证论》所说："木之性主于疏泄，食气入胃，全赖肝木之气以疏泄之，而水谷乃化。"临证须培土以荣木，复胃化源之职，则肝木方有所藏。反之，肝虚不疏，食气不化。一旦肝虚不疏，则胃乏生发之力，脾无健运之功，以致食积停滞难消。

肝之升发疏泄失常对胃的影响，有太过、不及两端。疏泄太过者名肝气逆，若肝气横逆犯胃，影响胃气下降反而上逆，则临床易出现烦躁易怒，两胁撑胀窜痛，胃脘胀痛，呃逆嗳气或恶心呕吐，苔薄或微黄，脉弦等病症。

肝气疏泄不及者，为肝气郁，木不疏土，则气机壅塞，胃当降不降，失其通降之性，临床上则易出现胸胁胀闷，善太息，情志抑郁，胃脘满闷不舒，纳差食少，苔薄白，脉弦等病症。

（二）肝与三焦的关系

三焦属六腑之一，《难经》谓其"有名而无形"，又有"孤府"之称。脏与腑之间主要是阴阳表里和经脉络属的关系，虽然三焦与五脏无表里配合关系，但在生理病理上却也有密切联系。

1. 肝位中焦与肝位下焦　三焦学说主要用来划分人体的部位。《素问·金匮真言论》

云："腹为阴，阴中之阴，肾也；腹为阴，阴中之阳，肝也。"王冰注曰："肝为阳脏，位处中焦，以阳居阴，故谓阴中之阳也。"不但指出肝位中焦，而且从阴阳分属上阐明了肾处下焦、肝位中焦的道理。《灵枢经》中说："阙，在下者肝也。"这里的"阙"指的是胸郭，在下即指季肋部；《医宗金鉴》中也提到："肝居膈下，经常多血少气。"可见古人已认识到肝的位置在"季肋"或"膈下"，而非"脐下"之下焦。故有"肝位中焦"之说。

三焦辨证是对外感温热病进行辨证归纳的一种辨证方法。上焦病症指肺与心包的病变，为疾病初起阶段；"邪入中焦"为疾病中期阶段，病变部位包括胃、脾和大肠；邪入下焦为病之末期阶段，病变部位包括肝与肾，在此阶段温邪劫夺肝肾之阴，易出现身热颧红、手足蠕动或瘛疭、口燥咽干、脉虚神倦、舌绛苔少等肝肾阴虚之症，故称"肝属下焦"。在温病后期的病理阶段易出现与肝有关的证候表现。也有人认为既然肝肾同源，肾位下焦，肝也应位于下焦。

2. 肝为三焦气机之枢纽，疏泄三焦水道的作用　肝与肾、膀胱的气化活动对人体水液吸收、转输、敷布、排泄等代谢过程亦有着很重要的枢纽作用。若肝气不畅，肝之枢纽功能不和，气枢失调，势必影响肾与膀胱的气化，常可致三焦水道失利致水液停蓄而为癃、为闭或为水液泛滥之水肿病等。《血证论》云："气与水本一家，治气即治水。……故小柴胡汤通达津液，而即能下调水道。"《伤寒论》小柴胡汤可使"上焦得通，津液得下"的论述与治疗案例，这都说明了肝主气枢对三焦水液的枢纽作用。肝的疏泄既可调畅肺、脾、肾三脏的气机，使其气化有权，又可通利三焦，疏通水道，使津液运行无阻；同时肝经绕阴器，肝气调达，可疏利尿窍，以助肺之宣发、脾之运化、肾之开合，从而维持水液代谢的相对平衡。

（三）肝与膀胱的关系

肾与膀胱居下焦，主水。水虽赖于肾阳与膀胱的蒸腾气化，但与肝气之枢达亦不无关系。肝主疏泄能直接或间接影响津液的代谢。气可化水，又可行水摄津，而水液运行依气之推动，随气机的升降出入，凡水津所至，气无不至。《医学衷中参西录》曰："肝气能下达，故能助肾之疏泄。"故气行则水行，气滞则水停。《难经》有云："假令病肝脉……闭淋，溲便难。"《灵枢·经脉》有云："肝足厥阴之脉……是主肝所生病者……遗溺闭癃。"《素问·大奇论》曰："肝壅……不得小便。"《金匮要略·论注》中谓："肝气少舒，舒则阳明气畅……而小便续通。"均说明肝之气枢失调，导致肾与膀胱气化失常之病症，治疗时当注重调畅肝胆气枢。《灵枢·杂病》有曰："心痛引小腹满，上下无常处，溲便难，刺足厥阴。"乃是肝气冲逆，疏泄无权，以致肾与膀胱不能蒸腾气化，关门不利，聚水生病而小便不通，尤在泾在《金匮要略心典》曰："肝喜冲逆而主疏泄，水液随之而上下也。"

（四）肝与大肠的关系

《五脏穿凿论》有"肝与大肠相通"记载，明代李梴《医学入门·脏腑》注曰："肝病宜疏通大肠，大肠病宜平肝经为主。"肝与大肠在中医生理上的关联。从经络上分析，肝与大肠两经无直接相连流注，二者经气是通过肺经而发生联系。肝属木，"木曰曲直"，木性升发条达；而大肠属金，"金曰从革"，金性清肃收降。二者是金克木的关系，木气的升发需要金气的协制，不令升发过盛，而金气的肃降亦需木气的升发协制，常态下二者相反相成。肝主疏泄，包括了对气机的影响、对脾胃运化功能的影响及对情志的影响等。而大肠为腑，是"传导之官，变化出焉"，主要功能是将水谷糟粕化为粪便排除体外，而其实大肠的传导作用可以看作是胃的降浊功能的延伸。《素问·五脏别论》云："六腑者，传化物而不藏。"又云"夫胃、大肠、小肠、三焦、膀胱，此五者……泻而不藏，名曰传化之腑。此受五脏浊气，不能久留，输泻者也。魄门亦为五脏使，水谷不得久留。"大肠具金体而兼土性，其土性能辅助肝之浊气降泄，其金性又可防肝之脏气过泄，更加上大肠之末端魄门"亦为五脏使"，自然为肝泄浊的"传化之腑"。即肝寄腑于大肠，借道大肠而降泄浊气，通过大肠的降浊而使肝之生理功能正常；而肝之疏泄功能正常反过来又保证了大肠的顺利降浊。

（五）肝与小肠的关系

肝主疏泄，分泌胆汁；胆腑贮存、排泄胆汁；小肠泌别清浊。肝胆表里相和，升降相宜，肝气升发有助于疏利胆腑，条达脾胃、大肠、小肠，从而使其能正常发挥运化水谷、分清别浊、传导排泄的生理功能。

（六）肝与冲任、女子胞的关系

肝主藏血，肝与冲任两脉有内在联系，肝主疏泄可直接影响经血之运行。女子胞的主要生理功能是产生月经和孕育胎儿，与冲任气血的盛衰及血行正常与否关系密切。如果情志异常可直接影响肝的疏泄功能，进而引起月经失调。若肝气郁结则气滞，气滞则血络不利，故见痛经，乳胀；疏泄失常可致经期前后参差；气逆血乱还可见崩漏，吐衄；气虚血亏可见经闭经少。总之无论肝虚肝实，寒化热化，都可影响冲任二脉及女子胞的功能，从而导致各种疾患，故妇科疾病尤重治肝。临床观察发现，女子月经周期的变化也会影响肝病的病情，在肝方面的影响会更大一些。

第三章 病因病机

肝病病因复杂，其发病因素有外感因素、内伤因素、病理产物形成因素和药邪致病因素等。

第一节 外感因素

外感病因，主要指六淫、时行疫毒而言。肝病之因虽以内伤因素为多，然六淫外邪侵犯而致病也为数不少。从临床表现来看，外邪发病与风、寒、湿、燥、火等均有关，其中以风邪兼夹他邪，或寒湿、湿热等邪相兼为多见。

一、风邪

风为六淫之首、百病之长，善行而数变，在六淫之中致病最广。

肝主筋，如果肝的气血不足，风邪乘虚侵犯筋脉，从而导致一系列筋脉运动失常的病变，这类病变也归属于肝病范畴。例如：转筋、风颤、面瘫、破伤风、痓病及中风偏瘫等，如《太平圣惠方·治肝风冷转筋者方》曰："夫转筋者，由于肝脏气虚，风冷搏于筋故也，手足之三阴三阳之筋，皆起于手足指，而并络于身，若气血不足，阴阳虚者，风冷邪气，中于筋，随所中之处，筋则转动，故谓之转筋也。"《三因极一病证方论》曰："风颤者，以风入肝藏经络，上气不守正位，故使头招摇，而手足颤掉也。"《济阳纲目·中风》说："肝主筋，居东方风木，气之相感，以类从之，故风邪乘虚，肝脏先受，则筋缓而不荣，所以有喎斜瘫痪之状也。"《千金方》首先明确提出破伤风之名，并阐述了其症状，如曰："治破伤风入，四肢角弓反张，口噤不能言，或产妇堕胎。"《圣惠方》更进一步指出其病因是"此皆损伤之处，中于风邪，故名破伤风也"。此外，《金匮要略》还提出"柔痓"一证，也是因为津液不足，风邪偏胜，中于肌腠，化燥伤津而成，故临床表现为发热不恶汗、项背强直、头痛、汗出、苔薄白、脉沉迟等症状。外感风寒所致的项背强直，以及脑血管溢外所致的口眼歪斜、半身不遂等症，因为其主症以筋脉病变为主，故属中医学肝病范畴，中医在治疗这类病症在祛风止痓同时，多配合滋肝柔筋之法而获效。

应指出的是，上述病症中除了转筋、面瘫、破伤风、柔痓等病直接与感受风邪有关外，其他如风颤、中风等证，尽管其表现证候也为筋脉运动失常，其发病除了外感风邪可作为诱发因素外，主要和肝的阴阳气血失调有关，或内外风相引所致，故后世"肝风"的含义发生了变迁，大多指内风而言，但不管是内风，抑或外风，或内外相引，其都表现出"风善行而数变"动摇振掉之病象，皆与肝主筋有关，正如《素问·至真要大论》所言："诸风掉眩，皆属于肝。""诸暴强直，皆属于风。"

二、寒邪

寒主收引，其性凝滞，故寒邪侵犯肝脉，易致经脉拘挛，气血凝滞不通，临床多表现为少腹、胁痛或外阴等部位的剧烈疼痛。如《素问·举痛论》说："寒气客于厥阴之脉，厥阴之脉者，络阴器系于肝，寒气客于脉中，则血泣脉急，故胁肋与少腹相引痛矣。厥气客于阴股。寒气上及少腹，血泣在下相引，故腹痛引阴股。"《杂病广要·内因类·溃病》说："寒气客于经脉，足厥阴脉受邪，脉张不通，邪络于睾丸，谓之卵胀。"《医方类聚·简易方》中也有"筋受寒，则筋不能动，十指爪皆痛"之说。由此可见，寒滞肝脉，其临床病症可包括胁痛、少腹痛、疝气、筋脉活动不利等。

寒性凝滞，血得寒则凝，故寒邪客于脉络，进一步导致血行不畅而凝聚不散，从而产生积聚之证。如《灵枢·百病始生》说："卒然外中于寒……温气不行，凝血蕴里而不散，津液涩渗，著而不去，而积皆成矣。"临床多见于寒客胞宫，妇女腹部肿块硬满等病变。

寒邪所致的肝病，主要是指寒邪侵犯足厥阴肝经所导致一类病症。中医治疗上述病症，多用温经散寒，行气止痛为主，如有血瘀者，兼以活血行瘀。寒客经脉大多与肝本身气血亏虚有关，故治疗中往往兼以养血和肝之法。

三、湿邪

湿为阴邪，易阻遏气机，损伤阳气。当湿邪侵犯人体，留滞于脏腑经络时，最容易阻遏气机，使气机升降失常，经络阻滞不畅，所以感受湿邪的人常有胸闷脘痞、小便短涩、大便不爽等症状。此外，湿为阴邪，还容易损伤阳气。湿性重浊"重"，即沉重或重着之意。是指感受湿邪后，常感觉头部沉重，周身困重，四肢懒沉重等症状。若湿邪留滞经络关节，则阳气输布受阻，可以见到肌肤不仁，关节疼痛重着等临床症状。湿邪重浊黏滞，一方面表现在患者的排出物及分泌物多滞涩而不畅，比如汗出黏而不爽，发热虽不高，但不宜退去，舌苔腻；另一方面表现在湿邪为病多缠绵难愈，病程较长或反复发作。湿性趋下，易伤阴位，湿邪伤人，其病多见下部，如下肢水肿明显。此外，淋浊、带下、泻痢等病症。脾主运化水湿，其性喜燥而恶湿，故外感湿邪，留滞体内，常先困脾气，使脾阳不振，运化水湿功能减弱，水湿停聚，出现腹泻、尿少、水肿、腹水等病症。

湿邪所导致的肝病，主要表现在肝经循行部位造成的影响：一是侵犯筋脉，发为痹、痿一类筋脉不利的病症；二是湿注肝经发为疝等病症。前者表现为关节筋脉重着，活动不利，如《素问·生气通天论》说："因于湿，首如裹，大筋软短，小筋弛长。软短为拘，弛长为痿。"后者表现为阴囊水肿如晶透亮，或痛或痒或重坠，或出水，则为水疝，为水湿下流阴囊所致，治宜行气逐水；如阴囊肿硬重坠，大如升斗，内有浊液，麻木不知痛痒，则为湿郁日久，水液不化，渐至痰液瘀阻，结于囊内睾中所致。在治疗上多以行气化瘀，化痰软坚为法而奏效。

湿邪导致肝的疏泄功能障碍，直接影响气机的调畅，可出现气滞不行的病理变化，出现胸、胁、乳房闷胀或痛等症状。肝对水液代谢调节障碍，不但影响到三焦水道的通利，使水液的输布排泄障碍，而且气滞则血瘀，瘀血阻滞脉道，进一步阻遏气机，而致水湿停留于人体肝经某些部位，留而为饮，凝而为痰，痰气互结，又可形成痰核、瘰疬。如水湿停留于胸腹腔，则形成胸水和腹水。

四、燥邪

燥邪为中医病因之一。燥是秋天的主气，属肺金的主气。燥邪伤人多见于气候干燥的秋季，故又称秋燥。燥邪多从口鼻而入，其病常从肺卫开始。燥邪致病干燥且易伤津液，表现为体表肌肤和体内脏腑缺乏津液，干枯不润的症状，如口鼻干燥、皮肤干燥皲裂等。燥易伤肺，肺为娇脏，外合皮毛，外感燥邪，最易伤肺，而致干咳少痰、口鼻干燥。

《素问·至真要大论》说："燥之胜也，风木受邪，肝病生焉。"指出燥气太胜可以伤肝。《儒门世亲》曰："大便涩滞结硬，此无他。头角或额角，是三焦相火之经，乃阳明燥金胜也。燥金胜，乘肝则肝气郁，肝气郁则气血雍，气血雍则上下不通，故燥结于里。"描述了燥金乘肝的表现可有头痛，大便燥结等病症。此外，燥邪伤血不足以荣养筋骨，还可导致筋骨屈伸不利；燥伤肝血还可表现为嗌干、耳聋、毛发干枯等。如《证治准绳·杂病·耳》曰："燥邪伤肝，聋。"《东医宝鉴·外形篇·毛发》曰："发燥者，肝有怒火也。胆和膀胱，上荣毛发，风气盛则焦燥，汁竭则枯也。"以上均说明燥邪发为肝病，主要病变是伤肝之阴血和消灼津液所致的经脉及肝经循行部位、组织器官失养而产生的一系列病理变化，临床上对这类病症的治疗离不开养血柔肝，滋液润燥之法。

五、火热之邪

肝为风木之脏，主生发疏泄。火热之邪最易致肝之生发疏泄太过而为病，如酷暑炎夏，久暴烈日之下或久劳于高温之室，感受暑热之邪，热郁气逆，闭塞清窍，可出现突然昏厥之热厥证。又如邪热引动肝火上逆，木火刑金，可出现鼻衄之证。如《灵枢·寒热病》曰："暴瘅内逆，肝肺相搏，血溢鼻口。"《素问·热论》还阐述了热邪传于肝胆之经时出现的证候，如曰："伤寒……三日少阳受之，少阳主胆，其脉循胁络于耳，故胸胁痛而耳聋。""六日厥阴受之，厥阴脉循阴器而络于肝，故烦满而囊缩。"虽然目前临床外感病传变不必拘泥以上传变的时间和顺序，然其中关于胸胁痛、耳聋、烦满、囊缩则可以作为邪热伤及肝胆的主症。邪热伤肝，肝气上逆，还可以表现为急躁易怒的情志变化。如古人有"邪热伤于肝，伏留不除，则肝气雍实，实则气逆，故令面青多怒也"（《太平圣惠方·治肝气逆面青多怒诸方》）。

目前临床上，一些外感热邪导致的疾病，如胸痛、胁痛、耳聋、筋痿、暑厥等多表现出上述病因病理，涉及现代临床肝胆感染性疾病，如胆囊炎，急性肝炎以及中耳炎、耳咽鼓管炎症和中暑昏厥等病症。

六、诸气合病

六淫邪气，均可影响及肝的发病。然而从临床表现来看，六淫发为肝病，每以相兼夹致病为多。常见的风热、寒湿、湿热等邪相兼伤及肝胆及肝胆经脉的病症主要有：

（一）风热之邪

风火大多相兼为患，可因风乘火势或火借风威，导致肝之升发太过而为病。常见的有风热侵犯肝经，上冲头目而引起的一系列病症。如《太平圣惠方·治肝壅热头目不利诸方》曰："风热搏于诸阳之经，攻于肝藏，则上冲于目而入于脑，则头目不利也。"因足厥阴肝经上连目系，所以风热之侵犯肝经，多表现为目赤肿痛等眼科疾病。如《秘传眼科龙目论》中记载"暴风客热外障"一症，指出"此眼初患之时，忽然白睛胀起，都覆乌睛和睛仁，或痒或痛，泪出难开，此是暴风客热，久在肺脏，上冲肝膈，致令眼中浮胀白睛，不辨人物"。此外《医横·癫痫狂辩》还指出风热扰肝，还可致癫痫抽搐等病症。如曰："风属肝木，肝木主筋，风热甚于肝，则一身之筋牵掣，故令手足搐搦也。"

（二）寒湿之邪

寒与湿邪，其性皆凝敛黏腻，往往相兼而致肝病，形成肝痹，疝气等病症。如《素问·五脏生成》曰："有积气在心下支肤，名曰肝痹，得之寒湿，与疝同法。"关于肝痹的证候，《素问·痹论》说："肝痹者，夜卧则惊，多饮，数小便，上为引入怀。"由于肝痹是筋痹不已，复感于邪，内舍于肝而成，所以还须具有筋脉牵急等筋脉功能失常的证候。至于疝气，有寒湿，湿热之不同病因。寒湿为患，多因冬寒涉水，坐卧湿地，或因风寒入腹，寒性收引，湿性濡滞，寒湿之邪凝聚阴分，而成疝证。其临床表现多为阴囊水肿，重坠等证候，大多与寒湿之邪有关。此外，黄疸中也有因寒湿所致，称为阴黄，如《临证指南》蒋式玉按曰："阴黄之作，湿从寒化，脾阳不能化热，胆液为湿所阻，渍于脾，浸淫肌肉，溢于皮肤，色如熏黄。"虽责之于脾，但已明确指出与胆汁分泌有关。

（三）湿热之邪

湿热郁结肝胆，主要是指黄疸中的"阳黄"，由于古代医家已认识到黄疸之成于胆汁外泄有关，故属于肝胆病范畴。阳黄之证，以外感湿热为主，《素问·六元正纪大论》说："湿热相交，民当病瘅。"湿热交蒸，肝胆失于疏泄，而成黄疸。阳黄之证以黄色鲜明如橘皮为特点，多伴有发热证候。孙思邈把黄疸列为时行热病之列，说："凡遇时行热病，必多内瘀着黄。"可见所指与现代临床急性黄疸型肝炎是相同的。此外，湿热之邪下注肝经，可见表现为阴痒，睾丸肿痛等病症，包括临床所见到的外阴湿疹或睾丸炎一类病症。同时湿热下注肝经也是导致疝气的主要病因之一。如《格致余论》说："此证始于湿热在经，郁而至久，又得寒气外束，则湿热之邪，不得疏散，所以作痛。"湿热所致疝气是阴囊肿胀疼痛为主，与寒湿所致疝气是有区别的。

除了以上诸邪相兼合病外，风寒或风湿，以及风寒湿之邪也常易象失致肝病。如外邪侵犯少阳胆经，症见胁痛，寒热往来，口苦咽干，目眩耳聋，苔白，脉弦。就是因风寒或风湿之邪侵袭，邪正交争与半表半里之分而表现的证候。临床见到的疟疾就属于此类病症范畴。

第二节　内　伤　因　素

导致肝病的内伤因素主要包括七情内伤、劳伤虚损、饮食失调等。

一、七情内伤

人的精神情志活动过度，可伤及相关的脏腑而发生各脏之病，然而由于肝主疏泄，有调畅气机功能，而气机调畅，气血畅达关系到人的精神情态的舒畅开朗，故肝与情志活动关系尤为密切。在病理情况下，由于七情致病，都会导致气机紊乱，影响血液运行，因此怒、悲、忧、恐等情志过度都可影响肝之疏泄功能而为病。正如王孟英说："肝主一身之气……七情之病必由肝起。"（《王孟英医案》）情志致肝为病，主要包括以下一些致病因素：

（一）大怒伤气

怒为肝志，《素问·阴阳印象大论》说："在脏为肝，在志为怒。"一般来说，怒是人对外界刺激所作出的正常情志反应。但是突然的过怒，或经常发怒，则又能伤肝。故《素问·阴阳印象大论》说："怒伤肝。"怒对肝的影响，主要是导致气血逆乱，而使肝失去疏泄条达之用。所谓"怒则气上"，"怒则气逆，甚则呕血及飧泄"（《素问·举痛论》），"大怒则形气绝，而血菀于上，使人薄厥"（《素问·生气通天论》）。由此可见，怒对机体的主要影响是"气逆"，包括气上逆和横逆两种情况，气上逆则血随气升，而致呕血，突然昏厥。气横逆则乘侮脾脏而致完谷不化的飧泄之证。因为怒为气上逆的一种表现，所以，临床上肝的疏泄太过，如肝气上逆，肝火上炎时，往往易出现急躁易怒的情态变化。故《素问·脏气法时论》说："肝病者，两胁下痛引少腹，令人善怒。"

（二）悲哀伤魂

悲为肺之志，但悲哀过度往往也可影响肝，导致肝藏魂的功能失常。如《灵枢·本神》说："肝悲哀动中则伤魂，魂伤则狂妄不精。"临床上因悲哀太过而伤及所藏的魂，魂伤便会狂妄而不精明，举动失常。临床上因悲哀伤心过度，而导致肝气内夺，魂不内藏出现上述表现的并不少见。关于悲哀伤魂的机制，前人是根据五脏病变传遍规律来阐述的。如《素问·玉机真藏论》说："悲则肺气乘矣。"王冰注曰："悲则肺气移于肝，肝气受邪，故肺气乘也。"后人也有从肝气虚实来理解的。如曰："然怒本伤肝，而悲哀亦最伤肝……盖盛怒伤肝，肝气实也；悲哀伤肝，肝气虚矣。"怒与悲皆可伤肝，足以说明不同的情志致病因素都可以影响及肝而发病。

（三）惊恐伤肝胆

《素问·举痛论》说："惊则气乱。"气乱则神魂无主，可使肝胆之气内消，而产生惊悸与惊狂等症。《灵枢·口问》也指出惊恐是导致气血运行失常的情志病因，如曰："大惊卒恐，则气血分离，阴阳破散，经络厥绝，脉道不通，阴阳相逆，卫气稽留，经脉虚空，血气不次，乃失其常。"而气血逆乱则直接与肝的疏泄功能有关。关于恐和肝的关系，《灵枢·本神》也有明确论述，如曰："肝气虚则恐，实则怒。"《素问·经脉别论》又说："疾走恐惧，汗出于肝。"《儒门事亲·内伤形惊》中也有"胆者，敢也。惊怕则胆伤矣"。由此可见，中医学将惊恐作为肝胆伤的一种表现。一般来说多主肝胆气虚之证。临床上有因大惊卒恐而致面青脱色，是胆伤的外在表现。《古今名医荟粹·虚劳》中还记载了"惊畏日积，或一时大惊损胆，致胆汁泄，通身发黄，默默无言者，皆不可救"所谓"吓破了胆"的病症。关于惊恐伤胆的临床研究虽然尚未深入，然而惊恐可导致气机紊乱，气血不和，肝之疏泄失调，进而影响胆汁的分泌的中医理论依据是明确的。

（四）忧思多虑伤肝脾

忧思为脾之志，"忧则肝气移于脾，肝气不守，故心气乘矣"（《素问·玉机真藏论》王冰注文），"因思则意舍不宁，土气凝结，肝木乘之"（《三因极一病证方论·卷一》）。思则气结，气结则肝气内郁，而使疏泄不利，多表现为饮食不思，胸胁胀满等病证。故忧思抑郁是形成"郁证"的重要原因。此外中医学认为"肝主谋虑"，"胆主决断"，所以久虑则易损伤肝胆之气，导致肝胆劳损之证。如张介宾说："数谋虑不决则肝胆俱劳，劳则必虚，虚则气不固，故肝胆上溢而口为之苦。"（《类经·疾病类·脾瘅胆瘅》），指出谋虑可损伤胆气，而使胆汁上溢，症见口苦。关于多虑伤肝所致病症，《明医指掌》曰："尽力谋虑，劳伤乎肝，应乎筋极。"《杂病广要·内因类·水饮》则进一步指出："肝主虑，久虑则不决，则饮气不行。"说明多虑久虑不但可损伤肝气，使筋失所养，而表现为肢体倦怠周身无力之象，而且也可影响肝之疏泄，使气机不利，水饮内停为患，如形成水肿，鼓胀等。从临床来看，思虑过度等情志因素确实可导致肝病复发或病情加重而出现上述表现。

综上所述，情志内伤与肝病发生的关系主要表现在三个方面：一是情志过亢如大怒等可导致肝的疏泄太过，形成肝气、肝火上逆，表现为气血逆乱之证。二是忧思抑郁，导致肝的疏泄不利，气机郁滞，形成肝气郁结，表现为各种郁证。三是悲哀惊恐，谋虑过度可损伤肝气，致肝气虚而表现为肝魂不藏，胆虚上逆，筋极不用或饮气不行诸证。

以上所举的情志内伤因素来看，说明怒可导致肝病，其他情志也能使肝气失调而为病，可见情志不遂，是导致肝病的主要因素之一。故临床医生，除用药物治疗外，须言语开导治其心，随机辨病以开其邪。只有针对肝的病理特点，结合具体证候，全面考虑来探求病因，才能达到事半功倍之效。故《读医随笔》说："医者善于调肝，乃善治百病。"随着生物—心理—社会医学模式的确立，精神情志致病因素的增多，无疑具有重要的理论价值，值得深入研究。

二、劳伤虚损

正常的劳动和运动，有助于气血流通增强体质。但过度劳累，则可损伤正气，成为致病因素而引起疾病。导致肝病的过劳因素，包括劳神过度，劳力过度和房劳过度三个方面。

（一）劳神过度

主要指脑力劳动过度导致肝胆劳损之证，如前所述的多虑伤损。肝主谋虑，胆主决断，如果多虑久虑而不决，则可耗损肝胆之气，使肝胆俱劳。如《三因极一病证方论·五劳证治》中就指出："以其尽力谋虑则肝劳。"其中基本精神是指多虑久虑则易耗伤肝胆之气，如胆虚气逆则口苦；肝气虚不能养筋，则筋极；饮气不行则水肿痰饮。

（二）劳力过度

主要指体力劳动过度，因为肝藏血而主筋，过劳损血，不能荣养于筋，导致筋脉主运动功能失常，表现为筋疲不用，肢体乏力，故《素问·宣明五气论》有"久行伤筋"之说，此外人体视觉也有赖于肝血的濡养，所谓"目受血而能视"，故久视，用眼过度，易导致肝血暗耗，故有"久视伤血"之论。

（三）房劳过度

主要指性生活不节，房事过度而言。房劳过度主要耗伤肾精，然由于肝肾精血同源，肝与冲任二脉关系密切，足厥阴肝经绕阴器，主宗筋。所以生殖机能与肝气盛衰密切有关。故《素问·上古天真论》说："七八，肝气衰，筋不能动，天癸竭，精少，肾脏衰，形体皆极。"由此可见，肝气盛衰关系到冲任二脉气血充盛与否，决定天癸的至与竭，也影响到肾中精气的盛衰。女子排卵月经来潮，男子排精是肝主疏泄和肾主闭藏相互协调作用的结果，所以房事太过，易损伤正气，形成筋痿（阳痿不举），或白淫（女子带下）等证。如《素问·痿论》说："思想无穷，所愿不得，意淫于外，入房太甚，宗筋弛纵，发为筋痿，及为白淫。"故《下经》曰："筋痿者，生于肝，使内也。"《杂病广要·身体类·痿》也说："大抵痿之为病，皆因客热而成。好欲贪色，强力过极，渐成痿疾……筋痿属肝。"可见房劳太过是导致肝劳虚损，形成阳痿不起，带下频频的原因之一，反之肝肾阴虚、相火妄动，则又是导致阳强不收，性机能亢进的原因。

此外，大虚久病损伤，也是导致肝劳虚损的原因之一。如《素问·腹中论》所说的"血枯"一证，就是"得之少年时有所大脱血，若醉入房，中气竭，伤肝，故月事衰少不来"。《圣济总录》中所说的"血蒸"证，则是肝气虚，久而不已，熏蒸而成。如曰："血蒸者，肝气虚也，肝气虚则血无所藏，血亦无所养，使荣气枯竭，虚阳内蓄，其证外寒内热，亦名内蒸。"再如《杂病广要》中论述的眩晕一证，指出其因时"吐衄崩漏，肝家不能收摄荣气，使诸血失道妄行，此眩晕之生于血虚亦明矣。以至新产之后，血海虚损，或瘀滞不行，皆能眩晕"。说明肝不藏血，导致的各种慢性出血，或产后血海空虚，血瘀不行皆是导致肝血亏虚而见眩晕的原因。因此，肝劳虚损的特点是病已入及血分，以肝体不足为主要病机，与肝病初起病在气分是有区别的。

三、饮食失调

过食油腻甘味，是导致肝病发生的重要因素，因为肥甘厚味则易积滞化热、生湿、生痰。湿热困于脾胃，熏蒸肝胆，影响肝之疏泄，从而出现胸胁胀痛、腹满、纳呆、便溏、呕恶，甚或黄疸等病症。临床上所见的胆囊炎、胆石症则属于此类病症，其发病大多与饮食有关，故平素必须避免高脂肪和过量饮食，《针灸甲乙经》所描述的"伤于胁下满，不能辗转反侧，目青而呕"，就是指此病症。

过度饮酒，对肝脏损害更大，《诸病源候论·恶酒候》说："酒者，水谷之精也。其气剽悍而有大毒，入于胃则酒胀气逆，上逆于胸内，熏蒸肝胆，故令肝浮胆横，而狂悖变怒，失于常性，故云恶酒也。"指出饮酒过量，可致酒毒熏于肝胆而致病，故多饮过饮，"以酒为浆"，可致神志不清，甚则昏愦而死，所以常人要少饮酒，而有肝病者，更须戒酒，以防肝脏进一步损害。

饮食偏嗜，五味所伤，也是导致脏腑病变的原因之一，而五味中，过食酸和辛味，则是引起肝病的饮食因素。一般来说，酸味入肝，食酸可以补肝。然而味过于酸，则会导致肝气太过，而乘脾土。如《素问·生气通天论》说："味过于酸，肝气以津，脾气乃绝。"因肝主筋，酸走筋，所以"味酸则伤筋，筋伤则缓，名曰泄"（《脉经》卷八）。辛味主筋，多食辛则肺金太过，易乘肝木而为病，表现为肝气虚不能养筋之证。如《备急千金要方》有"辛多则伤肝"之说。《素问·生气通天论》说："味过于辛，筋脉沮弛，精神乃央。"《五脏生成》又说："多食辛，则筋急而爪枯。"以上关于辛酸过味伤肝的论述为临床肝病的药物治疗和饮食疗法提供了理论依据。

第三节 病理产物致病因素

痰饮和瘀血等病理产物其形成过程可与肝的疏泄功能失调有关，然一旦形成以后，停留于体内，则有可成为肝病的致病因素，进一步影响肝的疏泄功能。

一、痰饮

痰饮的形成，是肺、脾、肾、三焦气化功能失常，水液输布障碍，停于体内，聚结而成。此外肝的疏泄不利，水道不畅，气津不化也是产生痰饮的原因之一。反过来，痰饮也是产生和加重肝病的主要因素。痰饮所致的肝病颇为多见，例如痰气互结于肝经，咽喉梗阻不适的梅核气；痰在胆经，上扰于神，导致的惊怯不寐；痰涎夹肝风上壅所致的猝然眩晕，昏愦神迷，流涎倾仆的中风之证；水饮在肝，胁下支满，嚏则相引而痛的悬饮；均属于肝病的范围，故《临证指南》说："盖将军之官，善干他脏者也。要知肝气一逆，则诸气皆逆，气逆则痰生，遂火沸风旋，神迷魂荡，无所不至矣。"由此可见，痰饮所致的肝病，大多以痰与气，痰与风，痰与火等相兼为患。故治疗此类病症，大多采用疏肝解郁化痰，熄风豁痰，清热化痰等法而取效。

二、瘀血

肝主疏泄，又主藏血。肝病无不关系气血，气滞血瘀则是其中一个重要的病理变化。与肝病有关的瘀血的形成，主要与外感及其他脏腑病变及肝本身疏泄功能失常等因素有关。如《灵枢·邪气藏府病形》说："有所重坠，恶血留中……积于胁下，则伤肝。"《灵枢·百病始生》说："卒然外中于寒，如内伤与忧怒，则气上逆，气上逆则六输不通，温气不行，凝血蕴里而不散，津液涩渗，著而不去，而积皆成矣。"

瘀血形成后，一方面可反作用于肝，进一步影响肝的疏泄功能，另一方面则可产生各种并发症，从而使肝病的病情加重而更为复杂。概括起来，瘀血导致的肝病主要包括以下各种病症：一是肝脏气血郁滞，着而不行的肝着证，以胸胁胀满刺痛，痛处不移，口渴欲热饮为其主症。二是肝脾之积形成，《难经》称为"肥气"、"痞气"，即相当于今之肝脾肿大，以胁肋胀痛，腹胀满等为主症。三是瘀血黄疸，属阴黄范畴。多因肝郁脾虚，瘀血内阻，湿热内蕴所致，以黄疸呈黧黑色，目青面黑，少腹满，额上黑，大便黑而时溏为主症，此即《金匮要略》所论"女劳疸"或"黑疸"之属。四是寒气客于胞宫，恶血留之，日之益大，状如怀子，月事不以时下的女子腹部有肿块的"石瘕"一证。五是瘀水互结的鼓胀病，即肝硬化所致的腹水，以面色黧黑，腹部青筋暴起而胀大为主症。

从临床总结的证治经验来看，无论是肝脾肿大或肝瘀血导致的腹水，其皆是渐变而成，发病多缘于情志郁结，肝失疏泄或饮食失常，脾胃受损；或感染诸虫或患黄疸病之后，病未痊愈，其发病过程经历了气病及血，进而发展为水血互结而成鼓胀，故病变多由肝脾而累及肾，其病机多以气滞血瘀为其标，而阳虚内寒或阴虚内热为其本，故多为虚实夹杂，复杂之证。因而，正确运用扶正祛邪方法，是取得疗效的关键。

第四节　药邪致病因素

药邪是指由药物本身产生或者运用不当而形成的致病因素。药邪致病因素对肝病的发生发展也有很大的影响，产生药邪的原因大致如下：

一、误补

肝有气血阴阳，肝之气血阴阳失调皆可导致肝病。《本草求真》说："昔人云，肝无补，非无补也，实以肝气过强，则肝血不足，补之反为五脏害，故以无补为贵。讵知肝气不足，是犹木之体嫩不慎而折甚易，非不用以山茱萸、杜仲、续断、鸡肉壮气等药以为之补，乌能制夭折之势乎？肝血即竭，是犹木之鲜液而槁在即，非不用以地黄、山药、枸杞子以滋其水……其何以制干燥之害乎？"指出对肝血不足之虚证必须要以养血滋阴为法以制肝燥之害，补肝之方，临床不能偏废。使用补泻法时，必须掌握运用标准，不当补而补之则敛邪为害，如肝病黄疸，湿热郁结为其标，即使兼见肝血不足或肝阴虚者，也必须清利湿热，解毒退黄先治其标，待湿热解除后，再滋补肝血。否则，将成"实实"之害。又如肝阴不足，风阳内动之证，以风阳上扰为其标，肝阴不足为其本，故治疗宜急则治其标，先平肝潜阳以熄风阳，待风阳熄，再培补肝阴以治其本。

肝病之虚证有肝血虚、肝阴虚、肝气虚，肝阳虚之不同，在临床上往往又可夹湿、痰、瘀滞之邪，而表现为虚实夹杂之证，故在选用补药是必须慎重，例如阿胶、熟地之属，滋补肝血尤为胜；然其性滋腻，对脾弱有湿及痰多或夹有郁滞患者不宜用，以防留邪之弊。总之，肝病用补，必须结合全身情况，细分辨邪正盛衰之势，标本缓急之别，滥用补药，于病无益反而使病情更为复杂而难以医治。

二、误泻

肝病表现为标实较甚时，如肝气横逆窜扰，或肝风内动冲逆，大多属于肝用太过，多属实证，治疗须以泻实为主，如平肝、镇肝、清肝、泻肝诸法都是根据"实则泻之"的原则而设，但应用泻法时必须辨证准确，用药恰到好处。不当泻而泻之，则易犯"虚虚"之戒。

肝为刚脏，肝脏寓一阳生发之气，不适宜用大量苦寒攻伐克削药物。反之则损其生阳之气，使病迁延难愈，临床上攻伐之药不宜久用，病去七八，即当停药以调养。林佩琴指出：

"大抵肝为刚脏，职司疏泄，用药不宜刚而宜柔，不宜伐而宜和，正仿内经治肝之旨也。"（《类证治裁》）如疏肝理气之属，其性皆多香燥，易伤肝之阴血，故不易多用，应用时也应配以养血柔肝之品，否则造成劫阴之弊。对于肝郁一般用药宜辛宜凉，切忌用温药，反之则使邪从火化，如《潜斋医学丛书·柳州医话》中就有"凡肝郁病误用热药，皆贻大患"之说。治疗肝郁用辛凉之药是为了"疏其气血，令其调达，而致和平"。所以即便郁从火化，使用时也应注意"用苦泄热而不损胃，用辛理气而不破气，用滑润濡燥涩而不滋腻气机，用宣通而不揠苗助长"（《临证指南医案·郁》）。临床上如以大苦大寒之品泻肝之实，往往会使胃气更虚，而肝木愈旺。临床治疗肝实传脾之证，就不能只泻肝实，而应"知肝传脾，当先实脾"。

第五节 病理特点

中医肝病是指肝（包括胆）的生理功能失调及肝胆经络病理变化所表现出来的一切病症的总称。由于肝的病理变化复杂多端，除本脏的病变外，且常影响累计他脏，或犯上侮中，或横乘迫下，易动而难静。故临床所见杂病中，肝病十居六七，证候多，治疗亦较难。正如清代医家王旭高所说："肝病最杂而治法最广。"所以，肝病的内容是十分丰富的。探索肝病的发生、发展规律，区别其中主次、标本关系，对临证中能灵活掌握肝病的辨证论治，是十分重要的。

一、体用失调

足厥阴肝经在六经排列中居其末，故肝为"阴尽阳升"之脏，具条达之性，其性刚，主动主升，又主藏血，全赖肾水以涵之，故《临证指南医案》指出肝有"体阴用阳"之性。肝体柔和、肝气条达是维持肝脏正常生理功能的基本条件，如果肝之体用失调，阴阳不济，就会产生各种病症。古代医家通过了长期的临床实践，总结了肝阴肝血不足、肝阳肝气常有余的肝病特点，故临床治疗上以滋肾养肝培其本、疏肝平肝治其标为原则。

二、气血失和

肝主疏泄，调畅一身之气机，又主藏血，调节全身之血量，故肝病常表现为各种气血失和的症状。具体来看，肝之疏泄失常，动态多端，可郁于本经上扰头目，可夹湿热、寒邪下迫肝脉，也可横乘脾胃或流窜肝络，总之，以气机郁滞最为常见。肝郁进一步发展，则又可有多种演变，肝气有余便是火，故肝郁易成火化，肝火浮动于上则肝阳上升，制约无力进而可出现肝风，正如王旭高《西溪书屋夜话录》曰："肝气、肝风、肝火三者同处异名。"

气病必及血，所以在肝病过程中，初起只涉及气分，久则必及血分。如肝气郁结可致血行不畅，进而形成瘀血；肝阳升发太过，则使血随气升而产生厥病，还可出现咯血、呕血等证候；肝火日久耗伤阴血，可致肝阴血亏损，阴虚不能制阳，而肝阳上亢；若肝血内虚，不能藏魂，则可出现多梦易惊或肢麻筋挛等病症；若肝血瘀阻可致腹内肿块、经行腹痛等病症。

三、肝失藏血

肝的藏血功能失常也称肝不藏血，其临床表现可有两种情况：

其一是肝的藏血量不足，不能满足机体某些生理活动需要，而出现功能减退症状，如不能滋养于目，则两目昏花、干涩、夜盲等；不能濡养经脉，则经脉拘急，屈伸不利，肢体麻木；不能充盈冲任，则女子月经量少，甚则闭经，称为"肝血虚"。

其二是藏血功能减退而发生出血，如咯血、呕血、血崩等，称为肝不藏血。此外，肝血不足，肝体失柔，还可致肝气升泄太过，出现头痛、眩晕、易怒、耳鸣、失眠等症状，甚或导致阳亢风动等病变。

四、肝失疏泄

时邪外感、七情内伤、他脏疾病延治、误治等，均可影响肝主疏泄功能的正常发挥。一旦肝失疏泄，气机不利，不仅本脏本经自病，还常影响他脏腑而产生多种病变。如李冠仙在《知医必辨》中曰："人之五脏，惟肝易动而难静，其他脏有病，不过自病……惟肝一病，即延及他脏。"《读医随笔》亦曰："凡病之气结、血凝、痰饮、浮肿、鼓胀、痉厥、癫狂、积聚、痞满、眩晕、呕吐、哕呃、咳嗽、哮喘、血痹、虚损，皆肝气不能舒畅所致也。"可见肝失疏泄致病的广泛性。肝的疏泄功能失常，容易导致气机不畅，神志精神异常，藏血功能紊乱，三焦水道失调，肾脏封藏不密，脾胃运化失常等病变。一般可概括为两个方面：①疏泄太过是肝气有余，功能亢进的病理表现。与之相对的潜降与静藏则不及，从而使气血上行，阳气暴张，易出现肝阳上亢，肝风内动等证。肝阳上亢多见头痛、两目胀痛、烦躁易怒、耳鸣耳聋、面红目赤等证候。肝风内动系肝气升动过度，风热窜扰，症见眩晕、震颤、抽搐、痉挛等。此外，若热甚迫血，可见暴崩、吐衄，或相火亢盛，肾失闭藏而遗精梦泄等。②疏泄不及是肝用不及，肝气郁结，生机被阻肝郁的病理表现。即肝气呈抑郁状态，升发不足，气的流通畅达受阻，从而形成气机不利、肝气郁滞的病理变化，可出现多种证候。

肝失疏泄的临床表现可有以下三种情况：

（一）本脏本经自病

多由七情内伤，或感受湿热、寒湿、疫毒等外邪，影响肝的疏泄功能，导致肝气郁结。主要表现为情志抑郁，或情绪急躁，肝经所过之处出现胀痛或窜痛，如胸胁、两乳、少腹胀痛或胸闷，喜太息。妇女还会出现痛经、月经失调；男子则会出现阳痿不育、疝气等。

（二）影响他脏

1. 肝气（火）上逆犯肺（木火刑金），多由肝郁不达，气郁化火而上逆犯肺。表现为胸胁胀痛或刺痛，咳引痛甚；咳嗽阵作，痰黏难咯或咳吐鲜血，兼有烦热等。《医学入门》曰："惊扰气郁，……引息鼻张气喘。呼吸急促而无痰声者，此其候也。"

2. 肝气（火）影响到脾胃系为木不疏土，出现脘胀纳呆、腹痛腹胀、呃逆、呕恶、大便不调等脾胃证状。若肝气横逆犯胃（肝木犯胃），多由情绪急躁。肝气旺盛，肝用太过所致。《医醇剩义·诸痛》指出："肝气作痛，……一有郁结，气火但升，上犯胃经，痛连胁肋。"主要表现为胁肋胀痛，胸闷，胃脘疼痛，嗳气，恶心呕吐，泛酸或口吐清水，或口苦；若肝气横逆犯脾，即肝木乘脾，多由情志抑郁所致，可见痛泻，腹胀，矢气或嗳气，胸胁胀痛，痞闷不舒，纳食不佳。

3. 肝气凌心，轻则易致健忘、心烦等；重则多由肝气郁滞，气机不畅，心血为瘀阻而致胸痹、心痛；若大怒伤肝，气逆于上乘心则惊悸、怔忡，甚则昏迷等。《难经·十难》曰："假定心脉急甚者，肝邪干心也。"

4. 影响肾及三焦则水道失调，小便不利。肝郁肾虚失疏（子犯母病），肝郁日久，累及于肾，肝肾阴虚，疏泄开阖失职，则水液运行、排泄障碍而为癃闭，或水液泛滥之证。

5. 冲任失调，可引起月经不调，痛经，闭经，经前乳房胀痛或不孕等病症。

（三）兼夹他邪

1. 湿热蕴结肝胆，由于湿热蕴结而致肝胆疏泄失常，表现为右上腹和胁肋胀痛，或痛引肩背，脘腹胀满，呕恶食少，大便秘结或溏而不爽，或有结。

2. 痰气交阻于咽喉而成，其证为咽中如有物阻，吐之不出，吞之不下，胸中窒闷等，如咽喉炎、慢性咽炎等。

3. 痰气交结于颈部，乃由忧郁气结所生。其症见颈部肿大，质软不痛或按之稍硬，随吞咽动作而上下移动，时有胸闷，属中医气瘿证（甲状腺肿大）。

肝在五脏中具有极为重要的生理功能，而疏泄作用主动、属阳，在肝生理活动中占主导地位，因此，保持肝的疏泄作用正常，是维持人体阴阳平衡、气机畅达、气血和顺的重要条件。肝之病，尽管变化多端，临证错杂，但细推之，主要为疏泄失常所致。故治疗时应严格遵循"疏其气血，令其调达，而致和平"的经旨，特别要顾护气血与肝的疏泄功能。

五、虚实寒热

肝之生理性能具有两重性，相应肝之病理也有太过与不及，易于产生寒化与热化之别。

肝之实证，多指肝的疏泄太过导致的病症。肝的疏泄太过进而可演化为肝阳、肝火、肝风等，临床表现以肝的功能亢进为主，多因肝气郁结或湿热侵犯肝胆所致。肝之虚证有肝体不足和疏泄不及之别。肝体不足多因肝血虚失于濡养、肝阴虚致阴虚阳亢；疏泄不及则主要为肝气、肝阳的困乏，使肝疏泄无能所致，故临床表现为感觉、运动、精神等一系列衰退症状。

和肝之生理特殊性相一致，肝易于寒化、热化。《伤寒论》中的厥阴病就是以寒热错杂的蛔厥证、厥热胜复证、手足厥逆之阳厥和阴厥为主要病症的。目前临床上所见的肝的实质性病变如慢性肝炎、肝硬化等，其临床表现就有便溏、畏寒肢冷、腹水之阴寒之象和便秘、尿黄、出血、烦热、舌红等阳热之象的不同；肝昏迷患者有表现发热狂躁、扰动不宁之热象的，也有表现为神呆嗜睡、疲乏肢冷之阴寒之象的。一般来说，肝疏泄太过多为热化，疏泄不及则多为寒化，导致了临床肝病寒化、热化的不同转归。

六、肝病有迅速传变之特性

肝主升主动，肝脏病变善于侵犯他脏。由于在生理功能及经络络属上肝与脾、胃、肺、心、肾、胆等脏腑均有密切联系，所以肝病最易上侮肺经，中乘脾胃，下竭肾阴，上逆冲心，旁及胆腑，其中尤以肝病传脾和肝病及肺，或肝胆同病为常见。

一般来说，肝病的传变包括相生关系和相克关系失衡的两种传变形式。相生关系传变，在脏气太过方面，包括母病及子（例如肝火引动心火）和子病犯母（例如肝火灼伤肾阴）两类病变；在脏气不及方面，包括母不生子（例如肝血虚不能养心阴）和子盗母气（例如肝阴虚累积肾阴）两类病变。

相克关系的传变，在脏气太过方面，包括相乘（例如肝气横逆犯胃）和相侮（例如肝火犯肺）两类病变；在脏气不及方面，包括相乘（例如肝弱肺旺证）和相侮（例如肝虚失于疏土致脾湿壅滞）两类病变。

肝病在传变的过程中，常常可以受到时令气候、体质因素以及精神因素等影响而不依次相传，表现出各种特殊的传变形式。

第六节　肝经的主要循行部位及其病理变化

肝病除了肝脏本身的病变外，还包括肝经循行部位的一些病理变化，故肝病临床证候也复杂多端。现将其主要循行部位和常见病症简述如下：

一、绕阴器

主要病变是外生殖器病变，如睾丸肿痛、疝气、阴痒等，多因肝经湿热下注或寒滞肝经等所致。

二、抵少腹

主要病变为少腹痛，可见于疝病、妇女经行腹痛等多种病症。痛而喜按为虚，宜温补汤。痛而拒按为实，宜温气汤。痛而小便不利为湿热，宜五苓散加大黄、滑石。痛而胀急，小便反利，为蓄血，宜和血汤。痛连阴茎，按之则止，为肝血虚，宜补血清热。痛如绞急，不可忍耐，小便如淋，诸药不效，为酒欲过度，宜黄芩、木通、甘草三味，煎服立止。痛而按之有块，时胀闷，其痛不移处，瘀血已久也，宜延胡索、肉桂、香附、归尾、桃仁、砂仁。

三、布胁肋

主要病变为胁肋痛或乳房胀痛。胁痛是肝病常见的主要症状，凡情志抑郁，肝气郁结，或过食肥甘，嗜酒无度，或久病体虚，忧思劳倦，或跌仆外伤等皆可导致胁痛。辨证时，应先分气血虚实，一般气郁者多为胀痛，痛处游走不定；血瘀者多为刺痛，痛有定处；虚证胁痛多隐隐作痛；实证胁痛多疼痛突发，痛势较剧。

四、循喉咙之后

主要病变为梅核气，即咽中有异物感，如梅核大，吐之不出，咽之不下。多因肝气夹痰上逆，痰气郁结于咽喉所致。

五、连目系

肝开窍于目，肝的经络上联目系，目的视力有赖于肝气之疏泄和肝血之营养，肝血的盛衰直接影响视觉功能状态，所谓"肝受血而能视"。肝血不足可致雀目、视物不清等证，肝经风热，肝经实火上炎可致目痒，目赤肿痛等病症。

六、与督脉会与巅

主要病变为头痛。厥阴肝经头痛以巅顶头痛为主，常伴干呕或口吐涎沫，多因肝经寒气夹痰浊上扰所致。

第七节　现代医学对中药肝毒性的认识

一、可致肝损伤的常用中药

近年来报道的导致肝脏损伤的中药，其毒性物质与其含有的生物碱、甙、毒蛋白、萜、内酯以及金属成分有关。如雷公藤含雷公藤碱，黄药子含薯芋皂甙、薯芋毒皂甙，苍耳子含毒蛋白，苦楝、艾叶、决明子、贯众等含萜或内酯，砒石（红砒、白砒）成分为三氧化二砷。至今临床发现可致肝损伤的常用中药有：黄药子、菊三七、苍耳子、何首乌、雷公藤、艾叶、望江南、苍术、天花粉、贯众、蒲黄、麻黄、柴胡、番泻叶、蜈蚣、合欢皮、丁香、川楝子、鸦胆子、毛冬青、蓖麻子、藜芦、丹参、罂粟、桑寄生、姜半夏、泽泻、大黄、虎杖、千里光、防己、土荆芥、肉豆蔻、商陆、常山、大枫子、朱砂、斑蝥、穿山甲、黄芩、乌头、白果等。已知临床上可引起肝损伤的中药复方制剂有：壮骨关节丸、小柴胡汤、大柴胡汤、复方青黛胶囊（丸）、克银丸、消银片（丸）、消核片、白癜风胶囊、白复康冲剂、白蚀丸、六神丸、麻杏石甘汤、葛根汤、大黄牡丹皮汤、防风通圣散、湿毒清、血毒丸、追风透骨丸、消咳喘、壮骨伸筋胶囊、骨仙片、增生平、六神丸、牛黄解毒片、天麻丸、复方丹参注射液、地奥心血康、昆明山海棠片等。经动物实验发现可导致肝损伤或诱导肝癌的中药有：四季青、地榆、栀子、五倍子、石榴皮、诃子、石菖蒲、炒小茴香、川椒、炒麦芽、肉桂皮、八角、青木香、木通、硝石等。此外，一些外用中草药误服后也可致不同程度的肝损害：如鱼胆、鱼藤、海兔、雄黄、薄荷油、生棉籽油、桐籽及桐油等。必须指出的是，上述有一些中药的肝毒性尚缺少可靠的临床资料加以证实。而经动物实验证实的肝毒性，其中毒剂量超出临床常用量数十倍甚至数千倍。

二、中草药造成肝损害的临床表现

中草药所致的肝损害没有特异性，其临床表现与常见肝病相似，病理改变虽也无特异性但表现可呈多样性，可出现急性肝细胞损害、胆汁淤积、血管损害、慢性肝炎伴纤维化、肝硬化、暴发性肝衰竭或肝脏肿瘤等各种病理变化。停药后，多数肝脏损害是可逆的。

急性肝损害的常见临床症状为乏力、纳差、厌食、腹胀、恶心、呕吐、尿黄、肝区不适等，少数患者可有皮疹、发热；黄疸的出现代表肝细胞损害明显或出现了肝内胆汁淤积；严重者出现肝昏迷、消化道大量出血或伴有肾功能衰竭甚至死亡。慢性患者常有纳差、乏力；肝硬化患者可出现消瘦、腹泻、腹水、脾大与消化道出血等。体征上可有巩膜皮肤黄染、肝脏肿大伴有压痛等。一般来说，急性肝损害、药物过敏反应与剂量过大、肌肉或静脉给药有关；慢性肝损害则多为长期用药引起的药物毒性蓄积所造成。

三、中草药引起肝毒性损害的原因

1. 中草药的化学成分和药理活性非常复杂，许多植物拥有一套防御系统，通过合成化学物如生物碱和周期性多肽，对吃这些植物的动物产生毒性作用而获得自身保护。这些化学物可能直接作用于生物化学靶物，在一定的剂量范围内可供治疗使用，或者可能导致细胞死亡。肝脏作为处理化学物的工厂，发挥其清除和代谢亲脂性的内源性和外源性化学物的作用，有可能接触到反应性的中间代谢产物，导致损伤。

2. 传统上认为"无毒"的中药品种，现代临床却发现其具有肝毒性，如黄药子、天花粉、番泻叶、何首乌等。

3. 中草药中同名异物或异名同物的情况不少，可因误认误用而致中毒。如防己有广防己、粉防己等之别，广防己临床报道有肝、肾毒性。

4. 药物因产地、种植、采收季节、加工炮制、运输贮存等条件不同，也可影响其药效和不良反应，如服用大剂量未经炮制的生首乌会导致肝脏的损害。

5. 中草药引起的肝毒性损害也与剂型、剂量、配伍和使用方法等有关，如中药栀子常规剂量为3～9g，倘若服用30g，甚至更高的剂量，可能会导致肝脏的损伤。

引起肝毒性的原因除与中药本身的毒性有关外，与医者用药剂量和用药时间及与患者本身体质也有关，季节、地域等因素也是引起肝毒性的重要原因。只有在中医药理论指导下，辨证施治，提高医术，辨证地认识药物的利弊，合理用药，才是防止中药及复方制剂引起肝毒性的有效措施。

第四章 辨证施治

第一节 辨证分型

肝为五脏之一，由于其性能特点复杂，所以病理变化涉及面极其广泛。因此把握肝病的病变规律，抓住肝病辨证要点，对于临床正确诊治，使治疗取得满意疗效，是十分重要的。

一、辨证的要点

（一）辨虚实寒热

肝病有虚实、寒热之分。肝之气血阴阳失调皆可导致肝病，如王旭高治肝三十法中，补肝气，补肝血，补肝阴，补肝阳皆有之。在肝病辨证中，分辨虚实尤其重要。

1. 邪气盛则实　肝病的实证主要是湿热邪毒犯肝或情志郁火，阳气过盛使肝疏泄失常，肝用太过所致的病症，故多为热证。但也有寒湿阻滞或寒滞肝经之属寒者。

2. 精气夺则虚　肝病的虚证主要是指肝的阴血阳气不足，肝用不及或肝体失养所致的病症。包括肝气虚，肝阳虚，肝阴虚，肝血虚等类型。临床表现以肝的阳气虚衰无力调畅气机，以及肝阴血不足对全身濡养功能减弱的证候为特点。

3. 肝之实证　有寒邪、热邪之分，肝之虚证也有阳虚、阴虚之别。在辨证时，分辨肝的实寒与虚寒、实热与虚热也是十分重要的。一般来说，肝之虚寒为肝阳虚衰，寒从内生，其临床表现除了有胁腹冷痛之症外，多兼见倦怠乏力，形寒肢冷，忧郁胆怯之虚象；肝之实寒多为寒邪直中，病多急暴，初起可见表证，临床多表现寒在下焦，为积聚或牵引睾丸坠痛，少腹拘急，或囊冷阴缩，或腿肚转筋等一类沉寒痼冷之邪伏滞肝络的病理表现。从临床来看，肝脏阴寒之证，究属不多，而多见木火有余之证，肝火也有实火、虚火之分。实火多因气郁、阳亢、湿热化火，临床表现一派火热冲逆，肝脏机能亢进之象，甚则有生风动血之变。而虚火多为肝肾阴虚，燥热内生所致，故多表现为肝阳上亢之"上盛"之象，同时兼有腰膝酸软，眩晕耳鸣等肝肾阴虚之"下虚"之象，其热象也以五心烦热、潮热颧红、咽干口燥的阴虚内热之象为主，这在临床上是必须辨别的。

4. 肝的生理特性　决定了肝的病症可表现为虚实夹杂、寒热错杂。因肝以血为体，以气为用，肝病无不关系到气血运行失常，在肝病中往往阳虚气滞与血瘀水停并见，阴虚内热也常夹杂气血凝滞。如临床上肝脾肿大，肝硬化，腹水等病症常属此种类型的病变。又因肝为厥阴，与少阳相表里，孕育着一阳生发之气，肝本身又体阴用阳，内寄相火，其为病或为寒伤而抑，或为阳气来复，从而寒热错杂尤多。如《伤寒论》中记载的厥阴病就表现为消渴，气上撞心，心中疼热，烦躁，饥不欲食，食入则欲呕，或食则吐蛔的寒热错杂证。一般来说，其寒热错杂多指肝热脾寒，故治疗上须清肝温脾并用，肝脾同调。所以对于肝病属虚实夹杂，寒热错杂者，必须辨清以虚为主还是以实为主，以及寒热孰多孰少，只有抓住主要矛盾，兼而治之，才能奏效。

（二）辨标本缓急

肝病之病机，不外邪气的亢盛和本脏的虚实以及体用矛盾的失调。就邪正而言，肝虚为本，邪盛为标；就体用关系而言，肝体为本，肝用为标。概而言之，本为病之源，标为病之变。肝病的发生也和其他疾病发生一样，先有正气内虚，机能和抵抗力低下的内在因素。从现代医学角度来看，许多慢性肝病的发生与机体自身免疫反应有关。但是在肝病的发生发展过程中，由于不同阶段表现出不同的病症，标本也常常相互转化。因此对于肝病的辨证，辨清标本的缓急、轻重是其辨证的一个重要方面。肝病过程，大致有三种情况：

1. 以标为主　肝病中，如因外邪入侵，蕴遏于肝胆，致使肝失疏泄者，往往以标病为主要矛盾。如肝病黄疸，就是以湿热郁遏为标，疏泄失职为本，治疗则必须清利湿热，解毒退黄先治其标，后疏肝以治其本。又如对肝气有余，气郁化火的肝火上炎之证，也是以肝火冲逆无制的临床表现为病之标，标为病变的主要矛盾，故治疗肝火的原则一般以苦寒之品，适当配以辛散、疏肝、养肝等法。

2. 本虚标实　在肝病过程中，本虚标实的证型最为多见。如常见的肝阳上亢之证，就是以风阳上扰为其标，肝阴不足为其本，所以在治疗上，因阳亢风动标病急时，则宜急则治其标，先平肝潜阳，待风阳平息后再培其本。如表现为标病较稳定时，平时则应以培补肝肾之阴为主，如采用"壮水之主以制阳光"之法或标本兼顾，内外兼施。再如对肝病日久，已成肝硬化或腹水之证，虽然肝之阳气阴血不足为其本，瘀血、积水为其标，然如腹水较甚，小便不利，标病甚急时，则也宜先治其标，待病情稳定再治其本。由此可见，肝病多以本虚标实为多见，而辨证时只有辨明标本主次，分清缓急先后，才能治疗泾渭分明，取得较好的疗效。

3. 以本为主　肝病过程中，由于肝本身阳气的不足，其病变也有表现为肝用不足为主，而见一系列虚弱证候，但临床上因这类病症与脾肾等脏的阳气虚衰易相互影响，往往指责于脾、肾。此外由于肝血不足，对全身濡养功能减退，而变现出一系列失血不能荣养的虚象，则多为本虚标实为主的病症，故治疗往往只需滋补肝血，待肝血得充，肝体得养，标证自除，这与肝阴不足，阴不制阳的本虚标实之证是有所区别的。

二、辨证的方法

（一）肝虚类

《灵枢·本神》说："肝气虚则恐，实则怒。"指出肝有气血阴阳皆有不足。肝虚包括肝血虚，肝阴虚，肝气虚，肝阳虚等。

1. 肝血虚证　肝血虚是全身血虚在肝脏的表现。因为肝主藏血，所以全身血虚的表现尤以肝血虚为明显。

（1）形成机制：①脾胃虚弱，化源不足。②失血过多，营血亏虚。③邪毒蕴结或情志内郁，久而不愈，耗伤肝血。

（2）临床表现：肝血虚的主症是：面色无华，眩晕，夜寐多梦，两目干涩，视物模糊或有雀盲，爪甲不荣或凹陷不平易脆裂，妇女月经量少或闭经。多伴有胁部隐痛，肢软乏力，劳后尤甚，舌淡，脉细。血虚不能濡养肌肤筋脉，还可表现为皮肤瘙痒干枯，四肢发麻，肌肉跳动，甚则肢体拘挛抽搐，震颤等症象。

（3）辨证要点：由于肝血虚是全身血虚中的一种，所以临床表现具有血虚对全身濡养功能减退的共同证候，如面色淡白，眩晕目花，夜寐多梦，舌淡，脉细等。然因肝为藏血之体，开窍于目，主筋，其华在爪，与冲任二脉联系密切。所以肝血虚尤以血不养肝，血不濡养目、筋、爪以及血海空虚，冲任充盈不足的病理表现为辨证要点。如症见两目干涩，视物不清，爪甲不荣，女子经少闭经等。血虚生风而见肌肤瘙痒干枯或肢麻，拘挛抽搐等筋脉运动失常的病理表现也是肝血虚的病理特点，临床上可见于慢性肝炎、严重的营养不良、夜盲或干眼病、神经衰弱及低钙抽搐等病。

肝血虚的病变有轻重之分。发病初期，虚之未甚者，常称肝血不足，多因本脏病变致营血不足，或思虑过度，或因失血，或化源不足等原因所致。其临床表现往往不甚明显，主要以情志不畅，右胁不舒，倦怠乏力，舌色淡白为主症，且常因平卧休息后，血归肝脏，肝体得养而症状缓解。故治疗上如诸因除后，则能自复，多可不药而能自愈。倘若诸因除后仍未能复者，肝血不足渐进可导致肝血虚损，故全身失于濡养而表现出明显的筋、目、爪等功能失常的证候。当以养血调肝及兼顾他脏并治之，病情方能减轻或缓解。

2. 肝阴虚证　肝阴虚，指肝的潜藏、宁静、滋润、柔养和制约阳热等功能减退的病理表现。由于阴虚不能制约阳气，进一步可导致虚阳亢盛。所以临床上根据其病理表现为，以阴虚失于濡养宁静为主，还是以阴不制阳，阳热亢盛之象为主，而有肝阴虚和肝阳上亢之分。

（1）形成机制：①肝血久虚失治，进一步发展而成。②肝郁化火，耗伤肝阴。③肾阴亏损，水不涵木。④外感热邪深入，灼烁肝阴。

（2）临床表现：肝阴虚的临床表现可分为肝阴虚，阴虚动风，阴损及阳三种情况：①肝阴虚，症见形体消瘦，面色青晦，头目眩晕，胁部阵痛或热痛，五心烦热，颧红生火，咽干口燥，目睛干涩，视物不清。阴虚而筋脉失养，还可表现为关节劲急，活动不利，舌红瘦小，脉多细弦而数。②阴虚动风，症见眩晕目涩，视物模糊，头痛绵绵不止或时作时止，耳鸣耳聋，口燥咽干，面色浮红或潮红，手足心热，盗汗，虚烦失眠，多梦健忘，肢体麻木、震颤、抽搐、拘挛、甩动、点头、摇头、舌体震动等。舌红少津，脉细数。③阴损及阳，症见脉动如数，按之不鼓，便血日久，吸促如喘，心悸耳鸣。或脉数悠悠，头巅疼痛，自利兼喘，汗出淋漓，昏倦欲寐，舌绛紫不渴。多见于下利便血日久，肝肾虚极欲脱而损及阳，阴阳两损之证。

（3）辨证要点：肝阴虚，一般以肝病症状和阴虚并见为辨证要点。即阴虚内热之象，如五心烦热，咽干口燥，颧红生火，舌红等，再加上阴虚不能濡养肝络、筋、目的症状，如胁痛，目涩，视力减退，筋骨活动不利等。而阴虚动风则是在肝肾阴虚证候基础上，而兼见筋脉失养，运动异常的震颤、摇动、抽搐、麻木等证候。阴损及阳为肝肾阴虚欲脱之重症，主要见于下利便血日久，正气虚极之证，以阴虚欲脱，如喘促脉数不鼓和阳衰昏倦欲寐，汗出淋漓等并见为辨证要点。以上病理变化，常见于肝硬化，肝昏迷，高血压，更年期综合征，甲状腺机能亢进症，结核性脑膜炎，各种热性病后期惊厥，以及尿毒症等疾病。

3. 肝气虚证　肝气，是推动肝脏进行生理活动的物质基础。肝气虚即使由于推动肝生理活动的物质基础亏乏而导致肝各种生理功能减退的一种病理变化。

（1）形成机制：①素体禀赋不足，脏腑柔弱，肝之阳气虚馁。②情志不调，郁而伤肝。③肝阴血不足，无以滋养化生肝用，阴损及阳。④过度疲劳，耗伤肝气。⑤年老肝气自衰。⑥脾肾阳虚，累及肝气。

（2）临床表现：肝气虚的临床表现是：四肢倦怠，不耐疲劳，局部皮肤苍白，手足麻木，目眩，视力减退，忧郁不乐，多悲善恐，梦多易惊，头额两侧，或巅顶部，或两胁，或少腹隐痛不适，脘痞食少，舌淡苔白或苔正常，脉多沉细而弱。

（3）辨证要点：肝气虚是全身气虚的一种，所以肝气虚时可以具备气虚的共同症状，诸如四肢倦怠，气短自汗，脉弱无力等。然肝气虚弱必然影响肝脏本身的生理功能，而表现为它的特殊性。从临床实践来看，肝气虚的辨证要点大致可体现三个方面：一是属于肝脏本身功能低下的表现。如肝气虚弱，疏泄失职，必然涉及调畅气机，调节血液运行，及调节情志方面的功能减退。如筋脉、目、四肢得不到肝血濡养而出现四肢倦怠，不耐疲劳，手足麻木，目眩，视力减退等，以及肝不舍魂而见抑郁不乐，悲观消极，梦多易惊等神志变化。二是在肝经循行部位出现肝气失于条达的证候，如头额两侧、巅顶、胁肋、少腹等部位因肝气虚不能布达而隐隐作痛。三是累及其他脏腑而为病。如肝气虚不能疏泄脾土，或肝之清阳不升，可导致飧泄、腹胀、渗泄中满等病症。

慢性肝炎常常表现肝气虚的证候，如右胁肋隐痛，肝肿大质软，头昏目眩，精神不振，易悲怯，食欲欠佳，舌淡苔薄，脉细弱等。大多由无黄疸型肝炎迁延日久，或治疗不当，导致肝气虚弱。临床上有些高血压患者血压持续升高，仅表现以巅顶头痛，却没有一派肝阳上亢之象，用温养肝气，驱除阴霾而有效者，也实为肝气虚之候。肝之经络还循外生殖器和少腹而行，因此有些生殖系统之症状也与肝有关，如男子肝脏气虚，每见囊缩精少，女子则见经行衍期，量少色淡。临床肝气（阳）衰竭危重患者之"囊缩"，亦屡见不鲜。

4. 肝阳虚证　肝阳虚，即肝阳不足，是肝的功能衰微的病理变化。

（1）形成机制：①肝气虚进一步发展而成。②肝气素虚，寒气直入损伤肝阳，使肝阳虚衰。③肾阳虚衰，失去对肝阳的资助，而使肝阳衰惫。

（2）临床表现：在临证中，肝阳虚是一组证候群，由于病因的不同，会出现各种症状，一般可分为本证和兼证两大类：①肝阳虚本证，症见面色苍白或青晦，口唇发青，畏寒肢冷，悲郁不乐，多梦胆怯，视物不清，倦怠疲劳，经脉拘挛，关节活动不利，两胁胀满隐痛，男子阳痿，睾丸坠胀，女子少腹冷痛，月经不调或崩漏，舌质淡苔白，脉沉细而弦。②肝阴虚兼证，常见的肝阴虚兼证一般来说有以下几种类型。Ⅰ.肝阳亏损，浊阴上逆：症见巅顶阵痛，伴呕吐涎沫，经常抑郁不乐，四肢厥冷，懈怠，不耐疲劳，时手足拘挛疼痛，面色暗淡无华，舌淡苔白，脉细弦无力。Ⅱ.肝肾阳虚，寒滞经脉：症见面色苍白，精神萎靡，倦怠乏力，腰膝及少腹冷痛，喜温喜按，四肢发凉，阴囊冷缩，抽搐感，睾丸坠胀，舌质暗淡，苔白腻，脉象弦紧。Ⅲ.肝脾阳虚，寒湿阻滞：症见面色晦暗，头晕目眩，形寒肢冷，疲乏无力，腹部胀满，两胁隐痛，饮食不思，大便溏薄或五更泄泻，或见阴黄，水肿鼓胀。舌淡胖，苔灰白厚腻，脉沉细。

（3）辨证要点：肝阳虚多在肝气虚的基础上进一步发展而成，所以其临床证候特点，概而言之，就是肝气虚的表现加上寒象。所以不论肝阳虚本证或肝阳虚兼证，其临床表现均有面色不华，倦怠乏力，精神不振等气虚的共同症象。"阳虚则寒"，肝阳虚表现有明显的寒象，然突出以肝经循行部位的证候为显，如巅顶、两胁、少腹、阴囊冷痛，得热则缓。其次表现为肝阳虚衰，疏泄失职，累及他脏的病变，如肝阳虚不能抑木，胃气上逆，而见呕逆；不能鼓动三焦气化，累及肾阳，水道不利而为鼓胀水肿；肝阳虚乏，脾阳不振，寒湿阻滞而见纳少便溏，阴黄诸症。总之，凡肝之阳气虚弱，疏泄失职，即可见肝本身功能减退之病变，又可致瘀血，积水等病理产物形成，往往形成本虚标实，虚实夹杂之病症，临证须仔细辨察。

尤须指出的是，临床辨证还应辨别肝阳虚及肝实寒，肝阳虚与肾阳虚。一般来说肝实寒属实证，其病程较短，发病急，以少腹并牵及睾丸坠胀疼痛为主症，且疼痛较剧，得热则明显缓解。而肾阳虚则以腰脊酸痛明显，下半身肿，小便频数而清，遗尿或尿失禁为主要表现，肾阳虚也可出现阳痿、早泄、滑精，而肝阳虚只是阴冷囊缩。两者是不难鉴别的。

临床上，肝阳虚的病理变化主要见于慢性肝炎、肝硬化腹水、疝气、癫痫、黄疸（阴黄）及严重贫血等病症。

5. 心肝血虚证　心主血，肝藏血，心肝两脏对营血的化生和贮藏，运行调节，起着直接相关的作用。心旺则能生血、行血；肝旺则能藏血、调血。心有所主则肝有所藏，肝有所藏，心乃行之，以适应人体动静之需。所以，凡心肝二脏虚损为病，必及营血之病变，血虚对脏腑的影响，以心肝二脏受影响最大，血虚的表现也最为明显。

（1）形成机制：本证多由久病体虚，或思虑过度暗耗阴血所致。临床上有因心血久虚，累及于肝，使肝体失养而致肝血虚者，也有因肝脏阴血亏虚，而后累及于心，心与肝之阴血俱虚者。

（2）临床表现：心肝血虚的主症是心悸怔忡，失眠多梦，眩晕耳鸣，面色无华，两目干涩，视物模糊，爪甲不荣，肢体麻木，震颤，拘挛，妇女月经量少，色淡，甚则闭经，舌淡苔白，脉细无力。

（3）辨证要点：心肝血虚证，一般以心肝病变的常见症状和血虚症状共见为诊断依据。血虚的共同症状为面色无华，眩晕乏力，舌淡脉细。而心血虚则以心失所养，心神不安为其证候特点，如心悸怔忡，失眠多梦等；肝血虚则以血不荣养筋、目、爪甲及冲任二脉为其特点，如目涩目糊，肢体麻木，筋脉挛急，爪甲不荣，妇女月经量少经闭等。临床上多见各种失血导致的贫血，神经衰弱，妇女闭经等病症。

6. 肝脾两虚证　肝主疏泄，藏血；脾主运化，生血。肝脏阴血充沛，疏泄调达，气机畅利而有助脾胃气机升降，受纳运化如常，所谓"土得木而达"；脾胃健旺，受纳运化正常，则营血化生有源，肝体得养，故言"木赖土培"。肝脾之间的关系主要体现在营血互养、气机相调方面，故在病理上，肝脾虚损的病症也是以气血之不足和运化失常为证候特点。

（1）形成机制：①肝血久虚，肝体失养，导致肝失疏泄，从而使脾胃气机不畅。或脾胃虚弱，化血无源或统血无权致肝血不足，从而形成肝脾阴血俱虚。②肝气久虚累及脾胃，致肝虚脾弱或因脾胃气虚日久或肝气不舒，营血失调，致成脾虚肝郁。③肝阳久虚，肝血郁阻，疏泄无能致中阳不振或因脾胃阳气久虚，中阳不振，脾失健运，水湿留滞，阴寒内聚，寒湿犯肝，久则肝阳虚衰而致肝脾阳虚者。

（2）临床表现：肝脾两虚，由于其形成原因和临床证候的不同，可分为肝脾阴血不足，肝脾气虚，肝脾阳虚三种不同的虚损。①肝脾阴血不足：症见情志抑郁，胁部隐痛，脘腹胀满，活动后加重，纳少食减，食后不化。如因脾胃阴血久虚而致肝之阴血虚者，还可见头痛目眩，口燥咽干，形体消瘦，妇女月经不调，舌淡而干瘦，脉细弦等肝虚脾弱血少之象。②肝脾气虚：症见精神困倦，情志抑郁，胁肋胀痛，口淡无味，食少难化，脘胀腹满，大便不调，肢软乏力等。③肝脾阳虚：症见脘腹冷痛，痛引两胁，肠鸣痛泄，情志抑郁，畏寒怕冷，筋脉不利，肢末不温，甚则阳气不行，水湿不化，营血瘀阻，致成积聚，鼓胀等病症，舌多胖而晦暗，苔多白腻滑腻，脉细弦或沉迟而弦。

（3）辨证要点：肝脾两虚，不论血虚，气虚，还是阳虚，其临床证候都以肝之疏泄失职及脾之运化失调并存为特点。所不同的是有兼全身血虚、气虚、阳虚的不同证候。一般来说，肝脾虚损如因情志而致肝郁脾虚者，其症多轻而易治；如因由于脾胃阳气虚损，或肝阳虚衰而互累者，病多属晚期，其症多较重；兼气结血瘀者，则治之较难。尤以因肝血瘀阻，肝阳虚衰而累及脾胃者，其预后多较差。

7. 肝肾阴虚证　肝藏血，肾藏精，肝肾精血相互资生。肝之阴血充沛，营血能调，则能下输以养肾，化精以藏之；肾之阴精充沛，则精能化血以养肝，水能涵木，使肝气调达，而无亢害横逆之弊。故有肝肾同源之说，所以病理上，肝肾虚损主要是指精血不足，阴液亏损相互影响，同时并见之症。

（1）形成机制：①久病或情志内伤致肝血虚损，肝血久虚，失去对肾精之助养，进而还可以耗及肾阴，久则肾阴亦虚。②久病失调或房事不节。耗伤肾阴，不能化血以养肝，致肝血亦虚。

（2）临床表现：肝肾阴虚的主症是：头晕目眩，耳鸣健忘，失眠多梦，咽干口燥，腰膝酸软，胁肋刺痛，五心烦热，颧红盗汗，男子遗精，女子经少，舌红少精，脉细数。如外感热病后期，邪热久留，肝肾阴精耗竭，还可见虚风内动之象，如经脉拘挛，手足蠕动，心中憺憺大动，神倦脉虚，舌绛苔少等肝肾阴虚之重证表现。

（3）辨证要点：肝肾阴虚，除了具有一般阴虚，如五心烦热，颧红盗汗，咽干口燥，失眠多梦，舌红少苔，脉细数等共同证候外，一般以胁痛，腰膝酸软，耳鸣遗精为辨证要点，与其他脏腑之阴虚鉴别。此外肝肾阴精亏损，失其对肝阳之制约，还可导致肝阳上亢，风火上窜头目之象，如阵发头痛，甚如刀劈，痛连目睛，头目烦热，性急暴躁，眩晕呕恶，肢麻刺痛或胁肋灼痛等，多以本虚标实，上盛下虚为特点。也可因精血衰极，虚风内动窜与脉络，而表现为经脉拘挛、抽搐等。

8. 肝肾阳虚证　肝肾除了精血互资互化之关系外，肝肾之阳也息息相通，相互为用。肝主疏泄，肝气调达，则能助其元阳之布散，温煦气化能行，开合有度。肾阳旺盛，温煦气化有源，肝得肾阳温煦，则生机焕发，疏泄条达，故在病理上，肝肾之阳虚衰也常常相互影响而为病。

（1）形成机制：①肝气久虚，疏泄失调，以致肾气亦虚。进而肝阳虚衰，阴寒犯肾，久则肾阳亦虚。②肾气久虚，气化不足，肝失温养以致肝气虚。进而因肾阳久虚，或肾阳虚衰，温煦失源，气化不利，肝失温养而致肝阳虚衰。

（2）临床表现：肝肾阳气虚损，根据临床表现症状有轻、重之不同而分肝肾气虚和肝肾阳虚两类证型。①肝肾气虚：症见情志抑郁，两胁胀满，腰膝酸重，少腹胀满，早泄阳痿，精神困倦，小便清长等。②肝肾阳虚：症见形寒肢冷、形体消瘦、精神萎靡、面色青黑而晦，腰脊冷痛，胁肋胀满，精冷滑泄，腹痛寒疝，甚则小便不利，水积腹中，全身水肿等，舌多淡胖而晦暗，苔多白腐而厚腻，脉象沉细而弦或沉迟而弦。

（3）辨证要点：肝肾阳气虚衰，以肝肾气虚为病情较轻而肝肾阳虚为病进而症情较重。前者临床辨证以肝气虚失于疏泄，气机不调及肾气不固的证候为要点，如胁腹胀满，腰酸滑泄，小便清长等。而后者则以阳虚气化不利，疏泄无能，水湿不化，阴寒内聚及肝血瘀滞的病理表现为辨证要点，多见有明显寒象及积聚、鼓胀之形成，病情多虚实夹杂，属久病难复之证。

（二）肝实类

因肝为刚脏，有主升主动之特性，故临床上肝用太过之实证更为多见，肝实证有因肝本身阳气亢逆，疏泄太过所致，也有因湿热或寒邪之侵犯，蕴于肝胆或经脉，影响气机条达为患。

1. 肝气郁结证　肝主疏泄，气以条达为顺，一有抑郁，则气郁为病。大凡肝病初起，多在气在经，先见肝气郁结之证。肝气郁结，气机失于条畅，即可表现神志、消化、气血等功能失常的病症。如疏泄不及可见神志抑郁；若疏泄太过可出现肝气肝火上逆；横逆干脾犯胃，常见肝脾不调及肝胃不和；气郁痰凝既可致痰气互结，又可导致气滞血瘀。下面则就以上肝气郁结，疏泄功能失调的一系列病理变化分别阐述。

（1）形成机制：①多由精神刺激，情志抑郁不畅而致肝气郁结。②久病不愈，因病致郁，影响肝之疏泄。③他脏之病影响及肝，使肝失疏泄。

（2）临床表现：根据临床所表现的不同证候，肝气郁结大致可有以下几种不同类型。①肝气自郁：症见精神抑郁，表情淡漠，多疑善虑，夜寐多梦，胸闷喜太息，胸胁少腹窜痛，易怒，苔薄，脉弦。②肝脾不调：症见胸胁胀满窜痛，喜太息，情志抑郁或急躁易怒，多兼有纳呆，腹胀，便溏不爽或肠鸣欲泻，泻后痛减，舌苔白腻，脉弦。③肝胃不和：肝胃不和证，临床常见有三种表现。一是情志伤肝，肝气横逆犯胃以致胃失和降，症见胸脘痞闷，胸胁时有胀痛，嗳气频频。恶心欲吐，大便不畅，苔脉多正常。二是肝郁化火，横逆犯胃，以脘胁胀痛，吞酸嘈杂，烦躁易怒，嗳气呃逆，舌红苔薄白，脉弦带数为主症。三是寒邪犯肝胃，以巅顶痛，吐涎沫，舌淡苔白滑为诸症。④气滞血瘀：症见右胁刺痛，位置固定，按之有块，质或软或硬，或牵引项背痛。妇女可见月经不调，经前乳房胀痛，或小腹胀痛，血色紫暗夹有血块，苔薄质暗，脉弦缓或涩。⑤痰气互结：症见咽喉梗阻，咯之不出，吞之不下，胸闷胁胀，舌苔薄腻脉弦滑。或每遇精神刺激即发生昏仆，不省人事，四肢厥冷，口吐涎沫，醒后如常，舌苔厚腻，脉沉弦。

（3）辨证要点：肝气郁结的病机，主要是肝的疏泄失职，气行不畅的病理状态，所以其证候特点主要表现为气滞于肝经或肝脏的一系列证候，如临床常见情志抑郁，胁肋、少腹、乳房等肝经所过之处胀痛，太息嗳气后则舒等证候。这是一般肝气抑郁的辨证要点。临床可见于癔病、肋间神经痛等一些与情志因素有关的病症。

肝脾不调则以腹痛泄泻与情志不舒有关为辨证要点，临床可见于慢性肝病和一些急慢性肠炎病症。

肝胃不和则以胃失和降，胃气上逆而见胃脘痞痛、嗳气呕逆等为辨证要点，发病也多与情志有关。临床多见于慢性肝病、慢性胃窦炎，萎缩性胃炎及胃溃疡等病症。

气滞血瘀证则以肝肿大，妇女月经不调夹有瘀血块为辨证要点，临床多见于慢性肝病、肝硬化、慢性胆囊炎，胆石症等病症以及妇女腹内肿块、月经不调等。

痰气互结之证以痰气互结于咽喉而梗阻不适以及痰气郁遏阳气，清窍被蒙、突然昏厥的证候为辨证要点，临床多见于慢性肝病、神经官能症如梅核气或痫症一类病症。

总之，肝气郁结之病机可表现于多种病症之中，其证候累及许多脏腑的气血运行，然发病均与情志因素诱发有关，临证必须根据具体病情，抓住病症之特点，随证诊治，才能取得较好疗效。

2. 肝火上炎证　气有余便是火，肝火的病机主要是人身之阳气升发太过，夹血上行；加上火为阳邪，主升主动，所以有躁动不宁与热象。

（1）形成机制：①肝气郁结，郁而化火而致肝火上冲。②暴怒伤肝，怒则气上，引发肝火冲逆为病。③五志过极，心火亢盛，引动肝火。④肝阳亢盛，升动无制而化火。⑤湿热时邪，内侵肝胆，蕴而化火。

（2）临床表现：肝火根据其侵犯部位、脏腑不同而表现为不同证候，归纳起来，大致有以下几种。①肝火上炎清窍：症见头痛，面红目赤，心烦，急躁易怒，口苦或耳中作痛，脉弦而数，舌边尖红。②肝火犯肺：症见干咳少痰，咯血，面红易怒，胸胁灼痛、烦热口苦，舌红苔薄白，脉弦数。③肝火犯胃：症见脘胁胀痛，吞酸嘈杂、烦躁易怒、嗳气呃逆，舌红苔薄白，脉弦带数。④肝火扰心：症见心烦不寐，口苦舌糜，小便色赤，胁痛，急躁易怒，舌红，脉弦数。⑤肝火动血：症见烦热胁痛，如肝火灼伤肺络而咯血、衄血；灼伤胃络而呕血、吐血；下迫大肠则便血；上冲于脑则薄厥。舌多红，苔黄，脉弦数。

（3）辨证要点：肝火上炎以"升、动、热"为特点。临床以肝脉循行部位的头、目、耳、胁表现的实火炽盛症状为判断依据，如面红目赤，头痛头胀，舌红，胁肋痛，甚则暴聋。此外，火易伤阴动血，导致一系列出血症状；火性主动，往往可致他脏为患，而出现不同病症，所以对肝火的辨证还要辨别病位之不同，了解这些特点，结合肝脏之特性，对肝火的各种复杂病症辨证治疗。

3. 肝热动风证　肝热动风都是外感热病过程中邪热亢盛，阳动无制引动肝风所致。临床上肝风有虚风、实风两大类。关于虚风有血虚生风和阴虚风动，已在肝虚类中的肝阴虚、肝血虚证中阐述，本节主要论述由于邪热亢盛，肝的阳气有余所导致的肝热动风之证，也称"热极生风"。

（1）形成机制：关于肝风的原因，叶天士指出是"身中阳气之动变"，王旭高也说："内风多以火出"。可见其发生原因不外阳气有余和由肝火发展而来。所以肝火化风主要因外感热病过程中邪热炽盛，全身之阳皆胜，肝阳亢奋无制，阳气妄自升动或热盛伤阴，筋脉一时失养而生风。一般来说多从气郁而化，故始于气分，继则传营入血，产生种种病变。

（2）临床表现：肝热动风（热极生风），根据邪热由气分传入营分深入血分的过程的不同阶段，可以有以下不同的病理表现。①热极动风：症见高热汗出，口渴欲饮，颈项强直，手足抽搐，舌苔黄燥，脉弦滑有力。②营热风动：症见身热晡甚，口渴不欲饮，烦躁，两目上视，手足瘛疭，颈项强直，甚则角弓反张，舌红绛无苔，脉弦细而数。③血热动风：症见壮热神昏，头昏目痛，手足抽搐，颈项强直，角弓反张，甚则四肢厥逆，吐血衄血，皮肤红斑，舌绛而干，脉弦数。

（3）辨证要点：临床辨证以高热与肝风（即筋脉运动失常）共见为诊断依据。如临床多见高热，伴颈项强直，抽搐、角弓反张等。然由于邪热深入的程度不同，而症状也有不同。如邪在气分，为阳明热甚，多伴口渴喜冷饮，舌苔黄燥；邪热入营分，心营热盛，扰乱心神，故多表现为身热夜甚，心烦躁扰，甚则谵狂，舌红绛少苔，脉多细数；热深血分，气血皆热，迫血妄行，故又见吐血、衄血、发斑等动血之象。阳气郁闭不达于四肢，故还可见四肢厥冷。舌红绛而干，脉弦细数，乃为肝家血热伤阴之证。肝热生风常见于现代医学的各种急性传染病和感染性疾病引起的高热惊厥，中毒性脑病等。

4. 肝阳上亢证　肝阳上亢因水亏不能涵木，或肝脏体阴不足而导致肝阳上亢，为本虚标实之证。因其临床表现以阳气上逆风阳上扰之象为明显，故将其放在肝实这一节里阐述，至于以阴虚为主，无明显阳亢之象的，则归属于肝阴虚的范畴。

（1）形成机制：本证多因肝肾阴虚，肝阳失潜，或恼怒焦虑，气火内郁，暗耗阴津，阴不制阳所致。

（2）临床表现：临床上，肝阳上亢因其病机有标实或本虚轻重，主次的不同，而有不同的表现，一般包括以下三种情况。①风阳上冒：症见头目昏眩，目赤胀痛，或头痛不止，猝然倒地，伴手足抽搐等。②阴虚阳亢：症见头目眩晕或头目胀痛，面部潮红，耳鸣目涩，心烦少寐，下肢无力，舌红少苔，脉弦。③阳亢化风：症见眩晕阵作，目赤胀痛，头痛急躁易怒，耳鸣耳聋，口苦咽干，肢体麻木，行走漂浮，头重脚轻，抽搐，震颤，甚则口眼歪斜，舌强语涩，半身不遂等。

（3）辨证要点：临床表现一般来说是以肝阳上亢于上之"上盛"和肾阴亏损于下之"下虚"的证候为辨证要点。但临床还有实多虚少、实少虚多或虚实夹杂的不同类型。如"风阳上扰"多为实多虚少，故临床表现主要以肝阳上冒巅顶，神明被扰为主症，如头痛眩晕，甚则昏仆、抽搐，临床可见于高血压或癫痫一类病症。阴虚阳亢则为虚实并重，故临床辨证以头眩头痛，面红目赤之"上盛"和腰膝酸软，下肢无力之"下虚"并见为要点。常见于现代医学的高血压，更年期综合征，甲状腺功能亢进等疾病。而阳亢化风则为本虚标实，以标实为急的病症，临床表现以肝风内动，抽搐、震颤、舌强语涩、口眼歪斜等筋脉失常而动风的证候为特点。常见于现代医学中的肝昏迷，脑血管意外，脑外伤后遗症等疾病。

5. 肝胆湿热证　肝胆湿热，是湿热蕴结肝胆所表现的证候，故临床主要包括湿热在肝，湿热黄疸两种类型。

（1）形成机制：本证主要由于感受湿热之邪，或偏嗜肥甘厚味，酿湿成痰，或脾胃失健，湿邪内生，郁而化热所致。

（2）临床表现：根据有无黄疸出现而有以下两种情况。①湿热在肝：症见口苦，心烦，胁满或痛，饮食不振，恶闻荤腥，倦怠乏力，小便黄赤，脉细弦，舌苔白腻。②肝病及胆：影响胆腑，枢机不利，邪正交争可见寒热往来；湿热熏蒸，胆汁外溢肌肤，一身面目悉黄。如属湿重于热者，其黄色鲜明中带暗滞，肿胀身重，头如裹，纳差，便溏，腹胀，舌红苔黄白相兼而腻，脉濡不数。如属热重于湿者，黄色鲜明如橘子色，身热心烦，脘痞泛恶，便结溲赤，舌红苔黄腻，脉滑而数。

（3）辨证要点：肝胆湿热主要以湿热蕴结肝胆，影响肝的疏泄和胆汁的分泌，以及肝气横逆犯脾胃为主要病理变化。故以胁肋胀痛，纳呆，尿黄，舌红苔黄腻为辨证要点。湿热在肝是指尚未成黄疸或始终不发黄疸的病症，如多见于现代医学无黄疸型传染性肝炎等。肝病及胆主要特点是影响胆之疏泄，导致胆汁外溢而见黄疸。根据湿重于热还是热重于湿的不同，临床表现也略有区别，鉴别要点是黄疸的色泽，如色泽鲜明中带有暗滞为湿重于热，如色泽鲜明如橘子色为热重于湿，但总的来说都为湿热所致，与寒湿蕴于肝胆之阴黄是有所不同的。临床上多见于各种黄疸型急慢性肝炎等病症。

6. 寒湿蕴结证　寒湿蕴结是指寒湿阻滞肝胆，导致肝脏气机不利，胆汁外溢的阴黄证。

（1）形成机制：本证主要因外受寒邪或内伤生冷，或医生过用寒凉，损伤脾胃阳气，中阳不运，寒湿阻滞中焦，肝胆气机不畅，胆汁外溢所致。

（2）临床表现：黄疸色泽晦暗，汗出身冷，食少纳呆，腹胀脘闷，大便溏，小便不利，舌质淡，苔白腻，脉沉迟。

（3）辨证要点：寒湿蕴结肝胆主要以脾胃阳虚，寒湿内阻，运化失职如食少纳呆，腹胀便溏、肢冷汗出，以及胆汁外溢，身目发黄晦暗为辨证要点。其与以上所述的湿热蕴结肝胆有明显不同，前者有明显热象，黄疸色泽鲜明，即使湿重于热者，也是鲜明中带有晦暗，而本证以寒遏阳虚之象为主，且黄疸色泽晦暗，舌脉均为阳虚湿浊不化之象。本证的发病与素体阳虚及感邪之性质有关，临床上多见于急慢性肝炎等疾病。

7. 肝血瘀滞证　肝司气机，为藏血之脏，所以初病在气，继而气病及血，肝病到一定阶段，多表现为肝血瘀滞之症。

（1）形成机制：①情志内郁或湿热外邪蕴结于肝，肝失疏泄，久则气病及血，肝脉瘀阻。②疫毒虫积犯肝，或因阴血化源不足，病久失治，脉络不荣，营血不畅，久滞成瘀。③肝阳气久虚，温化失源，疏泄失职，营血失调，久郁成瘀。

（2）临床表现：①气滞血瘀，症见面色青黑不华，右胁作痛如针刺，尤以夜晚为甚，或伴有腹胀，体倦乏力，肝脾肿大，手可触及，舌暗边有瘀斑，苔白，脉弦而涩。②阳虚血瘀，症见肝气、肝阳虚证候外，兼见肝体肿大，胁肋胀痛，痛处不移，触及坚硬，甚则肿大至脐腹，触之凹凸不平；或因肝脉瘀阻，肝体失养而致肝体萎缩，难以触及。由于肝血失调，营血不畅，留滞络脉，则可兼见颈面红丝血缕，其色瘀暗，鱼际瘀红，腹壁脉络青紫而显露，爪甲青紫，指甲血色瘀红，按之难退难复，久瘀营血失调，脉络损伤，见呕血、便血等，舌淡瘀暗或见瘀斑，脉沉细弦。③阴虚血瘀，病程较久，形瘦面青，晦暗不荣，精神萎靡，两胁疼痛，固定不移，两胁下触及肿大肝脾，质坚且硬，或肝体萎缩，颈面部常见红丝赤缕，或手掌大小鱼际红赤，按之易退，放之速复，与阳虚瘀阻有别。可致营血外溢而致鼻衄、齿衄、肌衄。舌多红绛而瘦苔少而干，瘀暗不荣，脉细弦数。

（3）辨证要点：肝血瘀滞之证，主要以血脉瘀阻于肝，导致积聚形成为辨证要点，如胁肋刺痛，触及肿大肝脾或肝体萎缩，质多坚硬。大多可伴出血现象，如属阳虚者，兼见阳虚不温虚寒之象；属阴虚者兼见阴虚内热虚热之象。肝瘀血之证多见于肝硬化患者。如肝硬化初起者多为气滞血瘀证型，如及时治疗预后尚好；而阴虚瘀阻型，多为病程日久，已成难治之证，多见于肝硬化后期。

8. 瘀水互结证　血可化水，水可含血，肝病过程中，水血互结成瘀，表现为或胀、或痛、或肿。

（1）形成机制：①肝血瘀阻，气机郁滞，导致水湿内停，水瘀互结。②肝阳虚衰，失于温化，营血不调，瘀阻脉络，进而损及脾阳，水饮与瘀阻搏结与胸腹。③肝病营阴受损，阴虚内热，气滞血瘀加之脾病传输失常，水湿蕴郁，血瘀水停。

（2）临床表现：瘀水互结于肝，临床上可包括以下三种类型。①瘀水互结：症见面色黧黑，腹部青筋暴起，四肢瘦弱，小便发黄而不利，舌质紫暗，脉沉弦。②阳虚气滞，血瘀水停：症见腹胀大，按之不坚，胸腹满，面色晦暗，畏寒肢冷，下肢浮肿，舌质淡紫而胖，苔薄白，脉弦细，甚则呕血吐血。③阴虚内热，血瘀水停：症见腹大胀满，手足心热，面色萎黄，消瘦乏力，两颧泛红，口干口苦，鼻衄齿衄，小便黄赤，大便不畅，纳差，胸背见红缕如蜘蛛状，舌质红绛少津，脉弦细而数。

（3）辨证要点：瘀水互结于肝的形成与气、血、水三者互为因果有关，故临床表现以气滞、水停、血瘀证候为辨证要点，如主要证候为腹水，小便不利，肝脾肿大或萎缩，质地坚硬，胁肋疼痛、腹胀满等。阳虚兼见虚寒之象，阴虚兼见虚热之象。从临床来看，阴虚型肝硬化腹水，其证情复杂，预后多属不良。

9. 寒滞肝脉证　寒滞肝脉是寒邪凝滞肝脉所表现的证候。

（1）形成机制：本证多因感受寒邪，寒邪侵犯肝经，阳气被遏，气血运行不畅而发病。

（2）临床表现：症见少腹牵引睾丸坠胀冷痛，或阴囊收缩引痛，受寒则甚，得热则缓，舌苔白滑，脉沉弦而迟。

（3）辨证要点：是厥阴肝经绕阴器抵少腹，所以寒滞肝脉证，以少腹牵引睾丸坠胀冷痛为主要表现。发病多急暴，疼痛较甚，苔脉均主里主寒，本证常见于疝气病中的寒疝，因其具有小肠从少腹下垂阴囊而致气胀坠痛的特点，故又称小肠气痛。临证须与肝肾阳虚之虚寒证鉴别。

10. 肝经湿热证　肝经湿热是指湿热下注肝经所导致的病症。

（1）形成机制：肝经湿热多由于外感湿热之邪，或过食烟酒炙煿，内生湿热，湿热随经下注肝经导致络脉气血壅滞或熏蒸内蕴而成。

（2）临床表现：肝经湿热的主症为湿热随经下注，浸淫阴囊，则为阴囊湿疹，瘙痒难忍；郁蒸睾丸，络脉气血壅滞则睾丸肿胀疼痛；妇女阴道为湿热熏蒸，则带下黄臭，外阴瘙痒。多伴口苦尿黄，舌红苔黄腻。

（3）辨证要点：本证主要以肝经循行部位外阴部被湿热郁蒸而表现出的湿、痒、分泌物秽浊等证候为辨证要点，多见于外阴湿疹，急性睾丸炎，妇女阴道炎，子宫颈炎等疾病。

11. 邪侵少阳证　邪侵少阳指邪热侵犯胆之经腑所表现出来的半表半里证。

（1）形成机制：本证主要由于邪热侵犯胆经，胆经经气不舒，邪正交争于少阳半表半里而成。

（2）临床表现：邪侵少阳的主症是两侧头痛、目眦痛，口苦、咽干、目眩，耳聋，呕吐苦水，胸胁满痛，寒热往来，烦躁易怒，夜寐不安或发为黄疸等，舌红苔黄、脉弦数有力。

（3）辨证要点：因为胆主疏泄胆汁，少阳为半表半里，所以邪侵少阳的辨证要点：一是邪热侵犯胆腑，胆热上腾，胆汁外溢的口苦咽干、发黄等；二是邪热侵犯胆经，经气不舒故目眦痛，耳聋、目眩，胸胁满痛等；三是邪客半表半里，故有寒热往来。故本证属胆经实热证。多见于现代临床的黄疸型肝炎，疟疾，胆囊炎，胆石症等疾病。

12. 胆郁痰扰证　胆郁痰扰是胆失疏泄，痰热内扰所表现的证候。

（1）形成机制：本证多由情志不遂，疏泄失职，生痰化火，痰热内扰，胆气不宁所致。

（2）临床表现：胆郁痰扰临床主要表现是惊悸不寐，烦躁不宁，口苦呕恶，胸闷胁胀，头晕目眩耳鸣，舌苔黄腻，脉弦滑。

（3）辨证要点：胆郁痰扰证，一般以失眠惊悸或头晕耳鸣，舌苔黄腻为其辨证要点。多由热痰内扰，胆气不宁或循经上扰所致。由于胆主决断，所以中医将胆怯易惊，忧虑不决归于胆之病变，也有称为"胆寒"，实际上并非真正有寒，大多是因痰扰胆郁，但临床也有以痰湿为主，热象不显的情况，多表现为心悸胆怯，健忘多疑，脉弦细，苔薄滑。两者在治疗上略有不同，属痰热者用黄连温胆汤以清热化痰宁胆；属痰湿者宜温化痰湿以宁胆，如用十味温胆汤之类。这在下面的治疗中再详述。在临床上多见于神经官能症一类疾病。

第二节　临证施治

一、治则

在肝病过程中，总的治疗原则是：疏通气血、补体泻用、标本兼顾和疗养结合。

（一）疏通气血

肝气宜疏畅条达，不论横逆和郁结均应调理机能使其畅达。肝气横逆、胀满痞闷，则宜平宜泄；肝脏气血郁滞，郁则宜舒，结则宜散，滞则宜化，以遂其条达之性。故《素问·至真要大论》说："疏其气血，令其调达而致和平。"

（二）补体泻用

由于肝在生理上体阴而用阳，肝阴不足，肝阳上亢，故治疗上应补肝体之不足，泻肝用之有余。补肝体之不足，可取补肝血、补肝气、补肝阴、补肝阳诸法；泻肝用之有余，可取清肝法、凉肝法、平肝法、镇肝法诸法。若因不当补而补之，则易敛邪为害，不当泻而泻之，则易犯"虚虚"之戒。

（三）分清标本

在肝病过程中，不同阶段可以表现出不同的病症。如肝阴不足，肝阳上亢，阳化内风，则风阳之症为标，肝阴不足为本，治疗时宜急则治标，必须先平肝潜阳以熄内风，待风阳熄再补肝阴以治其本。又如湿热黄疸，湿热郁遏为标，疏泄失职为本，治疗时则用清利湿热、解毒退黄以治其标，湿热去后，则再疏肝理气以治其本。再如眩晕心悸属肝血不足，病症缓，当治本，宜滋补肝血，肝血得充，则诸症自解。

（四）疗养结合

对肝病的治疗用药上应当如《内经》所说"肝欲酸"、"肝苦急，急食甘以缓之"、"肝欲散，急食辛以散之，用辛补之，酸泻之"。以此来调整和恢复其正常的功能。但在另一方面，又须注意调动机体自身的抗病能力。当然，这可从整体治疗角度来设法达到益肝、补肝、养肝的目的，在用药上应该避免过多、过量地用苦寒克伐之品。一旦病去七八，当予调养，以待正气来复。

由于肝病与情志变化关系较密切，如《素问·举痛论》说："百病生于气也。"故大多情况下，除了运用药物治疗以外，更重要的是从调节情志上着手，如以安慰、劝导等方法，使其气机调畅，则"病邪"自去。应该重视这种非药物疗法在肝病中的应用。

二、治法

（一）疏肝法

疏肝法是肝病治疗中最常用的一个方法，适用于肝气郁滞以及肝气横逆犯胃、侮脾而引起的病症。具体包括下列几个方法：

1. 疏肝理气法　用于情志抑郁，急躁易怒，胸闷叹息，胁肋胀满疼痛，或恶心，咽部有梗阻感，妇女月经不调，舌质暗，或有斑点，苔薄白，脉弦。

2. 疏肝和胃法　用于肝气横逆犯胃，胃失和降，胃脘胀满疼痛，攻撑不适，累及两胁，嗳气吞酸，呕恶，舌质微红，苔薄白，脉弦。

3. 疏肝健脾法　用于肝气郁滞，侮脾犯胃，脾失健运，胃失和降，两胁作痛，脘腹胀满，午后尤甚，神疲乏力，纳呆，嗳气吞酸，大便溏泄，妇女月经不调，乳房胀痛，舌淡红，苔白滑，脉弦而虚。

方药选析

1. 柴胡疏肝散（《景岳全书》）　柴胡、白芍、川芎、枳壳、香附、炙甘草。方内柴胡、枳壳、香附疏肝理气，白芍、川芎和血，甘草甘缓调和诸药，乃疏肝之正方。

2. 解肝煎（《景岳全书》）　白芍、苏叶、半夏、陈皮、砂仁、厚朴、茯苓。方内白芍柔肝养肝，苏叶疏理肝郁，半夏、厚朴、砂仁化湿行滞，茯苓、陈皮调理脾胃。

3. 逍遥散（《和剂局方》）　柴胡、当归、白芍、白术、茯苓、炙甘草、煨姜、薄荷。方内柴胡疏肝，当归、白芍养肝，白术、茯苓、甘草培中，煨姜、薄荷以助疏郁和中。

（二）清肝法

清肝法是治疗肝火内燔，游行于三焦所致一身上下内外皆可患病的一种方法。它适用于肝热、肝火实证，在王旭高治肝方法中，包括清肝、凉肝、泻肝、清热、清火、降火、泻火等内容，具体包括下列几种方法：

1. 清肝泄热　用于肝热内郁、肝火内扰，胁下胀闷，口苦口干，心烦眩晕，夜寐不安，大便干结，小便黄，舌红苔黄，脉象弦带数。

2. 清肝泻火　用于气郁化火，胁下灼痛，胸膈痞闷不适，口苦咽干，头痛目眩，小便短赤，大便秘结，舌嫩红，苔薄黄，脉弦偏数。

3. 清肝利胆　用于肝胆郁热，而见胁肋疼痛，面目周身发黄，发热口苦目赤，恶心呕吐，腹胀，小便短赤，大便秘结，舌红苔黄，脉象弦滑数。

4. 清肝解毒　用于发病急骤，黄疸渐深，壮热烦渴，入夜烦躁不安，恶心呕吐，小便深黄而短，大便干结，舌红苔黄燥，脉洪数。

方药选析

1. 泻青丸（《小儿药证直诀》）　当归、龙胆草、栀子、大黄、川芎、羌活、防风。方内大黄、栀子、龙胆草苦寒清热，当归、川芎、羌活、防风养血搜风，兼能发越郁火。

2. 龙胆泻肝方（《和剂局方》）　龙胆草、黄芩、栀子、木通、当归、柴胡、生地、甘草、车前子、泽泻。方内龙胆草为君，配黄芩、栀子直泻肝胆之火，木通、车前子、泽泻清利湿热，当归、生地防其火盛伤阴，甘草和中解毒，柴胡引经疏气。

3. 越鞠丸（《丹溪心法》）　苍术、香附、川芎、栀子、神曲。方内苍术解湿郁，香附解气郁，川芎解血郁，栀子解火郁，神曲解食郁，因气机通畅则痰湿自去，痰郁亦解。

4. 当归龙荟丸（《宣明论方》）　当归、龙胆草、芦荟、黄连、黄柏、大黄、黄芩、栀子、青黛、木香、麝香。方内黄连、黄芩、黄柏、栀子、大黄、芦荟、龙胆草苦寒直泻肝经实火，解毒且可通利大便，青黛、木香、麝香清营解毒，理气搜风。

5. 化肝煎（《景岳全书》）　白芍、青皮、陈皮、丹皮、栀子、川贝母、泽泻。方内白芍护肝阴，丹皮、栀子清肝火，青皮、陈皮疏肝气，川贝母、泽泻化痰湿。

（三）平肝法

平肝法是治疗肝气上逆、肝阳上亢、肝风内动引起病症的方法。它适用于肝病中卒心痛、眩晕、中风、抽搐、震颤、癫狂等。在王旭高治肝方法中，包括镇肝、抑肝、潜阳、熄风等法。具体来看，包括下列几个方法：

1. 平肝降逆　用于肝气冲逆、郁火上犯，而见心中痛热、胁肋胀满疼痛、头目眩晕、咳喘气急、呃逆，甚则气血逆乱而致晕厥，舌红苔薄黄，脉弦数。

2. 平肝潜阳　用于肝阳上亢而见头目昏眩，手足抽搐，或口眼㖞斜，舌强语涩，或头痛不止，猝然倒地，舌红苔腻，脉弦数或滑数。

3. 镇肝熄风　用于肝风内动，如风痰交炽，可见头眩目晕，呃逆清水，胸痹窒塞，神烦不寐，肢麻，纳少痰多，甚则癫狂昏仆，舌红苔黄腻，脉弦滑；如阴虚风动，可见头目眩晕，心烦不得卧，经脉拘急，手指蠕动，舌绛苔少，脉细数。

方药选析

1. 新加玉女煎（《通俗伤寒论》）　生石膏、知母、麦冬、熟地、牛膝、紫石英、磁石、白薇、石决明、青皮。方内以生石膏、知母、麦冬清阳明胃火以镇冲，牛膝引血下行，熟地滋补阴液，紫石英、磁石、石决明潜阳镇逆纳冲，白薇清退虚热，而共奏清热镇冲之功。

2. 羚角钩藤汤（《通俗伤寒论》） 羚羊角、钩藤、生地、白芍、桑叶、川贝母、菊花、茯神、甘草、竹茹。方内以羚羊角、钩藤、桑叶、菊花凉肝熄风为主，生地、白芍、甘草甘酸化阴、滋液缓急，川贝母、竹茹、茯神化痰通络，清心安神。

3. 珍珠母丸（《本事方》） 珍珠母、熟地、人参、当归、犀角、沉香、龙齿、酸枣仁、柏子仁、茯神。方内珍珠母、龙齿合酸枣仁、茯神、柏子仁重镇潜阳安神，人参、当归、熟地培养肝肾本元，沉香纳气，犀角凉血镇摄。

4. 大定风珠（《温病条辨》） 白芍、阿胶、龟板、生地、麻仁、五味子、牡蛎、鳖甲、麦冬、鸡子黄、炙甘草。方内鸡子黄、阿胶滋养阴液以熄内风，辅以地黄、麦冬、白芍滋阴柔肝，龟板、鳖甲、牡蛎育阴潜阳，炙甘草、五味子酸甘化阴，麻仁滋脾润燥。

（四）养肝法

养肝法是治疗肝虚证的一种方法。肝虚包括肝血虚、肝气虚、肝阴虚、肝阳虚四种。肝气、肝阳是肝脏生发和调畅的一种功能，称为肝用，肝用不足，就会出现头痛麻木、四肢不温、忧郁、懈怠等一系列症状，谓之肝气虚、肝阳虚。肝血肝阴是滋养和充涵肝脏的一种物质，称为肝体；肝血虚可见头目眩晕，形体消瘦，舌淡脉细。肝阴虚可见头目眩晕，久视昏暗，潮热盗汗，神疲瘦疲，舌绛苔少，脉细弦数。在肝病中，养肝法具体表现为以下几种：

1. 养肝补血　用于肝病过程中肝血不足的表现，可见面色无华，眩晕，夜寐多梦，耳鸣如蝉，两目干涩，爪甲不荣，妇人则经量少或经闭，舌淡脉细；或见心肝阴血皆虚，血不濡养，神志失和，而见脏躁，无故悲伤欲哭，不能自主，眩晕耳鸣，惊惕少寐，舌心干而不欲饮，脉象细数。

2. 养肝滋阴　用于肝血虚进一步发展，阴液亏乏，而见低热起伏，五心烦热，盗汗，头目眩晕，耳鸣，惊惕，舌绛苔少，脉细弱带数。

3. 养肝补气　用于肝气虚怯，疏泄不及，而见胁肋胀满，或有疼痛，气短不足以息，难以平卧，头重目眩，四肢无力，纳少，舌质偏淡，脉两寸细微无力，左关弦细。

4. 养肝温阳　用于肝阳不足而见畏寒，精神郁郁不乐，头痛目眩，胸胁满闷，懒言善人息，神疲气短，四肢厥冷，小腹冷痛，大便溏薄，舌偏淡，脉虚弦。

方药选析

1. 补肝汤（《医宗金鉴》） 当归、白芍、川芎、熟地、炒枣仁、麦冬、木瓜、甘草。方内以熟地、白芍养血中之血，当归、川芎行血中之气，配炒枣仁、木瓜、麦冬、甘草酸甘化阴以护肝阴。

2. 理郁升陷汤（《医学衷中参西录》） 黄芪、知母、当归、桂枝尖、柴胡、龙骨、牡蛎。方中重用黄芪大补肝气，佐知母凉润，柴胡疏肝理气，当归养肝血，桂枝暖肝，龙骨、牡蛎重镇肝魂。

3. 桂枝加桂汤（《伤寒杂病论》） 桂枝、白芍、炙甘草、生姜、大枣。方中重用桂枝，疏肝阳之虚，白芍、生姜、大枣合营，配甘草辛甘发散为阳，合之共奏温阳肝阳、调和营卫、平冲降逆的作用。

4. 暖肝煎（《景岳全书》） 当归、枸杞子、小茴香、肉桂、乌药、沉香、茯苓。方内当归、枸杞子温补肝肾，肉桂、茴香温经散寒，乌药、沉香温通理气，茯苓通阳。

5. 一贯煎（《柳州医话》） 北沙参、麦冬、当归身、生地、枸杞子、川楝子。方内生地、枸杞子滋阴，沙参、麦冬益胃，当归养血柔肝，川楝子疏肝理气。

（五）益肾法

益肾法在肝病中应用是一种扶正祛邪的方法。由于乙癸同源，故常通过益肾方法以达到补肝的目的，或者通过益肾方法同时进行清肝的治疗。具体方法有以下几种：

1. 滋水清肝　用于肝肾阴虚、虚火上炎者，可见时而低热，眩晕耳鸣，胁肋隐痛，或胁痛气胀，呕吐酸水，舌红绛，苔薄黄，脉弦细数。

2. 滋水涵木　用于水不涵木、肝肾阴虚者，可见头昏、目糊目涩，视物不清，口干咽燥，耳鸣，五心烦热，胁痛隐隐，腰膝酸软，舌红嫩无苔，或呈花剥苔，脉细数。

3. 滋阴熄风　用于阴虚风动者，可见头目眩晕，心悸，夜寐不安，时时升火，腰膝酸软，经脉拘急，手指蠕动，舌光红，脉细弦数。

4. 益肾清利　用于肝肾阴虚而湿热内蕴者，可见右胁肋隐痛，腰膝酸软，眩晕目涩，咽红而干，五心烦热，夜寐梦多，口苦，口黏不爽，脘痞腹胀，舌红苔少，脉细滑或细弦带数。

方药选析

1. 滋水清肝丸（《医宗己任篇》） 生地、山茱萸、茯苓、当归、山药、丹皮、泽泻、白芍、柴胡、栀子、大枣。方内用六味地黄丸滋养肝肾而清肝火，栀子清泻肝火，柴胡调达肝气，当归、白芍养血柔肝，大枣养血安神。

2. 叶天士养肝阴方（《临证指南医案》） 生地、天冬、阿胶、女贞子、旱莲草、白芍、茯神、鸡子黄。方内以生地、女贞子、旱莲草滋水涵木，白芍药佐阿胶补阴敛阳，天冬养肝柔肝，茯神甘淡利水宁神，鸡子黄填补真阴。

3. 阿胶鸡子黄汤加减（验方） 阿胶、鸡子黄、白芍、生地、炙甘草、石决明、牡蛎、茯神、钩藤、络石藤。方内以阿胶、鸡子黄填补真阴，白芍、甘草酸甘化阴，石决明、牡蛎镇肝潜阳，茯神宁心安神，钩藤、络石藤熄肝风、利关节，生地养阴凉血。

（六）健脾法

健脾法在肝病中应用，也是一种扶正祛邪的方法。由于肝木和脾土的关系十分密切，故肝病常导致脾胃功能失调，而脾胃功能失调也常导致肝病。情志失调、肝失调达或者肝经实证、阴虚肝旺，肝强横逆，以强凌弱，均见脾胃运纳失常。由于肝木乘脾胃，或者"土壅木郁"，故在肝病治疗过程中，调整肝脾功能是常用大法。具体方法有以下几种：

1. 健脾养肝　用于肝失濡养，肝脾两虚，可见胁痛隐隐，眩晕神疲，全身困乏，四肢麻木，爪甲不华，纳食减少，大便无力或者溏泄，或者兼见身目浅黄，久而不退，舌体淡胖，苔薄白，脉细。

2. 健脾化湿　用于肝失调达，脾湿内渍而不化，可见脘腹胀满，胁肋胀痛，食欲不振，四肢沉重，口淡口渴，泛恶欲吐，大便溏泄，舌质淡，有齿痕，苔薄白或垢腻，脉象濡细。

3. 气血两补　用于肝郁脾虚，湿热困久，运纳失常，水谷精微无以化生，以致气血两虚，可见面色苍白或者萎黄，头晕心悸，神疲乏力，食欲不振，胁痛隐隐，舌淡而嫩，苔薄白，脉细缓无力。

4. 益气养阴　用于肝病日久，脾胃气虚，又服辛热之品，耗损阴液，故见全身疲惫，气短懒言，低热，口干，咽燥，小便短赤，大便不畅，舌光红无苔，脉细软带数。

5. 扶土抑木　用于肝病横逆犯脾，而见脘腹胀痛，泄泻，痛则欲便，便后痛减，舌红苔薄，脉弦。

方药选析

1. 八珍汤（《正体类要》）　人参、白术、茯苓、甘草、当归、白芍、川芎、熟地、生姜、大枣。方内人参益气，白术、茯苓、大枣健脾，熟地、白芍补血敛阴，当归养血，川芎行血，甘草、生姜和营卫、调诸药。

2. 归脾汤（《济生方》）　白术、茯苓、党参、甘草、黄芪、龙眼肉、酸枣仁、木香、当归、远志。方内党参、白术、茯苓、甘草益气健脾，黄芪、当归、龙眼肉补气生血，酸枣仁、远志养心安神，木香顺气醒脾。

3. 香砂六君子汤（《和剂局方》）　人参、白术、茯苓、甘草、半夏、陈皮、木香、砂仁。方中人参、白术、茯苓、甘草为四君子汤能健脾，半夏、茯苓、陈皮、甘草为二陈汤燥湿化痰，木香、砂仁醒脾开胃。

4. 太无神术散（《医方集解》）　苍术、陈皮、藿香、厚朴、石菖蒲、生姜、大枣、甘草。方内苍术燥湿健脾，藿香芳香化浊，陈皮理气和中，厚朴、生姜宽中理脾祛湿，石菖蒲醒脾化浊开窍，甘草、大枣调和诸药。

5. 保真汤（《十药神书》）　人参、黄芪、白术、茯苓、大枣、天冬、麦冬、生地、熟地、五味子、当归、白芍、莲须、地骨皮、银柴胡、陈皮、生姜、黄柏、知母、甘草。方内人参、黄芪、白术、茯苓、大枣、甘草益气健脾；天冬、麦冬、生地、五味子益阴生津安神，熟地、莲须滋肾固精，当归、白芍柔肝养血，银柴胡、地骨皮、黄柏、知母清退虚热，陈皮、生姜助运化。

6. 痛泻要方（《刘草窗方》）　陈皮、白芍、白术、防风。方内白芍酸收柔肝缓急，白术健脾扶木以抑肝木，防风辛散疏肝缓脾，陈皮理气和中。

（七）化湿法

化湿法是肝病过程中清利湿浊之邪的一种方法。湿邪常为肝病之源，故化湿可贯穿于肝病治疗的始终。根据其病变的不同变化而出现复杂的证候，化湿法又包括祛湿、利湿、除湿、燥湿等不同作用方药的应用。临床应用可归纳如下几个方面：

1. 清胆利湿　用于肝胆湿热内蕴、气机升降失常，可见胁肋疼痛，面目周身发黄、发热、口苦、恶心呕吐、腹胀便秘、小便少且黄、舌红苔黄腻，脉弦滑数。

2. 清热化湿　用于湿热郁蒸、胆汁外溢，或者脾失健运、湿热上泛下注，可见身目发黄，脘腹痞满，呕恶厌食，口淡而苦，肢体困重，大便溏泻，小便短赤，舌红苔黄腻，脉濡数。

3. 解郁化湿　用于肝郁脾湿，湿遏中焦，化生痰浊，可见胁痛胁胀，胸脘痞闷，食欲不振，便溏不爽，舌偏暗苔白腻，脉弦细带滑。

4. 温阳化湿　用于肝病日久，脾阳虚衰，寒湿凝滞，瘀阻脉络，可见面色晦暗无泽，黄如烟熏，神倦怕冷，口中黏腻，胃脘满闷，纳少恶心呕吐，腹泻肢肿，小便黄，舌偏淡，苔厚腻，脉沉缓。

5. 行气化湿　用于肝病日久，气郁夹湿，可见胁肋窜痛，脘腹胀满，呕恶欲吐，神疲乏力，舌红苔白腻，脉弦滑。

6. 行气化水　用于肝病日久，水湿内阻，气化运行不畅，血瘀水停，可见面色萎黄，肚腹胀大，按之坚实，脘腹撑急，青筋暴露，小便不利，舌质淡，苔白腻，脉沉细滑。

方药选析

1. 茵陈蒿汤（《伤寒论》）　茵陈、大黄、栀子。方内茵陈退黄利水，使湿热从小便去，大黄、栀子为苦寒之品，栀子使湿热从小便而解，大黄使湿热从大便而去。

2. 茵陈四逆散（《医学传灯》）　茵陈、白术、茯苓、泽泻、猪苓。方内茵陈清热解毒，利湿退黄，猪苓、茯苓、泽泻淡渗利湿，通利小便，白术甘温健脾以除湿。

3. 甘露消毒丹（引《温热经纬》）　滑石、茵陈、黄芩、石菖蒲、木通、川贝母、射干、连翘、薄荷、白豆蔻、藿香。方内黄芩、连翘清热解毒，滑石、木通、茵陈清利湿热，藿香、薄荷、白豆蔻、石菖蒲芳香开泄，川贝母、射干润肺化痰。

4. 茵陈术附汤（《医学心悟》）　茵陈、白术、附子、干姜、甘草。方内茵陈除湿利胆退黄，附子、干姜温中散寒，白术、甘草甘温健脾。

5. 半夏厚朴汤（《金匮要略》）　半夏、厚朴、苏叶、茯苓、生姜。方内苏叶行气开郁，厚朴宽中，茯苓淡渗，半夏、生姜降逆止呕。

6. 中满分消丸（《兰室秘藏》）　厚朴、枳实、黄芩、黄连、知母、半夏、人参、甘草、陈皮、茯苓、泽泻、砂仁、干姜、姜黄、白术。方内黄芩、黄连、知母清泄热邪，茯苓、泽泻化湿利水，枳实、厚朴、陈皮、砂仁行气导滞，白术运脾化湿，半夏健脾和胃，人参、甘草、干姜调和脾胃，姜黄活血化瘀。

（八）化瘀法

化瘀法是祛除瘀血、疏通脉络的一种方法。在肝病中，气血运行不畅，一可因血行障碍而见瘀血，二可因瘀滞脉络而成肿块，兹久常用方法归述如下：

1. 活血化瘀　用于肝病日久，脉中经气不利，血流不畅，而见眩晕昏仆，手足拘急或者麻木，也可见面色黝黑，肝掌，红斑赤缕，胁肋刺痛，痛处不移，肝脾肿大，脘腹胀满，不思饮食，心烦，口干不欲饮水，舌紫暗或见斑点，苔薄，脉沉涩或弦数。

2. 豁痰化瘀　用于肝病日久，湿浊凝聚为痰，气虚运血无力，而致血行瘀阻，痰瘀互结，可见面色晦暗，胸闷胁痛，脘痞不适，口中黏滞而不欲饮水，或者肝区胀痛，胁下痞块，舌质暗而体胖，苔滑，脉象结代或沉滑。

3. 通络化瘀　用于肝病日久，络脉为瘀血阻滞，而见半身不遂，语言不利，或渐见痴呆，神志失常，抽搐，舌形歪斜，苔薄腻，脉多滑。

方药选析

1. 血府逐瘀汤（《医林改错》）　当归、地黄、桃仁、红花、枳壳、赤芍、柴胡、甘草、桔梗、川芎、牛膝。方内桃仁、红花、当归、川芎、赤芍活血化瘀而通血脉，地黄滋血燥而逐血痹，柴胡、桔梗升上与牛膝、枳壳下行，疏理气机，行气活血，甘草调和诸药。

2. 鳖甲煎丸（《金匮要略》）　鳖甲、乌扇、黄芩、柴胡、鼠妇、干姜、白芍、桂枝、紫葳、石韦、厚朴、丹皮、瞿麦、葶苈子、半夏、人参、䗪虫、阿胶、蜂蜜、赤硝、蜣螂、桃仁。方内以鳖甲软坚散结通络为主药，用䗪虫、桃仁等破血攻瘀，疏通肝经络脉之瘀滞，用厚朴、柴胡、蜣螂等行气开郁、调达肝气之郁结，瞿麦、石韦利水除湿，干姜、黄芩寒热并用，人参、阿胶养血，余则或入气分解郁补虚，或入血分化瘀通络。

3. 大黄䗪虫丸（《金匮要略》）　大黄、地黄、桃仁、白芍、杏仁、甘草、黄芩、䗪虫、水蛭、蛴螬、虻虫、干漆、白蜜。方内用大黄、䗪虫、桃仁、虻虫、水蛭、蛴螬、干漆活血化瘀，白芍、地黄养血补虚，杏仁理气，黄芩清热，甘草、白蜜益气和中。

第五章　预后与调养

肝为风木之脏，寓一阳升生之气，体阴用阳，既忌大量苦寒，又恶刚燥克伐。否则，病则迁延难愈，甚或加重。所以前人对于肝病的治疗，除了有效的方药外，往往根据肝的生理特点予以生活起居上的调养。

肝病的调养方法很多，主要包括春季养生，调摄精神，节欲保精，劳逸适度，注意食养等方面，兹分述如下：

一、重视春季养生

中医强调顺应自然的养生，如《灵枢·本神》指出："故智者之养生也，必顺四时而适寒暑，和喜怒而安居处。"人体生命活动的四时变化春生，夏长，秋收，冬藏，与自然界变化运动相一致。所以四时养生的原则是"春夏养阳，秋冬养阴"。从四时与五脏的关系来看，春令之气升发舒畅的特点与人体肝脏主疏泄，升发调达之性相应。故前人认为顺春季之气候变化特点可以养肝，逆之则伤肝。如《素问·四气调神大论》说："逆春生，则阳气不生，肝气内变。"所以肝病患者，尤须掌握四季中春令之气升发舒畅的特点，并以精神起居、饮食、运动等方面加以调摄，来保障肝之气机条达，血行流畅，以利于身体的恢复和防治肝病的复发和传变。

春时养生，具体包括以下几方面：一是调摄精神。春之时，务使精神愉快，气血调畅，以使一身之阳气活泼地运生，符合春阳萌生勃发的自然规律。二是起居有常。《素问·四气调神大论》指出，要"夜卧早起，广步于庭，披发缓形，以使志生"。三是要注意防风御寒以养阳敛阴。汪绮石在《理虚元鉴》中指出："春防风，又防寒。"衣着要宽松舒展，又要柔软保暖，不可过早脱去棉衣，以防呼吸道感染及各种引起外感热病的疫毒疠气。四是饮食调养。春季阳气生发，人体新陈代谢也开始旺盛，饮食宜选辛、甘、温之品，忌酸涩；宜清淡可口，忌油腻生冷之物。《千金要方》说春日宜"省酸增甘，以养脾气"。《金匮要略》也说"春不食甘"，是防止肝旺克脾之变的饮食调养原则。五是适当运动。春季有利于人体吐故纳新，采纳真气，以化精血充养脏腑。所以根据自己身体状况适当选择一些户外锻炼项目，如太极拳、太极剑、保健功、慢跑、八段锦等轻柔舒缓的运动项目，对于保持人体气血流畅，对促进身体的恢复是十分有利的。

二、调摄精神

肝病多起于情志不遂。临床医生，除了药物治疗外，还须同时予以心理疗法，以言语疏导之，方能奏效。对于肝病患者，更须保持心情开朗舒畅，才能顺肝之疏泄条达之性，有利于肝病的痊愈。

调摄精神之道，对于肝病患者来说，首先要做到修身养性，培养良好的修养。肝藏血，主疏泄，在志为怒。肝阴血不足，则疏泄失职，使阳气升泄太过，表现为稍受刺激易怒。反之，"怒则气上"，怒可使肝气升逆无制或肝木乘脾，而成呕吐飧泄之患。临床上许多肝病的复发或加重，均与受了精神刺激和患者心理因素有关。因此肝病的预后多与患者的情绪和精神状态直接相关。《内经》首先从医学角度提出了"恬淡虚无"的养生防病思想，对肝病患者尤为适用，其精神实质是指思想上保持清净，戒除杂念，少思寡欲，使精气神内守而不散失，从而才能保持人体形神合一的生理状态。所谓"真气从之，精神内守，病安从来"（《素问·上古天真论》）。

肝病的精神调养，还包括平时要注意安心养神，要正确对待疾病，有战胜疾病的信心，所谓"既来之，则安之"是人所共知的养病格言。临床肝病的发生与发展过程中，有因郁致病者，也有因病致郁者。一旦肝病发生，如不能正确对待，终日忧郁焦虑，不但不利于身体的恢复，而且会使病情恶化，由气病及血，导致癥瘕积聚形成。如肝病中所表现的积聚、鼓胀多与患者心理因素诱导触发有关。正如《金匮翼·积聚统论》说："凡忧思郁怒，久不得解者，多成此疾。"《沈氏尊生书》也强调："鼓胀……由怒气伤肝，渐蚀其脾，脾虚之极，故阴阳不交，清浊相混，隧道不通，……故其腹胀大。"现代研究也表明，当人的心境不佳，情绪低落时，免疫机能低下，不仅感染肝炎的可能性增大，而且也易于发展成肝硬化、肝癌等证，说明此类疾病的发生和发展直接或间接地受精神因素的影响。因此肝病患者对待疾病，要泰然处之，养成理智与冷静的习惯，学会控制自己的情绪，避免不良情绪的延绵，做到适时中止，这是保持健康心理的自卫措施。

保持开朗与乐观，对肝病的预防和治疗更起了重要的促进作用。《素问·举痛论》说："喜则气和志达，荣卫通利。"说明精神乐观可使气血和畅，营卫通利。精神畅达则生机旺盛，有益于肝气的疏泄，肝血的通畅，肝体的柔和，对于身体的恢复起着决定性的作用。

三、节欲保精

房劳过度，性生活不节，不仅最易耗损肾精，而且也常会损伤肝脏，最终使肝肾两亏。这是因为肝肾精血同源，可相互资生转化。另外，足厥阴肝经绕阴器，抵小腹。肝主宗筋。房事过度同样会耗伤肝之阴血和阳气。如阳痿、遗精等，其病机多与肝病有关。《素问·痿论》说："筋痿者生于肝，使内也。"《医贯》也指出："肾之阴虚则精不藏，肝之阳强则火不秘，以不秘之火，加临不藏之精，有不梦，梦即泄矣。"尤其是酒后入房，更易导致肝阳耗竭，如《寿世保元》说："大醉入房，气竭肝阳，男人则精液衰少，阳痿不举；女子则恶血淹留，生恶疮。"

对于肝病后期和复瘥期，由于身体虚弱，气血不足，阴阳失调，更宜慎房事，节欲以保精。若病中行房，则损伤机体，加重病情。临床上，有些慢性肝炎患者，经过治疗症状基本消失后，如房事不节或遗精，往往使病反复发作，已消失的症状又重新出现。从现代医学来看，房事过度或遗精频繁，则会影响组织蛋白的形成及血循环不畅，代谢降低及内分泌失调，不仅造成身体虚弱，而且容易感染疾病。

四、劳逸适度

切勿劳累过度，这也是肝病病后及早康复，使病情不再复发的重要一环。肝主藏血，又主筋，过劳尤其易损伤肝血，影响筋脉运动。如《素问·宣明五气论》说："久视伤血，久行伤筋。"此外脑力劳动过度，初则病在心脾，久则也必累及肝肾之精血。《明医指掌》中也有"尽力谋虑，劳伤乎肝，应乎筋极"之说。临床上急性肝炎或慢性肝病患者，尤其要注意休息，避免劳累。脑力或体力劳动过度往往是诱发肝病复发的原因之一。

过度安逸，终日不劳，同样是不利于肝病的康复，因为整天休息不劳动，会使人体气血不畅，脾胃功能减弱，发胖臃肿，肢体软弱，精神不振，甚则继发他病。所以肝病患者除了急性肝炎发病期间或严重的肝功能障碍，丧失劳动力，一般慢性肝病稳定期，均可从事适当的劳动和体育锻炼，以增强体质和机体免疫力，使气血畅达，有助于肝组织的修复和肝功能的恢复正常。但劳动要根据个人体质情况，掌握"宜常小劳，莫至大疲"的原则。适当参加劳动和工作，不仅有利于增强体质，而且可以使人精神愉快，情绪舒畅，有助于身体的恢复。

五、注意食养

古代养生家、医家早就认识到饮食与生命的重要关系。《汉书·郦食其传》云："民以食为天。"并从长期的实践中认识到，在疾病的过程中，根据不同的疾病需要，选择适当的食物进行补养，不仅能更有效地发挥生命活动的作用，而且对提高病人抗病能力和治疗效果有重要的作用。在肝病的过程中，食养也有很高的实用价值。由于肝病范围很广，可选用的食疗中药和药膳的种类也很广，不可能一一详述，现仅就肝病常用的最主要的食疗中药和药膳作一简要的介绍。

（一）肝病常用的食疗中药举例

食疗中药是指具有防治疾病或保健康复作用的食物，又称为"食用中药"、"食疗本草"或"食物中药"。包括谷物、水果、干果、蔬菜、调料、禽畜、水产等类。

肝病有虚有实，虚者多指肝的阴阳气血的亏虚；实者包括湿热、瘀血、痰浊、水气的内聚。对于肝病的治疗，除了药物治疗外，还可根据病人不同的情况，予以饮食治疗来补益肝之气血阴阳的不足，也可有助于邪气的祛除和消散，达到增强抗病能力，减轻病情的目的。常用的肝病食疗中药，一般来说，主要有以下几种：

1. 黑芝麻　有补肝肾，润五脏之功用。主治肝肾不足，虚风眩晕、风痹、瘫痪、大小便燥结、病后虚羸、须发早白、妇人乳少等。

用法：煎汤，或合粳米煮粥，或入丸、散内服。

2. 山楂　有消食健胃，活血化瘀，驱虫之功用。主治肉食积滞、痰饮、疝气、痞满、恶露不净等证。

用法：生食，煎汤，熬膏或作丸、散内服。

3. 芹菜　有平肝清热，祛风利湿之功用。主治高血压，眩晕头痛，面红目赤等。

用法：炒食，煎汤或捣汁或捣烂外敷。

4. 猪肝　有补肝、养血、明目之功用。主治肝血亏损视物模糊、头昏目眩等。

用法：炒、煮或熬汤饮。

5. 羊肝　有益血、补肝、明目之功用。治血虚萎黄、羸弱、肝虚目暗昏花雀目、翳障。

用法：炒、煮或熬汤饮。

6. 乌骨鸡　有补益肝肾，养阴退热之功用。主治虚劳骨蒸羸瘦，消渴，脾虚滑泄，下痢口噤、崩漏带下。

用法：煮食，炒食或入药方。

7. 雁肉　有祛风，壮筋骨之功用。主治顽麻风痹。

用法：煮、炒或煎汤饮。

8. 鳝鱼　有补虚损，祛风湿，强筋骨之功用。主治风寒湿痹，产后淋沥，下痢脓血，痔瘘等。

用法：清汤煮，清蒸，做药膳，以肉为丸沸水清余。

9. 鳖肉　有滋阴凉血，补虚亏损之功用。主治肝阴虚损，病后虚羸或骨蒸劳热，久疟，久痢，崩漏带下，年老体瘦等。

用法：熬汤，清蒸或做药膳。

10. 海带　有软坚化痰，利水邪热之功用。主要瘿瘤结核，水肿，脚气，先多用于治单纯性甲状腺肿。

用法：熬汤，清蒸或做药膳。

11. 荠菜　有明目、止血利水等功用。主治目赤肿痛，便衄，月经过多等出血及水肿，痢疾等。

用法：煎汤，炒菜，做饺子食或入丸散，捣烂外敷。

（二）常见肝病的药膳治疗举例

药膳是由具有治疗作用的药物、食物和调料配制而成的膳食。药膳既可作为肝病的辅助疗法，又可作为该病的预防、康复及保健。这里就常见肝病的药膳的选用说明如下：

1. 肝肾阴虚，阴不制阳导致肝阳上亢，肝火上炎的病症，常见于现代医学高血压病。常用平肝，清肝，有降压作用的食物，如山楂、菊花、芹菜、洋葱、大蒜、胡萝卜、昆布、草菇及银耳、玉米须等。总的饮食原则是维持热能平衡，控制体重在正常范围。限制钠盐摄入，适当补充钾、镁的摄入，适量增加膳食中锌的比例。适当限制动物性脂肪和胆固醇摄入，多摄入一些有降压作用的食物。

（1）山楂菊花茶：山楂12g，菊花9g，开水沏，代茶饮。适用于高血压病或兼高血脂症。肝火上炎型、阴虚阳亢型高血压亦可配用。

（2）海带绿豆汤：绿豆90g，海带45g，加水及冰糖适量，煮开后改文火，待绿豆海带煮烂，食用。常服，有预防高血压病，高血脂症之功效。

2. 肝气滞血瘀或肝阴虚，水瘀互结而导致的胁痛，积聚，鼓胀等，多见于现代医学的肝硬化等病症。常用的食疗中药有利水消肿的玉米须、冬瓜皮、赤小豆、鲤鱼等，总的饮食原则是高热量、高蛋白质、低脂、少刺激性、少纤维、少产气易消化的软食或半流质饮食，多食含有多种维生素的食物，戒酒。

（1）归杞甲鱼汤：当归、枸杞子各12g，陈皮6g，以纱布袋盛之；将鳖1只宰杀，开膛，取出内脏，洗净；把盛药的纱布袋置于鳖体腔内，放入砂锅，加入适量水及葱、姜等调料，文火炖烂熟，取出药袋，吃鳖饮汤。适用于早期肝硬化属阴虚者。

（2）玉瓜皮饮：玉米须30g，冬瓜皮、茯苓皮各30g，水煎，去渣取汁，作饮料日常饮服，适用于肝硬化腹水表现为水鼓者。

（3）桃豆苓粥：桃仁15g，茯苓30g，水煎，滤汁去渣，加赤小豆30g、粳米120g及水适量，共煮为粥。一日内分两次服食。适用于肝硬化表现为血鼓者。

3. 湿热蕴结，肝失疏泄，表现为黄疸，胁痛，郁证，常见于现代医学病毒性肝炎病症。常用于食疗中药有清利湿热退黄疸的黄花菜、黄瓜皮、黄瓜根、玉米、柚皮、田螺、冬瓜等，以及有调和肝脾，理气化瘀的酸枣、紫草、李子等食物。总的饮食原则是食物以新鲜、易消化，并含有一定量蛋白质，维生素和充足的热量。戒一切含酒精的饮料。

（1）西瓜皮赤小豆汤：西瓜皮、赤小豆、茅根各50g，水煎服。每日1次，连服5~7日。

（2）茵陈粥：将茵陈用水洗净，每次取30~45g，加水200mL，煎至100mL，去渣取汁，入粳米100g，再加入600mL水，煮至米烂汤稠，加白糖少许，稍煮一会即可。每日分2~3次服食，7~10日为1个疗程。

以上二方可用于急性黄疸型肝炎之湿热蕴结、胆汁外溢型。

4. 肝肾阴虚，精血亏损导致的血虚证，多见于现代医学缺铁性贫血症。常用的食疗中药有补肝养血明目的猪肝、羊肝、大枣、龙眼肉等。饮食原则多摄入含铁丰富的食物，如海带、龙菜、紫菜、木耳、香菇、豆类及其制品、肉类、禽蛋、动物肝、肾等。还要多吃维生素C丰富的食物，增进铁的吸收。

（1）桑葚汤：鲜桑葚1 000g（或干品600g），绞取汁液，煎熬成稀膏，加蜂蜜300g，一同熬至稠厚，待冷备用，每次10g，以沸水冲服。

（2）杞圆膏：枸杞子、龙眼肉各等份，加水，用小火多次煎熬至枸杞子、龙眼肉无味，去渣继续煎熬成膏，每次10~20g，沸水冲服。

（3）山药棍：山药500g，用水蒸熟服食。

以上三方均可择其一方服用，适用于缺铁性贫血，肝肾阴虚、精血亏损型贫血。

（三）益肝药膳举例

益肝药膳是选用养肝柔肝、养血明目、熄风潜阳的中药，配合一定食物，经烹调而成的药膳食品。常服对于临床上肝血不足，阴不制阳而虚风内动，症见头晕目眩、视物昏花、两目干涩或胀痛，性急易怒，或手足麻木，甚或半身不遂等病症均有一定疗效。现举例如下：

1. 枸杞肝片汤（《养生食疗菜谱》）

功效：养肝补血，明目安神。

适用：肝血不足所致的夜盲、青盲、两目昏花以及妇女月经失调等。

制法：羊肝200g，枸杞30~50g，胡椒粉1g，味精2g，水发木耳20g，料酒2g，黄花菜10g，湿淀粉20g，鸡汤400g，精盐6g，酱油3g。中药入砂锅，加清水煎成药汁，澄清去沉淀。将羊肝洗净，切成薄片，盛入碗内，加盐、酱油、料酒、淀粉调匀，砂锅置旺火上，加药汁、鸡汤、木耳、黄花菜，煮开后捞入汤碗内，羊肝片抖散下锅，汤开时，撇去泡沫，羊肝片煮熟时，加入盐、胡椒粉、熟猪油、味精，盛入碗内即成。佐餐服用。

2. 麦冬炖猪肝

功效：养肝明目。

适用：肝阴不足之两目干涩，昏花，夜盲，慢性肝病等。

制法：麦冬15g，猪肝500g，油菜、葱、姜、酱油、白糖、黄酒、水淀粉适量。猪肝洗净，与麦冬同放入铝锅中，加水适量，煮1小时，捞出猪肝，切成小片装盘。锅内加菜油放入葱、姜稍炒，加酱油、白糖、料酒少许，兑加原汤适量收汁，勾入水淀粉（汤汁明透）后淋在猪肝上，拌匀即成，佐餐服用。

3. 山药芝麻糊

功效：滋补肝肾，益脾润肠。

适用：肝肾不足，病后体虚，大便燥结，须发早白。

制法：山药15g，黑芝麻120g，冰糖120g，粳米60g。粳米洗净，清水浸泡1小时，捞出滤干，山药切成小颗粒，黑芝麻炒香后同放盆中，磨碎后滤汁待用。锅内加入清水、冰糖，溶化过滤后烧开，将芝麻水慢慢倒入锅中，不断搅拌成糊，熟后起锅即成。适量服用。

4. 首乌粥

功效：补气血，益肝肾。

适用：肝肾亏损，须发早白，血虚头昏，耳鸣，腰膝酸软，大便干结等。

制法：制何首乌20~50g，粳米120g，红枣6~10枚，红糖适量。将首乌煎取浓汁，去渣，与粳米、红枣同入砂锅内煮粥，粥将成时，放入红糖或冰糖水少许以调味，再煮一二沸即可。早晚各服1次。

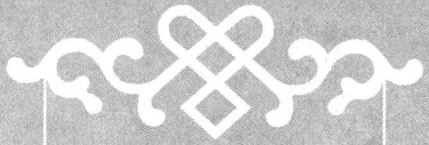

下编 各论

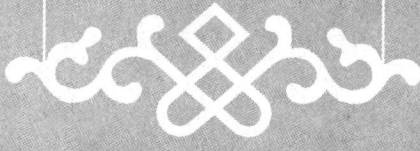

第一章 肝　炎

第一节 概　述

中医对于肝炎的认识，散见于黄疸、胁痛、郁证、鼓胀及癥积等病证中。早在《素问·平人气象论》中即指出目黄为黄疸的重要特征，"已食如饥者，胃疸。……目黄者，曰黄疸。"《灵枢·论疾诊尺》更明确指出黄疸与食欲不振的关系，"身痛而色微黄，齿垢黄，爪甲上黄，黄疸也。安卧，小便黄赤，脉小而涩者，不嗜食。"《素问·脏气法时论》指出："肝病者，两胁下痛引少腹。"《素问·刺热篇》说："肝病者，小便先黄……胁满痛。"《千金方》谓："肝伤，其人脱肉又卧，口欲得张，时时手足青、目瞑、瞳仁痛，此为肝脏劳伤所致也。"《金匮翼·胁痛统论》说："肝郁胁痛，悲哀恼怒，郁伤肝气。""肝虚者，肝阴虚也。阴虚则绌急，肝之脉贯膈布胁肋，阴血燥则经脉失养而痛。"《古今医鉴·胁痛》详细阐述了胁痛的病因病机及治疗原则与方法。如曰："胁痛者，……若因暴怒伤触，悲哀气结，饮食过度，冷热失调，颠仆伤形，或痰积流注于血，与血相搏，皆能为痛，……治之当以散结顺气，化痰和血为主，平其肝而导其气，则无有不愈矣。"

一、中医对"病毒性肝炎"的认识[1,2]

中医虽无"病毒性肝炎"的病名，但据其临床表现可归属于"黄疸"、"胁痛"等范畴，并提出黄疸是湿热所致，如《素问·六元正纪大论》说："湿热相交，民当黄瘅。"《伤寒论》对伤寒发黄已有较多的论述，计有发黄的条文共18条，其中《太阳篇》6条，《阳明篇》11条，《太阴篇》1条。岳美中老中医认为"伤寒发黄"较杂病黄疸更接近于黄疸型传染性肝炎。如《阳明篇》241条："阳明病，发热汗出者，此为热越，不能发黄也。但头汗出，身无汗，剂颈而还，小便不利，渴引水浆者，此为瘀热在里，身必发黄，茵陈蒿汤主之。"263条："伤寒，发汗已，身目为黄，所以然者，以寒湿在里，不解故也。以为不可下也，于寒湿中求之。"264条："伤寒七八日，身黄如橘子色，小便不利，腹微满者，茵陈蒿汤主之。"265条："伤寒身黄发热者，栀子柏皮汤主之。"266条："伤寒瘀热在里，身必发黄，麻黄连轺赤小豆汤主之。"《诸病源候论·黄疸诸候》说："脾胃有热，谷气郁蒸，因为热毒所加，故卒然发黄。"此论述对黄疸的病因病机有明确认识。《圣济总录》释"失饥饱甚，则胃中满塞，谷气未化，虚热熏蒸，遂为谷疸"。《症因脉治》曰："有疠气胁痛之症，病起仓卒，暴发寒热，胁肋刺痛，沿门相似，或在一边或在两边，痛之不已，所谓疠气流行之疫症。"可知肝病常有胁痛。

慢性肝炎以乙型、丙型、丁型为主，久病迁延，正虚邪实互见。一方面，湿热与瘀毒互结，深入血分，阻滞肝络，临床表现身目晦滞，胁痛如刺而固定，黄疸残留。另一方面邪毒伤正，肝脾损伤，气阴亏虚，表现乏力或不耐劳累、口干、纳呆、腹胀等症。治疗当以凉血、解毒、化湿、调养肝脾为主要大法。亦有少部分患者表现为寒湿瘀毒互结，肝脾两伤，当温化寒湿与化瘀解毒协同治疗。如久病不愈，部分病人可进展为肝硬化，属于"鼓胀"、"瘕积"范畴，其病理特点为久病邪实正虚，肝脾肾亏虚，气滞、湿阻、血瘀，相互痼结，痞塞三焦。以"瘕积"为主要表现者，当行气活血、化瘀通络与柔肝益脾、补气养血并进；以"鼓胀"为主要表现者，当行气化瘀利水，补肝健脾益肾。部分患者在病程中，因湿热疫毒内陷心肝营血，邪正相争，多脏同病，可出现急黄重症，相当于急性或亚急性重型肝炎，临床表现为黄疸急剧加深，高热，出血，或见腹水，昏迷，其病机关键为血分瘀热火毒炽盛。

甲型和戊型肝炎多经粪—口传播，其病因主要是饮食污秽不洁，湿热毒邪入侵。病机为湿热蕴结脾胃，困遏肝胆，病变中心在中焦气分，常易出现黄疸，发病急，病程短，正虚较少见，当以清化湿热、疏肝健脾为主法。但须防止少数患者邪毒过盛而内陷营血，形成"急黄"，尤其是哺乳期妇女患戊型肝炎者，更应警惕坏证出现，须密切观察黄疸进退。如《金匮要略》指出："黄疸之病，当以十八日为期，治之十日以上瘥，反剧者为难治。"

乙型肝炎主要通过血液传播，湿热疫毒蕴结，肝脾失调是基本病机。湿热瘀毒贯彻乙肝的发病始终，治疗大法为凉血解毒，化瘀祛湿。急性期病变主要在气分，要防止热毒化火内陷，形成急黄；慢性期病变主要在血分，邪毒可以伤正，要把握邪正虚实的主次。慢性乙型肝炎病机颇复杂，邪实主要是湿热瘀毒，可兼有气滞、痰湿、寒湿等因素。正气受损初起表现为脾虚，继则可出现肝脾气阴两虚、肝肾阴虚和脾肾阳虚。丙型肝炎起病隐袭，临床症状较轻，但更易慢性化，约50%以上的患者可转为慢性，输血或使用血液制品是感染的主要途径。疫毒直接进入血分，留于肝脏，湿热蕴结之气分证很少，多表现为瘀热毒邪夹湿，深伏营血。"瘀毒"是主要病理因素，与乙肝相比，丙肝患者更易发生肝纤维化，进而形成肝硬化，甚至恶变为肝癌，均与"瘀毒"密切相关。

"乙型肝炎的发生，是由于湿热疫毒隐伏血分，再加上正虚不能抗邪所致。与甲型肝炎之不同点，犹如外感病中的新感与伏邪之别，甲型肝炎犹如新感，虽然有一定的潜伏期，是因为外邪在气分不发病，深入血分以后再发病。而乙型肝炎犹如伏邪，湿热疫毒感染后，很快隐伏血分，但是当时并不发病，如果体质好、正气足，完全可以不出现任何临床症状。如果因饮食失节，劳倦过度或重感外邪，脏腑、气血功能失调，机体抗病能力降低则湿热疫毒由血及气，以致枢机阻遏、伤及中州，壅滞肝胆则发病。其表现同样可见有湿热浸淫偏于中、上焦，或偏于中、下焦，或弥漫三焦，以及湿重、热重或湿热并重等证候。若湿热疫毒阻于血分，瘀热内燔，血脉受阻，胆汁不能循其常道，逆于肌腠，仍可瘀而发黄出现黄疸。由于湿热疫毒隐伏血分，深侵胶固，所以往往迁延不愈；湿热困脾日久则生化无源，后天不济先天，则肾精不足；肝胆湿热，肝阴劫灼、肾水枯竭，甚至气血两虚，故临床多见有脾肾两虚，肝肾两虚或气血两虚而湿热毒邪未清等证型。"（《关幼波临床经验选》）

邹良村老中医认为："甲型肝炎以湿热壅滞，气机失调为主，如脾胃困遏，肝胆失疏，每见腹胀、纳呆，并可出现黄疸。因湿热蕴结未深，邪伏部位较浅，经治易获痊愈。乙型肝炎以湿热裹结，瘀滞血分为特点，故较少出现黄疸，临床常有龈血、衄血、红丝赤缕、瘕积不消，面色黧黑等血分见症，病情迁延难愈，易发展成慢性肝炎。"夏德馨老中医认为："乙型肝炎的临床表现，多见面萎，腰膝酸软，畏寒肢冷，遗精带下，舌淡，脉细弱等，此乃肾虚。五脏六腑失其真阳之鼓舞，失其元精之滋荣，故取一般补肾药难以奏效。经现代医学实验室检查，这一类肾上腺皮质功能往往低下，免疫功能异常。故治疗上取温肾补肾，佐以清热化湿为法。"这从现代医学认为新生儿时期的乙型肝炎病毒（HBV）感染易慢性化，与中医以肾为先天，新生儿肾气未充是颇为一致的，而肝肾同源、补肾法为主治疗慢性乙型肝炎也正是这一观点的具体应用。

重型肝炎在祖国医学上无此病名，但有类似病名，如急黄、瘟黄、疫黄、血证、鼓胀等。《伤寒论》114条："太阳病中风，以火劫发汗，邪风被火热，血气流溢，失其常度，两阳相熏灼，其身发黄。阳盛则欲衄，阴虚小便难，阴阳俱虚竭，身体则枯燥。但头汗出，剂颈而还，腹满微喘，口干咽烂，或不大便，久则谵语，甚则至哕，手足躁扰，捻衣摸床，小便利者，其人可治。"125条："太阳病，身黄，脉沉结，少腹硬，小便不利者，为无血也，小便自利，其人如狂，血证谛也，抵当汤主之。"261条："伤寒七八日身黄，如橘子色，小便不利，腹微满者，茵陈蒿汤主之。"238条："阳明病，发热，汗出者，此为热越，不能发黄也。但头汗出，身无汗，剂颈而还，小便不利，渴引水浆者，此为瘀热在里，身必发黄。"

《诸病源候论·急黄候》云："脾胃有热，谷气郁蒸，因为热毒所加，故卒然发黄，心满气喘，命在顷刻，故云急黄也。有得病即身体面目发黄者，有初不知是黄，死后乃身面黄者，其候得病但发热心战者，是急黄也。"《沈氏尊生·黄疸》曰："又有天行疫疠，以致发黄者，俗称之瘟黄，杀人最急。"《济生方·吐衄》曰："夫血之妄行也，未有不因热之所发，盖血得热则淖溢，血气俱热，血随气上，乃吐衄也。"《张氏医通·杂门》指出："有瘀血发黄，大便必黑，腹胁有块或胀，脉沉或弦，大便不利，脉稍实而不甚弱者，桃核承气汤，下尽黑物则退。"

近代中医对病毒性肝炎已进行了较为系统的研究。新近中国中医药学会内科肝胆病专业委员会已建议把病毒性肝炎的中医病名定为"肝瘟"。"肝瘟"病名出自《古今图书集成医部全录·卷三百》，"肝瘟方（玄参、细辛、石膏、栀子、黄芩、升麻、芒硝、竹叶、车前草）治肝脏温病，阴阳毒，先寒后热，颈筋挛牵，面目赤黄，身中直强。"从方药组合及病机分析，把病毒性肝炎的中医病名定为"肝瘟"似有一定的实际意义。近来，中医药在治疗慢性乙型肝炎方面积累了大量的资料，对其病机的认识也逐渐趋于一致。对乙型肝炎易慢性化的中医病机也有较为清楚的认识。

病毒性肝炎病因不同，临床表现多样，要根据不同的病原，不同临床类型及组织学损伤，区别对待，探索中西医结合的治疗方法，注意调动医护人员和病人的积极性，密切配合，提高疗效。以肠道传播的甲型肝炎病毒、戊型肝炎病毒和以血制品、注射器、密切接触等经血传播的乙型、丙型、丁型肝炎病毒均可引起急性病毒性肝炎。急性病毒性肝炎一般为急性起病，大多有发热、恶心、厌油、纳差、腹胀、便溏等消化道症状，体检有肝脏轻度或中度肿大，肝区叩击痛或压痛。实验室检查可发现肝功能异常和病毒抗原抗体系统的特异性标志物阳性。

二、病毒性肝炎的流行病学概述[1, 3]

病毒性肝炎按病原学目前至少可分为甲型肝炎、乙型肝炎、丙型肝炎、丁型肝炎、戊型肝炎五型，临床上最常见的为乙型病毒性肝炎。全球60亿人口中，约1/2生活在乙型肝炎病毒（HBV）高流行区，约20亿人被证明有HBV感染，3亿~4亿人为HBV慢性感染，其中25%~40%最终将死于肝硬化和肝癌。世界卫生组织报告，全球前10位疾病死因中乙型肝炎占第7位，每年因乙型肝炎死亡约75万例。根据我国卫生统计年鉴资料，2002年我国发病前10位的传染病中，病毒性肝炎发病占首位。

甲型肝炎（HA）的发病机制尚未充分明了，目前认为甲型肝炎病毒（HAV）经口进入消化道黏膜后，先在肠道中繁殖，经过短暂的病毒血症后，病毒在肝细胞内增殖，以其致细胞病变作用的方式杀伤肝细胞。另外，免疫反应机制可能也参与甲型肝炎的发病过程，可能由于HAV在肝细胞内增殖和HAV-Ag在肝细胞膜上表达，引起细胞毒性T细胞攻击而导致肝细胞损伤，随着病情发展，血循环内先后出现抗-HAVIgM及IgG抗体，HAV被清除，身体恢复。

HBV在肝细胞内繁殖，并不损伤肝细胞，肝脏病变主要取决于宿主的免疫应答，其确切机制尚待阐明。急性肝炎患者的免疫功能正常，HBV在肝细胞内复制，在肝细胞膜上表达为特异性抗原。HBsAg与HBcAg可能是主要的靶抗原。肝细胞膜上的靶抗原与致敏的淋巴细胞结合，进而通过淋巴因子杀伤肝细胞。同时，特异性体液免疫应答产生抗体（如抗-HBs）释放入血，中和病毒，将病毒清除，感染停止，疾病痊愈。

丙型肝炎病毒（HCV）在肝细胞内复制引起肝细胞结构和功能改变，或干扰肝细胞内蛋白合成，造成肝细胞变性和坏死。免疫因素尤其是细胞免疫异常可能会引起急性肝损伤，但更可能是慢性肝损伤的重要机制。

丁型肝炎病毒（HDV）对肝细胞有直接细胞毒作用，可直接损伤肝细胞。HDV可增加HBsAg携带者急性肝炎的发病率及病死率。

戊型肝炎病毒（HEV）经口感染，由肠道侵入肝脏繁殖，于潜伏期末及急性期粪便排出病毒。戊型肝炎（HE）的肝脏病变与甲型肝炎（HA）相似，经免疫组织化学检查，肝组织坏死灶浸润的大多数细胞为CD_8^+细胞，不少含HEV颗粒的肝细胞并不发生变性，故认为HEV无直接细胞致病性，损伤的肝细胞常与淋巴细胞接触密切，表明本病肝细胞损害可能是由细胞免疫介导。

急性重型肝炎，又称暴发性肝炎，属于急性肝衰竭的范畴，是临床上极少的严重急性肝脏损伤。美国每年有大约2 000例既往无肝病史的患者表现为急性肝衰竭，其病死率达40%~80%。

慢性病毒性肝炎是指由嗜肝病毒引起的、病程超过半年、肝脏组织病理学呈现慢性炎症的疾病。在已经确认的五种嗜肝病毒中，一般认为甲型、戊型肝炎病毒不会导致慢性肝炎；乙型、丙型、丁型肝炎病毒均可导致慢性肝炎。慢性乙型肝炎是感染HBV所致，慢性肝炎的发病机制取决于病毒与人体免疫系统的相互作用。病毒方面包括HBV-DNA突变、整合及合并丙型、丁型病毒感染；机体免疫方面包括特异性免疫应答异常（免疫耐受）及干扰素等应答能力低下等。

HCV感染是一种主要经血液传播的全球性疾病，全球约有1.23亿人感染丙型肝炎病毒，我国一般人群抗-HCV阳性率为3.2%。大部分丙型肝炎患者发现时就已经慢性化，而慢性丙型肝炎临床表现多样，除了有肝脏病变外，还会有多个肝外系统的损害，慢性丙型肝炎患者20年后发生肝硬化的几率是10%~15%，及时有效的诊断和治疗可以使50%~70%的患者治愈。HCV具有直接杀伤肝细胞的作用，这可能就是急性肝损伤的主要原因，慢性肝损伤的发病机制，目前倾向于免疫系统和病毒的共同作用。

HDV是一缺陷病毒，其生活周期的完成依赖于HBV的存在。HDV感染与致病只能在HBV感染的基础上发生，因此HDV感染就可能存在两种形式，即同时感染和重叠感染。一般认为，同时感染大多为急性乙肝的表现，如果抗HDV-IgM型抗体持续升高，则可能发展为慢性HBV-HDV肝炎；而重叠感染大多发展成慢性肝炎。多数资料表明，慢性HBV感染者重叠HDV感染后，有加速向慢性活动性肝病和肝硬化发展的倾向。

重型肝炎是肝炎的严重临床类型，多见于病毒性肝炎，也可见于药物性肝炎及中毒性肝炎。包括急性重型肝炎即暴发型肝炎、亚急性重型肝炎和慢性重型肝炎。国内外学者认为，肝性昏迷达Ⅱ度以上者始能诊断为重型肝炎。虽然近期有一些不同见解，如无肝性脑病而有重度黄疸和腹水者也可诊断为重型肝炎，但目前正在讨论之中。肝炎发病后10日内出现肝性脑病者，为急性；发病10日以上昏迷者，为亚急性；临床表现同亚急性重型肝炎，但有慢性病毒性肝炎或肝炎后肝硬化病史、体征及严重肝功能损害者，称为慢性重型肝炎。重型肝炎的病因有病毒感染、药物损伤等。

各型肝炎病毒均可引起重型肝炎，但以乙型肝炎病毒多见。据统计，我国的重型肝炎中由乙型肝炎病毒引起的占80%以上，戊型肝炎病毒对妊娠妇女诱发重型肝炎亦不少见。另外，合并两种以上肝炎病毒感染时，重型肝炎的发病率亦较高。重型肝炎的发病机制目前尚未完全明了，可能是病毒感染后，激发机体较强的特异性T细胞的细胞毒作用在清除病毒过程中造成肝细胞大量死亡，炎症细胞浸润所释放的肿瘤坏死因子α和γ-干扰素等细胞因子在非溶细胞性清除病毒过程中也可造成肝细胞大量死亡，根据肝细胞线粒体损伤的程度不同，肝细胞死亡可分为细胞坏死和细胞凋亡；另外，内毒素血症也是发病的重要原因之一。

病毒性肝炎是由肝炎病毒所引起的传染病。除肝炎病毒外，很多已知的其他病毒也可引起肝脏炎症，如巨细胞病毒、EB病毒、黄热病病毒、风疹病毒、柯萨奇病毒、单纯疱疹病毒、ECHO病毒等。但这些病毒主要引起肝脏以外的临床表现，肝炎只在少数情况下发生，故不属于肝炎病毒。

病毒性肝炎具有传染性较强，传播途径复杂，流行范围广泛，发病率较高等特点。其临床表现变异很大，既包括无症状的亚临床型（隐性感染），自限性的急性无黄疸型和黄疸型肝炎，也包括迁延不愈的慢性肝炎及病情凶险的重型肝炎。这与导致肝炎的病毒种属及其生化特性密切相关。

HAV归类于小核糖核酸病毒科的肠道病毒72型，是一无囊膜的20面体立体对称的球形颗粒，直径27nm，内含单股正链RNA基因组，沉降系数33～35s，HAV仅有一个血清型和一个抗原抗体系统。病毒存在于病人的粪便、血清、胆汁及肝细胞浆内。HAV在体外抵抗力甚强，低温下能长期存活，能耐受pH3.0的酸性环境，耐乙醚（4℃条件下12小时仍稳定）及耐热（56℃条件下30分钟不能灭活），60℃条件下1小时仅能部分灭活。但在甲醛溶液（1:4 000，37℃条件下72小时）、3%漂白粉、5%次氯酸钠溶液中以及加热煮沸5分钟皆可灭活。

HBV属于独特的嗜肝DNA病毒，电子显微镜下可观察到乙肝患者血清中存在三种颗粒。①直径约为40nm并由双层外壳包裹的完整的HBV颗粒，即Dane颗粒；②直径约为20nm的圆形颗粒，其含量约为Dane颗粒的103～106倍；③直径约为20nm，但其长度不等的管形颗粒。Dane颗粒由HBV表面蛋白（HBs）构成的外壳包裹内层核衣壳，后者含有HBV基因组及DNA

多聚酶（DNA-P）等与病毒复制有关的组分。Dane颗粒是具有感染性的HBV颗粒。后两者分别为过剩的HBV外壳蛋白和不完整（或空心的）病毒颗粒。这些亚病毒颗粒因为不含有病毒核酸组分而不具感染性。HBV的抵抗力极强，56℃条件下1小时不能灭活，60℃、10小时仅部分灭活，100℃条件下10分钟其感染性完全消失，但仍保持其抗原性；20℃保存15年，室温下6个月仍有感染性，121℃、718.2Pa压力、高压消毒15分钟，或干热160℃、2小时，均能灭活。0.5%～1.0%次氯酸钠30分钟，1:4 000甲醛12小时，2%碱性戊二醛10小时，以及环氧乙烷气体消毒，均可使病毒灭活。HBV对醚、乙醇、酚等均有抵抗性，但pH2.1，胃蛋白酶（1μg/mL），尿素（8M）处理后可灭活。HBV抗原系统包括表面抗原（HBsAg）、前S_1和前S_2蛋白、核心抗原（HBcAg），e抗原（HBeAg）、x抗原（HBxAg）及DNA多聚酶（DNA-P）六种。HBsAg为主要外壳蛋白，广义的HBsAg包括主要表面蛋白（S蛋白或小分子HBsAg）、大分子HBsAg及前S_1和前S_2蛋白。狭义的HBsAg仅指S蛋白，HBsAg具有一个共同的抗原决定簇a和两组彼此排斥的亚型抗原决定簇，即d和y，r和w，因此HBsAg可分为adr，adw，ayr和ayw四种亚型。前S_1、前S_2和S蛋白具有良好的抗原性，可分别诱导机体产生相应的特异性抗体。其中，抗HBs具有保护力已众所周知；前S_1蛋白在HBV附着和侵入宿主肝细胞机制中起着重要的作用；前S_2抗体可调节宿主的体液和细胞免疫应答，对清除循环内病毒和阻止病毒感染健康的肝细胞提供重要的免疫防御作用。HBcAg为HBV的核心蛋白，由于循环内HBcAg外裹HBsAg，以及少量游离的HBcAg可分解为HBeAg或被抗HBc结合形成免疫复合物，因此在患者血清中很难检测到HBcAg，而只有在肝细胞（主要是细胞核）和直接从Dane颗粒中提取方能检出。肝细胞膜表面的HBcAg被认为是宿主T细胞作用的主要靶抗原。前C蛋白（ProC）可使HBcAg与细胞内质网结合，以分泌HBeAg，HBcAg和HBsAg配装成完整的病毒颗粒。HBeAg是一种可溶性抗原，由ProC的P_{25}在肝细胞内经蛋白酶分解而成。在外周血清中可检测到。HBxAg主要与HBV早期感染有关。DNA-P具有逆转录酶活性，在HBV复制中起着关键作用。

HCV分类属于黄病毒科，是单股正链RNA病毒，病毒颗粒有类脂包膜，直径<80nm，一般为36～62nm，与黄热病病毒和瘟病毒相似。在蔗糖中的浮密度为1.09～1.11g/mL，沉降系数为140s，可从稀释的血液中离心沉淀。含有脂质的外膜，对高浓度的氯化铯敏感，经1:1 000福尔马林，37℃、96小时，或加热100℃、5分钟，或60℃、10小时，其传染性消失。由于HCV复制不涉及逆转录酶活性，不通过cDNA进行复制，并不具有阅读保护酶来修正复制中的错误，所以HCV变异性较大。基因的高度变异导致的抗原特性不同，不仅给诊断方法、预防带来困难，而且不同型的HCV感染所引起的肝损伤程度及对干扰素治疗的反应也有差异。

HDV是一种有缺陷的病毒，其生物周期的完成，在许多方面需要嗜肝病毒如乙型肝炎病毒的帮助。嗜肝DNA病毒为其提供衣壳，如HBsAg，以及在装配、成熟、释放和再感染等环节发挥作用。HDV病毒颗粒直径为35～37nm，其外壳为HBsAg。HDV的内部由HDAg和一个低分子量的HDV-RNA组成。经分子杂交术证明，HDV-RNA与HBV-DNA无同源性，也不是宿主的RNA，而是HDV的基因组。HDAg耐热，煮沸20分钟后抗原性仍不完全丢失，在下列试剂中性能仍稳定，2mmolEDTA钠盐、0.5%脱氧胆酸盐、0.5%NP_{40}、0.5%吐温-80、乙醚、0.2mmol、pH2.4甘氨酸-盐酸缓冲液、10%DNA酶Ⅰ或1%RNA酶A。HDAg在下列试剂中将失去部分活力，如0.1%胰蛋白酶（丢失34%）、1%三氯醋酸（92%）和链蛋白酶（96%）。HDAg可存在于病毒颗粒中，也存在于感染的肝细胞核中，推测是一种非常类似糖皮质蛋白受体结合样物质促使HDAg向肝细胞核转移。由于HDV不具有逆转录的作用，因此不能够以RNA为模板，转录成DNA的复制中间体进行复制。由于从感染的肝脏中分离得到的HDV-RNA有多种形态，而且肝组织内还存在互补基因组RNA，因此推测HDV复制不同于已知的动物病毒，可能与植物病毒相似，可以通过双旋转周期模式复制其RNA。

HEV颗粒呈球状形，直径27~38nm，平均32.2nm，大小可因地区不同而异，无囊膜，内部密度不均，密的部分含有RNA，此与HAV结构相似；沉降系数为183s，浮密度为$1.29g/cm^3$，对氯化铯及冻融敏感。HEV虽然存在多种分离株，但只有一个血清型。株间有一定差异，且地理位置越远差异越大，但它们之间有血清交叉反应，也有交叉保护作用。

急性重型肝炎的病理特征为肝细胞呈大块性坏死（坏死面积不小于肝实质的2/3）或亚大块坏死，或见大灶性的肝坏死伴肝细胞的重度水肿。亚急性重型肝炎的病理学形态表现为肝细胞新旧不等的亚大块坏死（坏死面积≤50%）；小叶周边出现团块状肝细胞再生；小胆管增生，并常与增生的肝细胞移行，出现重度淤胆，尤其是小叶周边增生的小胆管及小叶间胆管较为显著。慢性重型肝炎的病变特点表现为在慢性肝病（慢性肝炎或肝硬化）的病变基础上，出现大块性（全小叶性）或亚大块性的肝实质坏死。慢性病毒性肝炎的病理变化与临床表现的轻重程度明显相关。轻度可见肝细胞变性，点、灶状坏死，或可出现嗜酸小体，汇管区扩大，并有炎症细胞浸润和轻度碎屑状坏死，但小叶结构一般均完整；中度者表现为汇管区炎症明显，伴中度碎屑状坏死，小叶内炎症重，伴有桥接状坏死，小叶内纤维间隔形成，但其结构大部分保存；重度的特点为汇管区炎症重度碎屑状坏死，桥接状坏死范围广泛，累及多个小叶，小叶内纤维间隔较多，小叶结构紊乱或形成早期肝硬化。

各种病毒性肝炎的基本病理变化是相同的，其特点为肝实质细胞的变性和坏死、肝脏炎症和渗出反应以及肝细胞的再生。少数特殊类型的肝炎，以胆汁淤积为突出的病理表现。

各型病毒性肝炎的临床表现基本相同，很难鉴别，根据病程的长短、病情严重程度、黄疸出现与否，以及特殊临床表现，病毒性肝炎的临床分型如下。①急性肝炎：急性无黄疸型、急性黄疸型；②慢性肝炎：轻度、中度、重度；③重型肝炎：急性重型肝炎、亚急重型肝炎、慢性重型肝炎；④淤胆型肝炎；⑤肝炎后肝硬化。

第二节　病　因　病　机

肝炎的病因病机当归纳为毒、痰、瘀、虚四方面，正虚（主要指肝、脾、肾虚）是发病内因，是发病根本所在。整个病变的发展由气及血，由阳入阴，由中焦到下焦，同时"湿毒"之邪贯穿于疾病的始终。

一、湿热疫毒内侵是发病的首要条件[1, 3-9]

疫毒，又称为"疫疠"，为一类具有强烈传染性的致病邪气。肝炎病毒即属于"疫毒"

的范畴。其致病特点及临床表现又具湿热的性质，当属"湿热疫毒"。湿邪既可以从外感受，也可自内而生。若湿热侵袭人体，内蕴中焦，湿郁热蒸，不得泄越，熏蒸肝胆，以致肝失疏泄，胆汁外溢而发黄。由于致病因素的不同和体质差异，湿的转归有几方面：一为湿从热化，湿热交蒸，即出现阳黄证；若湿热壅盛，传变迅速，内陷营血，突然黄疸或迅速加重，且出现神昏谵语等证，是谓之"急黄"；二是湿从寒化，寒湿郁滞中焦，胆汁为寒湿所阻，不循常道而浸于肌肤，黄疸色晦暗，谓之阴黄证。毒热炽盛，湿气秽浊，湿热痰结，痰热蕴毒，痰热毒火攻心以致内闭。病者或嗜睡，或烦躁；由于毒邪弥漫周身，三焦不利，决渎失司，所以小便少，更使邪无出路，留滞体内，以致出现腹水胀满。

湿热内郁化火，迫血妄行，湿易困脾，脾虚则不统血，痰湿阻络，血络瘀阻而致络伤血外溢。湿浊痰瘀郁闭于内，毒热窜入心包，清窍被蒙，以致终于陷入昏迷。若为正气本亏之体，邪热燔灼于内，营阴被耗，其最终的发展则是气阴两虚，正虚邪陷。湿热毒邪为患，壅滞于肝，则肝失疏泄，留阻于脾则脾失健运，病位主要在气分且湿热郁蒸中焦，易发黄疸。病理性质属于邪实。湿热较盛，则病毒复制活跃，ALT明显升高，甚至血清胆红素升高。

早在《金匮要略·黄疸病》就说："黄家所得，从湿得之。""湿热相搏，民病黄瘅。"说明黄疸病的发生与湿热邪毒密切相关。湿热邪毒羁留，缠绵不解，既是慢性乙肝的病因，又是其病理产物，大量的临床和基础研究均表明，湿热活动是慢性活动性肝炎的主要病变特征，在本病各种证型中均有湿热活动的表现，湿热活动与血清ALT的升高存在正相关关系，辨证属湿热型的慢性活动性乙型肝炎，肝内组织学改变存在灶状、桥状坏死、嗜酸性变、嗜酸性小体、肝细胞内淤胆及汇管区炎细胞浸润等典型慢活肝的组织学特征。此外还发现，湿热与HBV复制有一定的相关性。我们亦发现，湿热邪毒与乙肝活动呈正相关关系，即乙肝活动越严重，临床湿热表现越明显，出现口苦、口黏、脘痞腹胀、纳少厌油、恶心、呕吐，或有嗳气、肠鸣、大便溏泄或秘结、小溲色黄、舌质红、苔黄腻、脉濡滑等症；若湿热瘀阻肝络，使胆汁外溢，则可出现黄疸及ALT的持续不降，湿热留恋日久，损伤肝脾，可导致肝脾两虚，气血亏损。可见，在慢肝过程中，标实本虚皆缘于湿热，因此，清利湿热就成为治疗慢性乙型肝炎的基本大法。

东汉张仲景在《金匮要略》中指出："寸脉浮而缓，浮则为风，缓则为痹，痹非中风，四肢苦烦，脾色必黄，瘀热以行。"这里的"瘀热以行"乃湿热交瘀于血分，导致瘀血发黄之意。正如唐容川在《金匮要略浅注补正》一书中所阐述的那样："一个瘀字，便见黄皆发于血分，凡气分之热不得称瘀，小便黄赤短涩而不发黄者多矣……故必血分湿热乃发黄也。"因湿热交瘀血分，其邪具有传染性、致病性、滞血性，可引起多脏腑损伤，故称为湿热毒邪。

毒邪留恋，脏腑虚损。湿热毒邪内蕴血分，长期留恋不解，是病毒性肝炎从急性发展成慢性乃致肝硬化的主要因素。生理情况下，肝血充足，肝体得养，肝用才能正常发挥。若湿热毒邪内蕴于肝，损其肝体，伤其肝用，初为气血不和，肝脾失调，进而表现为肝肾亏损，心脾两虚，终则脏腑虚损、六郁成积。

根据肝的生理特点，气血不和主要表现在肝体和肝用的关系方面，"柔肝之体即所以养肝之用"，正是对这种依赖关系的最好描述。生理情况下，木气冲和条达，不致遏郁，则血脉得畅。若湿热毒邪内蕴血分，血热成瘀，损其肝体，则肝的疏泄条达之性必然失和，进而导致脾胃升降和气血运行的紊乱。

以肝脾关系而论，黄元御说得好："肝随脾升，胆随胃降。"肝血的充盈及肝气的疏泄适度有赖于脾气的运化与滋养，而脾气的运化功能，又必须依赖肝气的疏泄作用去协调。脾为气机升降之枢纽，有斡旋气血之功。若脾运失司，可致"土壅木郁"；病久脾虚，气血生化不足，肝体失养，又可导致"土不荣木"，正如赵羽皇所说："盖肝为木气，全赖土以滋培，水以灌溉，若中土虚，则木不升而郁。"可见，气郁虽当责之于肝，但与脾密切相关。湿热毒邪留恋不解，不仅导致肝脾不和，气滞血瘀，而且久必伤肾。肾，受五脏六腑之精而藏之，肝藏血，精血互化，肝肾俱荣，正如石寿棠云："肾中真阴之气，即因肾阳蒸运于上通于各脏腑之阴，阳助阴生以养肝木，则木气敷荣，血充而气畅矣。"（《医原·五行生克论》）由于肝肾的特殊关系，所以慢性肝炎初病肝脾，久病及肾。临床上，除有湿热毒邪内蕴血分见症外，常伴有腰膝酸软，头晕耳鸣，两目干涩，阳痿遗精，月经不调等，都与肝肾亏损有关。

总之，湿热毒邪内蕴血分留恋不解，是病毒性肝炎慢性化的主要因素。由于邪毒深伏，病在血分，不易外解，必酿生它变，初则气血失调，进而精血亏损，终则气滞血瘀，久必成积。这就是慢性肝炎的主要病机。

外界湿热之邪侵袭难以驱除，内部则容易滋生湿热。由于"阴中有阳，阳中有阴，五五二十五阳，五五二十五阴"，所以湿热之邪虽与脾虚相关，但会随着气、血、津液而流注五脏六腑、四肢百骸，上可至头，下可至足，内而脏腑，外而腠理，何处虚亏，就会乘虚滞留于何处。此时若肝阴肝血不足，必然招致湿热之邪在肝脏及肝经的滞留。机体湿热可以来自父母的先天遗传、长期湿热性气候的浸淫以及饮食长期不慎等。

病毒性肝炎以其感邪之众，发病之广，病状之相似，甚至阖门相染为特点，当属疫病范畴。疫毒侵入体内，久留不去，入于血分而隐伏，邪不去反伤正，而且扰乱气血，导致气滞血瘀。外来湿热毒邪侵入人体，素有脾虚或其他正气不足的内在因素，内外合邪，出现一系列相应的临床证候。因湿热毒邪为传染性致病因子，邪毒易于深伏血分，长期留恋不易外解，致使病情缠绵难愈。疫毒病邪，性似湿热，由表及里，郁而不达，内阻中焦，脾胃运化失常，内生湿热，湿热交蒸，则胆汁外溢，出现黄疸。另外，湿阻气机，肝失疏泄而郁，出现胁痛；疫毒伤人，其病势暴急，具有传染性。

二、正气不足是发病的内在条件[1, 6-7]

吴有性不但创造性地提出了病疫之由是感天地之疠气，同时还指出了疫邪与人体正气在发病中的辨证关系。如《温疫论》中说："邪之所着，有天受，有传染，所感虽殊，其病则一……若其年气来盛厉，不论强弱，正气稍衰者，触之即病，则又不拘于此也。其感之深者，中而即发，感之浅者，邪不胜正，未能顿发，或遇饥饱劳碌，忧思气怒，正气被伤，邪气始得张溢。"在感受疫毒之后是否发病，正气的强弱起到重要的作用。先天不足，素体虚弱，或久病体虚，或劳欲过度，以致精血亏损，阴阳失调。机体抗病能力低下，不能祛邪外出，以致迁延难愈。

正气不足则毒邪难去，毒邪不去则正气难扶；郁不解则血难通，血不行则气必滞。病毒性肝炎的发生发展，亦经历由急性到慢性的过程，甚至病邪可直入心肝营血，发生重症肝炎，即中医之急黄重症。疫毒之邪，性似湿热；湿为阴邪，易损阳气，湿邪羁留体内，脾阳首受其害；肾阳和脾阳原本存在先天和后天的互相依存，脾阳需靠肾阳催动才能运而不息，肾阳需靠脾阳不断化生饮食精微，才能继而不竭，脾阳既虚，肾阳最终也就耗损而成脾肾阳虚；热为阳邪，肝阴受灼，造成肝阴亏损，而肝肾同源，肝阴亏损后，渐及肾阴，终致肝肾两阴俱亏。正气虚衰，不足以抗御病邪，故而发病。正虚有三：一是脾虚，中土实则元气充，中土虚则肝木乘之，湿邪内阻，困扰脾阳则毒邪难除；二是肾虚，湿重伤阳，久病及肾，肾之精气亏损则免疫功能低下，元气不足则久病迁延；三是肝阴虚，肝藏血，体阴而用阳，邪毒外羁肝脏，阴血暗耗，或肾虚精亏，肝体失养。

三、饮食不节（洁）[1]

恣食生冷，饮食不节（洁），饥饱失常，或嗜酒过度，皆能损伤脾胃，以致运化功能失职，湿浊内生；此时更易感受外湿，内湿与外湿相合为病。湿邪久滞又可郁而化热，熏蒸肝胆，胆汁不循常道，浸淫肌肤而发黄。

湿热相互搏结，弥漫三焦，浸于脾胃，结于肝胆，可致湿热内蕴，胃失和降，脾失健运，肝胃不和及肝郁脾虚，湿热壅盛，化火伤阴耗气，可致肝肾不足，气阴两虚。究其病位主要在肝、胆、脾、胃，病久亦可及肾。初病多实，久则每多虚实夹杂。饮食不节（洁）或嗜酒过度，皆能损伤肝胆脾胃，以致脾胃运化功能失常，湿浊内生，郁而不化。食滞不化，阻遏气机，复又致肝气不舒。脾运失司，气血生化无源，日久导致气血亏虚，酒为辛热之品，热邪伤阴耗气，可致气阴亏虚。

四、郁而为瘀[1, 6, 10]

肝郁而气有余，横溢脾土则为肝郁脾湿；肝气犯胃则肝胃不和。大多数乙肝患者长期表现有肝区不适、乏力、纳差、嗳气、腹胀、大便不爽、脉弦等肝脾（胃）见症。湿热壅遏，脉络阻滞；肝失疏泄，血行不畅；脾不统摄，血失常道；肾气亏损，不足以温煦推动血脉，皆可致瘀血阻滞。乙肝多存在微循环灌注不足，血细胞黏附聚集现象和肝纤维化改变，都是脉络瘀阻的基本特征。

情志因素导致的湿热是较为重要的方面，长期的肝郁气滞、胃火不降、肝阳上升、心肺火旺都能促进湿热的生成与积累。情志抑郁，或暴怒伤肝，木失条达，气机阻滞，气滞则血行不畅，瘀血阻络，形成积聚；肝郁也可横克脾土，导致脾虚，内湿由是而生，肝气郁久化热，以致湿热蕴结。肝主疏泄，喜条达，肝郁则为病，肝气郁结是基本病机。

脾属土，乃后天之本，主运化水谷精微，为气血生化之源，又为气机升降之枢纽，若脾胃健运，则气机升降如常，气血充盈，可有效地抵抗湿热毒邪之侵袭；反之，若脾失健运，脾胃不能运化水谷精微，则可使气血化生乏源，从而使机体抗病能力减退，易于受湿热邪毒的侵扰；又脾主水湿，脾虚则可使水湿内停，内湿外湿，同气相求，相互为引，则尤易导致湿热之邪为病，故薛生白在《湿热病篇》中说："太阴内伤，湿饮停聚，客邪再至，内外相引,故病湿热。"陈复正在《幼幼集成》中亦说:"脾土强者,足以捍御湿热,必不生黄。惟其脾虚不运,所以湿热乘之。"可见,脾虚在发病之初即已存在,若在乙肝急性期过用苦寒,清利太过,损伤中气,或是随着病情之发展,湿热邪毒羁留不去,又可进一步加重脾虚,出现周身乏力、纳呆、大便稀溏等临床证候。另外,由于肝脾在生理病理上的密切联系,决定了肝病时脾土最易受病,导致肝郁脾虚,所谓"见肝之病,知肝传脾"。反之,脾虚则又易导致肝木乘脾,所谓"土虚木贼",如脾胃强健,则可防止木来克土,而阻止病情的发展。

近20年的文献研究表明,有关其病因病机有以下几种提法:贺江平等认为乙型慢重肝内毒素入血,导致血分热毒,而慢性病毒性肝病血瘀贯穿始终,瘀久化热,暗伤营血,血伤气亦伤,故有气阴两伤之本虚,从而认为血瘀血热、气阴两虚为本病的主要病机。彭杰等认为乙型慢重肝的主要病因为湿热和热毒两个方面,肝胆湿热和热毒炽盛为本病的主要病机。崔丽萍等认为本病为外感湿热疫毒,或内有郁热,蓄而成毒,或正气内虚,邪气内陷;或客于阳明、营血,或逆传心包,而致肝脾肾三脏受损,脏腑功能失调所致。李筠认为湿热邪毒深入血分、瘀热毒蕴胶着难解为本病的病理特点。汪承柏等研究认为乙型慢重肝的病机在于脾肾虚损,继则出现湿阻、气滞、血瘀、水聚等邪实标急之象。陶夏平等认为湿热疫毒之邪深入营血,出现瘀热相搏的病理状态,是重型肝炎的重要发病机制。佘万祥认为,慢重肝因过用苦寒,或真阴素虚,可致寒湿凝滞血脉,气血败坏而成阴黄之证。湿热疫毒伤于肝,湿热交织,必阻遏气机,气机受阻,血行不畅,久则必产生瘀血,而热邪亦可直接耗伤阴血。瘀血为继发的主要病理因素,正气受损以肝之体阴损伤为主。然阴阳互根,无阳则阴无以生,无阴则阳气化发生之始。近代名医张锡纯将肝喻作物之萌芽,虽有蓬勃生气,却嫩脆易损,他在《医学衷中参西录》中说:"不知人之元气,根基于肾,而萌芽于肝。凡物之萌芽,皆嫩脆易损。"可见肝气肝阳也会"常不足",本病又受到湿热疫毒的侵袭和严重的瘀血阻碍,其肝之生气焉能幸存?故肝气肝阳必遭祸害。总之,湿热疫毒损伤肝体,即毒损肝体,进而导致肝用受损,并产生瘀血,形成肝"体用同损"、"毒瘀胶着"的局面,是本病最基本的病因病机。

从生理角度来看,肝之疏泄功能正常,气机调畅,则脾的运化功能健旺;脾气健旺,则运化如常,气血得生化,血液得统摄,清气得转输,则肝有所养,方能藏血而主疏泄。从病理角度分析,肝气郁结,失于疏泄,则克伐脾土,使脾失健运,所以,《难经·七十七难》曰:"见肝之病则知肝当传之脾,故先实其脾气,无令得受肝之邪。"若脾失健运,气血生化无源,气机升降受阻,血液失于统摄,肝血肝气失其所养,气机疏泄受其阻碍,则肝亦不能藏血、主疏泄,即所谓"土壅木郁"。乙型慢性重型肝炎"毒损肝体"、"肝体肝用俱损"、"毒瘀胶着"之病机。一则可出现毒瘀壅滞,肝郁不疏,克于脾土;二则肝阴肝血肝气虚损,疏泄严重不及,均可使脾之健运功能严重受挫。脾脏受伤,又可反作用于肝,加重肝体与肝用的损害,而使病情日益严重。

毒损肝体极易导致肾之阴精、阳气受损,临床表现为肝肾同病,毒瘀胶着是乙型慢性重型肝炎水湿产生的重要原因,而水湿化热又可加重"毒瘀"之邪对肝体肝用的损害。从生理角度来看,明朝李士才的《医宗必读·乙癸同源论》对肝肾的密切关系有精辟的论述,即"乙癸同源",乙癸是以甲乙属木、壬癸属水,而肝属木,肾属水,乙癸同源即肝肾同源。

其基本内涵有三：其一，肝和肾互相滋养；其二，肾水与肝木相生，互为母子；其三，肝肾同司相火。从病理角度分析，肝肾乙癸同源，如唇齿相依，毒瘀损害肝体与肝用，阴血不能疏泄而藏于肾，则肾精失于滋养而亏虚；肝肾同司相火，肝用既损，气损及阴，肝阳不足，相火失于温养，则肾气肾阳亦衰，严重者可致肾气衰败，肾不主水，而生癃闭之变。肝之精气受损，不能生血而藏于肝，又会加重肝体肝用的损害。

由于瘀毒胶着，互为因果，日趋严重，造成肝脏败坏，死血滞着，所以，乙型慢性重型肝炎还有一个突出的特点为肝脾严重血瘀，并有死血滞著。湿热疫毒入于血分，瘀血、水湿久居亦可化热，所以血热在本病表现也十分突出，由于脏腑病位以肝胆为主，常表现为肝胆热毒炽盛。

综上所述，肝炎的病因是感受疫毒；而正气不足则为发病的内在根据；饮食不节（洁）、情志不和乃是本病的诱发因素。病机不外乎肝胆湿热、肝郁脾虚、肝肾阴虚、脾肾阳虚、瘀血阻络等几个主要方面。临床表现为虚实夹杂之候。其病位在肝，涉及脾、肾两脏和胃、胆、三焦之腑。

第三节 临床表现

一、各型急性病毒性肝炎的临床表现[1, 11-12]

各型急性病毒性肝炎的临床表现基本相同，可分为急性黄疸型肝炎和急性无黄疸型肝炎。但它们病程和病情还有一些差异，并各有一些特殊的临床表现。

（一）急性黄疸型肝炎

黄疸型肝炎的病程经过可分为黄疸前期、黄疸期和恢复期三个阶段。黄疸前期，因尚未出现黄疸，诊断比较困难。常见的前驱症状为食欲不振、发热、上腹不适、右上腹痛、恶心或呕吐等。部分病例有咳嗽、流涕、咽痛等上呼吸道感染症状，少数有关节痛、腹泻、荨麻疹和浮肿等。黄疸前期历时1～21日，平均5～7日；黄疸出现后，伴有尿如茶色、巩膜和皮肤黄染加深，可伴有皮肤瘙痒，大便色变浅，以及乏力、厌食、肝区胀痛和肝肿大等。黄疸一般持续1～6周，消退后即进入恢复期；仍可有乏力、肝区痛及腹胀等症状。极少数黄疸型肝炎可以发生神经系统障碍的症状，或者并发血小板减少性紫癜、溶血性贫血、再生障碍性贫血、胰腺炎、非典型肺炎和心肌炎等。

另外，有少数黄疸型肝炎以胆汁淤积为特征，黄疸持续较久较深，伴有瘙痒、白陶土样大便等表现，诊断为急性淤胆型肝炎。

（二）急性无黄疸型肝炎

急性无黄疸型肝炎比急性黄疸型肝炎为少见，一般症状与黄疸型相同，但病程中无黄疸出现，有时肝区疼痛和不适较为突出，其余症状比黄疸型为轻。

（三）各型急性肝炎的特点

1. 甲型肝炎　甲型肝炎的传染期，为潜伏期的后期及症状出现后的最初一周内，是粪－口途径传播，可通过食物、饮水和人与人密切接触而传播，食物和饮水传播往往引起暴发性流行。潜伏期2～6周，平均25～30日。急性黄疸型一般起病较急，有畏寒、发热、乏力、纳差、厌油、恶心、呕吐、腹胀等，尿黄渐深，经5～7日，巩膜皮肤出现黄染，随后体温渐退，胃肠道症状好转，部分成人胃肠道症状持续或短时间加重。黄疸于3～5日达高峰。黄疸较深时，大便可呈灰白色，皮肤瘙痒。黄疸持续2～6周或稍长，然后进入恢复期。黄疸渐退，症状减轻至消失。此期历时2周至4个月，平均1个月。成人黄疸持续时间比儿童长，病程亦较长。体检发现，除黄疸外，起病后可有肝肿大，一般肋下1～3cm，质充实，有触痛及肝区叩击痛。部分病人合并轻度脾肿大。至恢复期，肝脾肿大回缩。无黄疸型肝炎仅表现为纳差、乏力、恶心、呕吐、腹胀、肝区痛等。病程较短。尚有一部分病例仅有肝大及肝功能异常，在普查时发现，即所谓"亚临床型"肝炎，至于隐性感染者其数更多。暴发型肝炎（国内称重症肝炎），占临床病例的0.01%～1%，包括急性重症肝炎（暴发型肝炎）及亚急性重症肝炎（亚急性肝坏死）。起病较急，黄疸迅速加深，肝脏迅速缩小。急性期病程一般为2～4周，并发重型肝炎者很少。另外，患急性甲型肝炎的孕妇，不会传染给胎儿。

2. 急性乙型肝炎　乙型肝炎的传染源为各型急性、慢性乙型肝炎患者及乙肝表面抗原（HBsAg）携带者。乙型肝炎主要是经血液或注射途径而传播，凡含有HBV的血液或体液（唾液、乳汁、羊水、精液、分泌物等）直接进入或通过破损的皮肤、黏膜进入体内而感染。急性乙型肝炎潜伏期为1～6个月（平均60日左右），起病常比较隐匿，前驱症状大多不明显，多数病人无发热，很少有高热。在前驱期部分病人有皮疹、荨麻疹、血管炎、肾小球肾炎等。急性期症状与一般急性肝炎相同，无黄疸型比黄疸型多见。病程一般较长，至少需3个月或更长时间才能恢复。

3. 急性丙型肝炎　丙型肝炎主要通过输血、血制品输注、注射、性生活、母—婴和密切接触传播。急性丙型肝炎因起病常不明显，非输血后散发性病例的潜伏期尚待确定，输血后丙型肝炎的潜伏期为30～83日，平均约8周，潜伏期的长短显然与输入血量，即输入的病毒量有关。急性丙型肝炎亦分黄疸型、急性无黄疸型和急性淤胆型。与甲型肝炎和乙型肝炎比较，无黄疸型占绝大多数，病起时甚少发热，全身症状和消化道症状的出现率亦低。肝功能异常率低于甲型和乙型肝炎，异常者主要是ALT升高，其峰值较甲型和乙型肝炎为低。反复检测ALT观察其动态曲线，发现有三种类型：单相型、双相型和多峰型。单相型呈一过性升高，初步证实是一种急性自限性HCV感染，预后良好。双相型则在病理初期ALT下降后又上升，病情随之加重，易出现黄疸。多峰型呈反复ALT增高，是向慢性肝炎进展的现象。血清胆红素平均约为70μmol/L；可表现为淤胆型肝炎，但甚少。急性期血清IgM正常，恢复期血清γ-球蛋白可稍增，不超过20.0g/L。急性丙型肝炎的临床表现一般较轻，亚临床型较为多见。与乙型肝炎比较，本病血清ALT活性和胆红素含量水平较低，黄疸持续时间较短，病情相对较轻，但发展为慢性肝炎的比例较高，有学者认为可达40%～50%，其余为自限性，可自行康复。

4. 急性丁型肝炎　HDV的传播方式与HBV基本相同，是经血或注射途径传播。与HBV相比，HDV的母—婴垂直传播少见，而性传播相对较为重要。HDV与HBV的共感染往往为急性（自限性）肝炎，少数可并发重型肝炎或转为慢性肝炎。共感染的潜伏期4～20周，与典型的急性乙型肝炎一样，部分病人可出现双相的经过，病人在临床表现和血清ALT活性恢复后，于2～4周后再度异常。在第一个高峰时，血清内HDAg阳性，第二个高峰时出现明显的免疫反应，抗HDV阳性，这种情况可能由于多次接种HDV和HBV所致。

5. 急性戊型肝炎　戊型肝炎通过粪—口传播，往往呈水源性暴发流行，也可通过密切接触、食物污染等方式传播。潜伏期为2～8周，平均为6周。感染后可表现为临床型和亚临床型。成人临床型感染较多见，儿童多为亚临床型感染。而妊娠后期患本病易并发重症肝炎及弥散性血管内凝血（DIC）。病程一般为4～8周，合并肝内淤胆病人，黄疸可持续较长。

二、各型慢性肝炎的临床表现[1, 13]

1. 慢性乙型肝炎　慢性乙型肝炎病程较长，在半年以上，具有湿热表现和血分症状同时存在的证候特点，既表现肝区不适、隐痛、腹胀、纳呆、胃纳不振、乏力、下肢酸软、口苦口黏、舌苔黄腻等湿热久恋的症状，又有面色暗滞、舌红绛有瘀斑、肝掌、蜘蛛痣及齿衄、鼻衄、痤疮、关节痛等血分症状表现，为湿热毒邪内蕴血分提供了临床依据。部分患者有头晕、失眠、心悸、胸闷等表现。有些患者可出现黄疸、发热等。另外可有肝外表现如肾炎、脉管炎、糖尿病、干燥综合征及贫血等。体格检查大多有肝病面容，面色多呈灰黑，面、颈、胸部皮肤可见蜘蛛痣，可有肝掌和轻、中度皮肤及黏膜黄染，肝脏轻、中度肿大，质地中等，有压痛及叩击痛，脾常可触及，严重者可出现腹水，下肢浮肿。

在临床实践中我们还观察到慢性肝炎病人的湿热表现不同一般的湿热病证，多病程长，病情缠绵难愈。这主要是湿热入血，气血失调，脏腑被伤所致。清代温病大家吴又可在《温疫论》中指出："正气衰微，不能脱出，表邪留而不去因与血脉合而为一，结为痼疾也。客邪交固于血脉，主客交浑，最难得解，久而愈痼。"明确阐述了正气虚弱之人，邪可入于血分，与血脉合而为一，胶着难解而成为慢性顽疾。因此，我们提出湿热毒邪内蕴血分是病毒性肝炎的主要病因的观点，也是慢性肝炎易于出现邪恋不解、脏腑虚损、气血逆乱等复杂病情表现的病理基础。

2. 慢性丙型肝炎　慢性丙型肝炎的临床表现与慢性乙型肝炎比较，前者症状常较轻微，重症病例少见。丙型肝炎的患者大多无明显症状，据报道丙型肝炎病毒的发病史全世界极为相似，约1/4患者有症状，3/4无症状；1/3为黄疸型，2/3为无黄疸型。一般临床可表现不同程度的倦怠乏力、恶心、呕吐、纳差、厌油、腹胀脘痞、胁肋胀痛、小便黄赤、胁下癥瘕、手掌红斑、血痣赤缕、面色晦暗等。

HDV重叠感染多发生于慢性HBV感染者，其临床表现主要取决于受感染者原是HBsAg携带者，还是慢性乙肝患者。如是HBsAg携带者，常突然出现发热、恶心、呕吐及血清ALT活性升高等急性肝炎临床表现；若为慢性乙肝患者，则表现为反复肝炎发作史。

三、急性重型肝炎的临床表现[1]

急性重型肝炎发病早期临床表现与急性黄疸型肝炎相似，但病情进展迅速，患者极度乏力，消化道症状严重，黄疸进行性加深，伴有严重神经精神症状，病死率高。急性重型肝炎的临床特点可用20字概括：

1. 一因一果　病因以乙型肝炎病毒感染为主（约占75%），亦可见多种诱因，后果为严重肝细胞坏死。

2. 一少一多 指发病率与年龄、体质的关系。急性重型肝炎发病率比亚型重型肝炎、慢性重型肝炎相对少（约占肝炎的0.1%），40岁以下的青壮年多，占78%。既往体格健壮者，对症状的耐受性较强，因此疾病早期仍能坚持劳动或工作。人们对疾病的发展认识不足，也是病情加重和迅速恶化的原因之一。

3. 一短一长 起病至出现肝性脑病的时间短，误诊时间长。多数是在10日内，故以发病10日内为急性重型肝炎，10日以上为亚急性重型肝炎，但也有少数病例，最长可达2~3周始出现肝性脑病，其病理表现仍是急性肝坏死。这些病例必须做病理检查始能正确诊断，早期（昏迷发生前）极易误诊。

4. 一快一慢 进入深昏迷很快，恢复清醒或死亡相对较慢。

5. 一小一大 肝脏绝对浊音界缩小或进行性缩小，而脑水肿突出，脑体积增大。我们曾用B型超声波探测急性重型肝炎的肝脏大小，结果病理为水肿型、肝脏浊音界在两肋间隙者13/16，其中3例肋下1~2cm可测到肝脏，13例剑突下测到肝脏，说明此型肝缩小不显著。而坏死型肝脏均明显缩小，以缩小至1个肋间隙者居多。张清泉等发现，139例暴发性肝衰竭患者中肝脏不缩小和肝肿大者占34%。急性重型肝炎的死亡病例则不同，多数肝体积明显缩小，重量减轻。北京佑安医院尸检的20例中，肝脏平均重量为（815±236）g，比正常肝脏缩小近半，其中小于1 000g者为16例。多数患者起病后迅速出现明显乏力，严重食欲不振，频繁恶心，呕吐不止，高度腹胀、鼓肠。多数病例在起病3~5日后首先出现欣快、兴奋，性格行为异常，可有多语，答非所问、白天嗜睡、夜间兴奋不眠，步履不稳，视物不清等精神症状，计算力及定向力出现障碍，并可出现扑翼样震颤，锥体束征阳性。若病情继续进展，即进入兴奋状态，患者狂喊尖叫，躁动不安。病情严重者可突然表现为因脑水肿而致的颅内压增高征，如伸肌强直、全身肌张力增强、阵发性强直性痉挛及角弓反张；血压升高，球结膜水肿，甚至可见瞳孔大小不等，忽大忽小。出现颞叶沟回疝和小脑扁桃体疝时，呼吸可突然停止或血压下降而死亡。

急性重型肝炎患者，起病后黄疸迅速加深，数日后就有出血倾向，最早可见皮肤瘀点或瘀斑，尤其是在躁动时受碰撞的肢体及皮肤皱褶处、注射和静脉穿刺部位。急性重型肝炎患者肝脏绝对浊音界缩小或进行性缩小，并可出现腹水和体温急剧上升以及顽固性低血压和休克。常见并发症有感染、急性肾功能衰竭、急性肺水肿、呼吸衰竭、弥散性血管内凝血（DIC）以及水电解质酸碱平衡紊乱。

四、亚急性重型肝炎和慢性重型肝炎[1, 11]

两者临床表现相似，全身乏力随病程的延长而加重。起床或翻身均需别人帮助，四肢抬举困难，双手握力显著减弱。腹水量随病程延长而增加，后期高度腹胀或腹水，腹胀是严重中毒症状和中毒性肠麻痹的表现，出现消化道出血的比例高于急性重型肝炎。

亚急性和慢性重型肝炎，主要以黄疸加深和出现腹水为主，发生肝性脑病者多见于晚期，昏迷愈深，存活率愈低。亚急性与慢性重型肝炎患者的肝脏大小无一定规律性，取决于病期的早晚、病程的长短、肝细胞坏死的程度与增生的比例等。一般肝脏缩小不明显，若肝细胞增生多于肝细胞坏死，加之有明显淤胆存在，有炎症肿胀等因素，肝脏可肿大。若病情继续加重，肝细胞坏死多于增生者，肝脏则进行性缩小。凡亚急性或慢性重型肝炎导致肝衰竭死亡者，肝脏体积多缩小。

第四节 诊断与鉴别诊断

一、急性无黄疸型肝炎的诊断[1,14]

（一）病史

与确诊病毒性肝炎（尤其是急性期）患者密切接触史，即同吃、同住、同生活或经常接触肝炎病毒污染物（如血液、粪便）或有性接触而未采取防护措施者。在半年内曾接受输血、血液制品及消毒不严格的药物注射、免疫接种、针刺治疗等。

（二）症状

患者近期内出现的持续几日以上的，无其他原因可解释的症状，如乏力、食欲减退、恶心等。

（三）体征

大部分患者有肝肿大并有压痛，肝区叩击痛；部分患者可伴有轻度脾脏肿大。

（四）实验室检查

1. 肝功能　血清ALT、AST活性升高。
2. 病原学检查

（1）甲型肝炎：血清抗-HAV-IgM阳性。但在慢性乙型肝炎或自身免疫性肝病患者血清中也可出现抗-HAV-IgM阳性，须鉴别。

（2）乙型肝炎：①血清HBsAg阳性；②血清HBV-DNA阳性；③HBV-DNA聚合酶阳性；④血清抗-HBc-IgM阳性；⑤肝内HBcAg和（或）HBsAg阳性或HBV-DNA阳性。

（3）丙型肝炎：ALT多呈轻度和中度升高，抗-HCV和HCV-RNA阳性。HCV-RNA常在ALT恢复正常前转阴，但也有ALT恢复正常而HCV-RNA持续阳性者。

（4）丁型肝炎：临床诊断为HBV感染的患者遇到下列情况应进行HDV标志的检测：①急性乙型肝炎病程中表现二次黄疸和ALT升高过程；②无症状HBsAg携带者出现急性肝炎发作的临床表现；③慢性活动性乙型肝炎病程中出现急性恶化征象；④慢性活动性肝炎病情逐渐加重，而HBV活动标志反而转阴，无HBV复制依据；⑤病情进展较快的亚急性或重型肝炎；⑥HDV感染高危人群中的乙型肝炎患者。只要从肝组织或血清检测出HDAg、HDV-RNA、抗-HD或抗-HDIgM任何一项指标阳性，即有诊断价值。

（5）戊型肝炎：血清抗-HEV-IgM，抗-HEV-IgG阳性或滴度由低到高，或抗-HEV-IgG阳性＞1:20，或斑点杂交法或聚合酶链反应（PCR）检测血清和（或）粪便HEV-RNA阳性。

凡肝功能异常（血清ALT、AST高），且病史、症状、体征三项中有两项阳性或肝功能及体征（或症状）均明显阳性，并排除其他疾病者可诊断为急性无黄疸型肝炎。凡单项血清ALT增高或仅有症状、体征，或仅有流行病学史，均为疑似病例，对疑似病例应进行动态观察或结合其他检查（包括活检肝组织检查）作出诊断，疑似病例如病原学诊断阳性，且除外其他疾病才可确诊。

二、急性黄疸型肝炎的诊断[1]

凡符合急性无黄疸型肝炎诊断条件，且血清胆红素＞17.1μmol/L，或尿胆红素阳性，并排除其他原因引起的黄疸，可诊断为急性黄疸型肝炎。

急性病毒性肝炎确诊的命名形式为临床分型与病原学分型相结合。如病毒性肝炎（甲型、甲型乙型同时感染）、急性黄疸型（或急性无黄疸型）。

三、慢性肝炎的诊断[1]

（一）病史与体征

既往有乙型肝炎、丙型肝炎、丁型肝炎或HBsAg携带史或急性肝炎病程超过半年的病史，目前仍有肝炎症状及体征。

（二）实验室检查

1. 肝功能　实验室检查是对慢性肝炎进行监测和严重程度分级的常用方法，能够定量而被广泛应用。大多数患者发病时ALT和AST水平升高，当疾病减轻或治疗有效时降至正常范围。但ALT和AST血清水平并不能可靠的反映疾病的严重程度，不如以肝脏组织学来分级，而且血清ALT或AST正常并不能保证肝病无活动。另外，长期的ALT或AST升高却可反映严重程度，具有预后价值。ALT升高可以分为：轻度升高在正常值3倍以下（或＜100U/L），中度升高为正常值3～10倍（或100～400U/L），重度升高大于正常值10倍（或＞400U/L）。转氨酶作为评价慢性肝炎分级的可靠性需要进一步研究。根据肝功能损害程度，临床可分为轻度、中度和重度，具体如表1。

表1　慢性肝炎实验检查异常程度参考指标

项　目	轻　度	中　度	重　度
ALT（IU/L）	≤正常3倍	3～10倍	＞10倍
总红素（μmol/L）	17.1～34.2	34.2～85.5	＞85.5
白蛋白（g/L）	≥35	32～34	≤32
A/G	1.3～1.5	1.0～1.2	≤0.9
γ－球蛋白（%）	≤21	22～25	≥26
凝血酶原活动度（%）	71～79	61～70	40～60

2. 病原学检查

（1）慢性乙型肝炎：下列指标至少有一项以上为阳性：①血清HBsAg；②血清HBV-DNA或HBV-DNA聚合酶；③血清抗-HBc-IgM阳性；④肝组织内HBcAg和（或）HBsAg阳性，或HBV-DNA阳性。且病程超过半年者均可诊断。

（2）慢性丙型肝炎：血清抗-HCV阳性，或血清和（或）肝内HCV-RNA阳性。

（3）慢性丁型肝炎：血清抗-HDIgG持续高滴度，HDV-RNA持续阳性，肝内HDV-RNA

和（或）HDAg阳性。

3. 外周血象　部分病人有轻度贫血，白细胞、血小板正常或轻度减少。

4. 免疫学检查

（1）体液免疫：血清球蛋白增高，尤其是IgG、IgM和IgA亦可有不同程度增高，活动期抗LSP抗体，类风湿因子和单链DNA抗体可阳性，静止期转阴。偶可测到低滴度的抗平滑肌抗体、抗核抗体。血清还可存在血清抑制因子（SIF）。

（2）细胞免疫：HBeAg阳性病人外周血CD_4^+/CD_8^+比值可能会降低，抑制性T细胞和NK细胞活力降低。总补体和C_3下降，临床好转时可回升，血清内可测出循环免疫复合物。

5. 影像学检查

（1）B型超声波检查：慢性病毒性肝炎患者可见肝脏较正常人有增大倾向，表面尚平整，肝缘轻度钝化或正常，肝内回声增粗、增强，肝纤维化明显者，可见弥漫性散在的线状回声，血管纹理随病情进展可显示不清，脾静脉及门静脉内径增宽，脾脏可轻度肿大，胆囊壁轻度增厚。肝功能损害严重者，可见胆囊腔内有低回声沉积物。

（2）CT检查：慢性病毒性肝炎患者可见肝脾肿大，肝内可见弥散性CT值增高等。

6. 腹腔镜检查　慢性病毒性肝炎患者肝脏表面粗糙不平，呈橘皮状，肝脏可见轻度肿大或缩小，肝包膜纤维增生呈灰白或黄色，纤维增生不明显处，肝组织隐约可见，呈暗红色，多种色彩相间而形成"大花肝"。

7. 肝穿刺活体组织学检查　肝穿刺活体组织学检查、肝脏病理诊断可为临床提供诊断依据，有助于判断疗效和估计预后。但亦有其局限性，如肝穿刺取样少，而且肝脏弥散性病变分布并非绝对均匀，可能出现抽样误差。因此，对肝活检结果应结合临床资料进行综合判断。慢性病毒性肝炎肝穿刺活体组织检查的病理变化已如前述。

四、重型性肝炎的诊断[1]

（一）急性重型肝炎

既往无肝炎病史的急性黄疸型肝炎患者，伴有高热、严重消化道症状（食欲极度减退、频繁呕吐、腹胀、呃逆等）、极度乏力等症状。发病10日内，出现神经精神症状，昏迷Ⅱ度以上，若有基于肝功能损害基础上Ⅰ度昏迷，而无其他原因可解释者，应按照早期急性重型肝炎对待，积极治疗，防止恶化。

出血倾向，可见皮肤、黏膜或穿刺部位出血点和瘀斑。黄疸迅速加深。胆红素每天上升17.1μmol/L以上或血清胆红素大于171μmol/L。凝血酶原时间延长1倍以上和（或）凝血酶原活动度（PTA）逐渐降低，最后降至40%以下。肝脏绝对浊音界进行性缩小。肝穿刺检查符合急性重型肝炎病理特征。

（二）亚急性重型肝炎

急性黄疸型肝炎，起病后10日以上，凝血酶原时间明显延长（PTA<40%）；同时具备以下指征之一者。出现Ⅱ度以上肝性脑病症状。黄疸迅速加重（数日内血清胆红素>171μmol/L），肝功能严重损害（血清ALT升高或酶胆分离、A/G倒置、γ-球蛋白升高）。高度乏力及明显食欲减退或恶心呕吐，重度腹胀或腹水，可有明显出血现象（对无腹水及明显出血现象者，应注意是否为本型的早期）。

（三）慢性重型肝炎

发病基础有：①慢性肝炎或肝硬化病史；②慢性乙型肝炎病毒携带史；③无肝病史及无HBsAg携带史，但有慢性肝病体征（如肝掌、蜘蛛痣等）、影像学改变（如脾脏增厚等）及生化检测改变（如丙种球蛋白升高，白蛋白/球蛋白比值下降或倒置）；④肝穿刺检查支持慢性肝炎；⑤慢性乙型或丙型肝炎，或慢性HBsAg携带者重叠甲型、戊型或其他肝炎病毒感染时要具体分析，应除外由甲型、戊型和其他型肝炎病毒引起的急性或亚急性重型肝炎。慢性重型肝炎起病时的临床表现同亚急性重型肝炎，随着病情发展而加重，达到重型肝炎诊断标准（凝血酶原活动度<40%，血清总胆红素大于正常10倍）。

为便于判定疗效及估计预后，亚急性重型肝炎和慢性重型肝炎可根据其临床表现分为早、中、晚三期。

早期：符合重型肝炎的基本条件，如严重乏力及消化道症状，黄疸迅速加深，血清胆红素大于正常10倍，凝血酶原活动度≤40%；或经病理学证实，但未发生明显的脑病，亦未出现腹水。

中期：有重度肝性脑病或明显腹水、出血倾向（出血点或瘀斑），凝血酶原活动度≤30%。

晚期：有难治性并发症如肝肾综合征、消化道大出血、严重出血倾向（注射部位瘀斑等）、严重感染、难以纠正的电解质紊乱或重度以上肝性脑病、脑水肿、凝血酶原活动度≤20%。

慢性重型肝炎须具备以下几点才能诊断：①有慢性肝炎病史1年以上；②无临床肝病史（隐匿发病的慢性肝炎），但必须具有慢性肝病体征和（或）慢性肝炎的实验检查结果，如肝病面容、肝掌、蜘蛛痣、肝脏质地硬、脾脏肿大、血清γ-球蛋白增高、血清白蛋白/球蛋白比值异常等。肝硬化基础上发生的重型肝炎，必须具有门静脉高压征和脾功能亢进的表现。

（四）各型重症肝炎的实验室检查

1. 肝功能　重型肝炎患者的血清ALT活性在起病时可明显升高，但其升高程度不能作为急性肝病的鉴别指标，亦与预后无关。随着病程延长，ALT活性可逐渐下降，而胆红素却不断升高，因而在某一时期形成特有的酶胆分离现象，按病程估计，此现象在肝细胞严重坏死，10日以后始为显著，这一变化是一个动态变化的过程。因此，并非全部重型肝炎都有此现象。血清AST/ALT活性比值在0.31~0.63预后良好，1.20~2.26提示肝坏死，预后极差。除急性重型肝炎早期患者外，血清胆红素均超过171μmol/L。

2. 凝血酶原时间（PT）和凝血酶原活动度（PTA）　PT延长，PTA≤40%为肝细胞坏死的肯定界限，PTA与患者预后关系密切。PTA愈低，患者死亡率愈高。

3. 血糖和血脂　低血糖常发生在急性重型肝炎极早期，若在静脉输注葡萄糖前取血查血糖浓度，常可明确诊断。严重肝细胞损害时，胆固醇在肝脏内合成减少，故血浆中的胆固醇明显下降。若低于2.6mmol/L，提示预后不良。

4. 血清蛋白电泳　各型重型肝炎患者，若病程延长至3~4周，白蛋白可降低；肝硬化转为慢性重型肝炎患者，白蛋白/球蛋白多数倒置。各型重型肝炎，γ-球蛋白均增高。

5. 血清补体CH_{50}和C_3　重型肝炎患者的CH_{50}、C_3均明显降低，CH_{50}<40μg/mL，C_3<50mg/dL者，病死率往往可高达90%以上。

6. 血氨 急性重型肝炎患者，血NH_3可正常，且与预后关系不明显。但亚急性和慢性重型肝炎患者，血NH_3增高者预后差。

7. 血浆支链氨基酸/芳香氨基酸（BCAA/AAA）比值 重型肝炎患者血浆BCAA/AAA比值低于正常值[（3~4）:1]，除急性重型肝炎患者BCAA轻度升高外，其他两种重型肝炎患者的BCAA均降低。各型重型肝炎AAA均增高，昏迷者BCAA/AAA比值更低。以BCAA/AAA比值的高低来估计病情的严重程度及预后，有一定的参考价值。

8. 电解质与酸碱平衡 重型肝炎极易发生电解质紊乱及酸碱失衡。电解质紊乱最常见的是低钾、低氯和低钠、低钙、低磷等。肝性脑病者，呼吸性碱中毒的发生率最高，也可见代谢性碱中毒和代谢性酸中毒。

9. 周围血象 重型肝炎患者的外周血白细胞总数及粒细胞百分比均增高，一般在10×10^9/L以上。

10. 病原学检查 肝炎病毒甲型、乙型、丙型、丁型、戊型均可单独或混合感染而引起重型肝炎。据报道，以HBV、HBV+HDV和HCV比例为高。

11. B型超声波探查 急性重型肝炎的B超特点：①随病情恶化，肝脏体积逐渐缩小；②病情恶化时，肝脏表面由光滑变皱褶；③肝内回声及光点去掉较粗且不均匀，肝静脉变细，直至消失。

亚急性重型肝炎患者，如肝细胞增生多于坏死，则肝脏缩小不显著，并可能增大。如坏死多于增生，则肝脏形态变小、失常，肝包膜有皱褶，常易误诊为肝硬化。

慢性重型肝炎的B超具有慢性肝炎或肝硬化的形态特点。脾脏肿大和（或）增厚是其特征之一。

五、鉴别诊断

（一）急性肝炎的鉴别诊断[1]

1. 慢性肝炎急性发作 症状不明显的慢性肝炎如有急性发作，往往类似急性肝炎，特别是乙型肝炎、丙型肝炎较常见。下列各点可资鉴别：①以往有肝炎发作史或黄疸史；②血清ALT活性及胆红素含量升高程度较轻，持续较久；③血清球蛋白增加而白蛋白减少；④病程已逾半年；⑤肝活体组织检查呈慢性肝炎病理改变；⑥各种病毒急性感染指标阴性；⑦抗-HBC-IgG阳性。

2. 传染性单核细胞增多症 本病主要根据以下几点区别：①常有发热、咽峡炎及颈后淋巴结肿大。发热较高，持续较久；②肝肿大及肝功能改变明显或轻微，厌食不明显，但脾肿大及触痛较明显；③外周血象：白细胞计数正常或增多，淋巴细胞增多，主要是异常淋巴细胞增多，可超过白细胞计数的10%；④嗜异性凝集试验阳性，效价＞1:64或血清抗EBV效价递升；⑤肝活检可见弥漫性单核细胞浸润及局灶性肝坏死。

3. 其他病毒所致肝炎巨细胞病毒、风疹病毒、麻疹病毒、腺病毒及柯萨奇病毒等病毒 感染可引起血清ALT活性升高，但较少见，且罕有黄疸，确诊依靠血中分离病毒、双份血清抗体效价及肝脏组织学检查。

4. 钩端螺旋体病 主要根据以下几点鉴别：①在流行区夏秋季节的1~3周内有疫水接触

史；②起病急骤，有畏寒、发热、头痛、身痛、腿痛、乏力、结膜充血、腓肠肌明显压痛、腋下及腹股沟淋巴结肿大；③血常规常见白细胞计数增高、中性粒细胞增多、血沉增快，可有出血及肾损害；④肝内病毒的病原学或血清学检查阴性。

5. 药物性肝炎　药物性肝炎是仅次于病毒性肝炎的常见肝炎，主要根据发病前的用药史来诊断。

6. 脂肪肝　脂肪肝病人一般有肥胖、糖尿病病史及饮酒史。另外，一些药物及营养不良也可导致脂肪肝，其确诊有赖于肝脏活体组织检查。

7. 其他疾病　疟疾、胆囊炎、胆石症、胆道蛔虫症、原发性肝癌、胆管癌、胰头癌等疾病，有时亦能出现类似症状，应仔细询问病史、全面体格检查及重点进行相关检验，以便鉴别。

（二）慢性病毒性肝炎须与下列几种疾病相鉴别[1, 14]

1. 药物性慢性肝炎　能诱致慢性损伤的药物有双醋酚汀、甲基多巴、呋喃妥英、异烟肼、氮烷、磺胺药、阿司匹林、氯丙嗪及丙硫氧嘧啶等。其中以双醋酚汀、甲基多巴和呋喃妥英等药物引起的肝损害与慢性病毒性肝炎临床表现相似。结合服药的病史和病毒标志物等病原学检查，有助于两者的鉴别。

2. 酒精性肝炎　肝脏是酒精代谢的器官，酒精代谢产物乙醛可损伤肝细胞线粒体的氧化功能和脂肪酸的代谢功能。酒精性肝炎的临床表现与慢性肝炎非常相似，但其饮酒史，病毒标志物均为阴性，GGT增高较明显，AST/ALT比值常大于2等特点有助于两者的鉴别。

3. 自身免疫性肝炎　本病具有下列特点有助于鉴别：①本病较少见，约70%病人起病隐袭，逐渐出现肝炎症状；②可出现满月脸、多毛、紫纹、皮疹、男性乳房发育以及心、肺、肾等脏器功能损害；③本病3/4发生于青年女性；④丙种球蛋白升高，常能检出自身抗体；⑤用肾上腺皮质激素治疗本病，效果较好；⑥病毒标志物均为阴性。

4. 肝脏Wilson病（肝豆状核变性）　本病为一种常染色体隐性遗传病，是由于铜代谢障碍导致肝、脑、角膜等组织内铜的沉积。有些患者可出现进行性食欲不振、黄疸、肝大，或皮肤出血点、鼻衄、关节痛、脾脏肿大、肝功能异常等。易误诊为慢性病毒性肝炎。在病程进展过程中，若仔细检查能发现肌张力改变或病理反射。少数患者巩膜K-F环阳性。可有阳性的家族史。

（三）重型肝炎须与下列疾病相鉴别[1]

1. 深度黄疸型急性肝炎　血清胆红素在171μmol/L以上，但全身中毒症状如乏力、全身不适及消化道症状较轻，肝脏不缩小，无腹水及出血倾向，更主要的是PT延长不超过正常对照值3秒，PTA在正常范围或略低于正常值。

2. 淤胆型肝炎　症状轻而黄疸深，血清ALT增高，但PTA正常，ALP、胆固醇和胆汁酸浓度升高。因淤胆而致肝脏肿大。

3. 妊娠急性脂肪肝　妊娠急性脂肪肝常于肝衰竭症状出现前就出现严重出血及肾功能损害，其特征性改变为黄疸虽深，但尿中胆红素阴性，B超可见脂肪肝声像，肝病理检查可见肝小叶至中带细胞增大，胞浆中充满小的脂肪空泡，呈蜂窝状，无大块肝坏死现象。

4. 药物性肝损害　药物性肝损害，严重者可致急性或慢性肝坏死。导致药物性肝损害的常见药物有四环素、对乙酰氨基酚等。详细询问病史及服药史有助于鉴别诊断。

5. **化学性毒剂致肝坏死** 化学性毒剂有机磷、砷等制剂，如因服灭鼠药、DDV等引起肝坏死及中枢神经系统症状。详细询问病史有助于鉴别诊断。

6. **毒蕈中毒** 进食毒蕈后数分钟至10多小时，可发生肝坏死的症状，其肝肾损害及中枢神经系统症状类似急性重型肝炎。询问病史是否服用毒蕈是最可靠的诊断依据。

7. **急性溶血性黄疸致脑水肿昏迷** 急性溶血可发生黄疸、溶血性贫血及贫血而致缺氧性脑水肿昏迷。据贫血貌，并追问病史以确认昏迷前是否有服食蚕豆史，即可明确诊断。

第五节 辨证施治

辨证是论治的前提。辨证的过程，就是分析疾病病机变化的过程。由于肝脏病病情复杂，临床表现变化多端，脏腑病机涉及肝脾肾胆胃诸脏。因此，为了达到准确辨证的目的，除了要熟悉掌握中医学系统理论和诊断方法外，还要详细掌握从以下几个方面来对肝脏病的辨证：识别邪正虚实；辨清在气在血；洞察阴阳偏盛；分清证候主次，注意主症转化；详查病症标本，分清轻重缓急；注重八纲、气血、脏腑三大辨证互参。

一、肝炎辨证的基本证型[1, 15]

肝炎的辨证大致分为肝胆湿热、肝火内蕴、肝郁气滞、气滞血瘀、肝肾阴虚等五大类型。

（一）肝胆湿热证

肝胆湿热因湿邪与热邪合而为患，治当清热利湿，然湿为阴邪，缠绵难愈，难以速去，热为阳邪，其患易除，故临床上治疗除注意辨别湿热轻重外，尤要注意除湿邪，湿邪一去，则热无所附。最忌热去湿留，徒伤正气，湿邪残留，致使病情迁延难愈。且肝胆相连、表里相关，治疗时应注意利胆药的运用。

代表方剂：茵陈蒿汤。茵陈、栀子、大黄。方中以茵陈清热利湿、利胆退黄，栀子清利三焦湿热，引热下行，使湿热自小便排出，大黄泻瘀热利大便，三药合用，前后分消，为清利湿热之良方。临床上常加上苍术、车前子、白茅根、茯苓等渗湿利尿药，以求除湿务尽，杜绝后患。

（二）肝火内蕴证

肝气郁滞，久则化火。治当以苦寒清热泻火。治疗时应注意使邪出有路，或利小便使热从小便出，或通大便以泻热清腑。肝藏血，肝脏有热常易耗伤阴血，治疗时宜滋养阴血，顾护肝体。另外，清热泻火之药多苦寒，易伤脾胃，应注意用量，把握时机，中病即止，以防伤正。

代表方剂：龙胆泻肝汤。龙胆草、黄芩、栀子、泽泻、木通、车前子、当归、生地、柴胡、甘草。方中龙胆草大苦大寒，清肝泻火，配黄芩、栀子增加泻火之力，泽泻、木通、车前子清热利小便，当归、生地滋养阴血，标本兼顾，柴胡为肝脏引经药。若湿热明显，可去当归、生地以防恋邪。

（三）肝郁气滞证

肝郁气滞是肝脏气机失常所致，治当疏肝解郁，应用疏肝理气药，但治疗时应避免过用辛散条达之品，以免耗伤肝血。在选方用药时注意加用柔肝养阴之品。既防辛燥伤阴，又可提高疗效。肝郁气滞日久，常伤及脾胃，使脾虚失运。故治疗时，佐以健脾开胃之品，有助于肝病的早日恢复。

代表方剂：丹栀逍遥散。丹皮、栀子、茯苓、柴胡、白芍、白术、当归、甘草、薄荷方中柴胡以疏肝解郁为主，助肝脏生发条达，白芍敛阴柔肝，丹皮、栀子清利肝脏湿热，白术、茯苓健脾化湿，少量薄荷清肝郁之火，诸药合用疏肝而不劫，调阴敛肝而不碍邪。

（四）气滞血瘀证

肝病日久，气血运行不畅，必导致气滞血瘀，治疗应理气舒肝，活血化瘀。

代表方剂：柴胡舒肝散。柴胡、香附、川芎、枳壳、白芍、陈皮。方中以柴胡、香附疏肝理气，川芎活血行气，枳壳行气消瘀。临床上可根据病情，加入桃仁、红花、蒲黄、五灵脂等活血化瘀药，若病程日久，肋下积块，可加入三棱、莪术、鳖甲等软坚散结药物，以期标本兼治。

（五）肝肾阴虚证

肝藏血，肾藏精。肝病日久，往往精血亏损，致使肝肾阴虚，治当从肝肾两方面着手，滋补肝肾。

代表方剂：一贯煎。沙参、生地、当归、麦冬、枸杞子、川楝子。方中重用生地滋阴养血，以补肝肾，麦冬、沙参养阴生津，当归补血养血，枸杞子平补肝肾，少量川楝子疏通肝气。临床治疗中，常加入砂仁、三仙等健脾开胃药及木瓜、茯苓等淡渗利湿药，以防滋腻留邪。在临床治疗中，尚应加入解毒通络之药品，如虎杖、白花蛇舌草、郁金、重楼等以抗病毒，使病人早日康复。

在临床实践中，肝炎的辨证论治，要注意以下几个方面：①在整个肝炎病变过程中，要抓住湿热为患的病理机制，不仅在湿热表现明显时注意清热利湿，而且在湿热表现不明显时，或以其他证候为主时，也要注意清理蕴伏之湿热；②肝炎病人往往表现出本虚标实之症，尤其慢性肝炎更为突出，在治疗时要注意扶正，补益气血，补益肝肾；③在肝病整个病变过程中，要注意湿热毒邪入血的病理机制，这是肝病病程长、病情重、变化多端的病机关键所在。因湿热蕴毒，深伏营血，使病情反复发作，缠绵难愈，故应运用一些直入血分的药物，活血化瘀，以遏制病邪深入，达到清理肝脏的目的。

二、各型肝炎的辨证要点[1, 15]

（一）急性病毒性肝炎

1. 察舌辨湿热之轻重与转化　湿热交蒸为本病的病理特征，察舌对湿邪的辨析具有重要意义，大凡感受湿邪，患者舌苔多呈白滑或白腻，应注意的是苔的厚薄、兼色以及苔的进退变化，苔厚湿重，苔薄湿轻，兼热者则呈黄腻。湿邪弥漫三焦则舌苔满布全舌；湿郁中焦脾胃则苔多限于舌的中部；湿邪残留则苔存于舌的后根部。若见舌中轴线部分腻苔渐消而两侧腻苔依旧，此乃湿邪久留，肝气受遏，郁久化热之象；倘若舌中线出现裂纹，则说明肝阴已伤。

2. 辨湿热之偏重　急性病毒性肝炎乃湿热郁蒸为病，身目发黄为湿热俱盛，便干为热重，便稀为湿盛；脉数为热重，脉缓为湿重。同时要注意病情的转归，湿为阴邪，易伤阳气；热为阳邪，易耗阴液。

3. 辨阳黄与阴黄　不可仅凭黄色鲜明与否而定阴阳，湿重或夹瘀者的黄疸色泽亦可较为晦滞不鲜。阴黄辨证除肤黄晦暗如烟熏外，尚有口不渴，便溏、喜温、脉虚无力等可资鉴别。

（二）慢性病毒性肝炎

由于素体禀赋、条件、年龄、性别、性格等各个方面的差异，以及病因的不同，慢性肝炎临床表现差异亦较大，在临床辨证过程中，要注意：辨病邪的性质与盛衰；辨脏腑、气血、阴阳等正虚的属性与程度；辨血瘀与气滞的主次。由于慢性肝炎的病情复杂，必须广泛收集四诊资料，分清主症和次症，确定病位和病性。

（三）重型肝炎

重型肝炎的病因病机为湿热疫毒炽盛，痰瘀互结，毒火攻心以致内闭，痰蒙心窍。始为实热之证，但邪盛伤正，很快就有正虚之候。临床辨证应辨清虚实，实证当清当攻，虚证夹杂者且攻且补，后期一派虚象时，且任受补。

（四）淤胆型肝炎

患者黄疸病程多为1个月以上。舌苔黄而垢腻，表示湿盛；舌质淡而晦暗，为阳气被遏之象；舌下络脉青紫、迂曲怒张，为瘀血凝滞之征。本病不可仅据黄疸鲜明或晦暗而判定阳黄或阴黄，因本病多瘀血阻络，痰浊凝滞，为时日久色质多呈现晦暗；因而判定阴黄尚须参照是否出现其他阴证证候，如口不渴，舌质淡，纳呆，神疲乏力，脉虚无力。小便自利是血瘀黄疸的特点之一。有些病人面部尤其眼睑或身体其部位的皮肤出现黄色斑块，属痰浊凝滞之征。

（五）自身免疫性肝炎

自身免疫性肝炎的病因病机及临床表现复杂多变，在临床辨证中应分清虚、实、阴、阳。湿热、实火、气滞、血瘀而致的为实证，肝肾阴虚、肝胃不和而致的则为虚证，但临床上有相当一部分虚实夹杂之候，因此辨证时应全面分析，分清主次。治疗上应立足于"实则泻之，虚则补之"之原则。

（六）药物性肝炎

药邪所致肝炎，应根据症状、舌苔、脉象、误补误攻的不同，分清邪实正虚，肝郁、湿热、血脉瘀滞为实，肝阴不足为虚，虚实也可兼见。临床辨证应分清标本之不同，"急则治其标，缓则治其本"。

三、急性肝炎的治疗[1, 16-17]

湿热为急性病毒性肝炎的主要病因，祛湿清热则是其基本治则。但在临床上应根据病机演变灵活应用，或以祛湿为主，或以清热为主，并可兼疏肝、和胃、健脾、补肾等治法，后期也可兼用活血化瘀治法。

基本治法：祛湿清热、解毒活血。

基本方药：茵陈、栀子、黄柏、虎杖、车前子、连翘、泽兰、板蓝根。

方中以茵陈、车前子、虎杖清热利湿；茵陈、黄柏燥湿、利湿退黄；栀子、连翘、板蓝根、虎杖清热解毒；配泽兰活血、利湿。

随症加减：热偏重者加大黄、黄芩；湿偏重者加茯苓、猪苓、泽泻、藿香；恶心、胃脘满闷明显者，可加厚朴、杏仁；腹泻频作者，加薏苡仁、煨葛根；大便黏滞不爽或见黏液者，可加白头翁、秦皮；有出血倾向者加生地、丹皮、白茅根。

（一）急性黄疸型肝炎

1. 阳黄证

主症：尿黄，身目俱黄，色泽鲜明，恶心，厌油，纳呆，口干苦，头身困重，胸脘痞满，乏力，大便干，小便黄赤，苔黄腻、脉弦滑数。

治则：清热解毒、利湿退黄。

方剂：茵陈蒿汤合甘露消毒丹。

药物：茵陈、栀子、大黄、滑石、黄芩、石菖蒲、川贝、木通、藿香、射干、连翘、薄荷、白豆蔻。

随症加减：肝区疼痛者，加柴胡、延胡索；大便黏滞不爽或有黏冻者，加全瓜蒌；恶心欲吐者，加橘皮、竹茹；心中懊侬者，加黄连、豆豉。用药时，还须注意区别湿重于热或热重于湿。湿重于热可用茵陈五苓散加减；热重于湿则以茵陈蒿汤化裁。

2. 阴黄证

主症：身目发黄，色泽晦暗，形寒肢冷，大便溏薄，舌质淡，舌体胖，苔白滑，脉沉缓无力。

治则：健脾和胃、温化寒湿。

方剂：茵陈术附汤。

药物：茵陈、附子、白术、干姜、甘草、肉桂。

随症加减：胁痛者，加郁金、厚朴；身痒者，加赤芍、丹皮、白鲜皮；舌质瘀斑者，加丹参、赤芍；头身困重、下肢酸软者，加苍术、茯苓、怀牛膝、黄柏；腹胀者，加枳壳、薏苡仁；大便干结，嗳腐恶食，苔垢浊者，去干姜、肉桂，加生大黄、枳实。

（二）急性无黄疸型肝炎

1. 湿阻脾胃证

主症：脘闷不饥，肢体困重，怠惰嗜卧，或见浮肿，口中黏腻，大便溏泻，苔腻，脉濡缓。

治则：清热利湿、健脾和胃。

方剂：茵陈五苓散。

药物：茵陈、泽泻、猪苓、白术、茯苓、桂枝。

随症加减：若脾虚明显者，加党参、砂仁；纳呆，加麦芽、神曲；舌苔厚腻、腹胀明显者，加厚朴、藿香、紫苏梗。

2. 肝郁气滞证

主症：胁肋胀痛，胸闷不舒，善太息，情志抑郁，不欲饮食，或口苦喜呕，头晕目眩，苔白滑；妇女月经不调，痛经或经期乳房作胀，舌苔薄白或白滑，脉弦。

治则：疏肝理气。

方剂：柴胡疏肝散。

药物：柴胡、香附、枳壳、陈皮、川芎、白芍、甘草。

随症加减：胁痛重者，酌加青皮、郁金；若气郁化火，症见胁肋掣痛，心急烦躁，口干口苦，尿黄便秘者，去川芎，加丹皮、栀子、黄芩、八月札、玄胡；若见阴伤而见舌红少苔无津者，去川芎，加当归、何首乌、枸杞子、菊花；若为脾虚而见肠鸣腹泻，加白术、茯苓、薏苡仁；若为胃失和降，症见恶心呕吐者，加陈皮、制半夏、藿香、砂仁、生姜。

四、慢性肝炎的治疗[1, 16-17]

基本治法：凉血活血解毒、益气养阴补肾。

基本方药：丹参、丹皮、生地、猫人参、车前草、党参、白术、枸杞子、女贞子、菟丝子、巴戟天、桑寄生、青皮。

方中以丹参、丹皮、生地、猫人参、车前草凉血活血解毒；党参、白术益气健脾；枸杞子、女贞子养阴柔肝；巴戟天、菟丝子、桑寄生补肾益精；佐以青皮疏肝理气。

随症加减：舌苔黄腻，大便干结者，加大黄、制半夏；黄疸明显者，加茵陈、栀子、赤芍；腹胀、纳呆者，加炒谷芽、炒麦芽、神曲等；胁痛明显者，加延胡索、郁金；大便稀溏者，加薏苡仁、山药、葛根；齿衄、鼻衄者，加茅根、小蓟、水牛角片；肝脾肿大者，加鳖甲等；热毒较盛而见口干、口臭、舌质红绛、苔黄厚、尿赤、便干者，可加虎杖、白花蛇舌草、蒲公英。

（一）湿热中阻证

主症：右胁胀痛，脘腹满闷，恶心厌油，身目黄或无黄，小便黄赤，大便黏滞臭秽，舌苔黄腻，脉弦滑数。

治则：清利湿热，凉血解毒。

方剂：茵陈蒿汤合甘露消毒丹加减。

药物：茵陈、栀子、大黄、滑石、黄芩、石菖蒲、川贝母、藿香、射干、连翘。

随症加减：口苦而黏，小便黄赤者加车前子、滑石、泽泻、竹叶等；发热，口干、口臭，舌苔黄厚者加黄连、银花、虎杖、白花蛇舌草；皮肤瘙痒或有皮疹渗液，口中黏腻，腹满、便溏者，加炒薏苡仁、土茯苓、炒白术等；齿龈红肿渗血或鼻衄者加丹皮、青黛、小蓟。

（二）肝郁脾虚证

主症：胁肋胀满，精神抑郁，性急，面色萎黄，纳食减少，口淡乏味，脘腹痞胀，大便溏薄，舌淡苔白，脉沉弦。

治则：疏肝解郁，健脾和中。

方剂：逍遥散。

药物：柴胡、当归、白芍、白术、茯苓、薄荷、甘草。

随症加减：胁痛明显、妇女月经愆期，加香附、川芎、延胡索；疲乏无力、肢倦嗜卧、食入不化、苔白质淡、边有齿痕者，加炒党参、山药、黄芪、莲子肉。

（三）肝肾阴虚证

主症：头晕耳鸣，两目干涩，咽干，失眠多梦，五心烦热，腰膝酸软，女子经少、经闭，舌红体瘦少津或有裂纹，脉细数。

治则：养血柔肝，滋阴补肾。

方剂：一贯煎加减。

药物：沙参、麦冬、生地、何首乌、枸杞子、山茱萸、女贞子、旱莲草、桑葚、鳖甲。

随症加减：眩晕、耳鸣较甚者，加天麻、钩藤、磁石；腰膝酸软较甚者，加桑寄生、牛膝、杜仲、川断；如属气阴两虚而兼见面黄无华、全身乏力、气促、心悸者，加入黄芪、党参、山药、白术等益气之品。

（四）脾肾阳虚证

主症：畏寒喜暖，少腹腰膝冷痛，食少便溏，食谷不化，甚则滑泄失禁，下肢浮肿，舌质淡胖，脉沉无力或迟。

治则：健脾益气，温肾扶阳。

方剂：附子理中汤合五苓散或四君子汤合肾气丸。

药物：黄芪、党参、白术、茯苓、甘草、炮姜、附子、炙桂枝、山药、黄精、生地、山茱萸、枸杞子、菟丝子、肉苁蓉。

随症加减：兼有畏寒、四肢不温或男子阳痿、女子经少或闭者，加巴戟天、仙茅、仙灵脾、补骨脂。

（五）瘀血阻络证

主症：面色晦暗或见赤缕红斑，肝脾肿大、质地较硬，蜘蛛痣、肝掌，女子行经腹痛、经水色暗有块，舌质暗紫或有瘀斑，脉沉细或细涩。

治则：活血化瘀，散结通络。

方剂：膈下逐瘀汤。

药物：当归、桃仁、红花、川芎、丹皮、赤芍、玄胡、八月札、丹参、鳖甲。

随症加减：兼有气滞者，加陈皮、木香、厚朴等；舌质光红无苔者，可加生地、北沙参、麦冬、五味子；有齿衄、鼻衄等出血倾向者，加青黛、仙鹤草、旱莲草、茜草；女子痛经、经水色暗有块者，可加鸡血藤、小茴香或合失笑散。

上述分证在临床具体运用时要注意各证型之间相互联系、转化和相兼，如兼郁、兼痰以及两证或多证的交叉互见，形成虚实夹杂、寒热互见的复杂病机变化。

五、重型肝炎的治疗[1, 16-17]

基本治法：清热凉血解毒、开窍醒神。

基本方药：水牛角片、生地、赤芍、丹参、茵陈、大黄、黄芩、连翘、石菖蒲、远志、玄参、郁金、栀子、秦艽。

随症加减：神志不清者，佐以开窍，用安宫牛黄丸、至宝丹；热甚者，可用紫雪丹或神犀丹；肝风内动者，加钩藤、羚羊角粉（另吞），严重者可用生铁落；血络瘀阻者，加桃仁、红花、大黄、川芎等；气阴两竭者，加炙甘草、人参、枸杞子、白芍；偏于阳脱者，可加人参、附子。

（一）毒热炽盛证

主症：病势凶险，高热烦渴或渴不欲饮，胸腹胀满，黄疸迅速加深，烦躁不安，神昏谵语，皮肤瘀斑，舌绛红苔黄腻，脉弦数。

治法：清热解毒，凉血救阴。

方剂：神犀丹。

药物：犀角（用水牛角片代之）、鲜生地、石菖蒲、板蓝根、豆豉、玄参、天花粉、紫草、金银花、连翘。

随症加减：阳明腑实者，加大黄、厚朴、枳实、芒硝等；痰热蒙闭心包而见神志不清者，可用安宫牛黄丸，或以生大黄、生槐花等保留灌肠；黄色深重者，加茵陈、赤芍、山栀、大黄。

（二）脾肾阳虚、痰湿蒙闭证

主症：黄疸色不鲜，面色㿠白，神疲倦怠，口中黏腻，喉中有痰声，腰膝冷痛，腹胀尿少，便溏，舌淡胖，脉细小。

治法：健脾温肾，行气利水，化痰开窍。

方剂：茵陈四逆汤合菖蒲郁金汤加减。

药物：茵陈、干姜、附子、甘草、茯苓、白芍、白术、藿香、瓜蒌、石菖蒲、郁金。

随症加减：如阴寒重，嗜睡，或表情淡漠者，加用苏合香丸；患者陷入深度昏迷，色败脉微，呼之不应，宜急用生脉注射液静脉点滴；四肢逆冷者，用大剂量参附汤，从胃管灌入；伴有消化道出血者，可用白及、生大黄、生地炭、白茅根煎汤，加人参、三七粉或云南白药2g，从胃管灌服。

（三）气阴两虚、脉络瘀阻证

主症：极度乏力，面色黧黑，黄疸晦暗，皮肤花纹瘀斑，两胁胀痛，尿少甚或无尿，舌质暗红或绛，苔少或薄白，脉弦细涩。

治法：益气救阴，活血化瘀。

方剂：生脉饮合桃红四物汤。

药物：人参、麦冬、五味子、玄参、桃仁、红花、当归、赤芍、生地、生甘草。

随症加减：尿少甚或无尿、昏迷者，取生大黄30g，芒硝30g，地榆15g，槐米15g，水煎至150～200mL，加10mL食醋，保留灌肠，每日1～2次，导泻灌肠；出血重者，可加地榆、茜草根、仙鹤草、白茅根、三七粉等。

六、淤胆型肝炎的治疗[1, 16-17]

基本治法：凉血活血解毒、祛湿化痰。

基本方药：茵陈、赤芍、虎杖、大黄、丹皮、郁金、车前子、白茅根、茜草、瓜蒌。

方中茵陈清肝胆湿热；虎杖、大黄清热解毒；赤芍、丹皮、郁金、白茅根、茜草凉血活血、消瘀化滞；大黄、车前子使邪从二便而出，配瓜蒌开启中焦气机，化痰散结解毒；茵陈、大黄、郁金利胆退黄。

随症加减：胸腹满闷，按之不舒者，加厚朴、黄连、半夏；心烦欲呕者，加炒栀子、淡豆豉、藿香、白豆蔻；口不渴、神疲困乏、舌质淡胖、脉弱者，加制附片；大便溏或泄泻者，去大黄加炒白术、干姜、党参、山药、薏苡仁；发热者，加金银花、连翘；寒热往来、咽干、胸胁苦满者，加柴胡、黄芩；身痒甚者，加当归、地肤子、防风、凌霄花；身黄日久、神疲乏力者，加黄芪、党参。如黄疸经久不退或苔垢厚腻者，可加黛矾散（硝石12g、矾石10g、青黛30g，共研细末）每次2g，每日3次。

（一）湿热发黄证

主症：面目发黄，继之全身发黄，颜色鲜明，黄色如橘子色。湿者重，兼有头身困重，大便溏薄，腹胀脘闷，口淡不渴，苔薄白，脉濡数。热重者，兼见发热，烦渴，尿少，便结，苔黄腻，脉弦数。

治法：热重者，清热化湿；湿重者，利湿解热。

方剂：热重者，茵陈蒿汤；湿重者，茵陈五苓散。

药物：热重者，茵陈、栀子、大黄；湿重者，茵陈、桂枝、猪苓、泽泻、白术、茯苓。

随症加减：腹胀脘闷加厚朴、香附、砂仁化湿理气；胁肋痛者，理气止痛加川楝子、玄胡；便秘者加元明粉、枳实；发热者加金银花、连翘清热解毒；恶心呕吐者加陈皮、半夏化湿和胃；纳呆者加鸡内金、生山楂消食。

（二）疫毒发黄证

主症：身目黄染，迅速加深，色泽鲜明，腹胀满闷，高热口渴，烦躁易怒，神志不清，齿鼻出血，斑疹隐隐，苔黄干燥，舌质绛，脉细弦或弦细。

治法：清营凉血。

方剂：犀角散加减。

药物：犀角（用水牛角代替）、黄连、升麻、栀子、茵陈、大黄、生地、丹皮、赤芍、紫草。

随症加减：烦躁不安、神志不清者加服安宫牛黄丸或至宝丹；风动抽搐者加服羚羊角粉、紫雪丹；齿鼻出血加青黛、茜草、仙鹤草凉血止血；腹部满胀，尿不利者，加马鞭草、车前草、瞿麦。

（三）胆郁发黄证

主症：身目发黄，色鲜明，常突然出现。伴有两胁肋部疼痛，或伴有怕冷发热，恶心呕吐，大便呈陶土色，小便色赤。或疼痛如钻顶状，时作时止，呕吐蛔虫。苔黄厚，脉细弦。

治法：疏肝利胆。

方剂：柴胡疏肝汤加减。

药物：柴胡、赤芍、陈皮、枳壳、川芎、香附、郁金、茵陈、金钱草、虎杖、甘草。

随症加减：疼痛明显者加川楝子、玄胡理气止痛；呕吐蛔虫者加乌梅、黄连、生山楂安蛔止痛；恶心呕吐者，加黄连、竹茹、制半夏。

（四）瘀血发黄证

主症：身目发黄，面色晦暗，胁肋痞块，身体消瘦，午后低热，齿鼻出血，唇舌暗紫边有瘀斑，脉沉涩。

治法：活血化瘀。

方剂：血府逐瘀汤。

药物：当归、生地、桃仁、红花、枳壳、赤芍、柴胡、甘草、川芎、大黄。

随症加减：胁肋痞块疼痛者加活血软坚之品如鳖甲；午后低热加青蒿、银柴胡、龟甲；口干欲饮，苔黄，脉数者，为瘀热互结，加水牛角、丹皮、丹参、茵陈。

（五）寒湿发黄证

主症：黄色晦暗，欠光泽，乏力脘闷，便溏心悸，神疲畏寒，舌质淡，苔薄白或腻，脉濡缓。

治法：温化寒湿。

方剂：茵陈术附汤。

药物：茵陈、附子、干姜、白术、甘草、茯苓、泽泻、瞿麦、猪苓。

随症加减：腹胀脘闷、泛恶，舌苔厚腻者，加厚朴、藿梗；胁肋隐痛作胀，加柴胡、郁金、香附等理气疏肝之品。

七、自身免疫性肝炎的治疗[1, 16-17]

基本治法：凉血活血解毒、益气养肝。

基本方药：生地、丹参、丹皮、赤芍、夏枯草、升麻、虎杖、黄芪、党参、当归、白芍、仙灵脾、生甘草。

方中以生地、赤芍、丹皮、丹参活血凉血；升麻、虎杖、夏枯草、生甘草清热解毒；党参、黄芪益气健脾；当归、白芍养阴柔肝；仙灵脾补肾壮阳。

随证加减：关节痛者，去仙灵脾加石膏、知母、黄柏、桑枝、威灵仙；皮肤有红斑者，酌加紫草、生茜草；脾虚腹泻、经闭者，加炒白术、薏苡仁、秦皮、木香；口干舌燥、阴虚发热者，可加玄参、麦冬、石斛；出现黄疸，加茵陈、大黄、栀子。

（一）湿热风邪、痹阻经脉证

主症：对称性、游走性关节肿痛，反复发作，身痛如被杖，身热有汗不解，口干，烦躁，舌红苔黄或黄腻，脉数。

治法：清热通络，祛风化湿。

方剂：白虎加桂枝汤合四妙丸。

药物：生石膏、知母、川桂枝、防己、黄柏、苍术、薏苡仁、忍冬藤。

随症加减：邪热化火，壮热烦渴，关节红肿痛甚，舌红少津，脉数者，去桂枝，加栀子、连翘、黄芩，严重者加水牛角；皮肤有红斑者，酌加丹皮、生地、地肤子、赤芍；邪热伤阴，或素体阴虚，内有郁热，低热不退，骨节疼痛者，加用青蒿、白薇、秦艽、鳖甲、升麻、生地、功劳叶、桑叶。

（二）湿热壅滞、肝失疏泄证

主症：面部紫纹、痤疮、多毛，女性闭经，男性乳房发育，胸胁胀闷，纳呆，疲倦乏力，或见皮疹散发，舌苔黄腻，脉弦数。

治法：清热利湿，疏肝。

方剂：龙胆泻肝汤。

药物：龙胆草、山栀、黄芩、柴胡、木通、泽泻、车前子、当归、生地、升麻、甘草。

随症加减：湿热明显，见发热黄疸者，可加茵陈、黄柏、大黄；胁痛明显者，加姜黄；若兼胃肠燥热，大便不通，腹胀满者，加生大黄（后下）、芒硝。

（三）热毒内蕴、瘀热互结证

主症：皮肤红斑、赤缕，或见斑疹，口苦咽干，渴喜冷饮，心中烦热；若瘀热阻于肺，则可见咳嗽，气急，胸痛；若瘀热结于大肠，则可见大便秘结，或溏垢不爽，便前腹痛，舌质暗红，或有瘀斑，苔黄或黄腻，脉弦带数。

治法：清热解毒，凉血活血。

方剂：栀子清肝汤。

药物：栀子、丹皮、柴胡、牛蒡子、白芍、川芎、甘草、石膏、当归、黄芩、黄连。

随症加减：皮肤斑疹明显者，加紫草、仙鹤草、茅根；以咳嗽、气急、胸痛为主者，加桃仁、杏仁、瓜蒌、旋覆花；以瘀热结于大肠为主要见证者，可用葛根芩连汤合薏苡附子败酱散（葛根、黄芩、黄连、大黄、薏苡仁、附子、败酱草、甘草）。

（四）瘀血停结证

主症：胁肋疼痛，痛处不移，入夜尤甚，胁下或见痞块，妇人月经量少色暗，伴见血块，甚或闭经，面色晦暗，肌肤甲错，唇舌紫暗或见瘀点瘀斑，脉沉涩。

治法：化瘀通络。

方剂：旋覆花汤合复元活血汤。

药物：旋覆花、新绛（或用茜草代）、大黄、桃仁、红花、当归、柴胡、升麻、天花粉。

随症加减：胁肋痛甚者，加三七粉（和服）、乳香、没药；胁下痞块而正气未衰者，加莪术、地鳖虫；胁下有痞块而正气偏虚者，可用人参鳖甲煎丸。

（五）肝阴不足、瘀热内留证

主症：胁肋隐痛，悠悠不休，遇劳加重，口干咽燥，心中烦热少寐，头晕目眩，目涩畏光，视力减退，潮热，午后低热，或肢体麻木，舌红少苔，脉弦细数。

治法：养阴柔肝。

方剂：一贯煎加味。

药物：枸杞子、当归、生地、沙参、麦冬、女贞子、旱莲草、丹皮、丹参、赤芍、鳖甲、茜草。

随症加减：若兼有心悸、气短者，加炙甘草、五味子、太子参；见有手指抖动等虚风内动者，加菊花、钩藤、珍珠母、生牡蛎；耳鸣、腰膝酸软者，加桑寄生、龟甲、牛膝；若由阴及阳，阴阳两虚者，可改用肾气丸加减。

八、药物性肝炎的治疗[1, 16-17]

药邪治病，亦为毒邪。药物性肝炎的基本治则当为清除毒邪，治疗首先是停用肝毒性药物；其次是解毒排毒，解毒以凉血解毒为法，排毒以通利二便，给邪以出路为原则。

基本治法：凉血解毒。

基本方药：赤芍、蒲公英、丹皮、白花蛇舌草、枳实、白茅根、大黄、车前子、小蓟。

方中赤芍、丹皮、白茅根、小蓟凉血解毒；蒲公英、白花蛇舌草加强解毒功效；大黄、车前子使邪从二便中排出以排毒；枳实通调气机。

随症加减：神疲乏力者，加黄芪、白术、党参；黄疸明显者，加茵陈、栀子；纳差腹胀者，加制半夏、陈皮、炒谷麦芽；有发热、皮疹、瘙痒者，加蝉蜕、葛根、地肤子；胁下痞块者，可加鳖甲、牡蛎；出现神昏谵语者，急以紫雪丹灌服。

（一）肝气郁结证

主症：胸胁作痛，时痛时止，纳食减少，嗳气频作，时有恶心、呕吐，舌苔薄白，脉弦。

治法：疏肝理气。

方剂：柴胡疏肝散。

药物：柴胡、枳壳、白芍、香附、青皮、陈皮、郁金、延胡索、川芎、甘草。

随症加减：气郁化火者，加丹皮、栀子、黄连；胃失和降者，加半夏、藿香、生姜。

（二）肝胆湿热证

主症：胁痛口苦，胸闷纳呆，恶心呕吐，目黄肤黄，消瘦，舌质红，苔黄腻，脉弦滑。

治法：清热利湿。

方剂：茵陈蒿汤加减。

药物：茵陈、大黄、栀子、车前子、生甘草。

随症加减：热象明显者，加黄芩、连翘、银花；口苦渴饮者，可合龙胆泻肝汤以清热泻火；药后大便不溏，可逐渐加重大黄用量，保持药后大便少溏，以每日1～2次为度。

（三）肝阴亏虚证

主症：胁部隐痛绵绵，神疲身倦，口干，自觉烦热，头晕目眩，舌红少苔，脉细弦而数。

治法：养阴柔肝。

方剂：一贯煎加减。

药物：沙参、麦冬、生地、杞子、白芍、当归、何首乌、郁金、八月札。

随症加减：口干欲饮者，加石斛、天花粉、知母；胁痛明显者，加元胡、阿胶；有心烦者，加酸枣仁、丹参。

一贯煎中含有川楝子，据研究可导致肝损伤，应慎用。

（四）肝血瘀阻证

主症：胁下痞块，面色晦暗，两胁时见刺痛，固定不移，入夜更甚，舌质暗紫或有瘀斑，脉沉涩。

治法：理气活血，消瘀散结。

方剂：膈下逐瘀汤加减。

药物：当归、赤芍、桃仁、红花、丹参、香附、枳壳、延胡索、五灵脂、生牡蛎。

随症加减：疼痛明显者，加三七、郁金；夹有痰浊者，加制半夏、白芥子；兼有水湿者，加泽泻、泽兰、猪苓、车前子。

第六节 单方验方

一、验方[18]

(一) 慢性肝炎

1. 健肝汤　生黄芪、丹参各20克，白术、枸杞子各12克，当归、柴胡各10g，太子参、郁金、赤芍、白芍、茵陈各15g，白花蛇舌草、生麦芽各30g。加减：黄疸明显者去生黄芪，加泽泻15g，并加重茵陈用量；腹胀明显者加枳壳10g，炒莱菔子15g；失眠者加酸枣仁20g；肝脾肿大者加桃仁、红花各10g。疏肝健脾，营养活血，清热利湿。每日1剂，早晚各煎服1次，1个月为1个疗程。

2. 重肝汤　茵陈、生白术各40g，栀子、泽泻、淡竹叶、炒莱菔子各15g，生大黄10g，猪苓30g，茯苓20g，赤芍50g，白芍20g，生甘草6g。加减：出血甚者，加白茅根、牡丹皮；热毒盛者，加蒲公英、白花蛇舌草；伤阴甚者，加生地黄、玄参。清热利湿，通腑排毒。每日1剂，水煎至200mL，分2~3次给药。

3. 星井散　星星草、井荷叶、黄芪、炒白术、山楂、蒲公英、白芍各500g，茵陈、白花蛇舌草、鸡内金各400g，紫花地丁300g，甘草100g。益气健脾，清热解毒，滋补肝肾。将上药粉碎，过筛备用，上药为1个疗程用药，每日2次，每次取药粉50g，加水350mL，煮沸15分钟，取药液内服，可服3~8个疗程。

4. 虎平珠苓汤　虎杖、平地木、珍珠草、白鲜皮、土茯苓、丹参各20g，太子参、黄精各10g，柴胡、甘草各5g。清热利湿，养阴益气。每日1剂，水煎，分2次服，1个月为1个疗程，服2~3个疗程。服药期间饮食清淡，忌酒及辛辣食物。

5. 清肝利湿汤　茵陈25g，板蓝根、败酱草、薏苡仁各15g，夏枯草、郁金、苍术、白术、茯苓、太子参、虎杖、陈皮、土茯苓各12g，黄柏、栀子各10g，黄连9g。加减：胁痛明显者加延胡索、川楝子；腹胀加莱菔子、大腹皮；腰酸乏力加枸杞子、女贞子；失眠加夜交藤。清热利湿，活血解毒。水煎服，每日1剂，早晚分服，1个月为1个疗程。

6. 疏肝健脾活血汤　柴胡12g，白芍10g，枳壳10g，甘草6g，黄芪15g，苍术10g，赤芍20g，丹参15g。加减：纳呆者加谷芽、鸡内金；胁痛者加延胡索；黄疸明显者加茵陈、大黄；转氨酶异常升高者加垂盆草；脾肾阳虚者加附子、干姜。疏肝健脾，理气活血。每日1剂，分2次煎服，14日为1个疗程，连用2个疗程。

7. 行气解毒益肝汤　黄芪30g，炒白术、茯苓、赤芍、白花蛇舌草、虎杖、丹参、板蓝根各15g，佛手、陈皮、枳壳、郁金各12g，甘草6g。加减：症见黄疸、口干而苦、舌苔黄腻者去黄芪，加茵陈30g，栀子、大黄、金钱草各12g以清热利湿，利胆退黄；症见肢体困重、腹胀、便溏、舌体胖大、苔白腻，加泽泻、猪苓、砂仁、薏苡仁各15g以健脾利湿；肝脾肿大者加大黄10g，鳖甲15g，并可重用丹参、赤芍以活血养血，行气解毒。每日1剂，分2次煎服，14日为1个疗程，连用2个疗程。

8. 健脾活血解毒汤　党参、白术、茯苓各15g，砂仁、木香各12g，陈皮、半夏各15g，丹参30g，赤芍15g，板蓝根、金银花各30g，柴胡15g，延胡索12g，白芍15g，五味子10g，甘草6g。益气健脾，清热解毒。每日1剂，分2次煎服。

9. 活血复肝汤　丹参、赤芍、郁金、茯苓、黄芪、虎杖各15g，当归10g，柴胡6g，白术10g，平地木、石见穿30g。加减：有黄疸者去黄芪、当归，加茵陈、金钱草；腹胀纳差者加陈皮、谷芽、麦芽、山楂；脾肾阳虚者加干姜、吴茱萸、淫羊藿；阴虚者加女贞子、五味子。活血化瘀，清热解毒。每日1剂，水煎服，1个疗程为3个月。

10. 降酶饮　茵陈30g，当归15g，丹参15g，白花蛇舌草、郁金、黄芪、白术、土茯苓、蒲公英、虎杖、茜草、女贞子各15g。清热利湿，补气健脾。水煎服，每日1剂，治疗3个月。

11. 扶正清肝汤　白花蛇舌草、重楼、生黄芪、虎杖、薏苡仁、丹参各30g，当归、枸杞子、白术、桃仁、郁金各12g，柴胡9g。扶正培本，清热解毒，活血化瘀。每日1剂，水煎服，1个疗程为3个月。

12. 祛毒益肝汤　茵陈15g，虎杖9g，土茯苓20，白花蛇舌草20g，青皮6g，党参、黄芪各15g，当归10g，茯苓、鸡内金各12g，甘草3g。清热利湿，祛黄退黄。每日1剂，3个月为1个疗程。

13. 疏肝理脾汤　柴胡10g，白芍、太子参、黄芪、茵陈、丹参各15g，陈皮、白花蛇舌草6g，沙参、茯苓、垂盆草各10g，甘草3g。加减：湿毒者加豆蔻花、滑石等；夹热毒者加黄芪、金银花或半枝莲。疏肝理气，清热化湿。每日1剂，水煎，分2次服。

14. 疏肝活血解毒汤　柴胡、当归、鸡内金、牛膝、薏苡仁、白术、半枝莲各15g，郁金、川芎、黄芩各10g，金银花、连翘、夏枯草各20g，甘草6g。加减：腹胀甚者，加木香、厚朴；伴黄疸者，加茵陈、栀子；瘀血明显者，加红花；小便不利者，加猪苓、车前子、茯苓。疏肝解郁，清热解毒。每日1剂，水煎取汁100mL，早晚各服1次，1个月为1个疗程，治疗3个月。

15. 蛇莲保肝汤　白花蛇舌草50g，半枝莲、虎杖、当归各25g，茵陈、黄芪30g，茯苓、白芍、丹参各15g，三七、女贞子各12g，甘草6g。解毒祛湿，疏血化瘀，补益肝肾。水煎服，每日1剂，煎2次，每剂制成药液150mL，分3次口服。

16. 降酶解毒汤　鸡骨草、垂盆草、虎杖、茯苓各15g，柴胡、白术、郁金各10g，丹参30g，甘草5g。清热利湿，解毒化瘀。每日1剂，水煎300mL，早晚分服，半个月为1个疗程，一般服2～3个疗程。

17. 独活寄生汤　独活、杜仲、川芎、防风各10g，桑寄生、牛膝、秦艽、党参、生白芍、生地黄各15g，细辛、肉桂各2g，当归12g，甘草6g。加减：有黄疸加茵陈30g，赤芍60g；肝区隐痛加柴胡、延胡索各10g；纳少、腹胀加鸡内金15g，莱菔子30g。补益气血。头煎加水800mL，取汁400mL；二煎加水500mL，取汁400mL。2煎混合，分3次口服，每日1剂，1个月为1个疗程。

18. 茵陈汤加减　茵陈20g，柴胡6g，蒲公英20g，丹参12g，炙甘草5g。清热利湿，活血解毒。用于携带乙肝病毒的产妇。于孕28周始口服，每日1次至分娩。

19. 活血退黄汤　赤芍30g，茵陈、丹参、生地黄、白茅根各20g，生大黄、黄芩、金钱草、茜草各10g。活血化瘀，清热凉血。水煎服，每日2次。

20. 解毒化瘀方　虎杖、贯众、黄芪各15g，赤芍、丹参、败酱草、白花蛇舌草各30g，郁金12g，炙甘草9g。加减：湿盛显者加土茯苓30g，薏苡仁30g；热盛显者加栀子10g，熟大黄10g；气虚甚者加人参10g，白术15g；阴虚甚者加枸杞子15g，五味子15g，生地黄

15g；肝肾精亏加黄精15g，女贞子15g，沙苑子15g，淫羊藿15g；胁下痞块加鳖甲15g，土鳖虫6g；肝区疼甚者加姜黄6g，蜈蚣1条，延胡索12g。解毒化瘀，祛邪固本。每日1剂，水煎，分早、晚2次口服，3个月为1个疗程，连用2个疗程。

21. 护肝抗纤汤　黄芪30g，白术、茯苓、白芍、重楼各15g，鳖甲、丹参、赤芍各20g，当归12g，柴胡10g。加减：气滞血瘀者加桃仁、枳壳、香附；热郁血瘀者加黄连、水牛角、栀子；纳差者加谷芽、麦芽、鸡内金；胁痛者加延胡索、金铃子、广郁金；黄疸者加茵陈、黄芩、薏苡仁；谷丙转氨酶、谷草转氨酶异常者，去黄芪、当归，加半枝莲、白花蛇舌草、五味子；衄血明显者去丹参，加白茅根、三七。活血化瘀，护肝行气。每日1剂，水煎，早晚2次分服，2个月为1个疗程。

（二）急性肝炎

1. 茵陈黄柏汤　茵陈、车前子各60g，黄柏15g，生大黄、栀子、郁金、枳壳各10g。加减：黄疸重者加地耳草、垂盆草；呕恶重者加姜竹茹、焦三仙；火毒重者加黄连、牡丹皮、赤芍；胁肋胀痛明显者加柴胡、延胡索。通泄瘀热，解毒退黄。每日1剂，水煎2次，早晚分服，1周为1个疗程。

2. 活血退黄汤　茵陈、车前子各30g，生地黄6~20g，赤芍30~60g，柴胡、泽兰各10g，丹参、黄芩、金银花、郁金、焦三仙各15g，炒枳壳、藿香各12g，甘草6g，大黄用量以使病人大便保持在每日2~3次为宜。加减：若热重者加栀子；湿重者车前子易薏苡仁；黄疸已退大半时加当归、白术。活血化瘀，清热利湿。每日1剂，水煎服，2周为1个疗程。

3. 退黄汤　茵陈、半夏各30g，败酱草、丹参各40g，黄芪、大黄、黄柏、厚朴、柴胡、白术各20g，金钱草、木香各10g。清热化湿，利胆退黄。每日1剂，水煎，取汁约250mL，早、中、晚3次分服，1个月为1个疗程。配合应用临床常规保护肝脏功能药物。

4. 甘露消毒丹　滑石、连翘、虎杖各15g，茵陈30g，黄芩10g，石菖蒲、川贝母、藿香、射干、柴胡、薄荷、白豆蔻各6g。加减：大便干结者去滑石，加大黄10g；胁胀痛者加青皮、陈皮各6g，川楝子6g；明显干呕者加半夏6g，竹茹10g；胃口不好者加焦三仙各6g，鸡内金6g。清热利湿。每日1剂，分2次煎服，总疗程不超过6个月。

5. 金茵蛇虎汤　金钱草、茵陈、白花蛇舌草、虎杖、板蓝根各30g，茯苓20g。加减：热邪偏盛加栀子；湿邪偏盛加苍术；呕吐加陈皮；纳呆加鸡内金；胁痛加郁金；黄疸深重加牡丹皮；身痒加苦参；口干加枸杞子；便秘加生大黄。清热解毒，利湿退黄。每日1剂，水煎分2次服，儿童药量酌减。服药期间，多饮开水，注意休息，适当活动，忌食油腻肥甘。

6. 退黄汤　茵陈30g，连翘20g，黄芩、大黄、藿香、虎杖、地肤子、白鲜皮、木通、厚朴各10g，赤芍60g。加减：呕吐者，加旋覆花、半夏；胁痛较重者，加川楝子、白芍、延胡索；衄血者，加白茅根、茜草；食滞者，加神曲、鸡内金。清热利湿退黄。每日1剂，水煎服。

7. 自拟退黄汤　茵陈、金钱草各30g，垂盆草、虎杖、炒茯苓、郁金、龙胆草各15g，车前草20g，藿香10g。清热解毒，利湿退黄。1剂/d，水煎服。

8. 退黄解毒汤　茵陈、赤芍、金钱草、葛根、地耳草、茯苓、车前草、麦芽各15g，白术、郁金各10g。加减：若胁痛较甚加柴胡、延胡索；恶心呕吐加半夏、竹茹；心中懊𢙐加黄连。清热解毒，利湿退黄。每日1剂，水煎300mL，早、晚分服，10日为1个疗程，一般2~3个疗程。

9. 活血化瘀汤　赤芍60g，丹参、茵陈、薏苡仁各20g，三棱、莪术、虎杖、猪苓各15g，郁金、姜黄、炒柴胡、青皮各12g，甘草6g。活血化瘀。上药水浸泡30分钟，浓煎至300mL，每次100mL，口服，每日3次，每日1剂，疗程为急性淤胆型肝炎8周，慢性淤胆型肝炎12周。

10. 赤白汤　赤芍45g，白芍、丹参、茵陈、生山楂各20g，白术18g，大黄15g。加减：若气虚者加黄芪30g，甘草10g；阴虚者加生地黄、枸杞子各15g；脾虚湿滞者加茯苓18g；气滞者加佛手10g，陈皮15g；血瘀明显者加当归、川芎各15g。清热凉血，解毒退黄。每日1剂，煎2次，混合后早晚分服，20日为1个疗程。

11. 解毒利湿方　生大黄30~60g，淡附子6~12g，赤芍、丹参、平地木、金钱草、半枝莲各30g，炒枳壳、川厚朴各10g。加减：纳差加神曲、炒鸡内金各10g；恶心加姜半夏、姜竹茹各10g；皮肤瘙痒加地肤子、白鲜皮各10g；失眠加酸枣仁、合欢皮各10g。利湿解毒，活血助阳，消退黄疸。用于重症淤胆型乙型肝炎黄疸。每日1剂，水煎，分早晚2次温服。

12. 戊肝合剂　茵陈、秦艽、败酱草、郁金、赤芍、生薏苡仁、茯苓、车前子、焦山楂、焦神曲各15g，黄芩、生栀子、牡丹皮各10g，柴胡5g，玄明粉6g。清肝利胆，行气活血。用于戊型肝炎。每日1剂，加水煎2次混匀后，早晚各服1次，连服1个月为1个疗程。

13. 茵陈汤　茵陈、薏苡仁各30g，连翘、车前子各20g，蒲公英、栀子、泽泻、猪苓、茯苓、藿香各10g，生大黄、生甘草各6g，丹参15g。加减：纳呆乏力，原方去藿香，加炙鸡内金10g。清热化湿，利胆退黄。用于急性肝炎。每日1剂，水煎，早晚各服1次。

14. 芪芍茵栀黄汤　茵陈、赤芍各60g，黄芪、丹参各30g，大黄、栀子、山楂、虎杖各15g，柴胡10g，甘草6g。清热祛痰，健脾疏肝。水煎，每日1剂，早晚分服，10日为1个疗程。

15. 茵陈汤加减　生黄芪20g，三七、全当归各10g，茵陈、虎杖各15g，大黄（后下）6g。加减：热重者加板蓝根15g；纳差明显加焦三仙、炒谷芽、麦芽各10g；腹胀甚者加厚朴10g，枳壳6g；大便次数增多者，大黄改为4~5g同下，另加茯苓10g，姜半夏8g，黄连4g。清热利湿，益气活血。每日1剂，分3次煎服，15~30日为1个疗程，共治疗2个疗程。

16. 茵陈汤加味　茵陈、丹参各30g，栀子、生大黄各10g，六月雪、平地木、猪苓、茯苓、白术各20g，虎杖15g，甘草6g。加减：纳呆恶心呕吐者加半夏、竹茹各10g；脘腹胀满者加厚朴、枳壳各10g；胁肋刺痛重者加延胡索、川楝子各10g；舌苔厚浊者加藿香、佩兰各10g。清利湿热。用于病毒性肝炎高黄疸型。水煎，每日1剂，早晚分服。

17. 六草二苓汤　金钱草、溪黄草、败酱草、龙胆草、鱼腥草、车前草、猪苓、茯苓各30g。清热燥湿，利湿渗湿。用于急性黄疸型病毒性肝炎。每日1剂，避免空腹服用。

18. 利胆退黄汤　茵陈30~60g，栀子、黄芩各15g，蒲公英30g，白茅根20g，山豆根8~15g，大黄（后下）6~12g，青黛（冲服）5~10g，甘草12g。加减：湿重加藿香、白豆蔻芳香化浊；湿重阳气郁遏，可适当加干姜温阳化气；恶心、呕吐重者加半夏、竹茹；腹胀加厚朴、枳壳等。清热除湿，解毒利尿。用于急性黄疸型肝炎。每日1剂，早晚2次分服（胃肠道反应明显者可少量频服）。

19. 加味茵陈汤　茵陈50~80g，栀子、枳壳、赤芍、丹参各15g，大黄、焦山楂、牡丹皮、茯苓、滑石各10g，厚朴9g，芒硝（冲服）6g。加减：若胁痛加柴胡15g，郁金、川楝子12g；恶心呕吐加陈皮12g，竹茹9g；心中懊憹加黄连3~6g，龙胆草9~15g。清热利湿，活血化瘀。用于急性黄疸型肝炎。每日1剂，水煎，早晚2次分服。

20. 金龙益肝汤　金钱草、茵陈、赤芍、金银花各20g，龙胆草10g，丹参、茯苓各15g，麦芽30g，甘草6g。清热利湿，活血化瘀。急性黄疸型肝炎。每日1剂，水煎400mL分2次服，1个月为1个疗程。

二、食疗妙方[18]

1. 玉米须茵陈茶　玉米须100g，茵陈50g，栀子25g，广郁金25g。水煎，去渣。每日2~3次分服。清热利湿。

2. 蛇舌草泄肝茶　白花蛇舌草50g，茵陈15g，生甘草5g。上方药量加大20倍，共研粗末。每日用60~90g，置于保温瓶中，冲入适量沸水，盖闷15分钟。代茶频饮，每日1剂，连服2周。清热解毒，利湿退黄。

3. 大小蓟茶　大蓟、小蓟鲜草各60g。将鲜草洗净捣烂，搅取药汁。以温开水冲服，每日2剂。清热解毒，护肝退黄。

4. 玫瑰花茶　玫瑰花10g。4~6月间，当花蕾将开放时分批采摘，用文火迅速烘干或晒干，用时摘除花柄及蒂，每次用10g，以沸水冲泡。代茶饮用，每日2~3次。疏肝和胃，活血止痛。

5. 山茶　凤尾茶（野山楂、紫苏）10g。将山楂切碎，开水适量泡数分钟后饮用。代茶饮用。解表升阳，清肝理气。

6. 丹参黄豆汁　丹参500g，黄豆1 000g，蜂蜜250g，冰糖30g。丹参洗净，先后煎熬2次，过滤出药汁，将2次滤液兑在一起，备用；黄豆洗净，冷水浸泡1小时，然后倒入锅内，武火烧沸，转用文火慢炖3小时，至黄豆酥烂，趁热将豆汁滤出；将丹参汁、黄豆汁一同倒入瓷盆内，加蜂蜜、冰糖，盖盖后上笼蒸2小时，待冷却后装入瓷瓶贮存。每次1匙，饭后1小时开水冲服。

7. 灵芝虫草茶　灵芝10g，冬虫夏草3g，上好绿茶3g。灵芝研成粗末，与冬虫夏草加水煮沸15分钟左右，取药汁冲茶叶。每日1剂，不拘时徐徐饮之。清热化湿，解毒退黄。用于肝癌腹水、黄疸、肝硬化。

8. 芹菜红枣茶　芹菜250g，红枣15g，红糖适量。芹菜洗净切段，红枣去核，红糖适量，加清水1 500mL，煮1小时。分次饮用，随量服用。补脾和胃，解药毒，利尿退黄。

9. 夏枯草冰糖茶　夏枯草30~60g，冰糖15g。将夏枯草洗净，煎取浓汁，去渣，加入冰糖煮溶化，代茶饮。清肝火，散郁结，降血压，明目，消肿。

10. 佛手露　佛手柑500g。用蒸馏法将佛手柑蒸馏，所得蒸馏液即是佛手露，瓷瓶封贮。每次30~120g，隔水炖，温饮之。

11. 藕蚕煎　藕500g，僵蚕7个，红糖120g。将藕洗净去皮，僵蚕洗净，同放入锅内加清水煎煮，藕熟加红糖连汤食用。连续食用1周。清热解毒，收敛止痛。

12. 薏苡仁绿豆饮　绿豆50g，薏苡仁50g，金银花藤15g，盐3g。先将绿豆、薏苡仁加水适量，煮至绿豆九成熟时，再加入金银花藤继续煮至豆熟透，去药渣，加盐即可饮汤食豆。连续食用1周。清热利湿。

13. 五味子茶　五味子2~6g。水煎去渣，代茶饮。敛肺滋阴，生津敛汗。

14. 鱼腥草茶　鱼腥草180g，白糖30g。水煎去渣，每日1剂，连服5～10剂。清热祛湿。

15. 灵芝甘草茶　灵芝10g，甘草8g。水煎去渣，代茶饮。

16. 大田螺汤　大田螺10～20个，黄酒半小杯。田螺放于清水中漂洗干净，捣碎去壳，取螺肉加入黄酒拌和，再加清水炖熟，饮其汤。每日1次。清热利湿，通便解毒。

17. 红枣花生汤　大红枣、花生仁、冰糖各50g。加水先煮花生仁，后下红枣、冰糖。每日睡前1剂，连续食饮1个月。

18. 紫茄大米粥　紫茄子1 000g，大米150g。将茄子洗净、切碎，同大米共煮粥。连服数日。清热祛湿。

19. 猪肝珍珠草汤　猪肝60g，珍珠草30g。共煮煎熟，可食肝饮汤。每日服2次。

20. 蚕蛹粥　蚕蛹12个，大米60g。用蚕蛹煎水，取汁去蛹，然后加入大米共煮成粥。每日2次，早、晚佐餐食用。补益脾胃，除烦止渴。

21. 青皮粥　青皮10g，大米50g。将青皮择净，放入锅中，加清水适量，浸泡5～10分钟后，水煎取汁，加大米煮为稀粥服食。每日2剂，连续2～3日。疏肝健脾，行气止痛。

22. 六味地黄汤　熟地黄15g，山药12g，山茱萸12g，茯苓10g，泽泻10g，牡丹皮10g。水煎去渣。每日2次。滋补肝肾。

23. 六月雪鸡蛋汤　六月雪60g，山楂根30g，栀子15g，鸡蛋2个。把六月雪、山楂根、栀子分别洗净切片，同时加入鸡蛋及适量的水，煮至鸡蛋熟透。分早、晚两次服完，食蛋喝汤，连服半个月为1个疗程。清肝胆湿热。

24. 菊花山楂糕　山楂50g，白糖60g，菊花50g，糯米500g，玫瑰花50朵，鸡蛋黄3个。将菊花洗净；加入清水熬成浓汁；山楂洗净，去皮、核，切成薄片，用清水熬成浓汁；玫瑰花撕成瓣状，用清水熬成浓汁；糯米淘洗干净，用清水浸泡1夜，捞起放入盆内，置蒸笼内武火蒸40分钟，取出，捣蓉成糕状，捣好的糕分两半于案板上。用山楂汁液和玫瑰汁液与一半糯米糕调和成玫瑰色；另一半糯米糕用菊花汁与熟鸡蛋黄调和成淡黄色。取长方形容器一个，将两种糯米糕分别放置在容器内，然后用刀将其划成宽4cm、长6cm的块状。食用时蒸热即成。疏风清热，明目化积，散瘀。

25. 鸡骨草煲田螺　田螺300g，鸡骨草50g，盐3g，味精2g。田螺用清水养1～2日，多次换水，去除污泥。将田螺尖部斩去少许，放入锅内，加鸡骨草和适量清水，中火煲汤。田螺熟透，去鸡骨草，加盐、味精，饮汤食田螺肉。清热利湿，生津止渴，退黄疸。

26. 番茄牛肉　鲜番茄250g，牛肉150g，花生油5mL，盐2g，白糖5g。牛肉切成小块先煮30分钟，再放入番茄、盐、花生油、白糖同煮30分钟即成。益肝养血，健脾消食。

第七节　其他疗法

一、中成药[1, 16]

（一）急性病毒性肝炎

1. 茵陈黄疸冲剂　清热利湿退黄。适用于阳黄为主者。每日3次，每次10g。

2. 清热化湿冲剂　清热利湿。主要用于阳黄证者。每日3次，每次10g。

3. 乙肝清热解毒冲剂　清热解毒。适用于急性病毒性肝炎尤以无黄疸型为主者。每日3次，每次20g。

4. 甘露消毒丹　芳香化湿，清热解毒。用于湿热明显者。每日3次，每次6g。

（二）慢性病毒性肝炎

1. 乙肝清热解毒冲剂　清肝利胆，解毒退黄。适用于湿热证。每日3次，每次20g。

2. 逍遥丸　疏肝健脾。适用于肝郁脾虚证。每日3次，每次9g。

3. 香砂六君丸　健脾和胃，理气止痛。适用于脾虚胃弱证。每日3次，每次9g。

4. 补肾冲剂　滋阴补阳，健脾益气。适用于肾阳不足证者。每日3次，每次10g。

5. 乙肝养阴活血冲剂　滋补肝肾，活血化瘀。适用于肝肾阴虚、血瘀阻络者。每日3次，每次20g。

6. 乙肝益气解郁冲剂　益气化湿，疏肝解郁。适用于肝郁脾虚证。每日3次，每次20g。

7. 人参鳖甲煎丸　行气活血，祛湿化痰，软坚消积。适用于肝脾显著肿大而无明显热证者。每日3次，每次3g。

8. 大黄䗪虫丸　祛瘀生新养阴。适用于血瘀结瘕阴虚者。每日2次，每次4.5g。

9. 右归丸　温补肾阳，填精补血。适用于肾阳不足、精血虚衰者。每日3次，每次6g。

10. 金匮肾气丸　温补肾阳。适用于肾阳不足者。每日2次，每次6g。

11. 复方树舌片　益气补脾。适用于脾气虚者。每日3次，每次3片。

12. 垂盆草冲剂　清热解毒。适用于血清ALT增高的湿热型患者。每日3次，每次10g。

13. 乌鸡白凤丸　益气养阴，补血活血。适用于气阴两虚、血瘀阻络者。每日2次，每次1丸。

14. 肝炎灵注射液　清热解毒。适用于血清ALT增高的湿热型患者。肌肉注射。每日1次。

（三）重型肝炎

1. 苏合香丸　芳香开窍，行气止痛。适用于阳虚阴寒内盛、痰浊蒙闭心窍。每日1~3次，每次3g。

2. 安宫牛黄丸　清热开窍，豁痰解毒。适用于毒热炽盛、痰热壅闭心窍。每日1次，每次3g。

3. 紫雪丹　清热解毒，镇痉开窍。适用于热邪内陷心包者，症见神昏谵语、高热烦躁、痉厥等。每日2次，每次1.5~3g。

4. 至宝丹　化浊开窍，清热解毒。适用于痰热内闭、神昏谵语、身热烦躁、痰盛气粗者。每日1次，每次3g。

5. 茵栀黄注射液　清热利胆退黄。适用于湿热壅盛黄疸。20~30mL加于葡萄糖液中静脉滴注，每日1次。

6. 茵胆平肝胶囊　清热利湿，泻火退黄，养阴柔肝。每日3次，每次2粒，2周为1个疗程。

（四）淤胆型肝炎

1. 退黄灵　清热利湿，散瘀退黄。每日3次，每次1g，口服。

2. 西红花　活血化瘀，凉血解毒。每次1g，泡茶饮。

3. 茵栀黄注射液　清热利胆退黄。肌肉注射，每日1次，每次2～4mL；或20～40mL加到5%葡萄糖液250～500mL中，静脉滴注，每日1次。

4. 茵陈黄疸冲剂　清热利湿退黄。每日3次，每次10g，冲服。

5. 归脾丸　健脾温中，补气养血。每日3次，每次6g，口服。

（五）自身免疫性肝炎

1. 水牛角片　清热凉血解毒。用于热毒壅盛。每日3次，每次6片。

2. 补肾冲剂　滋阴补阳、健脾益气。每日3次，每次10g。

3. 茵胆平肝胶囊　清热利湿，泻火退黄，养阴柔肝。每日3次，每次2粒，2周为1个疗程。

4. 金匮肾气丸　温补肾阳。每日3次，每次4.5g。

5. 知柏地黄丸　补肾滋阴清火。每日3次，每次4.5g。

（六）药物性肝炎

1. 茵陈黄疸冲剂　清热利湿退黄。每日3次，每次10g。

2. 茵栀黄注射液　清热利胆退黄。肌肉注射，每日1次，每次2～4mL。

3. 逍遥丸　疏肝健脾。每日3次，每次6g，口服。

4. 六味地黄丸　滋阴补肝肾。每日1次，每次6g，空腹时温水送服。

5. 西红花　活血化瘀，凉血解毒。每日3次，每次1g，泡茶饮。

二、西药[1, 16]

（一）急性肝炎

西医治疗急性病毒性肝炎缺乏特效药，重点在于对症治疗。

1. 恶心、呕吐者，口服或肌肉注射胃复安，10mg/次，必要时可重复2～3次。

2. 腹胀、食欲不振者，可口服多酶片、胰酶、酵母片等。

3. 恶心、呕吐明显，胃纳不佳者，可静脉滴注10%葡萄糖液。

4. 黄疸持久不退者，可采用门冬氨酸钾镁10～20mL加于10%葡萄糖溶液250mL中，静脉滴注；也可使用甘利欣注射液20～30mL加于10%葡萄糖溶液250mL中，静脉滴注，每日1次；或维生素K_1 10～20mg，静脉滴注，每日1次。

5. 其他　可口服维生素B、维生素C。

（二）慢性肝炎

1. 抗病毒治疗

（1）干扰素（IFN）疗法：为最常用的抗病毒疗法，有不同的制剂，可供选用。如国产重组IFN-α_1型和IFN-α_2型、威康药厂的类淋巴母细胞干扰素、罗氏公司的IFN-α_{2a}、美国先灵保雅公司的干扰能（IFN-α_{2b}）、美国安进公司的合成干扰素（IFN-CONL）等。

IFN与受体结合刺激肝细胞产生3种抗病毒蛋白，即RNA依赖性蛋白激酶、2'-5'寡腺苷合成酶及蛋白MX，能抑制病毒复制。此外IFN有免疫调节活性，它可增强抗原递呈细胞作用。由于它可增强肝细胞膜上HLA-Ⅰ类抗原的表达而增强毒性T细胞破坏感染的肝细胞的作用，它还可增强NK细胞作用等，因而它在抗病毒药中是作用最强的。

IFN的各种亚型疗效近似，剂量亦相似，常用剂量为每日3～5MU，起始第一周每日1次，然后改为隔日1次或每周3次。β-IFN比α-IFN剂量大些，这种方案要比一开始就隔日给药效果为好。疗程为慢性乙型肝炎多采用6个月，而慢性丙型肝炎多采用6～12个月，以防止复发。目前多数专家认为最好以每日5MU治疗6个月以上。慢性丁型肝炎对干扰素治疗亦有反应，但远期疗效欠佳。

在慢性乙型肝炎的干扰素治疗过程中，为取得满意疗效，多选择病程不超过5年、HBV复制的患者作为治疗的对象（HBeAg、HHV-DNA和DNA-P阳性及血清ALT升高者）。亦可阿糖腺苷或皮质激素与干扰素联合应用，以提高干扰素疗效。

干扰素治疗各型肝炎的第1周内，常见的不良反应有发热畏寒、肌肉疼痛、头痛、疲乏、纳差、恶心。如使用$>5\times10^8$U/次，个别患者可出现低血压、紫绀、意识模糊，甚至癫痫等不良反应。

在干扰素治疗数周后，较多患者可出现疲乏无力、食欲减退、肌痛嗜睡、易发怒激忿及情绪波动、体重下降等现象；部分患者有脱发、轻度骨髓抑制及自身抗体形成等可逆性不良反应；少数患者有抑郁、无法控制的激动、呕吐、干扰素抗体形成、自身免疫性甲状腺病等现象。

（2）拉米夫啶（商品名：贺普丁）：是新一代抗病毒核苷类药物，目前已被我国药品管理监督局（SDA）批准为治疗乙型肝炎的药物。在体外和动物模型中，拉米夫啶显示出很强的抑制HBV复制的作用。国内、外临床试验证明拉米夫啶可迅速降低HBV-DNA浓度，改善肝组织学的病变。

拉米夫啶是核苷类似物。天然核苷是RNA和DNA的成分，多以右旋对映体构型存在；而拉米夫啶作为人工合成的核苷类似物是一种以左旋对映体构型存在的脱氧胞嘧啶类似物。拉米夫啶通过这种特殊构型结合到HBV-DNA上，从而使HBV-DNA链的延长得以中止，即通过抑制HBV-DNA的合成来抑制HBV的复制。拉米夫啶对宿主（人体）细胞的DNA而言是一种相对较弱的抑制剂，并且不使宿主细胞DNA链终止。拉米夫啶并不直接抑制病毒-蛋白质的产生，但在抑制病毒DNA合成之后，确实出现对病毒-蛋白质合成的抑制。还有研究证实，拉米夫啶竞争性抑制鸭乙型肝炎病毒（DHBV）编码的DNA聚合酶。与上述机制相一致的是，病人服用拉米夫啶后，反映HBV复制的指标如血清HBeAg、HBV-DNA可以减少到难以测出的水平，并且可能出现抗-HBe。

拉米夫啶的抑制HBV-DNA复制的有效作用并不意味着该药具有彻底清除HBV-DNA的作用。为提高疗效，宜选择治疗的对象为慢性乙型肝炎患者，性别不拘，年龄16岁以上，并且HBeAg阳性，HBV-DNA阳性（非PCR法），ALT高于正常，胆红素低于50μmol/L（30mg/L）。剂量为100mg，每日1次，口服。疗程应1年以上，停药要视具体情况而定。

拉米夫啶的副作用轻、少，主要有不适和疲劳（26%）、头痛（22%）、病毒性呼吸道感染（19%）、恶心呕吐（16%）及腹部不适与疼痛（15%）。

在临床上，用拉米夫啶治疗乙型肝炎的最大问题是该药可以引起乙型肝炎病毒（HBV）产生变异，其中以P基因C区YMDD变异最为常见，从而影响拉米夫啶的疗效。

（3）其他药物：如阿昔洛韦（无环鸟苷）、阿糖腺苷、磷甲酸钠等，也有抑制HBV的作用，但其适应证、剂量、疗程、远期疗效以及和其他药物的联合应用，尚需进一步确定，病毒唑对HCV-RNA有抑制作用，但疗效不如干扰素，可作为干扰素的替代方案。

2. 免疫调节剂　文献报道有抗乙肝免疫核糖核酸、聚肌胞、转移因子、胸腺肽、左旋咪唑、白细胞介素2及γ-干扰素等，但临床疗效有待进一步证实。另外，猪苓多糖加乙肝疫苗疗法以及肝炎灵注射液疗法等均可作为抗病毒药物治疗的替代方案，这些方案通过宿主免疫功能的增强而清除病毒，但其确切机制尚未阐明。

3. 保肝治疗　护肝药物对慢性病毒性肝炎的疗效大多未能肯定，适当补充一些维生素如复合维生素B、维生素C及维生素K是必要的。临床上常用的有：①易善力（肝得健）：为磷脂和维生素等的复合制剂，能保护肝细胞结构。②益肝灵：为水飞蓟的提取物，能保护细胞膜及肝细胞生长，促进肝脏代谢功能。③肌苷：可促使受损肝细胞康复和防止脂肪肝、改善肝病患者症状。④齐墩果酸：减轻肝细胞变性、坏死及肝脏炎症和纤维化过程，改善症状和恢复肝功能。⑤促肝细胞生长素：能促进肝细胞再生。⑥强力宁或甘利欣：具有抗炎症、保护肝细胞、调节免疫和抗病毒多种作用。⑦甘草甜素：减轻肝细胞脂肪变性及炎症反应，促进肝细胞再生。⑧肝泰乐：抑制肝糖原分解，促进肝糖原量增加、脂肪量减少。⑨疗尔健：主要为肉毒碱，具有保肝、降脂等作用。

（三）重型肝炎

重型肝炎病情凶险，进展迅速，变症丛生，必须及时发现才能在治疗上争取主动。对病情的发展应该定时进行下列动态观察：①生命体征如体温、呼吸、脉搏、血压、神志和瞳孔大小等的变化；②脑电图、心肺功能、血气分析、血糖、血氨、凝血酶原时间以及肝肾功能；③注意肝性脑病程度，如扑翼样震颤、肝臭、计算能力、定向能力等。

1. 注意水、电解质及热量平衡　进食量少的病人宜静脉补充水、电解质及葡萄糖，但要防止输液过多引起脑水肿。葡萄糖输入也要适量，须经常监测血糖水平，过多的糖使肝细胞内糖原大量积聚可导致脂肪积聚，不利于肝细胞功能的恢复。

2. 病原治疗　清除病毒有利于疾病治疗。重型肝炎时血中干扰素的水平低，可用干扰素治疗，但易引起病情加重，须密切观察。针对乙型重型肝炎，可选用拉米夫啶、磷甲酸钠（可耐）。

3. 免疫调控　重型肝炎患者有免疫调节功能紊乱，抑制性T细胞功能低下。每日用胸腺肽20mg加入葡萄糖液中静脉滴注或肌肉注射，每日1次，作为辅助治疗措施。其他免疫促进剂如转移因子、左旋咪唑、LAK细胞也可选用。目前日本学者主张应用免疫抑制剂环孢素。

4. 防止肝细胞坏死，促进肝细胞再生

（1）血制品、白蛋白静脉输注：输注血浆或白蛋白可提高病人的血浆蛋白含量，促进肝细胞的修复和再生，对利尿、消腹水也有作用。贫血及出血病宜输新鲜全血，这样不仅能补充调理素及凝血因子，又能提高血液的带氧能力，有利于病人康复。

（2）胰高血糖素-胰岛素疗法：胰高血糖素1mg加普通胰岛素10U，每日静脉滴注1次，可防止肝细胞坏死，促进肝细胞再生，还可降低血氨，提高BCAA/AAA值。

（3）肝细胞生长素（HGF）：可促进肝细胞再生；前列腺素E_1（PGE）可防止肝细胞坏死，临床可试用。另外，适当补充ATP、辅酶A，对保护肝细胞亦有好处。

5. 肝性脑病的治疗

（1）清除和抑制肠道有毒物质（内毒素）及氨的产生和吸收：①可用水100mL加食醋

30mL灌肠以减少氨的吸收；②每日口服新霉素4g，或灭滴灵0.6~0.8g，或氟哌酸0.6~0.9g，以清除肠道细菌，减少蛋白质分解；③口服乳果糖或β-半乳糖-山梨醇苷，可抑制消化道细菌的繁殖，减少氨的吸收。

（2）降血氨：常用谷氨酸钠23g，谷氨酸钾25.2g或精氨酸10~20g加入葡萄糖液中，静脉滴注，每日1次。根据血钾、血钠浓度和pH调整用量，以早期使用为佳。

（3）脑水肿的治疗：及时、足量、反复使用高渗性脱水剂是重要措施。常用方法为：①降低颅内压采用20%甘露醇，每次1~2g/kg，在20分钟内快速静脉推注，4~6小时1次，疗程3~5日，最长7日。②早期每日使用地塞米松5~10mg，静脉滴注或静脉推注，连用3~5日。③在用高渗性脱水剂同时予利尿、导泻，并反复应用缓解脑血管痉挛药物，如东莨菪碱、山莨菪碱、阿托品等。④50%甘油50~100mL，鼻饲注入，每3~4小时1次；或10%甘油溶液1.2g/kg，每日1次，静脉滴注。两者均有较好的降颅压作用，且维持时间长。

6. 纠正氨基酸代谢紊乱　补充支链氨基酸，恢复其与芳香族氨基酸的正常比例，可预防及治疗肝昏迷，同时又补充了氨基酸营养。目前，临床应用主要有肝安注射液、6AA-520等。

7. 改善微循环

（1）654-2：每日40~60mg加入输液中静脉滴注。心率过快或高热者慎用。

（2）肝素：每日50mg加入输液中缓慢静脉滴注。如确诊有DIC发生，肝素的剂量可加大，但要定期监测凝血时间以掌握用量；也可输注新鲜血浆。

8. 控制出血

（1）每日输液中加维生素K_1 30~40mg以改善凝血酶原时间；或补充凝血酶原复合物，剂量为300U，静脉注射，每日1次。

（2）口服雷尼替丁150mg，每日2次，或洛赛克20mg，每日1次，以预防消化道出血。如已有上消化道出血可服用凝血酶2 000~20 000IU，每1~6小时1次，亦可灌注。必要时用三腔二囊管压迫止血。

9. 预防及控制继发性感染　细菌感染和真菌感染是重型肝炎常见并发症，且往往无发热和白细胞增多症状。主要感染菌是肠道的革兰阴性杆菌。口服抗生素（新霉素和制霉菌素加多粘菌素或制霉菌素加诺氟沙星）后，病人细菌感染的发生率显著降低。

10. 预防及治疗肾功能不全　积极控制感染，消除高度黄疸、血容量不足、低血钾、出血等肾功能损害的诱因，对预防肾功能不全具有重要意义。肾功能衰竭时持续静脉滴注多巴胺[2~4μg/(kg·h)]可增加肾血流量，逆转或减慢肾功能恶化。

（四）淤胆型肝炎

由于淤胆型肝炎的发病机制尚未完全阐明，因而缺乏特异性治疗方法，一般采取对症治疗。

1. 退黄　目前常用肾上腺皮质激素，如泼尼松，每日30mg，间隔5~7日减量，若第1周内黄疸无下降趋势，立即停药，继用无效。此外还可采用苯巴比妥30~60mg，每日2~3次，5~7日黄疸开始下降，2周后减量，疗程为4~8周。其他一些利胆药物可根据病情适当采用，如熊去氧胆酸，每次150mg，每日3次；s-腺苷甲硫氨酸，每日800~1 800mg。

2. 止痒　消胆胺每日6~15g，分3次口服，起效后逐渐减量至每日1~3g维持。其他常用药有氢氧化铝、氯苯那敏、安定等。

3. **一般支持治疗** 病情严重时,可采用输冰冻血浆或新鲜血浆等以支持。另外,胰高血糖素-胰岛素疗法可抑制肝细胞坏死,促进肝细胞再生,尚有促进胆汁分泌作用。其给药方法通常是将胰高血糖素1mg与胰岛素10U加入5%～10%葡萄糖液250～500mL内,每日早、晚各1次,静脉滴注。

4. **抗病毒治疗** 在慢性淤胆型肝炎病因治疗中可采取抗病毒疗法。

5. **保护肝细胞** 可予维生素类药,如施尔康、维生素B、维生素C和维生素E,黄疸深者可加用维生素K_1 10～20mg,肌肉注射,每日1～2次。另外,门冬氨酸钾镁、甘利欣或甘草甜素亦可使用。

(五)自身免疫性肝炎

肾上腺皮质激素对本病有良好的效果,服用后临床症状常明显改善,伴有血清总胆红素和ALT活性下降、白蛋白含量提高和γ-球蛋白下降。泼尼松龙(或泼尼松)常用剂量为每日30mg,分3次服用,经2～4周治疗后,每周减量5mg,直至维持量为每日10～15mg,至少需服用6～12个月,必要时可延长到2年以上。病情稳定后,逐渐撤除。用药期间必须定期复查肝功能和外周血常规,并密切观察是否出现激素引起的副作用。如服用2个月后无明显疗效或在用药期间出现激素副作用,可将泼尼松龙的剂量减为每日15～20mg,加用硫唑嘌呤。但对要怀孕的青年妇女不宜应用硫唑嘌呤。

目前推荐的最佳方案为每日泼尼松龙10mg联合硫唑嘌呤50mg,治疗至少维持1年,待生化指标最大限度改善后,再根据肝活检结果及药物副作用考虑是否停药。

(六)药物性肝炎

1. 可适当给予维生素B、维生素C。
2. 深度黄疸者可静脉滴注高渗葡萄糖液、维生素C和维持电解质平衡。
3. 明显淤胆者可试用泼尼松治疗。
4. 还原型谷胱甘肽对某些药物性肝损害有较好的疗效,一般病例可予300mg,肌肉注射,每日1次;重型病例每日可静脉滴注600mg,2～4周为1个疗程。其他保肝药如易善力、疗而健、凯西莱均可选用。
5. 并发暴发性肝功能衰竭者,按暴发性肝炎原理处理。
6. 根据中毒药物的性质给予相应的解毒剂。

三、非药物治疗[1, 17, 19-20]

(一)精神治疗

俗话说:"善治不如善养,三分吃药,七分调养。"肝病的调养意义重大。喜、怒、忧、思、悲、恐、惊是人体的七种主要精神情志活动,长期慢性情绪刺激或突然的情志活动,超过了人体的调节适应能力,往往会成为致病因素。肝为刚脏,喜条达而恶抑郁。怒则伤肝,致肝失调达,疏泄失常,可导致气血逆乱。忧思伤脾,脾伤则运化失常,湿浊内生,最易导致内湿与湿热疫毒相合,使病情迁延难愈。肝脾不和,为许多肝脏病常见的病理变化。若肝病而脾不虚者,则病情较为单一;若忧思伤脾,则肝病易于传脾,使肝脾同病,使病情趋于复杂。《金匮要略》有云"见肝之病,知肝传脾,当先实脾",即此寓意。由此可见，肝病的精神调养极为重要。总的原则是：避免思虑过度，过度的思虑易于损伤脾气，暗耗心血，不利于肝病的康复，肝病的调养宜保持平和的心态，淡泊宁静；防止怒伤肝，精神抑郁、强烈的暴怒皆可导致肝气血失调，影响肝的疏泄功能，加重病情，肝病患者宜节情志，避免过度的精神刺激，尤须慎怒；保持乐观的精神状态，调养期间宜保持心情舒畅、情绪乐观，树立与疾病作斗争的勇气，切莫产生悲观、消沉、畏惧等情绪。对急性病毒性肝炎，要解除思想负担，保持乐观情绪，安心静养，不可过分忧虑。慢性病毒性肝炎患者大多有情志不畅，这不仅会影响其社会关系，而且也不利于其身体康复，应加强心理疏导，增强其战胜疾病的信心。实践证明，性格开朗、心胸宽阔、情绪饱满者，可较好地调节自身的免疫功能，减轻病痛，有利于疾病的治疗和身体的康复。气功有入静作用，患者可参加一些有益的气功锻炼，有助于身体康复。对淤胆型肝炎患者，应注意达理怡情，和颜制怒，宽以待人，开朗乐观，心情舒畅，则病易早愈。

（二）起居

有规律的生活、工作，对于保持身体健康有着十分重要的作用。同样，适宜的起居对于肝炎患者的康复来说，有着重要的意义。做到起居有常，主要从以下3个方面入手：避免劳累，肝主筋，司全身筋骨关节之运动，过劳则耗血损气而伤肝，致正虚邪恋，疾病缠绵难愈；慎避外邪，肝炎患者，大多体质虚弱，极易受外邪侵袭，随时注意居室通风，防寒保暖，须做到"虚邪贼风，避之有时"；节情抑欲，房劳伤肾，肝肾同源，精血互生，母病及子，致肝肾同病，从而使肝病缠绵难愈，因此肝炎患者，宜节制房事，使神气充沛，增强机体的抗病能力。

急性肝炎的早期，应住院或留家隔离治疗、休息。在肝炎症状明显期，应让患者卧床休息，有黄疸的病人更应注意。卧床休息时间要持续到症状和黄疸明显消退，方可起床活动。初起活动时可在室内散步；如症状继续好转，体力增强，可以逐步扩大活动范围，并延长活动时间。活动量一般以不觉疲乏为度。卧床休息，不仅能减少机体体力和热量消耗，而且能减少活动后的肝糖原过多分解、蛋白质分解以及乳酸形成而增加肝脏的负担。另外，卧床休息可增加肝脏的血流量，有利于肝脏营养和氧气供给。但不能过分强调卧床休息，以免营养过度，活动太少而形成脂肪肝，不利于肝炎的痊愈。急性病毒性肝炎患者应保持情绪稳定、生活规律，避免感冒，节制房事。肝功能正常后，仍需休息1~2个月，待情况稳定后，可恢复半日工作，逐步过渡到全日工作。并在一年内避免重体力劳动和剧烈运动。

对于慢性肝炎无明显自觉症状或症状轻微、血清转氨酶未见明显升高者，一般不需卧床休息，但要做到生活规律、睡眠充足、情绪乐观、饮食合理，并做适度的运动，如散步、做广播体操、打太极拳、练气功等。总的原则是运动量的增加以不疲劳为度。运动后如果食欲好转，身心愉快，乏力减轻，肝功能改善，则可在此基础上量力而行地加大活动量。适当的运动可强身健体，有利于身体的康复。

重型肝炎患者必须绝对卧床休息，注意个人卫生，预防感染。

淤胆型肝炎病人一般不主张卧床休息，但症状明显、肝功能不正常的患者例外。待症状明显好转，可适量增加活动量，但以不引起疲劳为原则。饮食宜清淡而富含营养。有条件的情况下，可于每晚临睡前洗1次温水澡，可缓解皮肤瘙痒症状。

药物性肝炎注意休息，避免高热量高蛋白饮食，多吃蔬菜。

(三) 饮食

《黄帝内经》中即有"谷肉果菜，食养尽之"的记载，清代医家王孟英也有食物药用"性最平和，味不恶劣，易办易服"之说，因此饮食疗养对肝炎患者尤为重要。肝炎患者的饮食应坚持合理搭配、饮食有节、饮食宜忌、食宜清淡的四大原则，坚持辨证施食，即根据疾病的寒热虚实，选用不同寒、热、温、凉，或平性的食物而施用，以取得良好的"养"和"疗"的效果。

1. **急性肝炎**　合理安排肝炎患者的饮食对促进其身体康复很重要。急性期以流质、半流质或易消化食物为主，少量多餐，保证水分的供给，以利于利尿退黄。恢复期患者的饮食，可以根据患者饮食习惯加以调剂，注意适当增加蛋白质和维生素。蛋白质补充按每日1.5～1.8g/kg，对脂肪不必严格限制，以免影响食欲的恢复，但须防止医源性糖尿病和脂肪肝的形成。

在饮食宜忌方面，急性肝炎早期大多有食欲不振、恶心、呕吐等消化道不适症状，这往往会导致肌体对食物中的蛋白质和脂肪的消化吸收障碍，所以不能片面地强调营养，而应选择清淡、易消化的食物，或是流质、半流质饮食，如牛奶、豆浆、稀粥、面条之类；蔬菜如西红柿、竹笋、冬瓜、茭白；水果如西瓜、橘子、橙子、柚子、山楂等。少量多餐，一般除一日三餐外，上、下午各多加一餐。待食欲好转后，再逐渐增加蛋白质类食品。常用食疗食物：芹菜、菠菜、生梨、豆腐、墨鱼、鲫鱼、田螺、赤小豆、蘑菇等。忌食：香燥、动火、滋腻食品，如大蒜、辣椒、韭菜、羊肉、狗肉、鸽肉、烧鹅、烧鸭等。

食疗方有：

（1）河鱼250g，绿豆120g，陈皮6g，一起炖烂，吃豆及鱼，喝汤。

（2）黄花菜10g，玉米须20g，茅根30g，共煎水服，连服10日。

（3）1%王浆蜂蜜（由王浆与蜂蜜调和而成），4岁以下，每次口服5g；5～10岁，口服10g；10岁以上及成人，每次口服20g，每日2次。

（4）雪梨10个，洗净切片，浸于米醋中，放置4小时，口服，每日3次。

（5）赤小豆30g，茵陈18g，洗净加水煮沸，饮汤，每日2次，每次1小杯。

（6）黄瓜根捣烂取汁，每日早晨温服1小杯。

2. **慢性病毒性肝炎**　慢性病毒性肝炎患者一般忌偏食。一切以有利于肝脏的营养、修复而不加重其损害为原则。宜选择清淡易消化、富含维生素和矿物质的新鲜瓜果和蔬菜及适量的瘦肉、鱼及兔肉等。烹调尽量避免用煎、炸等方法。辛辣及刺激性食物也不宜食用。

食疗方有：

（1）米醋1 000g，鲜猪骨500g，红、白糖各120g，置锅内共熬（不加水），至煮沸后30分钟取出过滤，成人每次口服30～40mL，小儿（5～10岁）每次服10～15mL，每日3次，饭后服，1个月为1个疗程。慢性者可服2～3个疗程。

（2）活鲤鱼500g，赤小豆少许共放入锅内，加水2～3L炖之，炖至鱼熟豆烂；除去鱼头、骨、内脏，分次将鱼肉、豆、汤全部吃完。

（3）鸡骨草煲鸡蛋：鸡蛋2个，鸡骨草60g，共放煲内加清水适量同煎，鸡蛋熟后，取出去壳，再放进煲内煮一会儿，饮汤吃蛋。每日1次，连续服用1周。

（4）泥鳅粉：泥鳅若干条，放进箱内烘干，取出研末。每服10g，每日3次，饭后服用，小儿酌减。

（5）胡萝卜100g，鲜车前草60g，芹菜100g，共洗净切碎捣汁，加蜂蜜适量调服。

（6）鲜鸡胗1个，萝卜1个，陈皮1片，生姜2片，同放入砂锅中，微火炖至烂熟。连汤带渣服用。

3. 重型肝炎　患者宜食用低蛋白、低脂食物以及新鲜水果、蔬菜。饮食宜柔软，避免粗糙、带刺及煎炸的生硬食品，以免损伤食管引起消化道大出血。严禁饮酒，忌食辛辣有刺激性的食品及调味品。

食疗方有：

（1）豆枣黄花粥：绿豆、黄花菜各30g，红枣10枚，粳米100g，白术3g，共煮烂成粥，每日1～2次。

（2）猪皮红枣羹：猪皮500g，红枣250g，冰糖30g，共煮烂炖熟成羹，分多次吃。有清热止血功效。

（3）绿豆赤小豆汤：绿豆30g，赤小豆30g，白糖15g。将前两味加水煮烂，加入白糖，分2次服用。

（4）栀子粥：栀子5g，大米60g。将栀子研成细末，大米煮粥，粥熟后加入栀子末，分2次服用。

（5）西瓜汁：西瓜1只，剖开，用纱布滤汁，每日少量频服。有清热解毒、凉血救阴的功效。适用于亚急性重型肝炎。

4. 淤胆型肝炎　卧床休息，进流质、易消化的饮食，禁饮酒，避免应用对肝脏有损害的药物。宜食用蔬菜、水果、瘦肉、豆制品等清淡有营养的食品，忌食肥甘辛辣滋腻之品。

食疗方有：

（1）生猪胆、冰糖各适量，置锅内隔水蒸熟，配以20％糖浆，每日服3次，每次服33mL，可连服1个月。

（2）茯苓赤豆薏米粥：茯苓粉20g，赤小豆50g，薏苡仁100g。先将赤小豆浸泡半日，与薏苡仁共煮粥，赤小豆煮烂后，加茯苓粉再煮成粥，加白糖少许，随意服食，每日数次。

（3）鲜茅根150g，瘦猪肉丝250g，加水适量共煮熟，加食盐，佐料，分顿服用。

（4）百合蒸，和蜜食之。治黄疸有效。

（5）芹菜煮食，治黄疸。

（6）其他一些既是食物又是药物且具有利胆退黄的有苜蓿、甘薯、柳叶、茭白、荸荠、麦芽等。

（四）特殊疗法

1. 慢性肝炎

（1）自体LAK细胞（淋巴因子激活的杀伤细胞）：LAK细胞回输疗法治疗慢性乙型肝炎，疗程6周，HBeAg阴转可达53.8％。但用量、疗程及远期疗效有待探讨。

（2）针灸：取穴足三里、关元、肝俞、脾俞等先针后灸，据报道可提高机体免疫力，有助于病毒清除，但尚待进一步研究。

（3）近红外信息治疗仪：辐照右侧肝俞穴，治疗慢性病毒性肝炎，每日1次，每次40分钟，3个月为1个疗程，可改善肝功能、机体免疫功能，抑制病毒复制。

（4）其他治疗：慢性病毒性肝炎患者病情活动时，如ALT升高出现黄疸等，应卧床休息，限制活动。病情稳定非活动期时可进行适当活动，但应避免过度劳累。饮食方面给予适当高蛋白及维生素丰富的食物，脂肪也不必过分限制。但过分强调高热量、高蛋白、高糖饮食，并不符合肝脏病患者的生理规律，甚至会增加肝脏负担。可给予一般支持治疗，禁烟酒，妇女禁妊娠。

（5）导向治疗：导向疗法是近年来发展的一种新的疗法，以脂质体或乳糖胺化人血清白蛋白（L-HSA）为导向载体，将α-干扰素或其他抗病毒药物包裹，由受体介导的细胞内摄作用而能选择性地穿入肝细胞，从而形成局部高浓度，提高疗效。导向疗法能降低抗病毒药物的剂量，具有广阔的应用前景。

（6）基因疗法：近年来，发现反义RNA参与基因表达的负调节，可抑制特异基因的表达。反义RNA是一种与mRNA互补的RNA分子，它是由反义基因和（或）基因的反义链转录产生，又称干扰mRNA的互补RNA，转录反义RNA的独立基因称为反义基因。近年来研究结果表明，HBV特异性反义寡脱氧核苷能够封闭病毒基因表达及复制。另外，核糖核酸酶、显性阴性突变体（干扰多肽或蛋白）等基因治疗也已试用于临床。

（7）肝细胞移植疗法：肝细胞移植疗法将体外肝细胞移植到肝脏来达到治疗目的。大多数肝细胞移位到肝脏，可保持正常的功能及持久地成活。我国应用胎肝悬液输注治疗慢性肝炎，亦取得较满意的疗效。

（8）肝细胞刺激再生因子疗法：我国空军广州医院及湖南医科大学等，从新鲜乳猪肝脏提取肝生长因子（HGF），并将之用于慢性肝炎的临床治疗，结果表明可改善患者症状，降低ALT活性，加速黄疸的消退。

2. 重型肝炎

（1）人工肝：人工肝支持系统包括血浆置换、血液灌流、血液滤过、血液透析、血浆吸附等方法，可根据临床单用或联合应用，该系统可暂时替代肝脏功能，稳定内环境，利用肝细胞强大的再生功能使肝细胞得以再生，使患者渡过肝衰竭难关而获生存。生物人工肝采用微型膜囊包裹人工培养的游离肝细胞以保持肝细胞生物活性，将此类肝细胞置于体外循环装置中，使病人血液与肝细胞直接灌注，发挥肝细胞功能，具有较好的疗效。目前将生物人工肝与血浆置换、血液透析、血液滤过、血浆吸附等方法相结合的混合型人工肝支持系统也已应用于临床，疗效更佳。

（2）肝移植：对重型肝炎病人选择原位肝移植可使其生存率提高至60%～80%，明显高于内科治疗的生存率。

3. 淤胆型肝炎

（1）针灸：可取阳陵泉、足三里、三阴交等穴位，用泻法。有报道可促进黄疸消退。

（2）脉冲波：取肝脾经穴位如阴陵泉、三阴交等，用电针治疗仪，以脉冲波形刺激穴位，可获得一定的利胆退黄之功效。

4. 自身免疫性肝炎　针灸：自身免疫性肝炎的发病机制尚未明了，但免疫异常在其中起着重要作用，运用针灸疗法调节机体免疫力已得到临床验证。在本病治疗过程中，可取足三里、太冲、阳陵泉、关元、肝俞等穴，平补平泻，得气后留针30分钟，期间隔10分钟行针1次，连针6日，休息1日，2周为1个疗程。

第八节 预 后

一、肝炎病毒携带者[21]

影响慢性乙型肝炎病毒（HBV）携带者预后主要有8种，包括年龄、性别、肝组织炎症分级、肝纤维化分期、病毒水平、ALT、脾脏长度和厚度。有学者经多因素Cox回归分析结果显示，年龄、肝纤维化分期是进展为代偿期和失代偿期肝硬化的独立预测因素。本研究结果还显示，慢性HBV携带者肝脏病理改变的程度与HBV复制水平无关，肝组织炎症分级与HBeAg是否阳性无关，慢性HBV携带者的纤维化程度高者（S_2期）以HBeAg阴性为多，可能与前C区及C区变异、病程长、预后差有关。

二、暴发型病毒性肝炎[22]

英国报道，1973～1985年发生的233例严重的暴发型病毒性肝炎（Ⅲ～Ⅳ级肝性脑病）的存活率甲型为44.7%，乙型为23.3%，非甲非乙型为9%。而根据8个国家统计资料表明，乙型和丁型肝炎病毒混合感染的暴发型肝衰竭存活率为47.4%，较乙型肝炎引起的26.7%为高。由非甲非乙型肝炎引起的肝衰竭预后最差，即使在有经验的医院中，存活率仍<20%左右。如《沈氏尊生书·黄疸》曰："又有天行疫疠，以致发黄者，俗称之瘟黄，杀人最急"。暴发型肝衰竭的预后与病型有关。急性暴发型肝炎的预后最好，后起病的肝衰竭预后最差。

三、急性肝炎

成人急性乙肝大部分呈自限性，但仍有5%～10%转为慢性[23]。有资料[24]显示成人急性乙肝277例，其中转慢性38例，占13.7%，比文献报道略高，可能与少数病例因多种原因而未能就诊有关。且结果提示，治愈组病初肝功能损害相对较重，常有黄疸且较高，但治疗后好转迅速。而慢性化组病初肝功能损害较轻，但不易好转，提示病初肝损害较轻，肝功能持续1个月以上异常，且无好转者易转为慢性，有慢性化倾向；其原因考虑为肝炎病毒侵入肝细胞后，激发机体的细胞、体液免疫反应，导致肝细胞的损伤[25]，而免疫功能低下是HBV感染慢性化的重要原因[26]，故免疫功能不足，从而导致肝损害相对较轻，同时，因免疫功能不能完全清除病毒导致HBV感染持续存在，肝持续损害。因慢性化倾向患者乙肝病毒未清除，以后很可能发展成慢性乙肝，甚至肝硬化、肝癌。

四、慢性肝炎

病毒性肝炎是危害人类健康的主要传染病之一，慢性乙型病毒性肝炎是我国常见的疾病，发展成重型肝炎者有较高的病死率。特别是重型肝炎患者的预后差，国内的病死率高达50%～78%。慢性乙型肝炎患者大约为3 000万，其中10%～20%可演变为肝硬化，1%～5%可发展为肝癌[27]。

五、重型肝炎

重型肝炎病情发展迅速，预后凶险，其病死率为60%～90%，是严重威胁肝病患者生命的内科急重症。老年慢性重型肝炎病情复杂，病情重，预后差。有学者[28]对365例重型肝炎的临床资料进行回顾性研究，分析表明，重型肝炎的病死率达54.8%，急性重型肝炎、亚急性重型肝炎和慢性重型肝炎的病死率分别为83.3%、64.3%和53.0%，虽然急性重型肝炎病死率明显高于亚急性重型肝炎和慢性重型肝炎，但三者间差异无显著性（$P>0.05$），这可能与急性重型肝炎和亚急性重型肝炎样本例数少有关，提示尤其急性重型肝炎的预后极差。

有资料[29]显示，慢性乙型重型肝炎的病死率为62%（79/127），且随着年龄的增大慢性乙型重型肝炎的病死率增加。

慢性重型肝炎患者由于肝功能衰竭，机体免疫功能紊乱，易导致各种并发症的发生，而且一种并发症又可诱发另一种并发症，致使一个患者出现多种并发症，肝功能衰竭进一步加重，病情迅速恶化而死亡。慢性重型肝炎的并发症主要为腹水、肝性脑病、电解质紊乱、自发性腹膜炎、上消化道出血、脑水肿、肝肾综合征、低血糖、其他感染等，前三个并发症发生率分别为76%、66%、63%，发生率超过60%，在诸多并发症中以脑水肿、肝肾综合征、肝性脑病患者病死率最高，分别为100%、95%、88%[30]。

肝肾综合征是重型肝炎晚期的严重并发症，一旦出现，预后极差[31]。而并发上消化道出血后，有效血容量降低，心、脑、肝、肾等重要器官进一步缺血、缺氧，含氮物质急剧升高，从而加重或诱发肝性脑病、肝肾综合征，促使病情进一步恶化。由于并发症的有无以及数量、严重程度是影响慢性重型肝炎预后的重要因素，因此对于重症肝炎患者，积极预防和治疗并发症是提高存活率的关键。

六、药物性肝炎

近年来，随着临床应用药物种类的迅速增加，特别是非处方药物种类的不断扩大，患者自行服药或随意加大药物剂量的几率增加，药物性肝损害如药物性肝炎等疾病的发生率也相应增加。老年人中普遍存在的使用药物数量多和多种药物同时应用的现象导致药物性肝损害发病率升高，由此导致药物性肝炎，尤其是重型药物性肝炎的发生。同其他病因所致的重型肝炎相似，重型药物性肝炎患者的并发症较多，尤以电解质紊乱、腹水和肝性脑病多见。其预后与重型肝炎相一致。

第九节　名家经验与病案分析

一、肝炎病毒携带者[32]

案例1：湿邪化热，湿浊蕴毒案

王某，男，29岁，工人，1989年4月13日初诊。

患者于1989年3月查体时发现HBsAg（+）1∶256，肝功能正常，素体强壮，无明显不适，患者以往曾有静脉用药史。后查e抗原（+），e抗体（-），核心抗体（+），核心抗体IgM（-）。

查体：一般情况好，无任何病理体征，舌淡红、苔薄白腻，脉弦滑。此属乙型肝炎病毒携带者，王师认为应以燥湿解毒法治之。用自拟乙肝转阴汤治之。

方药：龙胆草6g，青黛6g（包），白矾1g，淡黄芩9g，白花蛇舌草15g，儿茶6g，大黄4.5g，山豆根15g，山楂15g，大枣5枚，生甘草3g。水煎服，每日1剂。

患者连服上方3个月后，HBsAg（-），e抗原（-），e抗体（+），核心抗体（-），核心抗体IgM（-），乙型肝炎病毒指标基本恢复正常。

按语：本案患者无明显临床症状，仅据脉舌辨证为脾虚不运、湿浊不化，加之外界湿毒入侵，使湿邪化热、湿浊蕴毒。治疗上以燥湿解毒为大法，方用自拟乙肝转阴汤治之而获效。但其方组成多为苦寒之品，久服易伤败胃气，若确非湿热内蕴，或中气素虚者，临证应予慎用。

案例2：肝郁气虚，疫毒内蕴案

杨某，男，42岁，工人，陕西宝鸡县人，1993年5月初诊。

患者既往体质尚健，近2个月来渐觉身困乏力，两胁下时感不舒，纳便尚调，余无明显异常，脉弦滑尺虚，舌质淡红，苔薄腻略黄。B超示：肝斜切径13.5cm，右叶厚9.6cm，左叶厚7.0cm，宽1.5cm，肝内光点多，分布均匀；胆囊5cm×2cm×2cm，壁毛糙，厚0.3cm，囊内清晰；脾厚2.8cm；胰腺形态大小正常。肝功能：黄疸指数4U，TTT2U，ZnTT4U，TBIL15.3mmol/L，结合胆红素5.1mmol/L，SGPT21U；总蛋白75.2g/L，白蛋白50.7g/L，球蛋白24.5g/L。蛋白电泳：A65.2，$\alpha_1$6.0，$\alpha_2$6.0，β9.2，γ13.6。HBV系列：HBsAg（+），抗-HBs（+），HBeAg（+），抗-HBc（+）。辨证属肝郁气虚，疫毒内蕴。予肝得宁胶囊，每次2粒，每日3次，连服2个月。

间断服中药汤剂：柴胡6g，白芍10g，陈皮10g，太子参12g，白术10g，茯苓10g，白花蛇舌草30g，虎杖10g，丹参12g，贯众12g，炙甘草6g，败酱草15g，茵陈15g。

服药2个月后自觉已无明显不适，1993年7月22日复查HBV系列，HBsAg、HBeAg均为阴性。因不放心本院检查结果，不日又在另一医院复查，除抗-HBc（+）外，余均阴性。随访至今，多次复查，未见异常。

按语：乙肝病毒携带者通常是指感染了乙肝病毒，而肝功能正常，机体功能状态与健康人无明显区别的人群。把这部分人群全部当做乙肝去治疗，显然是不对的；而听其自然，任其发展也是太过消极。本案用中医中药的方法消除乙肝病毒携带，而且初步取得了较为良好的效果。

案例3：脾肾两虚，湿热邪毒案

许某，男，20岁。

1989年饮食服务行业体检时发现HBsAg阳性，平时无任何不适，舌质淡红，苔薄黄微腻，脉滑。肝肋下未及。肝功能正常，HBsAg滴度1∶128。乙肝两对半示，HBsAg、HBeAg

及抗-HBcAg均阳性。予益肾健脾法为主，佐以清热利湿解毒，养血和血。处方：旱莲草20g，党参、黄芪、白花蛇舌草各15g，淫羊藿、桑寄生、菟丝子、白芍、贯众各10g，当归、蚕沙各6g，黄芩5g，土茯苓20g，丹参20g。治疗2个月复查HBsAg、HBeAg相继转阴，随访1年中3次复查肝功能均正常，HBsAg均为阴性。

按语：中医寻求病因的根据是患者的脉、舌、证，然本病大多无证可审，舌脉不显，似乎难以究诘。若用伏气发病理论加以探析则较易明了。《灵枢·邪气脏腑病形篇》云："正邪（古释为伏气）之中人也微，先见于色，不知于身；若有若无，若亡若存；有形无形，莫知其情。"即伏气为病不仅久伏则发，还可久伏不发，令众人不觉。这种伏气为病的现象与本病机体免疫耐受的高复制期有关，其本人虽无症状，但肝内存在HBV复制，且其在肝细胞内的复制可能非常活跃。根据临床观察，乙肝病毒携带者多是脾肾两虚，湿热邪毒为患。对本例患者，治疗上以益肾健脾、清热利湿为主，因而有清除HBV之效。

案例4：肝郁血瘀案

王某，男，37岁，1997年3月24日初诊。

患者因十二指肠球部溃疡、充血性胃炎在某院住院时查出HBsAg（+）、HBeAg（+）、抗-HBc（+）而来我院就诊。未诉明显不适，纳可，二便调，舌红稍暗，苔中根微厚，脉弦。查体余未见异常。证属肝郁血瘀，治以清热解毒、疏肝活血之法。药用：柴胡、郁金、香附、虎杖、黄精、茵陈各30g，厚朴、枳壳、白术、重楼、制狼毒各10g，五灵脂、红花各20g，甘草6g。该方加减服月余。

二诊：时腹痛，纳差乏力，二便调，舌淡苔白稍厚，脉细弦。此肝病日久及脾，脾失健运。治肝之病，当先实脾。上方加五味子、鸡内金各10g，炒三仙各30g，山药、白术各20g，以健运脾胃。此方又进40余剂。

三诊：无腹痛，感腹胀，每于便后减轻；手足心热、午后热甚，身起数十小瘤。此为毒邪稽留阳明不去，外熏蒸于肌肤。当以清热解毒之法。上方改制狼毒、重楼各15g，加当归30g。又加减服用1个月余。

四诊：无腹胀，无手足心热，身上瘤消退；时胃脘作胀，大便不爽。药用：高良姜、砂仁、白豆蔻、枳壳、厚朴、三棱、莪术、公丁香各10g，红花、白芥子、莱菔子各20g，延胡索、柴胡、郁金、五灵脂、川楝子、香附、炒三仙各30g，瓜蒌仁40g。该方加减服用近2个月。于1997年9月27日在我院查HBV-M，6项转阴，抗-HBs（-）。继以疏肝健脾之中药调理月余。

按语：慢性乙型肝炎为临床上常见难治病之一，其病因或为不慎外感邪毒，内入厥阴，久稽不去；或脾胃素虚，气血生化无源，日久肝失所养，而致肝失疏泄之职。肝郁则气滞，气滞则湿阻血瘀。治当以清热解毒疏肝，佐以活血利湿之法。重用柴胡，既取其疏肝理气之功，又可引诸药达病所，使其上通下疏，肝气得以条达；五灵脂、红花、郁金活血行气解郁；香附行气止痛；茵陈、虎杖利湿活血；狼毒本为有毒之品，此处取制狼毒，去其性取其用，与重楼共奏清肝解毒之功，体现了治疗肝病的独特用药经验；柴胡有劫肝阴之弊，诸药苦寒，清利又恐伤阴，以黄精养阴填精，甘草益气和中，调和诸药。纵观全方，清疏并用，活血行气，配伍精妙。

二、急性肝炎[32-33]

案例1：肝胆郁热，脾为湿困案

刘某，男，4岁，1957年3月11日初诊。

7、8日前家长发现患儿性情烦躁，睡眠不安，易惊悸，发热，不愿进饮食，厌油腻，闻油味即恶心欲呕，尿色深黄似茶。赴医院检查：肝大肋下一指，有压痛。化验肝功能：脑磷脂絮状试验（+++），麝香草酚浊度试验10U，黄疸指数30U。诊断为急性黄疸型肝炎，住院保肝治疗。今邀刘老医生会诊。检查：白睛轻微黄染，舌苔黄而略厚，脉细略数。

辨证：肝胆郁热，脾为湿困。

治法：清热利湿，疏肝健脾。

处方：柴胡10g，茵陈30g，赤小豆20g，龙胆草5g，苦参10g，栀子10g，淡豆豉20g，橘络20g，钩藤20g，白术20g，白豆蔻10g，茯苓皮10g，神曲20g，灯心草5g。水煎2遍，分2次温服。

4月5日二诊：服药10余剂，体温正常，烦躁、惊悸等症消失，恶心、干呕减轻，饮食仍差。近日复查，黄疸已不明显，肝肋下刚触及，脑磷脂絮状试验（++），黄疸指数10U。舌苔薄白，脉象细数已减，热象减轻。原方去栀子、淡豆豉、钩藤，加山茱萸20g，大枣3枚，煎服法同前。

4月17日三诊：又服药10余剂，饮食睡眠均恢复如常。检查：白睛黄疸已退清，肝肋下已触不到，化验肝功能亦恢复正常。舌苔薄白，脉缓细。原方加党参20g，继续服数剂，以巩固疗效。

按语：刘老治急性黄疸型肝炎，认为其湿热病邪主要蓄积在肝胆脾胃，故常用柴胡、茵陈、龙胆草、苦参、栀子等清利肝胆湿热，赤小豆、茯苓皮、白豆蔻、白术等利湿健脾，橘络、神曲等理气和胃，钩藤、灯心草、淡豆豉合栀子等清热除烦镇惊。以此组方，常收良效。

案例2：湿热阻滞，肝胆失于疏泄案

王某，男，7岁，1976年2月20日初诊。

5日前，发热恶寒，前医以外感治疗，而现巩膜黄染，腹胀不欲食，尿急尿频，尿短赤，舌苔黄稍腻，脉弦数，尿三胆（+），谷丙转氨酶800U。西医诊为急性黄疸型肝炎。此证外邪已解而热郁于里。拟清热利湿、疏利肝胆之剂。方药：茵陈12g，木通、黄芩、栀子、泽泻、甘草各6g，猪苓、牡丹皮各10g，车前子9g（布包煎），金钱草、金银花各9g。

2月23日二诊：已不尿急尿频，巩膜黄染消退，仍腹胀，不欲食，尿色黄，是湿热之邪虽解而中运不健。上方去黄芩，加陈皮6g，枳壳3g，莱菔子6g以宣通中焦。1周后诸症皆除，半个月后化验肝功能恢复正常。

按语：《伤寒论》谓："伤寒瘀热在里，身必发黄。"本例患者发热恶寒，尿频尿赤，是外感风热。热退而巩膜黄染，腹胀不能食，舌苔黄腻而脉弦数，是湿热已结于里。故以清利之法施治而获效。

案例3：寒湿发黄案

孙某，男，50岁，某医院会诊病例。因食欲不振，恶心呕吐，眼目及身黄10日住院。入院时检查，巩膜黄染，肝在右肋下1.0cm，有压痛，脾未触及。化验检查：总胆红素为4.25mg/dL，谷丙转氨酶800U，前医曾用茵陈蒿汤治疗未见明显效果，总胆红素反上升至6.5mg/dL，自觉畏寒肢凉，口不渴，大便溏泄，每日2~3次，乃请会诊。见患者舌体胖大质淡，舌苔白腻，脉沉细，乃寒湿发黄，改用茵陈附子理中汤合平胃散治疗，服药1周后畏寒肢凉消失，大便转软，每日1次，黄疸减轻，总胆红素为5.25mg/dL，谷丙转氨酶降至450U，脉仍沉细，舌苔薄质淡，改用茵陈胃苓汤治疗共2个月，黄疸全消，肝功能恢复正常而出院。

按语：《伤寒论》中有关发黄类似急性黄疸型肝炎之条有16条，其中湿热发黄占14条，寒湿发黄1条，瘀血发黄1条，可见湿热者占绝大多数。有学者临床观察了急性黄疸型肝炎128例，其中仅1例阴黄，余均为阳黄。古人多讲湿热阳黄中湿偏重者，列入"阴黄"范畴，实际上湿偏重者，是介于阳黄与阴黄之间的一个过渡证型，湿偏重者本身可以逐渐发展为阴黄，但是如果治疗失当（如湿偏重过用苦寒），也可以加快向阴黄转化。

本例可能开始为湿偏重，病情逐渐发展，转为阴黄，故按阴黄治疗取得良好效果。阴黄的定位在脾肾，病机属性是脾肾阳虚，故吴坤安说："太阴病，小便不利，湿土为热所蒸而发黄者，茵陈五苓散主之。"即是湿偏重者，两者拟宜区分。

案例4：湿热俱重，蕴阻肝胆，蒸及胃络，伤及营血案

倪某，往返宁波，途间辛劳，饮食不节，脾胃有伤，湿热内停，蒸及胃络，致呕吐血盈盆。晡热汗出，苔黄脉洪。一身面目尽黄，虑再血涌。

方药：大黄15g，生栀子10g，茵陈10g，牡丹皮10g，连翘10g，赤芍10g，水牛角30g。7剂。

二诊：药后症有改善，化验黄疸指数下降。

方药：生大黄10g，生栀子10g，茵陈10g，赤芍10g，茯苓15g，白茅根30g。

按语：本案湿热俱重，蕴阻肝胆，蒸及胃络，伤及营血以致吐血盈盆。故治疗以茵陈蒿汤清热化湿，以犀角地黄汤清热凉血，治疗以后，湿热得化，血热得清，故呕血得止，肝炎得愈。

案例5：湿热郁表案

倪某，男，28岁。因赴鄞道中辛苦，加以酒食过度，遂发热，微恶寒，身目俱黄，心下痞，作呕，溲赤，苔白。以麻黄连翘赤小豆汤加减。

方药：麻黄9g，连翘9g，赤小豆15g，桂枝9g，桑白皮15g，杏仁9g，川黄连3g，鲜茅根15g，全瓜蒌15g。7剂。

药后倦怠，尿次多。上方加黄芪15g，太子参9g，防己15g，再进7剂后，黄疸退，诸症若失，随访1年未发。

按语：本案黄疸，为湿热郁表之实证。用麻黄连翘赤小豆汤加减，意为解表清热利水。二诊加太子参、黄芪、防己，增强益气利水之作用，疗效满意。

案例6：湿热俱重案

康某，男，32岁。于1周前即突感中脘胀满不适，发热曾至38.5℃，服西药4日后热退，巩膜及皮肤即出现黄疸，经某医院检查谷丙转氨酶为300U，黄疸指数为80U，西医诊断为黄疸型肝炎，现住院治疗。患者不思饮食，泛泛欲吐，小便色深似浓茶，大便3日未解，舌红，苔黄，脉弦数。证属湿热俱重型黄疸，投以茵陈蒿汤及栀子柏皮汤加味。

方药：生大黄18g，栀子15g，田基黄15g，黄柏9g，木通9g，川黄连6g，茵陈30g，鲜茅根30g。7剂。

服1剂后，大便即通，小便亦利。治疗1周后，遍身黄疸大减，胸闷烦恶亦舒。检查：谷丙转氨酶70U，黄疸指数40U。减大黄，加重健脾利湿药物，继续服药14剂后，黄疸全退，黄疸指数为10U，谷丙转氨酶下降至30U，食欲增加，于住院3周后出院。

按语：本案为急性黄疸型肝炎属于湿热俱重型，本方重用大黄、黄柏、川黄连、栀子清热解毒，田基黄亦为姜老治疗肝炎常用的主药，有清热解毒利湿作用。以上5味药以治肝炎为本，利胆的药物有大黄、栀子、茵陈等，利水的药物则有茵陈、木通及鲜茅根，通便的药物则有大黄。使黄疸从二便中分消。

案例7：湿浊瘀阻案

王某，女，54岁，1976年1月14日就诊。因乏力，胃纳减退2周，黄疸2日，诊断为急性黄疸型肝炎入院。入院时谷丙转氨酶400U，入院后总胆红素在4日内上升达14mg/dL，1分钟胆红素13mg/dL，凝血酶原时间28秒（对照13秒），碱性磷酸酶25.5U，血清白蛋白/球蛋白=2.9/2.9，肝炎相关抗原（－），谷酰氨转肽酶95U。患者身目深黄，腹满作胀，纳少口干，喜冷饮，下肢肿，手指亦微肿，精神尚可，但睡眠欠佳，多梦，舌质淡胖，苔白，脉微滑。治拟活血化瘀，行气利湿，佐以凉血。

方药：生大黄24g，桃仁9g，地鳖虫6g，煅干漆15g，广三七15g，青皮9g，广犀角9g（水牛角30g代），赤芍9g，对座草30g，大腹皮15g，广木香9g，茯苓皮30g。2剂。

二诊：1976年1月17日。患者小便量增加，大便1～2次/d，色黄，巩膜黄染似有减退，腹胀有所减轻，纳增，睡眠好，口尚干，精神倦呆，舌质色暗不鲜，苔白薄而干，脉滑。治拟前方加野山参3g。3剂。

三诊：1976年1月20日。近日尿量增多，腹胀好转，日进主食150g左右，大便2次，不成形。巩膜黄染同前，肝区隐痛，口干乏力，腹软，腹水征不明显。后以1月14日方加生晒参3g，连服17剂诸症皆愈。

按语：本例西医诊断急性黄疸型肝炎，中医辨证属于"急黄"。根据患者身目深黄，满腹作胀，舌暗不鲜，辨证为肝胆瘀阻型，湿热蕴结、血瘀气滞致使三焦气化失常，治法用抵当丸合下瘀血汤加行气利湿药。抵当丸、下瘀血汤、干漆、赤芍均可通血闭化瘀血。

综观本案初诊脉证，当是湿浊瘀阻肝胆所致，断非湿热所为。湿浊内蕴，阻滞肝胆，当以行气化湿为主，而本案反用活血化瘀佐以凉血治之，显然是根据西医辨病而治。二诊虽见舌暗不鲜，但参以精神倦呆等症，亦不足断为瘀血，盖由过寒伤阳，行多伤气故尔，故医以诸参加之而其效益彰。原按以方释证，欲圆其说，大可不必。且患者舌淡胖苔白，脾虚湿阻，大黄24g连用30余剂，当防伤脾损正，不可不虑。

案例8：毒热内陷心包，急性传染性黄疸型肝炎案

王某，女，36岁。患者以急性传染性黄疸型肝炎收住院。入院时尿胆原阳性，凡登白试验直接阳性，谷丙转氨酶400U以上，黄疸指数50U。2日后，黄疸迅速加深，并出现高热40.5℃，烦躁不宁，旋即神昏谵语。西医除补液外，加用激素、维生素C等治疗，于1965年12月13日邀中医会诊。脉弦数，舌质红绛，苔黄而燥。热毒内陷心包，扰乱神明，津液被灼，肝风惊厥堪虞。拟清热解毒，凉血开窍。

方药：鲜地黄30g，赤芍9g，玄参30g，牡丹皮9g，连翘30g，紫草24g，绵茵陈30g，板蓝根30g，鲜石菖蒲9g，广郁金10g，玳瑁9g（先煎），羚羊角粉15g（吞），安宫牛黄丸1粒（研吞）。

上方服后，烦躁较定，体温降至38.8℃。3剂后，热退神清。去鲜石菖蒲、羚羊角粉、安宫牛黄丸，加金银花30g，大蓟、小蓟各30g，白毛藤30g，白鲜皮9g，姜黄6g，绛矾丸10g（包）等出入加减。共服15剂，黄疸退清，肝功能正常而出院。

按语：《圣济总录》云："病人心胸间闷，烦躁，身热五六日之间，便发热狂走，体金色，起卧不安，此是急黄。"该患者住院2日，即见黄疸加重，高热烦躁，旋即变昏谵，是属急黄。急黄一病属湿热者居多，大凡湿重者多伤气，热重者多伤营。其辨湿热多少，在气在营最为关键，此案高热昏谵，舌质红绛、苔黄而燥，是热多湿少，毒热入营，灼伤阴津，内陷心包的证候。张景岳云："新暴之病……当以峻剂直攻其本，拔之甚易，若逗留畏缩，养成深固之势，则死生系之。"故医以大剂苦寒以清热解毒，甘寒以凉血滋阴，咸寒以镇潜熄风，复以石菖蒲、安宫牛黄丸清心开窍。1剂知，3剂而热退神清。嗣后，继进清热凉血利疸退黄之剂，共服15剂而告愈。

案例9：湿热中阻，瘀热发黄案

孙某，男，56岁，初诊日期：1975年7月19日。主诉：发热面目发黄已1周。

现病史：6日前发烧（体温38℃），尿黄赤，恶心，食纳不香，逐渐发现身、目发黄，喉中有痰，大便干，今日体温已正常。检查尿：胆红素（++），尿胆原、尿胆素（-）；血：谷丙转氨酶1 000U，麝香草酚浊度试验18U，麝香草酚絮状试验（+++），黄疸指数50U，总胆红素14mg/dL。诊为急性病毒性黄疸型肝炎。7个多月以前曾患脑血栓，经针刺治疗有好转。检查：巩膜黄染，腹平软，肝脾未触及，左侧半身运动不灵，血压20/13.3kPa。舌象：舌边尖红，苔黄厚腻。脉象：弦滑稍数。

西医诊断：急性病毒性黄疸型肝炎，脑血栓后遗症。

中医辨证：湿热中阻，瘀热发黄。

治法：清热利湿，活血解毒。

方药：茵陈30g，蒲公英30g，小蓟15g，白茅根30g，泽兰15g，车前子、车前草各12g，藿香10g，酒大黄6g，大枣7枚，六一散12g（包）。

治疗经过：7月21日，服上方7剂后，症状无变化，上方去白茅根、小蓟，加金钱草24g，龙胆草6g，继服。

7月26日，小便色转清，食纳好转，晨起咳嗽有痰，舌苔黄腻，脉象弦滑。

方药：茵陈（后下）45g，蒲公英30g，车前子、车前草各15g，小蓟30g，泽兰15g，藿香

10g，杏仁10g，橘红10g，酒大黄10g，大枣7枚，六一散15g（包）。

上方每剂3煎，每日服3次。服上方后，巩膜黄染明显消退，食纳增加，大便色较黄。肝功能复查结果：谷丙转氨酶830U，麝香草酚浊度试验16U，麝香草酚絮状试验（+++）。舌苔呈褐色。上方加炒栀子10g，继服。

8月11日黄疸已退尽。

9月6日，复查肝功能：谷丙转氨酶正常，麝香草酚浊度试验9U，麝香草酚絮状试验（-）。

10月8日，肝功能全部正常，眠食均安。观察至11月5日，肝炎已近临床治愈，左侧偏瘫转内科门诊治疗。

按语：本案中医辨证为阳黄，因其热重于湿，毒热较甚，故用茵陈、蒲公英、车前子、车前草清热利湿解毒，泽兰、白茅根、酒大黄凉血解毒通下，佐以藿香芳香化湿，杏仁、橘红开胃化痰，大枣和中扶脾。

案例10：黄疸阳黄案

刘某，男性，26岁，教师。以"两眼发黄，右肋下压痛"之主诉于1959年6月3日入院。入院后经各种检查，西医诊断为急性黄疸型肝炎，转中医治疗。症见：头晕乏力，皮肤及巩膜发黄，腹胀纳差，恶心欲呕，厌油腻，右肋下胀痛，时感午后发热，大便稀，1日2次，小便如茶色，肝肋下2指，有触痛感，中等硬度。舌苔黄腻，脉象弦滑。

中医诊断：黄疸病，阳黄证。

治则：清热利湿健脾，舒肝利胆退黄。

方用茵陈五苓散去桂枝，每日1剂，连服6剂。

二诊：皮肤及巩膜黄退，便溏，每日2～3次，小便色淡，口苦纳差，舌苔白腻略黄，脉象弦濡。继用上方加黄连10.5g，广木香7g，木通10.5g，6剂，以清热利湿，行气健脾。

三诊：症状完全消失，肝功能检查正常，舌苔薄白，脉象弦细，方以六君子汤6剂善后。

按语：本案患者症见皮肤、巩膜发黄，腹胀纳差，恶心欲呕，厌油腻，右肋下痛等，证属黄疸无疑，其小便如茶色，脉弦滑，舌苔黄腻，则又属阳黄无异。米老处以茵陈五苓散加减，前后仅服药10余剂即告痊愈，收效可谓迅捷。

茵陈五苓散为元代名医罗天益根据张仲景的经验用于阳黄之身热、大便如常、小便不利而发黄者。方中桂枝虽有通阳化气之功，但嫌其性偏辛温，故去而不用。加黄连、广木香、木通者，盖欲以增强其清热利湿之力也。

案例11：湿热炽盛，肝胆郁结，腑气不通，营液灼耗，心神被扰，急黄案

胡某，男，31岁，入院日期：1962年6月10日。因急性黄疸型传染性肝炎（暴发型）入院，（6月12日）除西药治疗外，并邀中医会诊。面目遍身发黄，如橘子色，狂躁不宁，喜怒无常，齿衄，口渴引饮，且欲呕恶，纳呆，大便已3日未解，小溲黄赤，舌苔黄燥，质红绛，脉弦滑而数。

辨证：湿热炽盛，肝胆郁结，腑气不通，营液灼耗，心神被扰。病起1周，证属急黄。

治法：清热通腑，凉血解毒。

方药：生大黄、黑栀子各12g，黄柏、枳壳、郁金各9g，石菖蒲6g，鲜地黄24g，茵陈30g，鲜白茅根30g。水煎，服2剂。

6月14日二诊：大便解过3次，色焦黄，神志略定，黄疸未见加深，呕恶已止，小便黄赤，舌苔略润，质仍红绛，脉象弦滑。前方去石菖蒲，加血余炭、地榆炭，服2剂。

6月16日三诊：神志转清，黄疸亦见减轻，但仍懊侬，舌苔转黄腻，质尚红，脉象弦滑，再予清热养阴疏肝利胆。方用：生大黄6g，黑栀子12g，郁金、黄柏、麦冬、鸡内金各9g，枳壳6g，川石斛12g，茵陈30g，半枝莲30g。水煎，服4剂。

6月20日四诊：前方略有加减继服。

6月25日五诊：症状继续好转，湿热虽轻，气营未复，肝郁未舒，再予疏肝利胆，清热化湿。方药：黄柏9g，黑栀子12g，郁金6g，茜草15g，茯苓9g，生地黄12g，糯稻根30g，茵陈18g，夜交藤12g，制香附9g。再服5剂。

6月30日：前方去夜交藤加太子参继服7剂。

7月10日：复查肝功能已近正常，黄疸基本消退，自觉症状消失，继予疏肝利胆，益气生津之剂。方用：当归9g，生白芍12g，黑栀子12g，茜草15g，郁金9g，太子参18g，茵陈15g，生地黄12g，麦冬9g，枸杞子12g，鸡内金9g。加减继服20余剂，肝功能恢复正常而出院。

按语：急性黄疸型传染性肝炎（暴发型），属中医"急黄"范畴，一般发病急骤，病情发展迅猛，如不及时治疗，常会危及生命。本案证属急黄，患者湿热炽盛，肝胆郁结，腑气不通，营阴耗灼，心神受扰，病情危笃。需泻热去实，急下存阴，治以清热通腑，凉血解毒，方用茵陈蒿汤加味，取其腑气一通，湿热毒邪亦随之而解，药后腑通神清，黄疸渐退，继以疏肝利胆，清热养阴，疏肝和胃，清热化湿，益气生津，诸法次第而用，终获痊愈。

案例12：肝郁脾虚，阴津略伤案

安某，男，36岁，于1977年12月31日初诊。胃脘痛1个月余，右肋不适，时有胀痛，恶心纳差，疲倦乏力，大便略稀，日一行，舌质鲜红有齿印，苔薄白，脉弦细。查肝功能：谷丙转氨酶344U，硫酸锌浊度试验17U，麝香草酚絮状试验（+++），血清蛋白电泳白蛋白0.8g/L，球蛋白0.28g/L。诊断：急性无黄疸型肝炎。辨证：肝郁脾虚，阴津略伤。治则：疏肝健脾，养阴和胃。药用：黄芪30g，党参30g，白术12g，柴胡9g，香附9g，木香6g，沙参30g，麦冬12g，焦三仙各27g，甘草6g。每日1剂。另以五味子120g研细粉，每次3g，每日3次，温开水冲服。

1978年2月4日，因症状次第减轻，胃痛止，均守方继服。肝区又略感疼痛，乏力稍增，口干，舌转红嫩，有齿印，苔薄白，脉弦细。再以舒肝养阴，健脾和胃，以善其后，药用：柴胡9g，党参15g，沙参30g，麦冬12g，生地黄12g，川楝子12g，丹参15g，黄芪15g，佛手9g，焦三仙各27g，甘草3g。

药后诸症皆平，胃纳增加，追访至今，未见复发。

按语：急性肝炎或慢性肝炎活动期，每以谷丙转氨酶增高为特点。根据临床体会，谷丙转氨酶之所以增高，其原因大概有二：一是肝经湿热，其舌苔多黄腻，治以清化肝经湿热为主，药用如柴胡、黄芩、栀子、龙胆草、秦艽、板蓝根、半夏、茯苓、陈皮等。气虚者加党参。湿热去、舌苔退，谷丙转氨酶自会下降。二是肝阴亏虚，多舌红少苔或无苔，治以滋养肝阴为主，药用如沙参、麦冬、生地黄、当归、乌梅、川楝子、五味子粉等。肝阴复，舌苔生，谷丙转氨酶自会下降。

三、慢性肝炎[32-33]

案例1：肝郁阴虚案

李某，男，56岁。患者在1960年有肝炎史，但一贯身体较好，能坚持工作。今年立春以来，精神异常困乏，胁痛，纳呆，乃至某医院检查肝功能：谷丙转氨酶180U，HBsAg阳性，余正常。

诊断：乙型肝炎。患者平日喜服中药，乃至本院治疗。诊察：脉弦细，舌红，少苔，自诉神疲，纳呆，头昏，胁痛，失眠多梦。

辨证属素体阴虚，肾水不足，肝气过旺，阴气受伤。

治以养阴疏肝法。

方药：生地黄10g，枸杞子10g，当归10g，白芍10g，郁金10g，川楝子10g，沙参15g，麦冬10g，五味子6g，青蒿10g，贯众10g，山楂10g。共5剂。

二诊：患者因在鄂城工作，不能常来门诊，自取前方服20剂，乃来复诊，自诉精神好转，食欲略强，胁痛减轻，脉弦细，舌暗红，苔薄黄。前方有效，守原方加减。方药：原方去青蒿加丹参10g，嘱服20～30剂。

三诊：时隔月余，乃来复诊，自述各种症状基本消失，要求给成药，以方便服用，嘱之复查肝功能及乙肝抗原，患者以时间短，不欲检查，乃按原方10剂量，熬成膏剂。

四诊：3个月后患者服完膏剂，前来复诊，出示他院肝功能生化检查报告：肝功能正常，HBsAg阴性，身体无不适感。远期追访，半年内复查肝功能及乙肝抗原，均在正常范围。

按语：临床治疗慢性乙型肝炎，大多数均按肝郁脾虚、肝郁阴虚辨证论治，乙肝表面抗原均已转阴，少数患者在复查时有复发现象，继续治疗，仍然有效。

案例2：肝邪久羁，瘀凝气滞，营阴耗伤案

陈某，女，34岁。1960年8月因纳减乏力、肝痛、肝大、肝功能异常，诊为慢性肝炎。经西药治疗有好转，1963年1月开始加服中药。症见头晕目眩，神疲乏力，两胁胀痛，午后低热，口燥咽干，舌苔根黄腻，前半薄，质红带紫，脉象细数。

辨证：肝邪久羁，瘀凝气滞，营阴耗伤。

治法：养阴柔肝，调气活血。

方药：太子参18g，麦冬9g，生鳖甲18g，生地黄12g，生白芍12g，当归9g，枸杞子12g，黑栀子12g，制香附9g，制甘草4.5g。

以上方加减，持续服用80余剂，至3月底，复查肝功能正常，症状消失。观察2年，肝功能均在正常范围。

按语：本案系慢性肝炎日久，两胁胀痛，午后低热，口燥咽干，肝大，肝功能异常，

证属肝邪久羁，营阴耗伤，为中医肝阴不足型胁痛。《金匮翼·胁痛统论·肝虚胁痛》云："肝虚者，肝阴虚也。阴虚则脉绌急，肝之脉贯膈布胁肋，阴虚血燥则经脉失养而痛。"故宜养阴柔肝，调气活血，以一贯煎加减治疗。方中以辛平之制香附代北沙参，加强调气之功效，加白芍以养阴柔肝止痛，加生鳖甲以软坚散结，加黑栀子以清热。方药中病，故收效甚佳。

案例3：肝郁脾虚，气滞血瘀案

张某，男，36岁，汽车司机。1995年3月10日初诊。疲困乏力、肝区疼痛、脘胀腹满、恶心2个月。查肝功能：麝香草酚浊度试验12U，麝香草酚絮状试验（++），谷丙转氨酶正常，HBsAg256U。其面暗萎黄，脉象弦细稍数。

证属肝经气血郁滞，运化受阻，肝脾不和。拟舒肝理脾、化瘀解毒之剂。

方药：当归15g，赤芍15g，丹参15g，红花5g，柴胡12g，青皮10g，延胡索12g，川楝子12g，郁金12g，半枝莲15g，草河车12g，山楂12g，泽泻12g，生薏苡仁30g，炒麦芽20g。每周4剂。

3月20日二诊：肝区疼痛减，腹胀轻，纳食增进。上方去延胡索、川楝子，加茵陈15g，土鳖虫6g，清肝胆之瘀热，以消萎黄；加丝瓜络12g，以消络中之瘀热。

3月30日三诊：面色已显红润，腹胀已消，身体已不劳困。上方加牡丹皮15g，以清血分之瘀热。

以后遵上方加减出入，2个月后，肝功能复查HBsAg（-），其他项目亦趋正常。毒消热清，内环境改变，使病毒无适合繁衍之环境，则HBsAg亦转阴。

按语：《金匮要略》首篇《脏腑经络先后病脉证》中以肝病为例，提出治疗疾病的大法："夫治未病者，见肝之病，知肝传脾，当先实脾，四季脾旺不受邪，即勿补之。中工不晓相传，见肝之病，不解实脾，惟治肝也。"说明治肝补脾的要妙。

肝脾关系相制相助而为用，关系极为密切，肝病可及脾，脾病可及肝，在病机上往往互相影响。但治法上肝病脾病迥然不同，治脾宜补，治肝宜疏。肝郁而病脾者以舒肝为主，调脾为辅。脾虚而肝郁者，补脾之中必兼舒肝。脾实之病亦当注意舒肝，若脾实肝郁，则失其运化之机，而成滞实之证，因而，在脾实不运之时亦宜疏通利导使脾土不郁。前人谓木能疏土，即此意也。所以，肝脾同病者，必辨明其是脾病影响于肝还是肝病影响于脾，分别先后缓急而调治，不可乱施攻补。否则，以补脾之法治肝易使肝郁不达，以舒肝之药治脾易使脾气更虚，舒补失当，病不能愈。

再一方面，情志为用，肝主怒而脾主思，怒则气逆，思则气结，肝脾不和而为病。因此，治肝脾之病，又当和其情志。情志产生于气血，气血与情志有密切的关系，血气多少与情志疾病均有关联，所以中医学在生理病理治法上均注意五脏情志气化生制的关系。此又是中医学意志精神与脏器机能相结合之机制，在医学上实有极重要的价值，应当进一步深思而研究之。

前人谓肝病难治，即是谓人生一世志意不遂、急躁忿怒之事屡有，多思善虑之情常发，最易出现肝病，肝病出现后难以调治。又谓"肝无补法"，即因肝性舒达，肝主藏血，郁则为病，舒则条达。所以，邢老医师认为治肝之病，应以舒为主，虚不宜补，实不可过攻，必遂肝脏条达之性，适其肝脾制化之机，乃为治肝病之善法。参芪温补之药，多不宜于肝郁之病，因肝病用温补多致热郁，热郁则气血不畅，失其肝脏条达之性，而滞少阳生发之机，气有余便是火，补气药一般不可用。纵有因脾虚而肝郁需用时，亦宜少加参术等补脾药与舒肝之剂合用，不可纯用温补。

《金匮要略》提出治肝之病必先实脾。在脾脏不虚的情况下，虽不必补脾，但亦需顾及木邪克土之机。肝郁而实者，则当先疏而后调之，不能不疏而先用调补助益之法。另一方面，脾实之病亦当注意疏肝。若脾实肝郁则失其运化之机，而成滞实之证，亦宜疏通利导使脾土不郁。

用药以当归、赤芍、丹参养血柔肝，补中寓通。丹参一味，可抵四物，养则血源充足，通则肝体可柔，血无郁滞，合牡丹皮之凉血清肝又有消瘀之功，则血中无热可积。湿热生虫，无热无湿留羁，则"虫"无生存环境，病毒、细菌、衣原体等皆"虫"之义也。合柴胡、青皮、茵陈疏利肝胆，使肝中代谢产物有路可排。半枝莲、泽泻等清热解毒，利水化湿，助肝肾令邪从水道外泄，则"虫"、"毒"无繁衍场所，HBsAg自可由阳转阴。清理肝胆湿热，改善内环境，疏通胆管，通利水道，是调理慢性肝炎的大法。凉血不使凝滞，疏利不能大泻，解毒不用霸道药物，中西一理，用之慎矣！

临床肝功能的化验值，只作为一个指标来参考，谷丙转氨酶高者，热毒犹盛，谷丙转氨酶已降者，热毒已轻。肝功能值由高转低者，抑或趋于正常者，则肝功能已复康。但要注意临床可见有病情恶化、病情进展者，虽化验肝功能"加号"减少或已消除，阳性者已转阴，却是说明病已濒危。曾见一早期肝硬化病人，住院1年，化验肝功能全部正常，却在出院2个月后肝功能衰竭，吐血而亡。临床一定要考虑到，化验值趋正常者，并不一定意味着肝脏彻底复康。因为病毒的繁殖，有高峰期与休整期、活动期的差别，人体亦有抵抗力增高与降低的阶段。

案例4：脾虚肝郁案

王某，男，28岁，1997年5月18日初诊。

症见神疲肢乏，肝区隐痛，纳谷不馨，大便时溏，症历月余，舌苔白腻，舌质偏红，脉象濡滑。

体检：肝脾未及，肝功能SGPT96U，HBsAg（＋）。辨证属脾虚湿盛，肝郁气滞。治以健脾化湿，疏肝解郁法。

方药：僵蚕10g，蝉蜕5g，山药20g，炒白术10g，柴胡6g，川楝子30g，车前子（包）10g，炙蜂房10g，生麦芽20g，甘草5g。

10剂药后谷丙转氨酶正常，唯HBsAg（＋），上方去川楝子、车前子，继服45剂后，复查2次，HBsAg均转阴。

按语：朱良春老医师谓：僵蚕功效散风降火，化痰软坚，解毒疗疮，故于风热痰火为患之喉痹喉肿、风疹瘙痒、结核瘰疬等均适用之，且对温邪感染最为适宜，是故杨栗山之《寒温条辨》首推本品为"时行温病之要药"。蝉蜕体轻而性微凉，擅解外感风寒，为温病初起之要药。朱老医师临床应用常配伍金银花、紫花地丁、赤芍、野菊花等施治。常配伍金银花、连翘、淡豆豉、苍耳子、羌活治疗病毒性感冒，配伍黄芩、黄连、石膏、金银花治疗病毒性腮腺炎，配伍炙蜂房、茜草可使乙型肝炎病毒表面抗原转阴。

案例5：阴虚血热，气阴两伤，湿热未清案

关某，男性，28岁，1972年4月14日初诊。

病史：患者于1967年8月始患急性病毒性肝炎（黄疸型），肝功能明显损害，因大量输入葡萄糖而后继发糖尿病。住院近2年，病情稳定出院。出院后肝功能时常波动，近1个月以来肝功能明显异常，1972年4月14日来我院门诊治疗，当时症见口干口苦，尿黄，两胁胀痛，时有衄血。检查：急性病容，腹平软，肝在肋下未触及，叩痛不明显，脾在肋下1.5cm，质中等硬度。血查：谷丙转氨酶472U，麝香草酚浊度试验18U，空腹血糖190mg/dL，尿糖（+++），白细胞5 700个/mm³，血小板113 000个/mm³。舌象：舌苔黄，边尖红。脉象：弦细。

西医诊断：慢性肝炎活动期，继发糖尿病。

中医辨证：阴虚血热，气阴两伤，湿热未清。

治法：益气养阴，凉血清热，活血利湿。

方药：北沙参15g，麦冬12g，五味子15g，大生地黄15g，丹参15g，车前子15g，车前草15g，龙胆草10g，茵陈30g。

治疗经过：按上方加减，共服药80剂。8月12日，复查肝功能，谷丙转氨酶正常，麝香草酚浊度试验6.5U，麝香草酚絮状试验（-），血胆固醇154mg/dL，血糖100mg/dL，尿糖（-），恢复全日工作。1972年11月29日门诊复查时称，3个多月以来自觉良好，饮食正常，能坚持工作。肝未触及，脾大小同前，肝功能化验：谷丙转氨酶正常，麝香草酚浊度试验正常，麝香草酚絮状试验（±），血清白蛋白/球蛋白为4.3/2.7，血糖155mg/dL，尿糖（-）。

按语：本案初诊症见口干口苦，尿黄，两胁胀痛，时有衄血，舌苔黄，舌质红，脉弦细，均为阴虚血热之征，说明湿热较重，故用龙胆草、茵陈、车前子、车前草清利肝胆湿热，北沙参、麦冬、五味子养阴敛气，生地黄、丹参凉血活血，共奏清利湿热，养阴活血之效。所用之方即北京中医医院肝病组20世纪70年代协定处方"复肝四号"。此方在使用时，若见气血不足者，可加生黄芪12g，当归12g；纳差苔腻者，可加藿香、青皮、陈皮各10g。

案例6：肝热气郁，肝瘀，脾胃虚弱案

孟某，女，34岁。患慢性肝炎已3年。症见纳少食后胀闷，打嗝，恶食油腻，胁肋疼痛，腹胀，口苦不欲饮，心烦急躁，大便不畅，头晕，小便黄，疲乏无力，舌边红黄腻，脉沉弦滑。SGPT280U，TTT14U，TFT（++），肝大4cm，脾（-）。

证属肝热气郁，肝瘀，脾胃虚弱。宜清肝解郁化瘀，培土抑木。

处方：当归12g，生白芍12g，茯苓24g，生白术9g，栀子9g，牡丹皮12g，柴胡9g，郁金9g，鳖甲30g，龙胆草9g，薄荷9g，鸡内金6g，茵陈12g，黄柏9g，生甘草6g。

守方58剂，症状逐渐有好转，饮食增加，胁痛止，精神振作，舌苔薄白，脉弦细。SGPT180U，TTT12U，TFT（+）。原方去栀子、龙胆草、黄柏，加党参、山药。续服60剂后，症状消失，肝功能正常，用原方配丸剂服以善后。

按语：谢老医师将此病划分为3个阶段分析：第一阶段是邪气盛正气不衰，以祛邪为主，安正辅之；重点清肝热，调肝气，化瘀畅血，使诸症逐渐好转；方以丹栀逍遥散、茵陈栀子柏皮汤加减，邪去则正复。第二阶段邪退而正伤，以实脾制木为主法，重在运脾，以四君子汤为主，配合逍遥散，取得显著疗效。第三阶段病后调理，巩固疗效。

案例7：肝脾两虚夹有湿热案

葛某，男，42岁。6年来肝功能一直不正常，谷丙转氨酶一般在300U左右波动，麝香草酚浊度试验14U，有时出现轻度黄疸，总胆红素为1.8mg/dL。就诊时表现：全身乏力，面白无华，肝区疼痛，胸闷腹胀，纳食尚可，口微苦而黏，口干能饮，大便每日2次不成形，小便黄，脉弦细，舌苔净、质淡紫、有齿痕。既有肝血不足表现，又有脾虚现象，同时还夹有湿热，予归芍六君子汤加夏枯草、蚕沙、荷叶、砂仁，治疗2个多月后，谷丙转氨酶由500U以上降至145U，麝香草酚浊度试验由14U降至8U，症状亦见好转，继服上方1个月，肝功能全部正常。仍继续间断服上方以巩固疗效，随访2年，肝功能仍正常。

按语：慢性肝炎由于肝郁气滞，影响脾虚失运，以致精血来源不足，而见肝脾两虚，即既有肝血不足，又有脾虚不运，临床上亦不少见。本例病程6年，肝脾两虚，但又兼夹湿热，故以归芍六君子汤养肝健脾，加夏枯草、蚕沙、荷叶、砂仁，以清化湿热，芳香醒脾，使症状好转，肝功能逐渐恢复正常。

案例8：肝肾阴虚案

张某，男，34岁，工人，1987年11月5日初诊。患者于1986年10月发现肝炎，经治疗病情稳定。近1个月来感肝区隐痛，头晕，目干涩，时有失眠多梦，胸部有压迫感，腰酸胀，五心烦热，乏力。查肝功能：硫酸锌浊度试验（-），谷丙转氨酶162U，谷酰氨转肽酶290U，碱性磷酸酶（-），乙型肝炎表面抗原（+），血清白蛋白/球蛋白为4.8/2.7。B超示：未见异常。曾在某医院临床诊为慢性活动性肝炎，先后给予茵陈蒿汤、龙胆泻肝汤等化裁服用半个月，病人自感头晕加重，背胀乏力，诸症未减。查肝功能，谷丙转氨酶升至200U，谷酰氨转肽酶240U。

查体：一般情况尚好，腹软，肝于肋下可及，剑突下2cm，质软，脾未触及，舌红，苔薄黄，脉沉细略数。

证属肝肾阴虚，以滋肾清肝法治之，予归芍地黄汤加减。

方药：熟地黄15g，泽泻9g，茯苓15g，山药15g，牡丹皮9g，当归9g，白芍15g，楮实子15g，黄精15g，枸杞子24g，胡黄连9g，五味子6g，小蓟15g，淡黄芩9g，败酱草15g，生麦芽15g，炒枣仁15g。水煎服，每日1剂。

患者先后服用本方月余，头晕、胁痛、腰酸及失眠多梦等均消失，自我感觉良好，仍偶感胸闷，大便稍稀，舌淡红，少苔，脉沉弦。12月23日查肝功能，谷丙转氨酶已正常，硫酸锌浊度试验（-），谷酰氨转肽酶94U。上方去败酱草、小蓟、炒枣仁、胡黄连，加薏苡仁30g，芡实12g，隔日1剂。服12剂后，以杞菊地黄丸善后。随访半年，未复发，已坚持正常工作。

按语：本案证属肝肾阴虚，经用归芍地黄汤加减清肝养阴而愈。方中以归芍地黄汤滋补肝肾，养血柔肝，加入楮实子、枸杞子滋肾清肝明目；黄精补虚添精，益气滋阴；胡黄连清热燥湿；五味子敛阴降酶；败酱草清热解毒；生麦芽消食和中；酸枣仁养肝益肝气。据报道，小蓟根煎服可以减轻肝区疼痛，使肝功能有不同程度的好转趋势，并明显改善黄疸指数、胆红素及谷丙转氨酶，但禁用于恶性肝炎、明显肝功能不良及肝炎并胃肠道出血者。黄芩提取物黄芩素可以降低谷丙转氨酶。取大麦低温发芽的幼根干燥磨粉制成糖浆内服可消除厌食，缩小肝脏肿大及降低转氨酶。由于本案在辨证上紧紧抓住了肝肾阴虚的病机，用药上又参照了许多药理研究的成果，药证相得，故获良效。

案例9：肝强脾弱，湿热瘀滞案

李某，男，40岁，干部，1989年8月6日初诊。肝功能检查发现SGPT382U，TTT16U，HBsAg（+）。症见颜面红斑磊磊，头晕，口苦，右胁隐痛不已，溲赤便秘，舌青紫，苔黄腻，左脉弦数，右脉滑数。属肝强脾弱，湿热瘀滞。当清热解毒，化湿祛瘀。

处方：水牛角30g，泽兰15g，败酱草15g，土茯苓30g，大金钱草30g，矮地茶30g，猪苓15g，赤苓15g，郁金6g，川楝子9g，桃仁12g，苍术9g，大腹皮12g，赤芍9g。

因为患者热毒较甚，故另制白花蛇舌草、龙葵、半枝莲、重楼等清热解毒药物复方，与上方交替服用。2个月后复查肝功能，SGPT40U，TTT6U，HBsAg（-）。临床症状基本消失，嘱继续服药1个月，以后多次复查肝功能正常。随访多年，疗效巩固。

按语：慢性乙型肝炎病久不愈，其病机多为湿热侵淫营血，胶结不化，缠绵腻滞。本案通过多年临床实践，自拟犀泽汤清营泄热，治疗慢性乙型肝炎，取得满意疗效。

本案治疗肝病最喜用水牛角、苍术2味。此2味药对慢性乙型肝炎有特殊疗效。《本草纲目》谓："犀角，犀之精灵所聚，足阳明药也。胃为水谷之海，饮食药物必先受之，故犀角能解一切诸毒。"水牛角不仅能凉血止血，且能入胃解毒，对肝病的谷丙转氨酶长期不降及乙肝表面抗原转阴多有殊效；苍术能解郁燥湿辟恶，历代诸家对其极为推崇。先贤恽铁樵先生谓："茅术温燥，能发汗，能化湿，为湿温要药。"临床将其用于乙型肝炎属湿浊胶结难化者，疗效明显。颜氏认为：水牛角与苍术同用，燥湿而无助火之弊，凉营而无寒凝之虑，最擅长于搜剔营血分的湿热之邪，对于某些缠绵难愈的慢性乙型肝炎，经辨证为湿热蕴结营血的患者，常可收效。

案例10：肝经郁热，热灼伤阴，血瘀络脉，脾失健运案

顾某，男，34岁，1977年12月27日初诊。患者于17年前因感疲惫乏力而进行肝功能检查，发现轻度异常，硫酸锌浊度试验13U。体检：肝肋下2cm，质地偏硬，脾肋下触及。长期应用西药治疗，肝功能损害未见好转。去年6月因父亲病故，悲伤劳顿过度，病情增剧。血检：硫酸锌浊度试验19U；蛋白电泳：白蛋白0.49g/L，γ-球蛋白0.268g/L。临床诊断：慢性肝炎，早期肝硬化。症见全身乏力，食欲不振，纳后饱胀，肝区胀痛，小便短赤，脉弦滑数，苔净舌红。属肝经郁热内炽，热灼伤阴，血瘀络脉，不通则痛，脾受其累，健运失常。治宜清热解毒、行瘀通络为主，略佐益气健脾之品。

处方：生地黄15g，丹参15g，党参15g，鳖甲15g，赤芍9g，白芍9g，水牛角15g，牡丹皮9g，桃仁9g，金银花9g，麦芽15g，茯苓9g，鲜茅根30g。

服上方15剂后，食欲增加，精神略振，硫酸锌浊度试验降至13U。仍守原治，药用川石斛、当归、郁金、泽泻、薏苡仁、茵陈、青蒿、栀子等。

服至1978年8月11日，纳后饱胀已除，肝区胀痛消失，全身情况日渐好转，脉象由弦数转弦缓，肝功能复查：硫酸锌浊度试验10U，蛋白电泳：白蛋白0.57g/L，γ-球蛋白0.20g/L。后多次复查，均在正常范围内。

按语：本案主要病机是湿热邪毒，郁阻肝胆，血瘀络脉，为癥瘕之前期，故于清热解毒中佐桃仁、鳖甲以行血透络，软坚消结。

四、淤胆型肝炎[32]

案例1：湿热，瘀血，热毒致发黄案

孙某，男，3个月，初诊日期：1971年11月18日。患儿出生半个月后，皮肤及巩膜开始发黄，大便色白，溲黄。1周来吐奶。1971年11月1日血查黄疸指数79U，总胆红素6.82mg/dL，直接胆红素6.6mg/dL，谷丙转氨酶150U，麝香草酚浊度试验3U。诊为黏液性（不全）阻塞性黄疸，治以利胆清热化湿。连服12剂，黄疸虽未加重，但也未见消退。1971年11月18日转诊，症见一身发黄，吐奶，溲黄，指纹深紫，舌苔白。

方药：茵陈6g，郁金3g，酒黄芩6g，土茯苓6g，藿香3g，橘红3g，赤芍6g，藕节6g，泽兰6g，车前子6g。

治疗经过：以上方为主，间断服药30剂，1972年4月7日复查：谷丙转氨酶193U，总胆红素小于0.3mg/dL，黄疸指数4U。黄疸全部退净，食睡二便正常。1972年6月复查谷丙转氨酶正常。

按语：本案西医诊断为黏液性（不全）阻塞性黄疸，属中医"阳黄"范畴，治以利胆清热化湿，效不著。考虑方证尚称符合，但"诸黄虽多湿热，然经脉久病，不无瘀血阻滞也"，且指纹深紫，说明有热毒、血瘀之象，故在清热利胆化湿的同时，加以活血、解毒、化痰之品，服药30余剂而得以痊愈。本案提示，黄疸虽为湿热壅遏所致，但并非全为湿热，瘀血、热毒等均可致黄疸，临证应予注意。

案例2：肝经寒湿瘀阻，胆液外溢肌肤案

刘某，男，23岁，工人，1991年3月5日初诊。

主诉：身目黄染，皮肤瘙痒49日。

病史：1991年1月11日发病，初起似感冒，症见身热、胸闷、纳呆、四肢乏力。去某医院门诊，查肝功能：SGPT3 145U/L，黄疸指数30U/L，总胆红素58.53μmol/L，直接胆红素25.9μmol/L，TIT6U。诊断为急性黄疸型肝炎，收住院治疗。

入院3日后，身目俱黄，逐步加深，其后49日中，黄疸指数直升至85U，全身皮肤瘙痒难忍。经B超检查：肝脏形态无异常，脾脏稍大，胆未缩小，确定为淤胆型肝炎，给予护肝退黄治疗，昼夜静脉滴注葡萄糖、茵栀黄、肌苷、干扰素等注射液，输血浆时又发生过敏反应，然身黄不减，反逐日加深，3月5日转请中医治疗。

检查：神志清楚，精神尚好，面色晦暗，身目黄染如烟熏，遍身皮肤可见抓痕，自诉头昏，肤痒难忍，右胁下隐痛，腹胀，不思饮食，大便溏薄，色黑如酱，尿黄色深如浓茶。体检：肝脾肋下未扪及，腹软，无明显压痛，未扪及包块，T37.5℃，血压12/8kPa，舌质淡红，舌苔薄白，脉弦细。

诊断：阴黄（淤胆型肝炎，非典型）。

辨证分析：肝经寒湿瘀阻，胆液外溢肌肤。

治疗：疏肝温通，化瘀退黄。

处方：茵陈30g，白术10g，附子8g，栀子10g，虎杖30g，当归10g，白芍10g，茯苓10g，柴胡10g，丹参10g，红花8g，桃仁6g。5剂，水煎服，每日1剂，每日服3次。

二诊：身黄见退，头昏、腹胀见减，食欲好转，大便溏，粪色转黄，肤痒尿黄同前，体温未退，舌暗红，苔薄黄，脉弦细。治以疏肝利湿，方用茵陈五苓散化裁。处方：茵陈40g，白术15g，茯苓15g，猪苓15g，泽泻10g，桂枝8g，金钱草30g，栀子10g，丹参15g，红花8g，柴胡8g，鸡内金10g，藿香10g，山楂10g。5剂。

三诊：精神好，身黄大减，肤痒渐止，复查黄疸指数降至6U/L，SGPT126U/L，但头昏时作，大便溏，粪色时黄时黑，尿黄渐清。治以益气扶脾，温中化湿。处方：茵陈40g，白术15g，附子10g，黄芪15g，虎杖30g，红花10g，桃仁10克，栀子15克，郁金10克，川楝子10克，茯苓皮15克，熟大黄8克。5剂。

四诊：病情稳定，精神明显好转，续服上方10剂。

五诊：目黄退净，纳食如常，溲清痒止，但感午后腹胀，大便时稀溏，舌、脉同上。治以疏肝理脾，益气化湿。处方：柴胡8g，茵陈30g，附子8g，黄芪20g，苍术15g，白术15g，山药20g，薏苡仁30g，茯苓皮15g，当归10g，白芍10g，栀子10g，虎杖15g，鸡内金10g，山楂10g。10剂。嘱其若便溏不止，可继服上方10剂。

近期追访，患者经服上方30剂，体温正常，腹胀消失，二便调，黄疸未见复发，精神、体力恢复正常。

按语：《金匮要略·黄疸篇》第十一条示："黄疸之病，当以十八日为期，治之十日以上瘥，反剧为难治。"本案黄疸持续7周以上，投药繁多，症不见缓，足见其病情深重，不易速效。湿为阴邪，黏滞缠绵，考古今名医，治黄多不离清、利、渗、化等法，章老临证见阴黄为病，宗"百病皆生于气"之旨，察本证病程绵长，尤虑其气之郁滞，虚羸与悖逆，与湿互结，疾难迅除，必须调其气机，疏其血气，令其畅达，而致和平。气者，人之根本也，流行全身，无处不达。气畅则津行，湿邪得以化，其黄自退矣。故首方拟疏肝温通，化瘀退黄，药中肯綮，效如桴鼓，服药5剂，身黄则退。

《明医指掌·黄疸篇》曰："瘀血黄者，大便黑，小便利，抵当汤，桃仁承气汤，量人虚实，下尽黑物则愈。是谓祛瘀生新，而黄自退矣。"本案亦见便黑如酱、营阴受损之征，前4诊处方于利湿之中先后投以柴胡、郁金、黄芪、川楝子等入气诸药，佐以桃、红、丹参、归、芍等入血之品，取其入血以通瘀，入气以解郁，利湿与调气理血并用，诸法兼备，何愁黄疸不自退耶；五诊见患者腹胀便溏为湿邪滞留之象，故重用益气化湿、疏导之品补中健脾，调理善后，亦遵先辈之训，"假令病人脾衰薄，必以补中"（《医宗必读·黄疸》）。

五、重型肝炎[32]

案例1：阳虚寒湿案

潘某，男，46岁。因肝功能异常8年，加重1个月余，出现黄疸腹水半个月，与1984年2月18日以慢性重型肝炎、原发性腹膜炎待排、肝内占位性病变待排入院。入院后经过一系列检查，除外原发性腹膜炎和肝内占位性病变，并根据其极度疲乏及明显消化道症状，深度黄疸

（血清总胆红素20.4mg/dL），腹水征明显，血浆白蛋白、球蛋白比例倒置，凝血机制明显下降（凝血酶原时间24秒，活动度41%），诊断为慢性重型肝炎。除输液，给予肝泰乐、维生素C、维生素K_1、ATP、辅酶A、胰岛素、丹参注射液、利尿剂及纠正电解质失衡外，并于2月23日邀中医会诊。

患者面目一身悉黄，黄色晦暗，纳呆便溏，舌质胖淡，苔白腻，头目晕沉，口干苦，脉细滑。诊为湿困脾阳，给予茵陈胃苓汤加味以健脾利湿。1周后症状不见好转，且出现大便溏泻，每日行5~6次，胃脘冷痛喜温按，畏寒喜热，四肢不温，脉息无力，呈一派阳虚寒湿之象，故改投温阳散寒化湿之剂。

方用：茵陈30g，炮附子10g（先煎），甘草6g，干姜6g，党参15g，白术12g，茯苓15g，黄芪15g，桂枝10g。

病情逐渐好转，一直守方治疗3个月，自觉症状基本消失。5月22日复查肝功能，谷丙转氨酶正常，血清胆红素（2.6/1.7）mg/dL，A/G为3.52/3.34，麝香草酚浊度试验20U以上，凝血酶原时间17秒，活动度54.8%，病情稳定，继以益气健脾、养血活血法调理月余，肝功能基本正常，出院。

按语：临床上一般将黄疸分成阳黄、阴黄和急黄3大类。本案患者面目一身悉黄，黄色晦暗，纳呆便溏，头目晕沉，显为阴黄。以健脾利湿之法治之，症状不减，更见阳虚寒湿之象。《临证指南医案·疸》云："阴黄之作，湿从寒化，脾阳不能化热，胆液为湿所阻，渍于脾，浸淫肌肉，溢于皮肤，色如熏黄。阴主晦，治在脾。"遂改投温阳散寒利湿退黄之茵陈四逆汤，入健脾益气之四君子汤、黄芪及温经通阳之桂枝，药后症减。继以益气健脾、养血活血法善后调理而愈。本案提示：寒者温之，热者凉之。此乃中医用药之原则，临床应用时谨记。

案例2：水热互阻，疸水并见案

关某，男，34岁，1983年12月14日就诊。

患者1983年11月1日以急性黄疸型肝炎住院。入院后黄疸加深，腹水渗出，出现肝昏迷先兆。11月23日请韩老会诊后，神经症状消失，而黄疸、腹水未退。查胆红素33mg/dL，硫酸锌浊度试验20U以上，麝香草酚浊度试验20U以上，血浆白蛋白、球蛋白比例倒置，腹水征（+），腹围85cm。B超示：肝脏炎症变化，大量腹水，脾大12cm。胆囊及胆总管感染，胰腺肿大，主胰管扩张。症见遍身面目色黄，脘腹鼓胀如鼓，小便色赤，大便不畅，苔黄腻，脉弦滑数。

西医诊为：急性肝炎（极重型）。

中医辨证：温邪疫毒传里，水湿热瘀停蓄。

治法：清热利疸，逐水消胀。

方药：金钱草60g，茵陈60g，焦栀子9g，生大黄9g，厚朴9g，青皮9g，陈皮9g，枳实9g，郁李仁24g，葫芦60g，车前子60g（包），白茅根30g，腹水丸4.5g（包）。

服药7剂，全日二便排出量为4 500mL，水分吸入量为2 500mL。腹水迅速消退，腹围减为80cm，去腹水丸，再调理2个月，黄疸退尽。出院后继续在门诊调理。2个月后肝功能复查：仅硫酸锌浊度试验8U，其余均基本恢复正常。B超检查：肝脏慢性炎症改变，慢性胆囊炎，脾轻度肿大，主胰管及胰腺扩张明显减轻，腹水不能提示。症状、体征均见明显改善。

原按：《医学传心录》："凡疸病腹满脐突……皆不可治。"然由疫毒黄疸而致鼓胀者，虽为难治之症，若治之得法，或有可生之望。韩老对鼓胀的证治，有数十年临床经验，以擅用"峻下逐水"，在上海中医界别树一帜，其自制腹水丸（含制甘遂、牵牛子、大黄、槟榔、牙皂等），专为气血、痰浊、热毒、水湿停蓄之鼓胀重症而设。以初起腹水，形体尚实者为宜。故本方7剂后，腹水退，为消除黄疸，恢复肝功能创造了有利条件。

按语：此案病发未及1个月，黄疸即迅速加深，腹水渗出伴肝昏迷前兆，证属急黄。参其脉证，乃系水、湿、热、瘀停蓄，三焦气化不利所致。实邪内结，攻不可缓，然攻邪之法，"必须精一不杂，斯为至善"。故医以大剂茵陈蒿汤加金钱草、车前子等清利湿热于前，复用小承气加郁李仁、青皮、陈皮等，调理三焦气机，承顺腑气泄浊于后，更加腹水丸以逐水消胀。药量大、力长，前后分消，故仅7剂即令便畅溲通，腹水迅速消退。尤在泾渭："攻邪如逐外寇，攻其客而无伤及其主。"故待腹水大减之后，即去腹水丸不用，而改行调理之法，诚为善治。

案例3：热毒入内，气营两燔案

患者苏某，男性，26岁。因发热恶寒伴上腹饱胀饱痛5日，于1960年1月9日入院。

入院后病情日渐恶化，持续高热，烦躁不安，全身深度黄染，皮肤紫斑。1月12日晚，呕吐大口紫血块，旋即精神失常，喜笑乱舞，继则呈昏迷状态。体温38~39℃，脉搏每分钟90~100次，血压104/60mmHg。营养发育中等，呈急性病容，心肺（-），腹部略膨隆，有轻度移动性浊音，肝脾未及，肝浊音界缩至第7肋间，无叩击痛，四肢正常。肝功能：黄疸指数80U，凡登白直接迅速反应、间接强阳性反应，胆红素7.5mg/dL，麝香草酚浊度试验14U，硫酸锌浊度试验18U，血糖106mg/dL，脑磷脂絮状试验（+++），凝血酶原70%，腹水检验细胞数192个/mm³，利凡他阳性。诊断为急性黄色肝萎缩。经用肾上腺皮质激素后未得控制，遂请节老会诊。

节老认为此证是温热入营，与《伤寒论》"邪风被火热，血气流溢，失其常度，两阳相熏灼，其身发黄，阳盛则欲衄，阴虚小便难……久则谵语，甚者至哕"的论述颇为符合。被火热者，不必由于火熏艾灼，凡过食辛辣及服辛温等药，均当属之。两阳相熏灼者，症本属阳，更以辛热助火，表里合邪，其势益张，乃至迫血妄行为衄。论中虽无明文指出方剂，但从"小便利者其人可治"句可悟出清热救阴治法。处方以玉女煎（石膏30g、麦冬10g、生地黄20g，知母10g，牛膝10g）为主方，直清气营之两燔；黄连6g，黄芩10g，大黄10g，苦寒以解毒；牡丹皮10g，金银花15g，阿胶10g，咸寒以滋阴凉血；神犀丹1粒，紫雪丹4粒，交叉应用，清营宣窍醒神。18小时后神志清醒，转危为安，上方守服半个月，康复如常。

按语：病者初起发热恶寒，上腹饱胀隐痛，病发于阳。不几日病见高热不退，烦躁不安，全身极度黄染，继则精神失常，昏迷不醒，呕出紫黑血块，身有瘀斑，是邪从热化，内灼营阴，扰犯心神所致。热灼气营，法当两清。医行治瘟之法，用玉女煎合三黄泻心汤为主治之，方中石膏、金银花轻清甘寒，清气分之热兼可透转营血之邪；三黄苦寒，泻火坚阴并可清营安神。方用麦冬、生地黄、阿胶、牡丹皮，以滋阴凉血散血，并安未受邪之地。神犀丹、紫雪丹用以清宫宣窍醒神。本案论理取乎仲圣，立法悉遵治温，选方主以介宾，理法方药，毫无驳杂，故施之临床，其效如神。

案例4：湿热久羁，正虚血瘀案

郝某，男，58岁，1973年6月13日入院。患者进行性黄疸已2个半月。初起感乏力，食欲减退，恶心，尿色黄，半个月后出现黄疸，经北京某传染病院诊为黄疸型传染性肝炎。住院40日，经中药、保肝药及激素治疗，病情日渐加重，黄疸进行性加深，中等度发热（体温38℃），体重明显减轻，经会诊于1973年6月1日转某医院外科，诊为阻塞性黄疸，胰头癌？胆管癌？准备做剖腹探查手术。查总胆红素31.5mg/dL（直接胆红素16.9mg/dL），碱性磷酸酶76U，谷丙转氨酶800U以上，麝香草酚浊度试验4U，硫酸锌浊度试验3U。经抗生素、维生素治疗，黄疸继续加深，体温在38～39℃，因家属拒绝手术，于6月13日转住本院。

诊见：重度黄疸，发烧，纳差，消瘦乏力，腹胀，恶心，便色灰白，溲黄，体温38℃，脉搏84次/min，血压104/66mmHg。慢性重病容，一般情况差，神清合作，舌面平滑无苔，色晦暗如猪肝，脉虚细，全身皮肤深度黄染，色黧黑，心肺无特殊，腹软稍胀，肝在肋下3cm，剑突下4cm，质较硬，无明显压痛，脾未触及，剑突下似有肿块，腹水征（-），下肢稍浮肿，神经系无特殊。化验：血色素10g/mm³，红细胞350万个/mm³，白细胞11 200万个/mm³，中性84%，血沉70mm/h，尿蛋白微量，大便潜血（-）。入院后西医诊断为阻塞性黄疸，胰头或胆管肿瘤。给予抗生素、维生素等治疗。

中医辨为黑疸、女劳疸（主要根据其黄疸色深、面暗黑和腹胀等症状而定）。

治宜益气软坚，清热燥湿。

处方：太子参15g，麦冬9g，玉竹9g，生牡蛎30g（先煎），丹参30g，茵陈30g，栀子9g，黄柏9g，夏枯草15g，海浮石15g。

6月19日二诊：服上药6剂，自觉精神好转，舌根苔起，尿色转淡，大便转黄，但仍腹胀明显。上方加紫菀9g，桔梗9g，泽兰15g，莪术9g。

6月25日三诊：服上药5剂后，体温37℃，身黄减退，胃纳好转，唯腹渐胀大出现腹水，尿少，舌紫暗，脉沉弦。改用化瘀软坚，开利三焦之法。

处方：鳖甲30g（先煎），青皮9g，莪术9g，丹参30g，泽兰15g，夏枯草15g，海藻15g，昆布15g，生牡蛎30g，茵陈30g，栀子9g，黄柏9g，太子参15g，麦冬9g，蚕沙30g（包），紫菀9g，桔梗9g。

7月16日四诊：服上药15剂，尿量增加，腹水回退，腹胀已不明显，全身黄疸明显减轻，但近2日来出现神志模糊，舌红，脉弦细数。化验：麝香草酚浊度试验20U，谷丙转氨酶584U，黄疸指数36U，胆红素33mg/dL。改用凉血化瘀，佐以开窍之法。处方：生地黄15g，赤芍15g，牡丹皮9g，柴胡9g，黄芩9g，生牡蛎30g（先煎），丹参15g，当归15g，赤小豆30g，广郁金9g，石菖蒲9g，麦冬9g，紫菀9g。桔梗9g，另局方至宝丹1丸，温开水送下。

8月10日五诊：服上药20剂后，神志模糊基本消失，巩膜黄染明显消退，食欲增加，能食瘦肉及蛋类，精神体力有所恢复，能自己起床活动。化验：麝香草酚浊度试验16U，谷丙转氨酶158U，黄疸指数14U，A/G=2.3/3.8。治疗仍以活血软坚为主。

处方：生地黄15g，赤芍15g，牡丹皮9g，柴胡9g，生牡蛎30g（先煎），当归15g，赤小豆30g，丹参15g，麦冬9g，沙参15g，川贝母9g，广郁金9g，川楝子12g，夜交藤15g。

9月3日六诊：经服上方20剂，神志全清，能下床活动并自理生活，唯尚有轻度黄疸和腹水。根据病者胃纳情况，隔1日或2日服上药1剂。自此病情日见好转，体重明显增加，一般情况良好，腹水（－），脾肋下15cm，肝肋下1cm，质较软。化验：麝香草酚浊度试验12U，谷丙转氨酶正常，胆红素0.6mg/dL，黄疸指数8U，A/G=2.68/4.8。

于1974年12月15日出院。病人在住院期间，一直拒服西药，连维生素类保肝药物也未服用，坚持服中药治疗。

按语：病起2月有余，症见恶心腹胀，皮肤深黄色黑，身热萎黄，消瘦乏力，舌净无苔，色如猪肝，脉虚而细，是病久虚瘀并见之征。湿热久羁，其正必虚，郁而生瘀，虚而复瘀，遂成是证。张景岳云："久远之病，治从乎缓。"似此邪盛正虚之候，攻不可峻，补不宜急，故印老以参、冬、玉竹益气阴以扶正，复以茵陈、栀子、黄柏、丹参、牡蛎等，清利湿热，祛瘀散结以逐邪，主强则邪退正安，故药后热退苔起，精神胃纳均见好转。

至于腹水的出现，由余邪未解，血瘀气滞，三焦气化不利所成。三焦乃元气之别使，水液之道路。然三焦通畅有赖肺主之气，三焦之滞由乎湿郁血瘀，故医用活血化瘀、开利肺气之法，而获水去胀消，黄疸大减之效。

嗣后，水去津伤，血热神昏，而用凉血开窍，化瘀浊清余邪及善后调理诸法，亦均属不易之治。

参考文献

［1］刘平．现代中医肝脏病学［M］．北京：人民卫生出版社，2002．

［2］张太和，周晓军．病毒性肝炎的病理诊断［J］．诊断病理学，1994，1（1）：38-39．

［3］李勇．病毒性肝炎的中医思维理念与思考［J］．世界中医药，2008，3（1）：8-9．

［4］孙方军，马淑华，孟庆生．对慢性肝炎病因病机的认识［J］．河北中医，1995，17（5）：1-2．

［5］张秋云，刘绍能，李秀惠．慢性病毒性乙型重型肝炎病因病机探讨［J］．北京中医，2006，25（1）：48-50．

［6］李进．慢性乙型病毒性肝炎的病因病机与治疗［J］．湖北中医，2002，24（4）：10-11．

［7］胡振斌，盛国光．浅谈慢性乙型肝炎的中医病因病机与治疗策略［J］．黑龙江中医药，2003，6：6．

［8］梁卫勇，邢淑丽，刘连忠．湿热-病毒性肝炎发病的必要条件［J］．吉林中医药，2008，28（7）：470-471．

［9］薛博瑜．病毒性肝炎的临床研究思路与方法［J］．江苏中医，2001，22（5）：2-4．

［10］华海清．慢性乙型肝炎病因病机探讨［J］．南京中医药大学学报，2001，17（4）：210-211．

［11］王宵伟．丙型病毒性肝炎的临床表现［J］．中国社区医师，1999，15（8）：23-25．

［12］马国良．甲型病毒性肝炎的临床表现及实验室检查［J］．安徽医学，1988，9（5）：3-4．

［13］曾滢洁，沈惠风. 丙型肝炎的中医药研究进展［J］. 贵阳中医学院学报，2005，27（2）：49-52.

［14］贾继东，白启轩. 丙型肝炎的诊断和鉴别诊断［J］. 现代消化及介入诊疗，2009，14（4）：262-265.

［15］朱兰丰. 谈肝炎的辨证论治［J］. 甘肃科技，2005，8：168-174.

［16］巫善明，王灵台. 实用肝病药物手册［M］. 北京：中国中医药出版社，2007.

［17］陈立华，陈彦章. 病毒性肝炎中医辨治释要［M］. 北京：中国科学技术出版社，1993.

［18］梁亚奇，秦玮琳，陈平. 肝炎名医秘验绝技［M］. 北京：人民军医出版社，2005.

［19］秦玮林，陈平. 肝炎名医密验绝技［M］. 北京：人民军医出版社，2005.

［20］柴茂山. 肝胆病自我调养［M］. 北京：农村读物出版社，1999.

［21］吴赤红，斯崇文，田庚善，等. 慢性乙型肝炎病毒携带者的病理与临床及预后分析［J］. 中华肝脏病，2007，15（8）：577-581.

［22］周秋霞，唐振铎. 暴发型病毒性肝炎的研究现况［J］. 国外医学·流行病学传染病学分册，1994，21（2）：49-51.

［23］中华医学会. 病毒性肝炎防治方案［J］. 中华传染病，2001，19（1）：56-62.

［24］何立东，陈永明，吕慧萍. 成人急性乙型肝炎277例预后分析［J］. 浙江临床医学，2009，11（8）：855-856.

［25］陈胜，林潮双. 肝功能与病毒性肝炎免疫及病毒复制的关系［J］. 临床肝胆病，2007，23（2）：94-95.

［26］乔燕伟. 慢性乙型病毒性肝炎患者T细胞亚群研究进展［J］. 临床肝胆病，2005，21（6）：383-385.

［27］姚碧莲，张欣欣. 慢性乙型肝炎抗病毒治疗规范进展［J］. 国际流行病学传染病学，2007，34（2）：108-111.

［28］占国清，郑三菊，朱琳，等. 365例重型肝炎预后影响因素的临床分析［J］. 临床肝胆病，2008，24（4）：251-253.

［29］陈瑞玲，汤桂芳. 慢性乙型重型肝炎预后分析［J］. 现代中西医结合，2007，16（30）：4450-4451.

［30］梁慧霞，张蓉，张俊英，等. 慢性重型肝炎并发症与预后关系分析［J］. 河北医药，2009，31（19）：2606-2607.

［31］周永裕. 152例重型肝炎预后因素分析［J］. 广西医科大学学报，2000，17（5）：893-894.

［32］张林国. 肝胆病古今名家验案全析［M］. 北京：科学技术文献出版社，2004.

［33］赵伯智. 关幼波肝病医案解读［M］. 北京：人民军医出版社，2006.

第二章 脂 肪 肝

第一节 概 述

脂肪肝是由于多种原因引起肝细胞内脂肪堆积过多的一种病理状态,即肝内脂肪含量超过肝湿重的5%,或肝活检30%以上肝细胞有脂肪变且弥漫分布于全肝,是一种多病因引起的代谢性肝病[1]。多由肥胖、酒精中毒、糖尿病等多种原因引起肝脏脂肪变性导致的,进一步发展可导致脂肪性肝炎、肝纤维化、肝硬化,甚至肝癌的发生,其肝纤维化发生率达25%~39%,肝硬化发生率为8%~31%。在发达国家如美国,非酒精性脂肪性肝病在成人中的发病率达到30%,儿童中也高达20%。非酒精性脂肪性肝炎的患者中有20%最终进展为肝硬化,在这些肝炎、肝硬化的患者中30%~40%死于肝脏相关疾病。

但目前尚缺乏全国性、多中心、大规模的脂肪肝流行病学调查。有部分学者对一些特定人群的脂肪肝患病率进行了流行病学调查,但由于特定人群样本对象的年龄、性别比例、所属地区经济、生活习惯等因素不同,各组报道结果差异较大。万红等报道兰州地区干部的脂肪肝患病率为47.2%,明显高于郑州市在职干部的27.4%[2,3]。各地对接受健康体检人员脂肪肝的患病率报道则较接近,上海市为17.3%,北京为21.7%[4,5],广州为18.2%[6]。国内文献报道,脂肪肝患病率与年龄有关,中、青年人群的脂肪肝患病率随着年龄的增长而升高,达到高峰后,脂肪肝患病率又随年龄增长呈下降趋势[5]。人群分布特征分析得出[7]:①男性多于女性。②年龄差异,即41~50岁人群占比例最高29%,其次是31~40岁人群占28%,再次是51~60岁人群占26%,30岁以下和60岁以上人群所占比例少。③肥胖者患病几率明显高于体重正常者。④坐办公室人群患病率高于其他人群。⑤运动较少者患病率明显高于运动较多者。⑥喜食肉类食物者患病率明显大于一般食肉人群,特别是晚餐食肉类人群患病率更高。

随着现代社会的发展,人们生活水平的提高,饮食习惯日益西方化,高热量、高脂饮食盛行,造成营养过剩;多静少动,以车代步等生活方式使能量消耗过少;酗酒及不良的生活习惯等因素已使脂肪肝的发病率急剧上升且呈年轻化趋势,其后期肝硬化、肝癌的危害性和难治性,使对本病的防治研究成为国际医学领域的重大项目,成为仅次于病毒性肝炎的第二大肝病。有专家预测,在未来的10~20年内,脂肪肝的发病率将占据肝病第1位[8]。

脂肪肝的发病机制复杂,至今尚未完全阐明。脂肪肝的临床诊断方法较多,其中肝穿刺活组织检查是诊断脂肪肝的金标准,但由于是有创性检查,患者依从性差,故临床应用受到限制,而B超诊断敏感度可达94%,与病理诊断有较高的诊断符合率,故无创伤性B超检查为脂肪肝诊断首选方法[9]。脂肪肝临床上分为营养不良性脂肪肝、过营养性脂肪肝、代谢性脂肪肝、酒精性脂肪肝、炎症性脂肪肝、中毒性脂肪肝、妊娠性脂肪肝和隐源性脂肪肝等不同类别。脂肪肝在病理上可分为单纯性脂肪肝、脂肪性肝炎和脂肪性肝纤维化、肝硬化。

中医历代文献未见记载,但根据其临床表现和体征,当属中医"积聚"、"肥气"、

"肥胖"、"痰湿"、"浊阻"、"痰癖"、"胁痛"、"酒疸"等范畴。在症状描述上如《难经·五十六难》曰："肝之积，名曰肥气，在左胁下，如覆杯，有头足。"《医学正传》曰："大凡腹中有块，不问积聚癥瘕，俱为恶候，切勿视为寻常等疾。"而治疗上如《证治准绳·积聚》云："治疗是病必分初、中、末三法"，"治其始感之邪与留结之，客者除之、散之、行之，虚者补之"。

近年来，随着临床和实验研究的不断深入，脂肪肝的发病机制逐渐被揭示，但现代医学迄今尚无较满意的治疗方法和有效的药物。而中医药及针灸防治脂肪肝已越来越显示其优势。中医药治疗脂肪肝，其费用低、疗效确切，且毒副作用少，展现了中医药治疗脂肪肝的广阔前景。中医药在治疗脂肪肝的临床及基础研究方面目前取得了一定的成绩。因而脂肪肝的防治愈来愈显示出它的重要性与紧迫性。

第二节 病因病机

脂肪肝常根据患者有无过量饮酒史分为酒精性脂肪性肝病和非酒精性脂肪性肝病。其中酒精性脂肪性肝病主要由酒精及其代谢产物所致，而非酒精性脂肪性肝病则主要与胰岛素抵抗有关。现代医学认为本病主要由脂类摄入过多、肥胖，或毒物（酒精），或遗传与代谢因素引起过量的脂肪在肝内堆积致病。

祖国医学虽没有脂肪肝之病名，但在历代医籍中有类似本病的记载。《灵枢·卫气失常》指出人体内有"膏"、"脂"、"肉"，并依据形体的不同将人分为"脂人"、"膏人"、"肉人"。并描述各自特征："膏者，多气而皮纵缓，故能纵腹垂腴。肉者，身体容大。脂者，其身收小。"张志聪《灵枢集注》云："中焦之气，蒸津液化，其精微溢于外则皮肉膏肥，余于内，则膏脂丰满。"张景岳《类经》亦云："精液和合而为膏，以填补骨空之中，则为脑为髓，为精为血。"由此可见，膏脂与现代医学之脂类物质相类似，属精液之范畴，并可与津液其他成分相互转化，津从浊化为膏，凝则为脂。正常膏脂随血液的运行营养五脏六腑，四肢百骸以及脑髓，是人体的生理组成成分之一。

脂肪肝是由于多种原因导致血中膏脂传输、利用、排泄异常，血中膏脂堆积，过多的膏脂浊化而成为湿浊、痰饮，侵淫脉道，使气血运行障碍，血瘀阻滞，而痰浊与血瘀同是机体脏腑功能失调的病理产物，最终形成肝经痰凝瘀滞，肝内脂肪淤积的病理变化。

由于脂肪肝为多种病因引起，因此其病因病机较为复杂。《素问·阴阳应象大论》有曰："清气在下，则生飧泄，浊气在上，则生䐜胀。"《济生拔萃》有"风寒暑湿得以外袭，喜怒忧思得以内伤，食啖生冷，过饮寒浆，扰动冲和，如是阳气当升不升，阴气当降不降，中焦痞塞，必成胀满"等记载，认为本病与"浊阴之气"有关。《张氏医通》："嗜酒之人，病腹胀如斗，此得湿热伤脾。"《临证指南医案》有"而但湿从内生者，必其人膏粱酒醴过度"等阐述，认识到本病常与湿热有关。《古今医鉴》有"胁痛者，……若因暴怒伤触，悲哀气结，饮食过度，冷热失调……或痰积流注于血，与血相搏，皆能为痛"的论述，揭示本病与痰血瘀结有关。有学者从临床分析认为该病是因"过食肥甘厚腻，恣意饮酒，导致湿热蕴结肝经，瘀血阻滞"；也有学者认为"湿热久羁，熬炼成痰，痰浊阻络，痰瘀胶着"为主要病机;亦有学者认为该病病位在肝,总属气血湿实瘀滞。[10]

一、脂肪肝的相关病因

(一)性别、年龄与脂肪肝的关系

随着年龄的增加,非酒精性脂肪性肝病的患病率增高。男性非酒精性脂肪性肝病的高发年龄为30~50岁,男性30岁以后,高脂饮食、活动减少、肥胖人数的增加,均导致非酒精性脂肪性肝病患病率的上升;而女性为50~70岁,女性50岁左右进入更年期,雌激素水平下降,导致体内激素代谢紊乱,脂质代谢异常,易引起肥胖、糖尿病和非酒精性脂肪性肝病的发生[11]。范建高等[4]从上海市3 175例研究对象中检出脂肪肝661例,男性占21.18%,女性占20.59%,两性脂肪肝患病率大致相当,且均随年龄的增加呈增高趋势,男性在40~50岁达到峰值27.69%,女性在60~70岁达到峰值30.79%;50岁前男性患病率显著高于女性,而50岁后女性患病率显著高于男性。值得注意的是,非酒精性脂肪性肝病的患病年龄有提前的趋势,曾有学者报道单纯性肥胖儿童中非酒精性脂肪性肝病的检出率达38%[12]。

(二)饮食因素与脂肪肝的关系

饮食规律,营养均衡,脾胃健运,气血生化充足是维持健康的基本条件。《素问·六节藏象论》曰:"五味入口……以养五气,气和而生,津液相成,神乃自生。"说明人体脏腑功能活动需依赖于饮食化生水谷精微以充养。《素问·异法方宜论》所说:"其民华食而脂肥,故邪不能伤其形体。"《济生方》云:"善摄者,谨于和调,使一食一饮,入于胃中,随消随化,则无滞留之患。"《寿世保元》曰:"善养生者养内,不善养生者养外。养内者以活脏腑,调顺血脉,使一身流行冲和,百病不作。养外者恣口腹之欲,极滋味之美,穷饮食之乐,虽肌体充腴,容色悦泽,而酷烈之气,内浊脏腑,精神虚矣,安能保全太和?"一旦饮食不节,则会导致脏腑病变,如《素问·生气通天论》所说:"阴之所主,本在五味,阴之五宫,伤在五味。"《素问·痹论》有曰:"饮食自倍,肠胃乃伤。"

临床发现脂肪肝患者多与饮食不节密切相关,主要是嗜食肥甘厚味和恣饮醇酒。

第一,嗜食肥甘厚味。饮食结构不合理,细粮、高能量饮食比例过大,肥甘厚味太过则伤脾胃;肥厚之品,黏腻滞浊易生湿热,甘味性缓使气机滞留,脾胃升降失司,清阳不升,浊阴不降,津液失于散布,溢于肌肤则为肥胖。嗜食肥甘厚味,辛辣炙煿,壅遏中焦,湿热内生,熏灼肝胆;或饮食不洁,湿热疫毒或秽浊之物从口而入,损伤脾胃,化热生毒,移聚肝胆;或脾胃损伤,运化失职,湿浊内生,痰饮内聚,壅滞肝胆,导致痰浊膏脂内积于肝则为脂肪肝。《医方论》指出:"人非脾胃无以养生,饮食不节,病即随之。多食辛辣则火生,多食生冷则寒生,多食浓厚则痰湿俱生。于是为积聚,为胀满,为泻痢,种种俱见。"张介宾有云:"痰涎本皆气血","水谷津液若化得其正则成津液,化失其正则为痰浊"。朱丹溪又云:"痰夹瘀血,遂成窠囊。"张志聪在补注《黄帝内经》时指出:"中焦之气,蒸津液化,其精微……溢于外则皮肉膏肥,余于内则膏脂丰满。"若过食肥甘厚味,则会有"膏粱之疾"、"膏粱之变",脂肪肝当属其中。

第二,恣饮醇酒。中医认为酒味甘、苦,性温,有毒。"少饮则和血行气"(《本草纲目》),"肆意痛饮,脏腑受害,病发不一"(《万氏家传点点经》)。《医方类聚》认为:

"酒有大热大毒。"巢元方亦认为："酒性有毒，而复大热"；"酒者，水谷之精气也，其剽悍而有大毒，入胃则酒胀气逆，上逆于胸，内熏肝胆，故令肝浮胆横"。因饮酒太过，酒毒湿热蕴结中焦，伤及脾胃，脾胃受纳运化失职，脾失健运，不能为胃行其津液，致痰饮、水湿内生，停积于肝而成脂肪肝。对此《诸病源候论》中有所描述："夫酒癖者，因大饮酒后……酒与饮不散，停滞于胁肋下，结聚成癖，时时而痛。""……今人荣卫否涩，痰水停积者，因复饮酒，不至大醉大吐，反酒与痰相搏，不能消者，故令腹满不消。"现代医学[13]认为饮酒量（纯酒精）<80g/d，一般不会发生酒精性脂肪肝；若饮酒量>80~160g/d，则其发生率增长5~25倍；每日进300g纯酒精，8日后就可出现脂肪肝。《临证指南医案》曰："湿从内生者，必其人膏粱酒醴过度。"清代王燕昌谓："好酒者多上热、下湿、痰积。"《医学心悟》云："过嗜醇酿则饮积。"嗜酒过度，气血逆乱，损伤肝胆，日久必湿热蕴结，热毒内攻，终成"酒积"、"酒癖"、"酒黄"之病。

脾胃为后天之本。后天脾胃损伤主要由3方面所致：其一，"饮啖过度，好食油麦猪脂，以致脾气不利，壅滞为痰"（《杂病源流犀烛》）。其二，《张氏医通》之"嗜酒之人，病腹胀如斗，此得湿热伤脾"。三者，有久病失于调养，损伤脾胃之类。而酒食不节，更易导致湿热蕴结肝胆，痰浊阻滞，积聚内生，发为脂肪肝[13]。

（三）运动缺乏与脂肪肝的关系

正常的劳作与休息可以使人气血通畅，筋骨强劲，保持健康。《素问·上古天真论》所谓："起居有常，不妄作劳，故能形与神俱。"孙思邈在《千金要方》中说："食毕当行步踌躇……则食易益消，大益人。"《保生要录》也指出："养生者，形要小劳，无至大疲……养生之人，欲血脉常行。坐不欲至倦，行不欲至劳。"这些均是讲适度运动有利于消化和血液运行。活动和锻炼是非酒精性脂肪肝的保护因素，可增加能量消耗，减少能量转化为脂肪，预防肥胖的发生。国外曾在3 331例成年人调查中发现，每周运动2~3次，每次运动30分钟以上，非酒精性脂肪肝的发生减少[11]。

过劳少逸或贪逸少劳，均可损伤人体而致病，如《素问·宣明五气论》有曰："久视伤血，久卧伤气，久坐伤肉，久立伤骨，久行伤筋。"张景岳《景岳全书·虚损》也认为："惟安闲柔脆之辈……斯为害矣。"运动过少，能量消耗与吸收不平衡是脂肪肝病因之一。《黄帝内经·生气通天论》云："烦劳则张，劳则气泄。"劳作一方面由"肝罢极"、"肾起亟"，消耗精气；另一方面可使气机运转开张，有助于中气健运。过于安逸就会如陆九芝《逸病解》中所云"逸之病，脾病也"，"逸乃逸豫，安逸所生病，与劳相反"。王孟英在《温热经纬·薛生白湿热病篇》所言："过逸则脾滞，脾气滞而少健运，则饮停湿聚矣。"

肝脾与人之运动密切相关，起居过逸，筋肉气血运行失健，则影响肝之疏泄、脾之健运，出现纳呆、乏力、心情抑郁等症。有研究[14]认为脂肪肝与劳动强度、工作压力、体育锻炼及睡眠有关，其中是否参加体育锻炼与其发生关系尤为密切。白天精神萎靡、睡眠过多是危险因素，一定强度的劳动、工作压力是保护因素。其他如肥胖、病后等因素所致脂肪肝，亦多由饮食不节、少劳多逸，致脾失健运，痰湿内生而成。脂肪肝患者多由于过度安逸少劳，致筋骨懒惰，气血不畅，壅遏不行，久不活动，脾失健运，水谷之气堆积不行，进而痰饮、水湿内停而致病。"气行则血行"，气虚则无力推动血液运行，血行失畅，日久成瘀，痰瘀互结，阻于肝络。缺乏运动，也就成为现代长期伏案工作从事脑力劳动的人患病的原因，这些人虽非肥胖、饮食肥甘厚腻、嗜酒之人，但因久坐，缺乏锻炼，致肝脾气机郁滞，同样可引发脂肪肝。

（四）情志因素与脂肪肝的关系

《素问·阴阳应象大论》说："人有五脏化五气，以生喜怒悲忧恐。"人的情志活动与内脏之间有着密切的生理、病理联系。肝主疏泄，情志失调与情志过激均可影响肝脏功能。

七情过激，肝气郁结，肝失疏泄，气机逆乱，或气滞不行，则血行不畅，血瘀内阻；或肝气横逆，损伤脾胃，运化不健，痰湿内生，滞留不去；或肝郁化火，灼津为痰，湿热痰火留着肝胆而成脂肪肝。正如《金匮翼·积聚通论》所说："气滞成积者，忧思郁怒，久不得解者，多成积。"尤在泾所云："凡忧思郁怒，久不得解者，多成此疾。"又如吴鞠通所云："肝气之郁，痰瘀阻络。"

情志导致的内伤发病往往同个体的生活环境、性格、机体的气血脏腑机能状态有关。随着社会竞争的加剧，因情志导致的疾病日益增多。七情致病既可直接伤及内脏，致使脏腑功能紊乱，也可导致气机升降失调，影响水液代谢、血液运行，而变生痰瘀。朱丹溪《医林绳墨》曰："气也，常则安……逆则祸，变则病，生痰动火，升降无穷，燔灼中外，血液稽留，为积为聚。"《素问·阴阳应象大论》云："暴怒伤阳，暴喜伤阴，厥气上行，满脉去形。"情志不畅引起的肝郁气滞型脂肪肝，多因气机郁滞，肝郁及脾，气滞痰郁而致湿痰蕴聚肝脏。《医经溯洄集》曰："凡病之起也，多由乎郁，郁者，滞而不通之义。"《丹溪心法》曰："气血冲和，万病不生，一有怫郁，诸病生焉，故人身诸病，多生于郁。"肝气郁结，气滞血瘀，肝郁乘脾，脾运失健，痰浊内生，终成痰浊瘀血，流注于肝则成脂肪肝。

（五）体质因素与脂肪肝的关系

历代医家对体质与发病的关系早有认识，如"瘦人多火，肥人多痰"等。肥胖是脂肪肝最常见和较肯定的危险因素。脂肪肝患者中肥胖者比例高于正常人，肥胖者形盛气虚，多为素体阳虚之人。《石室秘录》概言之"肥人多痰，乃气虚也，虚则气不能运化，故痰生之"。肥胖者气虚痰盛特点更易形成痰浊瘀滞，脾虚肝郁而为病[13]。《景岳全书》曰："何以肥人反多气虚？盖人之形体，骨为君，肉为臣也。肥人者，柔胜于刚，阴胜于阳也。且肉以血成，总属阴类，故肥人多有气虚之证。"说明肥胖人痰湿体质，常患气虚。素体脾气虚弱是形成痰湿内盛的重要因素。"惟是不能食者，反能生痰，此以脾虚不能化食，而食即为痰也"。肥胖者素体脾虚是发病的根本原因[15]。有学者[16]利用Meta分析病例7 200例脂肪肝患者，在众多脂肪肝发生的危险因素中，危险性居首位的是肥胖。而且肥胖与个体体质有关。

中医体质学说作为一个学术体系，其雏形早见于《黄帝内经》。当代医学对体质学说研究逐渐重视，并形成相对独立的体系。迄今为止各种各样的中医体质分类将近60种，其中匡调元和王琦的分类法得到较为普遍的认同。有学者[17]以匡调元教授提出的临床常用的5种体质分类法，用于脂肪肝的辨治[18]。

其一是倦恍质：气血两虚者常属此类型。此型体质者应之脂肪肝易发诱因，最易脾虚肝郁，内生痰湿，客于肝络而致病。

其二是燥红质：此型为一般所称的"热性体质"。此型体质者应之脂肪肝易发诱因有2种：一是因饮食不当、情志内伤，以致生湿化热，湿热搏结，羁留肝胆而发病。二是因过食辛辣、情伤恼怒，以致内生邪热，伤阴耗津，导致肝肾阴亏。

其三是迟冷质：此型为一般所称的"寒性体质"。此型体质者应之脂肪肝易发诱因，则易化寒生饮，痰湿内阻，阳气受遏，肝络失和。

其四是腻滞质：此型为一般所称的"湿性体质"。此型体质者易生痰湿。若兼嗜酒、饮食调节不慎，导致脾胃失运，化生痰湿，则痰湿之邪侵袭肝脾而发病。

其五是晦涩质：气血易阻者常属此类型。此型体质者应之脂肪肝易发诱因，则易气机郁滞，血脉不畅，气滞血瘀阻于肝络而发病。

可见，运用体质学说结合中医辨证论治对脂肪肝的防治有一定的指导意义。

（六）外感邪气与脂肪肝的关系

寒邪、湿热之邪或疫疠之气侵袭人体，留而不去，内阻中焦，使肝失疏泄，脾不健运，日久致气、血、痰互结而发此疾[19]。《金匮翼·积聚统论》曰："积聚之病，非独痰、食、气、血，即风寒外感，亦能成之。然痰、食、气、血非得风寒，未必成积；风寒之邪，不遇痰、食、气、血，亦未必成积。"从上可知，脂肪肝的发病机制与外感邪气留着不去而酿生的痰、瘀、湿、积密切相关。

（七）他病失治转变与脂肪肝的关系

肝病迁延不愈，日久可引起肝阴亏虚，肝失濡养，痰浊瘀血更易停滞于肝。中老年人体质下降，脾肾之气日虚，痰浊淤积体内，常可引起脂肪肝。若合并消渴等症则更易致使本病的发生。现代研究认为，脂肪肝可以是一个独立的疾病，更多的是某一全身性疾病在肝脏的表现。在临床上又将脂肪肝分为原发性和继发性，前者主要与肥胖有关，后者则与许多危险因子如糖尿病、高脂血症、空肠-回肠短路手术、静脉高能营养、体重骤减、营养失调、肥胖症等有关[20]。人体为一整体，脏腑之间相互影响，相互传变，如《景岳全书·胁痛》云："胁痛之病，本属肝胆二经，以二经之脉皆循胁肋故也。然而心肺脾胃与膀胱亦皆有胁痛之病，此非诸经皆有此证，但以邪在诸经，气逆不解，必以次相传。"说明他脏疾病日久，尤其消渴、胸痹等病，易引起体内血脂失于正常运化，积于血中则为痰为瘀，形成高脂血症，痹阻停积于肝，则为脂肪肝。

二、脂肪肝的病机

中医认为膏脂源于水谷，属于津液的组成部分，并能化入血中，是人体营养物质。《灵枢·五癃津液别》曰："五谷之津液和合而为膏者。"正常生理情况下，饮食摄入后经脾胃运化，水谷精微之清者借脾上归于肺，参与血和宗气的形成，由肺朝百脉，布散营养周身，如《灵枢·营卫生会》言："中焦……此所受气者，泌糟粕，蒸津液，化其精微，上注于肺脉，乃化而为血。"随血灌溉四肢百骸，《灵枢·决气》云："上焦开发，宣五谷味，熏肤，充身泽毛，若雾露之溉，是谓气。"其中水谷精微与肺中清气形成"宗气"，为人体运动、代谢提供能量，相当于血脂部分；另一部分由肺气宣布，清代张志聪在《黄帝内经素问集注》注解："中焦之气，蒸津液化其精微……溢于外则皮肉膏肥，余于内则膏肓丰满。"构成人体的皮肉膏脂，即现代医学之脂肪组织，这些脂肪组织起着固卫腠理、抵御外寒等作用。《灵枢·营卫生会》中说："清者为营，浊者为卫，营在脉中，卫在脉外。"还有一部分经肺之肃降，由"肾受五脏六腑之精而藏之"。《素问·经脉别论》将水谷摄入后的精微化生、代谢过程概括为："食气入胃，散精于肝，淫气于筋。食气入胃，浊气归心，淫精于脉；脉气流经，精气归于肺；肺朝百脉，输精于皮毛……饮入于胃，游溢精气，上输于脾；脾气散精，上归于肺，通调水道，下输膀胱。水精四布，五经并行。"说明饮食物主要通过胃的受纳、脾的运化生成水谷精微，其中，肝主疏泄、肺的输布、肾藏精主水对于水谷精微的正常代谢也起重要作用。膏脂在脾胃等脏腑的共同作用下化生、转运、输布，和调于五脏，洒陈于六腑，充养周身百骸[21]。

病理情况下，肝胆、脾胃、肾三脏二腑功能失调均可导致水谷精微（包括膏脂）的运化、输布失常，痰饮水湿内生，瘀血停留而形成脂肪肝。其病位在肝，与肝、胆、脾、胃、肾等脏腑密切相关。本病病机多认为是肝郁脾虚、湿热内蕴、气滞血瘀、痰瘀互结，最终痹阻肝脏脉络导致。日久可形成瘀、痰、脂、食、气5种病理积滞。且认为瘀、痰、脂、食、气等积滞之实贯串于病机始终[22-23]。《诸病源候论·虚劳积聚候》谓："虚劳之人，阴阳伤损，血气凝涩，不得宣通经络，故积聚于内也。"总之，肝胆、脾胃、肾功能失调，痰湿瘀血互结是其病机关键。

（一）脏腑功能失调与脂肪肝的关系

1. 脾胃与脂肪肝的关系　津血膏脂是由水谷化生，水谷的代谢是人体诸脏腑共同协调完成的复杂生理过程。膏脂的正常代谢有赖于脾胃功能的正常。脾主运化水谷精微，即饮食入胃，经胃之"腐熟"和小肠的"化物"之后，脾将水谷精微运输到全身；脾又主水液，为胃行其津液，乃津液输布之枢纽。人之膏脂的化生、转运、输布与脾密切相关。

脾虚则机体对水谷精微摄入、传输、利用、排泄失常，脾的运化水湿功能减退，必然导致水湿在体内停滞，而产生痰湿等病理产物，《注解伤寒论》云："脾，坤土也。脾助胃气消磨水谷，脾气不转，则胃中水谷不得消磨。"脾胃本为气血生化之源，一旦失于运化，"脾虚不分清浊，停留津液而痰生"（《证治准绳》）。倘若平素过食肥甘厚腻，伤及脾胃或久坐少动，气机失畅，致脾胃虚弱，气机郁滞，运化失调，精化为浊痰，故有"脾为生痰之源"之说。李中梓说："脾土虚弱，清者难升，浊者难降，留中滞膈，瘀而成痰。"故产生以脾虚痰湿内盛为主要表现[24]。清代名医蒋宝素指出："脾伤则津液不归正化，凝结成痰"，"痰即津液、精血、膏脂之所化"。膏脂代谢失常，可见有血脂增高，痰浊聚于肝则为脂肪肝[25]。王雁翔等[26]研究表明脾虚是脂肪肝最常见证型，约占86.95％。由此可见，脂肪肝病位虽在肝，而病实源于脾。

2. 肝胆与脂肪肝的关系　肝之生理为体阴而用阳，主疏泄，喜条达而恶抑郁；肝主疏泄，可调畅一身之气机，助脾胃运化以及调畅情志，调畅全身气血、津液；肝的疏泄功能正常，则气机调畅，气血和调，机体的精神情志、饮食运化、水液代谢等诸种生理活动正常。脾气散精需由肝之疏泄、条达，如《血证论》曰："木之性主于疏泄，食气入胃，全赖肝木之气以疏泄之，而水谷乃化；设肝之清阳不升，则不能疏泄水谷，渗泄中满之证，在所难免。"借肝之升发，脾之精微才能上注肺脉；借肝之条达，脾之精微才能输布周身，即"土得木而达之"（《素问·宝命全形论》）。肝气条达，气机通畅，则气血运行、脾胃运化正常，瘀无从化生。

脂肪肝患者或因工作压力过大，或担心病体，致情志失调，肝失疏泄，木不疏土，脾失健运，水谷精微（包括膏脂）不归正化而脂浊、痰湿内生；又因痰湿蕴结肝经，复可致肝气不疏，土壅木郁，气血运行不畅，而瘀血内生，痰瘀互结遂成脂肪肝。另外，膏脂的消化、吸收需要胆汁的辅助，而胆汁来源于肝，为肝之余气所化，胆汁注入于小肠，又有赖于气机的调畅。所以胆的活动，胆汁的分泌与排泄，实际上取决于肝主疏泄的功能。肝的疏泄功能正常，则胆汁排泄通畅，有助于食物特别是膏脂的消化。因此，任何因素影响到肝的正常功能，均可能导致脾的运化失司、胆汁的分泌失常，影响膏脂的运化吸收。明代戴思恭认为："情之交攻，五志之遽发而乖戾失常，使清者变化为浊，行者抑遏而反止。"说明肝郁气滞在形成膏脂痰浊中的重要作用[21]。

脂肪肝与藏血功能有关[13]。唐代王冰说："肝藏血，心行之，人动则血运于诸经，人静则血归于肝脏。"肝藏血，并调节血量分配以供人体活动所需。肝的调节血量是以贮藏血液为前提的，而将藏于肝内之血，输布于外周又须依靠肝的疏泄功能，故《血证论》说："以肝属木，木气冲和调达，不致遏郁，则血脉通畅。"故气血运行通利，脏腑经络功能正常，情志舒畅，血有所藏，魂有所舍，则脂浊、瘀血也就不得积聚于肝，脂肪肝之疾亦无从得之[27]。如果精微只贮存无消耗，则气机出入升降失衡，同样导致痰浊瘀滞于肝，而发生脂肪肝。

3. 肾与脂肪肝的关系　肾藏精，精化气。肾气对人体的生长发育及生命的盛衰起着决定性作用。肾主藏精，肾精之气即人之元气，寄居"真阴"、"真阳"，肾气分阴阳，肾阴、肾阳为人体阴阳之本，对各脏腑、组织起着滋养、濡润、温煦、气化作用。肾精来源之一即水谷精微，后天之精。《素问·六节脏象论》云："肾者，主蛰，封藏之本，精之处也。"《素问·生气通天论》曰："阴者，藏精而起亟也；阳者，卫外而为固也。"汪机注曰："起者，起而应也。外有所召，则内数起以应之也。"起亟即起而应对紧急或急切的需要，相当于应变、应激功能。肝为罢极之本、肾为起亟之官，是脂肪贮存、动员和消耗的关键环节。肾藏精，主水，司气化。《素问·上古天真论》云："肾主水，受脏腑之精而藏之。"精化为气，调节机体生理、代谢功能。《素问·六节脏象论》云："气和而生，津液相成，神乃自生。"说明肾气可温煦五脏六腑，肾主体内五液，有维持体内水液平衡的功能。

由于现代人的生活节奏加快，竞争激烈，劳神过度，加之饮食不节，生活无序，而使人体各脏器功能受损，久必及肾，耗损肾中精气，出现未老先衰之症。肾在脂肪肝的发生发展中也有非常重要的地位。肾为先天之本，内藏元阴元阳，人体肾气充盛，肾阳温煦各脏腑阳气并推动全身气机的正常运行，使得各脏腑功能调和，血液循环及水液代谢正常[28]。如《素问·生气通天论》云："阳气者，若天与日……阳不胜其阴，则五脏气争，九窍不通。"肾阳具有促进机体温煦、运动、兴奋、气化功能。肾阳不足，藏精与主气化功能失调，不能助脾之蒸化津液为水气，则津液内停，清阳不升，浊阴不降，清从浊化，津液内停化为痰浊。张景岳在《景岳全书·痰饮》所言："痰之化无不在脾，痰之本无不在肾。""五脏之病，虽皆能生痰，然无不由于脾肾。盖脾主湿，湿动则为痰；肾主水，水泛亦为痰。"清浊不分，液积脂凝血脉而肥胖，聚于肝脏则成脂肪肝。

若房事不节，暗耗肾精，或久病伤阴，途穷归肾；或热入下焦，劫耗肾精，皆可成肾阴亏虚；肝肾同源，肾阴受伐，不能涵养肝阴，肝之阴血愈亏，阴虚火旺灼津成痰成瘀；或阴损及阳，气化失司，脾失健运，浊瘀停聚于肝。肾精亏虚，亦可致肾阴不足水不涵木，阴不制阳，虚火内燔，蒸熬津液，清从浊化，痰湿内生而成脂肪肝。

脂肪肝与肾主封藏的功能有关[13]。肾藏精，精血可以互化，《张氏医通·诸血门》曰："精不泄，归精于肝而化为清血。"肾精亏虚，膏脂不藏，化浊入血，肾精不足，血化乏源，可因虚而瘀，《医林改错》载："元气既虚，必不能达于血管，血管无气，必停留而瘀。"痰瘀互结以致血脂升高，沉积于肝形成脂肪肝。正如《景岳全书·胁痛》曰："肾虚羸弱之人，多有胸胁间隐隐作痛，此肝肾精虚。"如《素问·阴阳应象大论》曰："年四十，阴气自半也。"临床上见脂肪肝患者多为中老年人，这与人到中年以后，肾中精气渐不足有关。临床除见胁肋隐痛症状外，还可见头晕耳鸣，腰膝酸软等。

4. 肝脾肾在脂肪肝病理生理上的相互关系

（1）肝肾与脂肪肝的关系：肝藏血，肾藏精。肝肾同居下焦，精血同源均化源于脾胃消化吸收的水谷精微；精血又相互滋生，肝血依赖肾精的滋养，肾精又依赖肝血的不断补充。肾精与肝血，相互滋生，相互转化，肝血滋肾化精，肾精养肝化血。《素问·阴阳应象大论》曰："北方生寒，寒生水……肾生骨髓，髓生肝。"《温病条辨·下焦篇》亦云："盖少阴藏精，厥阴必待少阴精足而后能生。"

肝主疏泄，肾主闭藏。《临证指南医案·肝风》有曰："肝为风木之脏，因有相火内寄，体阴用阳。其性刚、主动主升，全赖肾水以涵之。"肝气的正常疏泄可使肾气闭藏而开合有度；肾气闭藏亦可制约肝气疏泄太过。肝肾之精血亦相互滋生，肝属木，肾属水，水涵则木荣，肝肾之阴充足，不仅能相互滋生，而且能制肝阳使其不致偏亢。

病理上，肝肾病变互相影响，同盛同衰。肾阳为气之根，肾阳鼓动肾阴，则肾阴精得阳气之煦化生为气，气微动而生少火，少火可助肝疏泄。肝阴不足可引起肾精亏损，肾阴精亏虚亦可致阴血不足。肾阴不足，水不涵木，阴不制阳，虚火内燔；或若肾阳不足，不能助肝疏泄，津液不布，均可生痰浊、膏脂。痰浊、膏脂积聚于肝则发生脂肪肝。

（2）脾（胃）肾与脂肪肝的关系：肾为先天之本，主藏精；脾胃为后天之本，气血生化之源。脾肾两脏相互滋生，先天生后天，后天济先天，《景岳全书·论脾胃》有曰："盖人之始生，本乎精血之源；人之既生，由乎水谷之养。……精血之司在命门，水谷之司在脾胃。故命门得先天之气，脾胃得后天之气也。是以水谷之海，本赖先天为之主。而精血之海，又必赖后天为之资。"肾藏精，必赖脾胃的滋养，方能生生不息，脾的运化功能，又须赖肾阳之蒸化温煦，《张聿青医案》有曰："脾胃之腐化，尤赖肾中一点真阳蒸变。"即脾的运化，须借助肾阳的温煦蒸化始能健运；肾中精气，又赖脾运化的水谷精微补充。故《医门棒喝》说："脾胃之能生化者，实由肾中元阳之鼓舞；而元阳以固密为贵，其所以能固密者，又赖脾胃生化阴精以涵育耳。"

脾主运化，为胃行其津液；肾主水，司开合，肾气对各脏气有资助和促进作用，主司和调节着机体水液代谢的各个环节。津液在体内的正常输布、排泄，离不开肾的气化与肾阳的温煦功能。而肾司开合的功能亦有赖于脾气的制约，即"土能制水"。脾肾两脏相互作用，共同完成机体水液的新陈代谢。

病理上，脾肾病变亦相互影响，互为因果。若肾阳不足，命门火衰，脾失命火的温养，失其运化，《血证论》曰："（脾）不得命门之火以生土，则土寒而不化，食少虚羸。"肾水有强土作用，《冯氏锦囊》有云："水不得土借，何处以发生，土不得水，燥结何能生物，故土以承水柔润之法，木以承土化育之成。补火者，生土也；滋水者，滋土也。"脾失健运，化生气血不足，肾亦不能"受五脏六腑之精而藏之"（《素问·上古天真论》）。如肾之蒸腾气化功能失常，则直接影响脾运化水湿的功能。脾失健运，水湿内滞，而"湿久，脾阳消乏，肾阳亦惫"（《温病条辨·寒湿》）。脾气虚弱，不能运化水液，或肾阳虚损，气化不利，均可导致水液的输布、排泄障碍，脾肾阳虚，水液停滞而为水湿痰饮。《景岳全书·痰饮》认为："五脏之病，虽皆能生痰，然无不由于脾肾。"

脾胃化生精微，肾气为之鼓动。胃为"水谷之海"，胃如釜，肾气如薪，水谷入胃，其腐熟需肾气蒸腾；脾主运化，为胃行其津液。内生痰湿当责之脾、肾。如《景岳全书·痰饮》所言"痰即人之津液，无非水谷之所化。此痰亦既化之物，而非不化之属也，但化得其正，则形体强，营卫充；而痰涎本皆气血。若化失其正，则脏腑病，津液败，而气血即成痰涎"。痰浊聚于肝则为脂肪肝。

（3）肝脾（胃）与脂肪肝的关系：肝主疏泄，调畅气机，促进脾胃运化，调畅情志，具有保持全身气机疏通畅达、通而不滞、散而不郁的作用。肝的疏泄功能正常，则气机调畅，气血调和，脏腑、经络等组织器官的生理活动正常协调。气可行水摄津，水液运行有赖于气的推动。随气机升降输布，凡水津所过，气无不止。肝主疏泄，能疏泄三焦水道，调节人体津液代谢。

脾胃主运化水谷精微，食物的受纳和消化、精微物质的吸收和输布、食物糟粕的下行和排除等，主要依赖于脾主升清和胃主降浊的协调作用。脾胃功能正常，则可正常化生水谷精微，并经脾的转输，营运脉中，布散周身，以濡养五脏六腑、四肢百骸。李东垣在《脾胃论·脾胃盛衰论》中认为，脾胃是元气之本，气机升降之枢纽，脾胃升降浮沉的变化体现了"天地阴阳生杀之理"。而肝主疏泄有助于脾升胃降的协调。肝气和顺，气枢常运，则脾升胃降调和，故《素问·宝命全形论》曰："土得木而达。"《血证论·脏腑病机论》亦云："木之性主于疏泄，食气入胃，全赖肝木之气以疏泄之，而水谷乃化。"

病理上，饮食不节、过食肥甘厚味、长期嗜酒无度或劳逸失常，均损伤脾胃，脾伤则无以化生水谷精微，痰浊内生，日久化瘀，痹阻血络，浸淫肝脉；脾失健运，痰浊内生，又可致土壅木郁，反过来引起肝气不疏，气血运行不畅，气郁血滞，瘀血内生，终致气、血、湿、痰互结遂成脂肪肝。"百病皆由脾胃衰而生也"（《脾胃论·脾胃盛衰论》）。若肝疏泄失常，就可能出现气机阻滞或气的升降出入异常的病理表现，气的升发不足，气机的疏通和发散不力，因而气行郁滞，气机不畅，并由此进一步影响血和津液的运行、胆汁的分泌和排泄、脾胃的升清以及情志活动等。若气机郁滞，三焦水道不利，则津液的输布代谢障碍，或聚而为痰，或停蓄于局部等。《血证论》云："气与水本属一家。"尤在泾说："肝……主疏泄，水液随之上下。"因此，肝失疏泄，气行不畅则为气郁、气滞；气机不利，则肺失肃降，脾失健运，肾失开合，三焦壅遏，水湿内停，聚而为痰；血由气行，气不行则血滞为瘀，气血津液代谢障碍，水谷精微不归正化，脂浊痰湿内生形成脂肪肝。尤在泾《金匮要略·心典》中说："食积太阴，敦阜之气，抑遏肝气，故病在胁下。"

（二）痰瘀与脂肪肝的关系

痰是津液在体内运化输布失常停积于体内的病理产物。湿邪为阴邪，易阻滞气机、伤阳气，其性重浊、黏滞、趋下。湿邪最易化热或与热邪相合，形成湿热之邪；瘀亦可化热，邪热为无形之体，瘀血为有形之体，瘀血与邪热相互搏结，形成瘀热，往往使热邪久稽不退，瘀血久留不散，因而有"痰瘀同源"之说。由痰致瘀或由瘀致痰，痰瘀搏结成为新的病因，又使病情缠绵，或病情进展，变生他证[29]。有学者[30]认为脂肪肝的病因多是饮食不节、劳逸失当，导致肝脾肾三脏功能失调，产生痰湿、瘀血，久而蕴热，湿热内蕴、痰瘀互结，停积于肝所致。

在脂肪肝的病变过程中，痰湿、瘀血为形成脂肪肝的病理关键之一。因而有学者[31]提出"痰瘀理论是辨治非酒精性脂肪肝理论的基础、病机的关键、辨证的要点、基本的治则"这一假说。痰湿、瘀血为机体重要的病理产物。痰湿由津液失布所化，瘀血由血行不畅或离经之血而生。津血同源于水谷精微，若水谷精微运化输布正常，气血运行通畅，则痰湿、瘀血无从而生。《证治准绳》云："夫人饮食起居，一失其宜，皆能使血瘀不行。"痰湿、瘀血停积于肝，为积为痛，形成脂肪肝，如《古今医鉴》所讲："胁痛者……或痰积流注于血，与血相搏。"

中医有"痰瘀互结"、"痰瘀同源"之说，隋代巢元方在《诸病源候论·痰饮病诸候》也指出："诸痰者，此由血脉壅塞，饮水积聚而不消散，故成痰也。""痰饮者，由气脉闭塞，津液不通，水饮气停在胸腑，结而成痰。"更认为痰的本身就有瘀血存在，本质就是痰瘀。朱丹溪提出"自气成积，自积成痰，痰夹瘀血，遂成窠囊"的论点，有关痰瘀的论述可追溯到《灵枢·百病始生篇》曰："凝血蕴里而不散，津液涩渗，着而不去，而积皆成矣。"凝血、津液涩渗，亦即瘀血痰浊互结。叶天士提出了"久病入络"的观点，指出"经年累月，外邪流着，气血皆伤，其化为败血凝痰，混处经络"，其本质乃痰瘀交混互结络脉之中，痰瘀同病成为络病学的基础之一。

现代研究认为痰属于病理性生化物质在体内堆积的结果，存在一个量变过程，瘀则是病理性生化物质的物理化学性质和生物学功能发生了改变或同时伴有相关细胞形态结构和功能改变的结果[32]。说明了"痰为瘀之渐，瘀为痰之变"。虽然其形成原因繁杂，然其根本原因是各种致病因素导致人体气血运行失调，痰浊瘀血积于胁下，痰瘀交阻脉络壅塞不畅日久则成本病痰瘀互结为病机关键[33]。

如果平素嗜食肥甘厚味、过度饮酒或劳逸失常，可损伤脾胃，使脾失健运，脂质不归正，生湿化痰，痰湿内蕴。《景岳全书》中所说："痰即人之津液，无非水谷之所化……但化得其正，则形体强，营卫充……若化失其正，则脏腑病，津液败，而气血即成痰涎。"或因情志失调，肝失疏泄，木不疏土，致脾失健运，水谷精微不归正化而脂浊痰湿内生。或因年长体衰肾中精气不足，蒸腾气化无权，津液脂质停聚亦可为痰为湿。痰湿内蕴，或肝失疏泄，均可使气血运行不畅，血滞为瘀，进而痰湿、瘀血内结，停积于肝，遂形成脂肪肝。《古今医鉴》所说："胁痛者……或痰积流注于血，与血相搏。"《灵枢·百病始生篇》也说："湿气不行，凝血蕴里而不散，津液涩渗，着而不去，而积皆成矣。"[34]

张学文教授[27]提出肝经郁热、气滞血阻、瘀血内结是脂肪肝发生发展的重要病机，认为肝喜条达疏畅，更忌怫郁，失调则最易肝气郁滞。人身之病多由于郁，元代王安道在《医经溯洄集·五郁论》中说："凡病之起也，多由乎郁，郁者，滞而不通之义。"朱丹溪在《丹溪心法·六郁》中云："气血冲和，万病不生，一有怫郁，诸病生焉，故人身诸病，多生于郁。"肝气郁滞则脏腑气血津液皆受其害，其为病繁杂，变证多端，为百病之始，诸郁之首。"气郁久则必见热,热郁则津液耗而不流,升降之机失度,初伤气分,久延血分"(《临证指南医案·郁证》)。可见气郁日久则可生热,郁热日久则可伤及整个肝经甚至可连累他脏他经。同时,肝以血为体,以气为用,气郁不达,气病及血,可致气滞血瘀,且"气有余,便是火",火为热之极,火热煎熬血液亦可成瘀,王清任《医林改错》所云:"血受热则煎熬成块。"瘀血既生,肝又为藏血之脏,则积聚于肝,《灵枢·邪气脏腑病形篇》云:"邪之中人脏奈何?……若有所大怒,气上而不下,积于胁下则伤肝。"《灵枢·五邪篇》又说:"邪在肝,则两胁中病,……恶血在内。"《医学发明》说:"血者,皆肝之所主,恶血必归于肝。不问何经之伤,必留胁下。"这些均指出了肝病致瘀,瘀积胁下的病理特点。

有学者[35]认为除了痰瘀积聚于肝以外,食、脂、气积滞亦是脂肪肝的病理特点。感受情志刺激,肝气郁结,不得条达疏泄,久郁不解,失其柔顺舒畅之性,形成气积。或饮酒过度,嗜食肥甘厚味,或致饮食不化,形成食积;或精微物质过剩,聚为脂质,积于血液、肝内,形成脂积。认为气、食、脂、痰、瘀五积可相互转化。如气积日久可影响水谷精微的输布,形成脂积;也可肝气横逆犯胃,脾胃升降失常,形成食积;也可气积导致水液代谢障碍,痰浊内停,形成痰积;也可气积直接影响血液运行,形成瘀积。并将脂肪肝依据病程可分早、中、后3期,认为早期多以气积、食积较为常见;中期以脂积、气积、痰积多见;后期以痰积、瘀积相互交阻,积结肝内为主要表现。并认为脂肪肝以实证为主,亦可见本虚标实,但瘀、痰、食、脂、气等积滞之实贯穿于病机始终。

李虹[36]认为肝郁血瘀肾阳不振为脂肪肝的主要病机,将脂肪肝的病理机制归纳为由于多种原因导致肝脾肾三脏功能失调,肾阳不振,肝郁气滞,痰湿瘀阻内生,停积于肝而成,发病之本为肾阳不振,痰湿内生、气滞血瘀为标,属本虚标实之证。

有学者[37]依据古代诸家之论,如《张氏医通》说:"饮食劳倦之伤,皆足以致痰凝气聚,……然必因脾气衰而致。"《丹溪心法》中记载:"凡肥人多痰乃气虚也。"万全在《万氏家传点点经》中提出"酒毒"之害:"酒毒湿热非常,肆意痛饮,脏腑受害,病发不一。"《医医琐言》云:"万病唯一毒。"及《吴少怀医案》之"气郁而湿滞,湿郁而生热,热郁而痰结,痰郁而血凝,血郁而食不化,食郁而积成,此六者,实相因致病"。并在总结中医对脂肪肝病机认识,临床治疗经验基础上,运用中医基础理论,结合现代医学脂肪肝的分子生物学研究成果提出的"气虚痰毒"病机假说。认为"气虚痰毒"为脂肪肝、脂肪性肝炎的主要病机,即脾虚是发病的内在基础,痰毒为主要病理因素,认为任何疾病在其病理演变过程中都可以产生"毒"。将其病机概括为气虚、痰、湿、瘀、积、热、气滞等本虚标实的特点,其中以气虚为病理基础。且认为脂肪肝是以过食肥甘厚味,嗜酒无度为主要病因,最终导致痰、湿、酒、瘀久蕴成毒,痰毒结聚于肝积久而成,即脾虚是发病的内在基础,痰毒为主要病理因素,正如《金匮要略·心典》云:"毒者,邪气蕴结不解之谓。"说明诸邪积聚,日久成毒,是众邪的必然转归,也是正虚积损,无力驱邪排毒的必然趋势。还认为该"毒邪"既是病理产物,又是新的致病因素;既显示毒邪的致病特征,同时又带有原病邪的某些特点。病由毒起,热由毒化,或由微及渐,或因盛而变,善变顽固,变化多端,缠绵难愈。而脾气虚弱是发病的关键,其病在肝,病源于脾。如姜春华所云:"瘀血郁肝是病原,气虚脾弱是病体。"

脂肪肝是一个病理过程较长且复杂的病症。有学者[38-39]依据痰湿瘀血互阻、久病入络在本病形成过程中的作用特点，认为痰湿膏浊瘀血既是一种病理产物，又作为一种致病因素，参与了脂肪肝的形成，互为因果，恶性循环。肝体血络以通为用，久病则入络，就如叶天士所言"经主气，络主血"，"初则气结在经，久则气伤入络"，"久发频发之恙，必伤及络。络乃聚血之所，久病必瘀"。所以认为本病病机为痰湿瘀血互阻，病位在肝脏络脉。

肝病专家关幼波也认为[40]，脂肪肝是由过多摄食与休息、痰湿内生、痰阻血络所致，与脾胃肾肝等脏腑功能失调密切相关。

综上所述，脂肪肝是由多种原因导致肝脾肾三脏功能失调，痰湿、瘀血内生，停积于肝而成。脂肪肝的临床表现不典型，25%患者无明显症状，严重者则表现为胁肋不舒或胀痛，胸脘痞闷，倦怠乏力，肢体困倦，头晕耳鸣，腰膝酸软，纳呆，厌油腻，甚则呕吐、泄泻，舌暗红或有瘀斑，舌苔厚腻，脉弦滑等。脂肪肝患者部分有轻度黄疸，75%脂肪肝有肝大[15]。其病位在肝，病变主要累及肝（胆）、脾（胃）、肾，属本虚标实之证。因津血同源，痰瘀可以互生互化，痰、瘀等病理产物又可成为新的致病因素，使病情缠绵或加重，进而发展为肝纤维化甚至肝硬化。

第三节 临床表现

一、脂肪肝的临床特征

脂肪肝并非临床上一个独立性疾病，而是各种原因引起的脂肪蓄积过多的一种病理状态，相当一部分患者可不伴有临床表现，48%~100%脂肪肝患者没有肝病症状，多为隐匿性起病，常在体检或其他疾病就诊时发现转氨酶轻度或中度升高。超声、CT检查诊断本病起重要作用。在隐性肝硬化病人中，部分是由脂肪肝引起的。在常规体检中偶然发现有肝肿大，或血清谷丙转氨酶、谷草转氨酶及碱性磷酸酶的轻中度增高。另一部分病人因其他疾病行B超或CT检查时发现。当接触大量有毒化学物质、服用大量四环素后，或妊娠时急性脂肪肝多呈急性经过，临床表现及预后与急性重症肝炎相似。有症状患者可有无特异性的肝区疼痛不适、食欲不振、恶心、呕吐、腹胀、腹泻、阳痿、闭经、鼻衄、蜘蛛痣和男性乳房增大等。肝脏轻度肿大，如果肝脏贮脂占肝湿重的40%以上时，可有明显肿大，但为无痛性。舌苔一般为腻苔，其中多数为白腻苔，少数为黄腻苔；舌质多数为淡胖舌，部分为淡红舌，少数可伴有紫暗色。脉象多呈弦脉，或为弦细，或为弦滑。

肝活检主要组织学改变包括：巨泡状脂肪变性、肝实质炎症、肝细胞坏死、肝细胞气球样变。其他改变如肝静脉、肝窦、门静脉周围纤维化（37%~84%），Mallory小体（10%~100%），脂肪肉芽肿、肝细胞铁染色阳性等。

二、非酒精性脂肪性肝炎的临床表现

非酒精性脂肪性肝炎好发于40~50岁以上的年龄段人群。以往认为女性发病率高，但多报告为无性别差异。自觉症状可有全身倦怠乏力、易疲劳、右季肋痛疼等，但多数病例自觉

症状缺如。因此本病的诊断契机多在健康体检或因其他疾病门诊检查中通过影像诊断发现，最后经做肝活检确诊非酒精性脂肪性肝炎。

本病的并发症有肥胖、糖尿病、高脂血症和高血压等生活习惯病，而不伴此疾病者不足10%。其实，即使不伴显性糖尿病的非酒精性脂肪性肝炎病例，其糖负荷试验亦多呈胰岛素抵抗，但诊查所见出现脂肪沉积所致肝脏轻度肿大者并不多。

1980年Ludwig对20例非酒精性脂肪性肝炎进行了系统研究，发现女性占60%，平均年龄54岁；90%为肥胖（＞110%标准体重）；50%有高血糖；75%有高甘油三酯；36%有高胆固醇血症；75%有肝脏肿大；25%有脾大；5%有腹水、蜘蛛痣；90%转氨酶升高。肝活检为中重度巨泡状脂肪浸润伴小叶炎性改变，70%Mallory小体，70%纤维化，15%肝硬化。

血液生化学改变的特征性所见是以谷丙转氨酶为主的转氨酶增高，但程度大多较轻，不超过100U/L。偶见体重迅速增加的同时，谷丙转氨酶可升至500U/L左右。如是酒精性肝损害，则以谷草转氨酶占增高为主，这是与非酒精性脂肪性肝炎鉴别点之一。但其他病因进展为肝硬化同样可呈现以谷草转氨酶增高为主。谷氨酰转肽酶于酒精性肝损害时出现高检测值，但在非酒精性脂肪性肝炎时仅有轻度增高。

三、实验室和影像学检查

轻-中度血清转氨酶（谷丙转氨酶和谷草转氨酶）升高是脂肪肝患者最为多见，也常是唯一的实验室异常指标，但在一些严重的脂肪肝甚至肝硬化患者中谷丙转氨酶也可完全正常。谷丙转氨酶增高的程度与肝损伤的程度不相关。谷草转氨酶/谷丙转氨酶的值有助于非酒精性脂肪肝和酒精性肝病的鉴别诊断，绝大多数非酒精性脂肪肝患者谷草转氨酶/谷丙转氨酶的值小于1，但当疾病发展至肝硬化阶段，这一比值会显著上升，从而失去了其诊断准确性。

血脂改变在此类患者变异较大，且与病变不成比例。约半数患者可有血清铁蛋白浓度升高，6%～11%的患者可出现转铁蛋白饱和度升高。

B超检查可见近场回声增强，远场回声衰减，血管模糊表现；CT示肝脏密度降低，磁共振对局灶性脂肪浸润或局灶性肝转移病变的鉴别是有效的诊断工具。因此，对非酒精性脂肪肝患者需根据具体的情况选择合适的检查方法，作出客观的判断。

第四节　诊断与鉴别诊断

一、脂肪肝的临床诊断

在特定的代谢环境下，可以相对容易地作出非酒精性脂肪肝的初步诊断。一份完整的病史（包括糖尿病家族史）和医疗检查，包括排除病毒性肝炎的实验室检查，都是对疑为非酒精性脂肪肝患者最初评价的一部分。代谢综合征其他特征的评估（如高血压、血脂异常、中心性肥胖）作为临床处理的依据亦很有必要。应注意在不同人种之间，肥胖和超重的诊断标准有所不同。范建高等学者参考国外文献，结合自己的临床经验，提出非酒精性脂肪肝诊断的初步意见。凡具备下述第一、二项和第五项者即可确诊为非酒精性脂肪肝；具备第一、二项和第三或第四项中任一项者可怀疑为非酒精性脂肪肝；同时具备第六项和（或）经改变生活方式等相应治疗后第三项和第四项改善者可基本明确非酒精性脂肪肝的诊断。①无饮酒史或每周饮酒总共乙醇量<140g；②除外药物、毒物、感染或其他可识别的外源性因素导致的脂肪性肝病；③肝脏影像学表现符合弥漫性脂肪肝的影像学诊断标准；④有代谢危险因素的患者存在难以解释的血清碱性磷酸酶和谷氨酰转肽酶持续轻至中度升高；⑤肝活检组织学改变符合脂肪性肝病的病理学诊断标准；⑥存在体重增长迅速、内脏性肥胖、空腹血糖增高、血脂紊乱、高血压等危险因素。根据肝活检可将非酒精性脂肪肝分为单纯性脂肪肝和非酒精性脂肪性肝炎，参照改良的Brunt标准可对非酒精性脂肪性肝炎进行分期和分级。尽管代谢综合征的存在以及无其他原因可解释的血清谷丙转氨酶持续升高更常见于非酒精性脂肪性肝炎患者，但是如果没有肝活检资料支持，原则上不再区分单纯性脂肪肝和非酒精性脂肪性肝炎。

诊断要点：临床表现，血清转氨酶长期轻度升高，无饮酒史，无症状或非特异性表现。无慢性肝病体征（非酒精性肝硬化除外）。实验室检查，除血清转氨酶轻度升高外，其他肝功能正常，乙肝表面抗原、抗丙肝表面抗原、抗线粒体抗体均为阴性，血清铜蓝蛋白、α_1-AT正常，B超或CT显示脂肪肝影像（弥散性或局灶性）。组织学改变如上述。

二、脂肪肝的病理学诊断

（一）非酒精性脂肪肝分期和分型

在病理学上，非酒精性脂肪肝有4个最明显的分期：肝脂肪变、脂肪性肝炎、脂肪性肝炎伴肝纤维化和肝硬化。通常依据其脂肪变、炎症和纤维化，将其分为4种类型，即Ⅰ型：仅脂肪变；Ⅱ型：脂肪变+炎症；Ⅲ型：脂肪变+肝细胞损伤；Ⅳ型：脂肪变+窦周纤维化和多形核细胞浸润，可有或无Mallory小体。肝脂肪变是其最常见的表现，大多数患者并不进展至脂肪性肝炎、肝纤维化和肝硬化。当非酒精性脂肪性肝炎进展至肝硬化时，肝组织内脂肪变程度减轻，甚至消失，非酒精性脂肪性肝炎的其他特征可能减轻，组织学可能仅显示非活动性肝硬化。

（二）非酒精性脂肪性肝炎的病理学特征

非酒精性脂肪性肝炎病理改变有：①肝细胞脂肪变性，大泡性或以大泡性为主的混合性脂肪变性；②肝小叶内混合性炎性反应细胞浸润，多为轻度散在的多核白细胞及单个核细胞浸润，或小叶炎性反应重于汇管区；③肝细胞气球样变，甚至伴肝细胞不同程度的坏死。肝活检病理检查是非酒精性脂肪性肝炎诊断的金标准，同时可对脂肪组织进行分期，以便指导临床治疗，但肝活检有一定的创伤性，临床应有选择地应用。在病理学上，非酒精性脂肪性肝炎有一系列的改变，除了有肝细胞脂肪变性、小叶内炎症和肝细胞气球样变性以外，经常有窦周纤维化、肝细胞糖原核、脂肪性肉芽肿、嗜酸小体或PAS-d阳性的库普弗细胞以及脂肪囊肿，可以出现的有Mallory小体、肝细胞铁染色阳性和肝细胞巨大线粒体等。如仅存在肝细胞脂肪变性和炎症，尚不足以诊断非酒精性脂肪性肝炎。

非酒精性脂肪性肝炎的病理学诊断必须具备以下几点：①大脂滴性脂肪沉积；②炎性细胞浸润；③肝细胞膨大。例如，肝活检可见以肝细胞脂肪沉积与中性粒细胞为主的炎症性细胞浸润，且分布于以中心静脉区为中心的区域，还可见肝细胞较正常者呈现明显膨大，并有Mallory小体及细胞周围纤维化特征。依据这些改变，病理学诊断可作活动性级别判断（依据肝细胞膨大、脂肪沉积及炎性细胞浸润）与纤维化重症程度判断（如表2、表3所示）。

表2 非酒精性脂肪性肝炎的组织学分类

级（度）	分期
轻度	1期：3带纤维化及细胞周围纤维化
中度	2期：1期改变所见+门静脉周围纤维化；3期：形成桥接纤维化
重度	4期：肝硬化

表3 病理学角度的非酒精性脂肪性肝炎诊断

病理学诊断	脂肪型肝炎		
		非酒精性	
病因	酒精性	原发性	继发性
			药物
			其他

另外，在单纯性脂肪肝与脂肪性肝炎的鉴别上，可采用脂肪沉积0～3分、实质细胞浸润0～2分及肝细胞膨大0～2分的非酒精性脂肪肝活动性评分。肝细胞脂肪变程度作以下分级：重度为脂肪变肝细胞超过肝小叶的2/3；中度为脂肪变肝细胞占肝小叶的1/3～2/3；轻度为脂肪变肝细胞呈散在小灶分布；无为肝小叶结构完好，基本无脂肪变。炎症活动度计分标准参考1981年Knodell提出的慢性肝炎组织学活动指数（HAI），并结合王泰龄等提出的慢性肝炎炎症活动计分方案：分为汇管区炎症（P）、小叶内炎症（L）、碎屑样坏死（PN）、桥接坏死（BN）4项，每项根据病变程度分别计1～4分，因为PN和BN严重度与预后直接相关，因而计分2倍高于其他病变，计分公式为P+L+2PN+2BN。

依据《非酒精性脂肪性肝病诊疗指南》[41]及《病毒性肝炎防治方案》[42]的标准分级分期。

肝脂肪变分为4度（F_0～F_4），0：0；1：1%～25%；2：26%～50%；3：51%～75%；4：>75%。

炎症活动度分为3级（G_0～G_3），0：无炎症病灶；1：轻度；2：中度；3：重度。

肝纤维化分为4期（S_0～S_4），S_1：汇管区纤维化扩大，局限窦周及小叶内纤维化；S_2：汇管区周围纤维化，纤维间隔形成，小叶结构保留；S_3：纤维间隔伴小叶结构紊乱，无肝硬化；S_4：早期肝硬化。

在病理学上，非酒精性脂肪性肝炎可按肝细胞脂肪变性和炎症坏死程度分级（见表4）。

另外，非酒精性脂肪性肝炎还可按肝纤维化程度分期，仅有肝腺泡3区窦周纤维化和静脉周围纤维化为1期，在上述病变基础上出现门静脉周围纤维化为2期，有桥接纤维化为3期，肝硬化阶段为4期。

表4 非酒精性脂肪性肝炎的病理学分级标准（Brunt法改良）

	1级 轻度	2级 中度	3级 重度
脂肪变	大泡性为主，叶内脂肪变的肝细胞<66%	通常为混合性肝细胞脂肪变性，累及33%以上的肝细胞	通常为混合性肝细胞脂肪变性，累及66%以上的肝细胞(全腺泡性)
气球样变	肝腺泡3区肝细胞偶可见到	肝腺泡3区肝细胞易见到	明显、肝腺泡3区尤为严重
小叶内炎症	低倍镜下见1~2个炎症灶，为散在性轻度急性(多型核)炎症，偶见慢性炎症(单个核细胞)	低倍镜下见3~4个炎症灶，主要为急性炎症，伴窦周纤维化和轻度慢性炎症	低倍镜下见4个以上炎症灶，在气球样变和窦周纤维化的肝腺泡3区有多型核白细胞聚集
门管区炎症	无或轻度(多为慢性炎症)	轻度或中度	轻度或中度

三、非酒精性脂肪性肝炎与酒精性脂肪性肝炎的鉴别诊断

（一）临床表现不同

尽管非酒精性脂肪性肝炎患者右上腹可表现出钝痛，但它相对于酒精性脂肪性肝炎来说症状并不明显。酒精性肝病更易出现食欲减退、发热、黄疸以及体重下降等临床表现，但也有部分患者有明显的嗜酒史却无严重的酒精性脂肪性肝炎表现，临床上类似非酒精性脂肪性肝炎。另外，非酒精性脂肪性肝炎一般与代谢综合征的某些特征有关联，如糖尿病、高血压和肥胖症等。非酒精性脂肪性肝炎曾被认为在女性中更易出现，但目前的研究认为，非酒精性脂肪性肝炎与酒精性脂肪性肝炎在性别分布上无明显差异。尽管肥胖症（体重指数>30kg/m^2）并不是非酒精性脂肪性肝炎发展的必要条件，但它是非酒精性脂肪性肝炎的确切危险因素，而对于酒精性脂肪性肝炎则不然。另外，黑棘皮症（皮肤区域性色素过度沉着）是胰岛素抵抗的一个特征，在非酒精性脂肪性肝炎（特别是儿童）患者更常出现。

（二）实验室检查不同

AST与ALT之间的比值是区分非酒精性脂肪性肝炎与酒精性脂肪性肝炎的最重要的客观指标之一。一般来说，AST与ALT在这两种情况下都很少超过300U/L，但非酒精性脂肪性肝炎时ALT血清水平常超过AST2倍，而酒精性脂肪性肝炎时则以AST增高为主，AST/ALT值可达2~3。值得注意的是，如果存在肝硬化的状况，这一规律并不适用。肝硬化时AST升高通常超过ALT，即使在非酒精性脂肪性肝炎时也如此。另外，高胆红素血症在酒精性脂肪性肝炎时相对更为常见，外周血白细胞增多也是酒精性脂肪性肝炎的主要特征之一。

（三）肝活体组织学检查不同

非酒精性脂肪性肝炎名字的由来即是因为它的组织学改变与酒精性脂肪性肝炎类似。对于某一特定的肝组织活检样本如果无充足的临床资料信息则很难让人作出诊断。但两者间还是存在某些区别，如Mallory小体更常见于酒精性脂肪性肝炎，形态也更典型；脂肪变性在非酒精性脂肪性肝炎时通常更为严重，当然在疾病进展为肝硬化时脂肪变性可消退甚至消失；糖原核在非酒精性脂肪性肝炎更多见。另外，酒精性脂肪性肝炎的肝组织中有时可见严重的

静脉周围（3区）损伤，包括硬化性舌骨形坏死和中央静脉血管闭塞样损伤。在非酒精性脂肪性肝炎和酒精性脂肪性肝炎时均可见肝细胞气球样变性和中央静脉3区特征性的"鸡爪样"纤维化围绕在肝细胞周围。

四、与非酒精性脂肪性肝炎相鉴别的疾病

（一）自身免疫性肝炎

本病目前没有特异性诊断标志物，是参照国际自身免疫性肝炎诊断记分标准进行诊断。由于非酒精性脂肪性肝炎病例的抗核抗体等自身抗体阳性率高达30%，且其纤维进化进展者γ-球蛋白亦呈高值，故应施行肝活检进行鉴别。另外，在对自身免疫性肝炎采用激素治疗中还可引起药物性非酒精性脂肪性肝炎。当本病治疗中出现转氨酶升高时，必须区分其是自身免疫性肝炎恶化，还是药物诱导的非酒精性脂肪性肝炎。

（二）原因不明的肝硬化

在非酒精性脂肪性肝炎肝硬化进展中，可能失去脂肪沉积和炎性细胞浸润等特征，从而丧失非酒精性脂肪性肝炎的诊断依据而变为"燃烬的非酒精性脂肪性肝炎"。根据这一事实，可以推论在非乙非丙型肝硬化即所谓隐原性肝硬化中，一部分很有可能就是燃烬的非酒精性脂肪性肝炎。

总之，脂肪肝的中医辨病所依据的是现代实验室检查和生物学指标，然后在辨病的基础上，依据患者的临床证候进行辨证分型施治。

第五节 辨 证 施 治

一、脂肪肝的中医辨证分型

目前对脂肪肝的证候分型不尽相同，如李少东等[43]通过分析文献报道脂肪肝证型出现频率的构成比，结果显示痰瘀互结为64%，肝郁脾虚为40%，湿热内蕴为28%，气滞血瘀为24%，肝肾亏虚为20%等。还有研究显示脾气虚证占90.8%，肝气郁结证占82.5%，湿热内蕴证占79.2%，肝火内郁证占30.8%，肝血瘀证占27.5%，阴虚证占17.5%，其他少见证候如阳虚证等比例均不足10%。即提示非酒精性脂肪肝以脾气虚、肝气郁结、湿热内蕴为临床基本证候，部分患者在病程中可以出现肝火内郁、肝血瘀、阴虚等证候表现。也有学者[44]依据卫生部《中药新药临床研究指导原则》、国家中医药管理局《中医病症诊断疗效标准》、GB《中医证候诊断标准》及中华中医药学会《病毒性肝炎中医辨证标准》，而且主要证候积分由3位固定的具有临床经验的资深中医师对符合非酒精性脂肪肝诊断标准的458例进行统一辨证分型。其主要证型有肝郁脾虚型、痰瘀互结型、痰浊壅阻型、湿热内蕴型、肝肾不足型。

由此可见，临床上不同学者对脂肪肝证型分类表述不统一，最少的分1型，最多的分6型，不同的证型表述多达43种，其中独立证型38种、兼夹证型5种。据此李少东等[43]将文献载录的脂肪肝43种证型按表述不同，但舌象、脉象、临床症状描述实质仍为同一证型的归为一

类。如：痰阻血瘀、痰湿瘀阻、痰湿血瘀、痰瘀互结、痰热血瘀、痰瘀交阻等统一归为痰瘀互结；肝肾阴虚、肝肾两虚等统一归为肝肾亏虚；湿热瘀结、湿热中阻、湿热内蕴、湿浊中阻、肝胆湿热、脾虚湿热、脾胃湿热等统一归为湿热内蕴；肝郁脾虚、肝脾不调等统一归为肝郁脾虚；瘀血阻络、肝郁血瘀、气滞血瘀等统一归为气滞血瘀。因此有学者[45]对脂肪肝辨证分型标准的建立进行了尝试。

（一）肝郁脾虚证

胁肋胀痛，心情抑郁不舒，乏力，纳差，脘腹痞闷，便溏，舌淡红，苔薄，脉弦细或沉细。主症：①胁肋胀痛；②心情抑郁不舒；③舌淡红。次症：①脘腹痞闷；②乏力；③纳差；④便溏。辨证要求：在排除湿热内蕴证的基础上，具备主症①③及次症中任一项，即属本证；具备主症②③及次症中任一项，即属本证。

（二）痰瘀互结证

胁肋刺痛，乏力，纳差，口黏，脘腹痞闷，胁下痞块，便溏不爽，舌胖大瘀紫，苔白腻，脉细涩。主症：①胁肋刺痛；②胁下痞块；③舌瘀紫。次症：①乏力；②纳差；③口黏；④脘腹痞闷；⑤便溏不爽；⑥舌胖大；⑦苔白腻；⑧脉细涩。辨证要求：符合主症①②③中任一项，结合次症任一项即属本证。

（三）痰湿内阻证

胁肋隐痛，脘腹痞闷，口黏纳差，困倦乏力，头晕恶心，便溏不爽，形体肥胖，舌淡红、胖大，苔白腻，脉濡缓。主症：①脘腹痞闷；②苔白腻；③形体肥胖。次症：①口黏纳差；②困倦乏力；③头晕恶心；④便溏不爽；⑤舌淡红、胖大；⑥脉濡缓；⑦胁肋隐痛。辨证要求：符合主症任两项或符合主症任一项，次症任两项，即可诊断本证。

（四）湿热内蕴证

脘腹痞闷，胁肋胀痛，恶心呕吐，便秘，小便黄，口干口苦，舌红，苔黄腻，脉弦滑。主症：①舌红；②苔黄腻；③胁肋胀痛。次症：①小便黄；②脘腹痞闷；③恶心呕吐；④口干口苦；⑤便秘；⑥脉弦滑。辨证要求：具备主症①②，即属本证；具备主症任一项及次症任两项，即属本证。

（五）肝肾不足证

胁肋隐痛，腰膝酸软，足跟痛，头晕耳鸣，失眠，午后潮热，盗汗，消瘦，舌红少津，脉细或细数。主症：①腰膝酸软；②舌红少津，脉细或细数。次症：①胁肋隐痛；②足跟痛；③午后潮热或盗汗；④失眠；⑤头晕；⑥耳鸣；⑦消瘦。辨证要求：具备主症①②即属本证；具备主症中任一项及次症中任两项，即属本证[45]。如此将有利于脂肪肝中医证型的统一，对临床应用有一定的指导意义。

以上5个基本分型，只是为了阐述方便而设。临床上所见是变化万端，临证所见到最多的是痰湿内阻证，且常与其他4型相杂兼存，如2型并存的肝郁脾虚、脾虚湿热、脾肾两虚，而以脾虚为主。3型并存也不少见，甚至也有4型同见的患者。除脾虚兼证外，其他几型也可同时出现，如气滞湿阻、气滞血瘀、瘀血阻络、肝肾不足等。但是无论证型相杂有多复杂，总有主次之分。故临床遣方用药，应以为主症型的治法为主，兼顾其他，具体选药组方上相应有所侧重，同时"辨病"与"辨证"相结合，酌情选用具有明确治疗脂肪肝药理作用的中药。根据临床表现及体征，中医认为其病机主要有肝失疏泄、脾失健运、湿热内蕴、痰浊郁结、瘀血阻滞、肾气不足等，其治疗以疏肝解郁、化痰利湿、活血化瘀、健脾益肾为主，辅以清热、解毒、利胆、泄浊、化积、补肾、养肝等，临床宜按不同证型辨证治之[46]。

二、脂肪肝的中医辨证施治

在脂肪肝的治疗上，目前的西医治疗主要包括调整饮食结构，科学、合理膳食的饮食治疗和运动治疗以控制体重、改善胰岛素抵抗，调整血脂以及保肝药物的使用等治疗。但由于大多化学合成的降脂药物有损害肝脏的副作用，因而在脂肪肝的临床治疗应用中受到很大的限制。然而，脂肪肝是中医治疗的优势病种之一。脂肪肝的中医治疗，当以调整患者饮食结构、饮食习惯和适当锻炼为先。在此基础上以辨证为主、辨病为辅遣方用药。中药多来自于天然，常用中药中有肝损副作用者较少，如辨证遣方准确，选方用药得当，可迅速缓解患者证候，加快患者康复。中医治疗脂肪肝，疗效确切，愈来愈受到患者的青睐，在临床占有较为明显的优势[47]。

（一）辨证分型论治

1. 肝郁脾虚证　此型可见于脂肪肝的初始阶段，相当于现代医学上的单纯性脂肪肝，起病时间长短不一，主要与生活方式和患者基础病密切相关。

症见：胁肋部隐痛，情志抑郁或急躁易怒，善太息，腹胀脘痞，纳呆口淡，恶心呕吐，神疲乏力，大便溏薄或完谷不化，女子月经不调，舌质淡或暗红，苔薄白，脉弦缓或弦细。

治则：疏肝健脾，行滞散结。

选方：柴胡疏肝散加减。药用柴胡、枳实、白芍、甘草、香附、川芎、黄芪、陈皮、砂仁、川楝子、茯苓。

临床加减应用：肝区胀痛不舒加郁金、厚朴；大便溏薄加炒薏苡仁、白扁豆、山药、乌梅；完谷不化加炒谷芽、炒麦芽、焦山楂；咳痰、脘腹胀满加莱菔子、大腹皮、杏仁。上方柴胡"少阳、厥阴引经药也"（《医学启源》）。"脾阳不振，中气下陷，则东垣补中益气之方乃堪采用，然升柴升清，特其少少之辅佐品耳……肝络不疏之症……实皆阳气不宣，木失调达所致，于应用药中，少入柴胡，以为佐使而作向导，奏效甚捷"（《本草正义》）。故用柴胡质轻疏肝解郁，升举阳气。用枳实质重主降，降则下气消痞，泄则理脾除满，与柴胡合用，一升一降，一肝一脾，具升降气机，调肝理脾之功。柴胡配白芍以养肝血补肝体而为肝用；用黄芪升举脾阳；陈皮、砂仁合用理气除湿，和胃畅中；川楝子与香附相须为用，则疏肝解郁、行气止痛之功倍增；茯苓健脾、渗湿、降浊，如《理虚元鉴》中之论述："（茯苓）为诸阴药之佐而去其滞，为诸阳药之使而宣其通。"[46]

2. 痰湿内阻证　此型常见于脂肪肝的早、中期阶段，相当于现代医学上的单纯性脂肪肝、脂肪性肝炎，病程时间较长，常与先天体质、饮食肥甘、缺乏运动密切相关。

症见：形体肥胖，面色虚浮，头昏头重，胸闷作呕，胸胁隐痛，腹胀不适，倦怠乏力，纳呆口黏，大便油滑或黏腻不爽，舌质淡胖，边有齿痕，苔白腻，脉滑或濡缓。

脾为后天之本，主运化，司水谷，化生水谷精微，营养全身。脾虚则运化失常，水谷消化吸收及转输发生障碍，因而出现纳呆口黏、腹胀、便溏或黏腻不爽之症；脾虚致宗气不足，故见神疲乏力，头昏头重；脾虚可聚湿成痰，见有面色虚浮、舌淡胖、边有齿痕、苔腻等水湿内停之象。

治则：健脾燥湿，祛痰化浊。

选方：方选平胃散合二陈汤加减，常用陈皮、茯苓、半夏、苍术、厚朴、泽泻、白术、甘草等。

临床加减应用：脘腹胀满加大腹皮、莱菔子；消化不良、大便溏薄加神曲、焦山楂、鸡内金、白扁豆；乏力疲倦者，加黄芪；伴湿热者，加少量黄芩、黄连以清热燥湿。

脂肪肝患者多肥胖之体型，中医认为"肥人多痰"，《医方集解》主张"治痰通用二陈……"。半夏豁痰泄浊，茯苓健脾渗湿，陈皮、甘草理气健脾，加上厚朴宣畅气机，化湿行滞，使水谷精微滋养机体而杜绝生痰之源；白术、茯苓益气健脾以防肝木犯土；苍术与泽泻相伍具有渗利湿浊之功，既降血糖，又化解肝脏脂肪；茯苓、泽泻清利湿浊，导湿下行，利湿化痰消浊。现代药理研究表明白术具有清除自由基和抗脂质过氧化作用，苍术有保肝作用。动物实验表明，苍术酮、苍术醇对大鼠应用四氯化碳和D-半乳糖胺诱发的肝细胞损害具有显著的保护作用；泽泻有较强的利水湿作用，对脂质代谢的影响作用明显，与胆碱、磷脂相当，能干扰外源性胆固醇的吸收和影响内源性胆固醇的代谢，同时，泽泻的有效成分提取物还有与胆碱、磷脂不同的作用，与茵陈协同，有阻止胆固醇在肝内沉积，降低肝内游离脂肪的作用，还能改善低密度脂蛋白的合成分泌，从而阻止脂肪肝、肝硬化的发生发展。

3. 湿热内蕴证　该证患者为湿热之邪羁留不解，多见肝气郁滞，病程日久，湿从内生，正气虚羸，正不胜邪，肝脾不调，湿热内蕴，而且伴有不同程度的肝络瘀阻。

症见：形体肥胖，肢体沉重，口苦咽干，口干不欲饮，胁痛腹胀，恶心欲吐，纳食欠馨，心烦不寐，大便干或溏垢，面红目赤或目黄、身黄、小便黄赤，舌偏红，苔薄黄微腻或厚腻，脉弦滑或脉濡数。

治法：疏肝健脾，清热除湿。

选方：常用柴平汤《重订通俗伤寒论》合五苓散加减。柴胡、半夏、川厚朴、炙甘草、黄芩、茯苓、苍术、陈皮、生姜、猪苓、泽泻、白术等。

临床加减应用：纳呆腹胀者，加山楂、莱菔子；口苦、胁痛者，加茵陈、郁金；胸胁刺痛者，加丹参、赤芍；便秘者，加决明子、虎杖。

猪苓、茯苓、泽泻、炒白术清热利湿健脾；柴胡、黄芩疏肝解郁，调畅气机。"气顺则一身之津液亦随气而顺矣"（《丹溪心法》）。厚朴、陈皮理气宽中，和胃化痰；泽泻甘淡性寒，功善利水渗湿；苍术辛散苦燥，功善燥湿健脾，是治"湿阻中焦"之要药；半夏、生姜既燥湿化痰又能散结；甘草培中醒脾以助运化；茯苓健脾渗湿化痰。

现代药理研究表明柴胡可增强肝脏解毒功能，有效抑制肝细胞变性坏死的发展，加速肝细胞的再生，抑制胶原纤维增生，阻止脂肪在肝内蓄积，降低血清转氨酶的活力；白术有修复肝功能、促进胆汁分泌、调节脂质代谢等作用，具有明显的抗脂肪肝效果；茯苓具有促进肝内胶原降解而发挥抗肝纤维化作用；甘草主要成分甘草甜素、异甘草甜素能抑制肝线粒体单胺氧化酶的活性，从而抑制脂肪肝的形成。

4. 痰瘀互结证　此型为病久而成痰、成瘀，二邪在体内胶结，故病情顽固，病势缠绵，病程较长。

症见：形体肥胖，或面色灰暗黧黑，或无华，胸闷脘痞，纳呆口渴，厌食油腻，呕恶痰涎，肝区可有局部持续性胀痛、刺痛或闷痛，或者局部见有肿块，部位固定不移，精神倦怠，嗜睡，舌体胖大、边有齿痕，或舌质暗或有瘀点、瘀斑，苔厚腻，脉弦滑或弦涩。

治则：疏肝健脾，化痰祛瘀。

选方：二陈汤合丹参饮加减。半夏、黄芪、茯苓、陈皮、甘草、丹参、檀香、砂仁、川贝母、连翘、三棱、莪术。

临床加减应用：胸胁胀闷甚者加郁金，丹参剂量加大；脘腹胀甚伴恶心呕吐者，加姜竹茹、枳壳、广木香、苏梗；苔腻者加苍术、茵陈、佩兰；肝区刺痛明显者，加泽兰、延胡索、香附；肝脾肿大者，加夏枯草、猫爪草；食少纳呆者，加生山楂、炒谷芽、炒麦芽；头目眩晕者，加泽泻、白术；瘀血重者酌加虫类药如土鳖虫、地龙等加强其功效。

吴鞠通认为，"肝气久瘀，痰瘀阻络"；朱丹溪提出，"痰夹瘀血，遂成窠囊"；唐容川认为，"血不利则为水"，"水结亦病血"，并强调痰瘀同病，痰瘀同治，方能奏效。鉴于"百病皆因痰作祟"，故主张脂肪肝治当活血化瘀、化痰散结并用。半夏、茯苓、陈皮、甘草健脾理气，化痰降浊。丹参、檀香、砂仁活血祛瘀，行气止痛。川贝母清热化痰，开郁下气；连翘性味苦凉，清热泻火，消肿散结，《药品化义》谓其"总治三焦诸经之火，一切血结气聚，无不条达而通畅也"。两药配对，相使而用，具有清热毒、化痰浊、开郁滞、散结肿之效。此型患者病已日久，正气既虚，久服破血之品恐更伤正气，其人愈虚。通过调整黄芪用量来权衡攻补，以求攻不致虚，补不助邪之效。张锡纯在《医学衷中参西录》中这样论述黄芪之补气和三棱、莪术之破气之间的关系："盖虚极之人，补药难为功，而破药易见过也。若其人气壮而更兼郁者，又必须多用三棱、莪术，或少用黄芪，而后服之，不至满闷。"

现代药理研究表明丹参有显著的活血化瘀作用，能改善微循环，增加肝内血供，减轻肝细胞变性和坏死，促进肝细胞再生；有明确的抗肝纤维化作用，可降低肝细胞内脂类，特别是甘油三酯含量，保护肝细胞结构的完整性，能加强脂肪在肝内氧化，从而起到抗脂肪肝的作用。诸药合用，可使肝脾疏和，痰瘀分消，起到标本兼治之妙用。全方化痰行气活血，祛瘀生新，使体内之痰浊瘀阻得以祛除而达保肝降脂的目的。

5. 肝肾阴虚证　此证多为病程冗长，脾气日衰，胃阴日竭，既不能濡润肝木，生化乏源，气血俱虚，又不能生血养肝，更不能生精滋肾，进而导致水不涵木。痰浊血瘀之邪久恋，或前期治疗过用辛燥之品，阴津暗耗，或肝病日久，肝肾同源，久病及肾，以致出现肝肾阴亏、气阴两虚的病症。

症见：头晕目眩，两胁隐痛，痛势缠绵，遇劳加重，面部或眼眶晦暗，纳呆，失眠多梦，腰酸膝软，耳鸣耳聋，口苦咽干，口渴欲饮，手足心热，便干溲黄，舌红少苔，脉弦细。肝病日久，久病及肾，肾精亏损故腰膝酸软、头昏眼花；水不涵木，肝肾俱虚则右胁隐痛缠绵、面色晦暗、脉细弱。

治则：滋阴补肾，养血柔肝。

选方：一贯煎合六味地黄汤加减。沙参、麦冬、当归、生地黄、枸杞子、川楝子、山茱萸、泽泻、牡丹皮、茯苓、山药、熟地黄。

临床加减应用：兼痰湿证加半夏、陈皮、枳壳、石菖蒲、山楂，兼湿热证加葛根、虎杖、竹茹、黄连、赤芍，兼瘀血加丹参、赤芍、山楂、泽兰、鳖甲、地龙，阴虚甚者加桑寄生、何首乌、女贞子、旱莲草、太子参。

六味地黄丸用药三补三泻，其中熟地黄、山茱萸、山药补药用量重于泻药，熟地黄滋阴养血补肾，山茱萸养肝肾而涩精，山药补脾阴而固精，是以补为主，肝脾肾三阴并补，以补肾阴为主；茯苓、泽泻、牡丹皮淡渗脾湿，清泻肾火，清泻肝火为三泻。一贯煎重用生地黄滋阴养肝，补益肝肾，滋水涵木之意；当归、枸杞子养血滋阴；沙参、麦冬养阴生津；佐以川楝子疏泄肝气[48]。各药合用，使之滋补不留邪，降泄而不伤正，是滋阴补肾代表方。有关文献报道证实：六味地黄汤能明显抑制肝脏中的脂肪沉积[49]。用药方面养阴为防滋腻，以生地黄易熟地黄。总之根据中医理论和现代药理研究，从整体上滋阴补肾，局部上祛痰化湿，活血祛瘀，是治疗脂肪肝的另一种思路和方法[50]。

现代药理研究表明泽泻对各种原因引起的动物脂肪肝均有良好效应，能减轻肝内脂肪量，改善肝功能，并可抑制外源性胆固醇吸收，抑制肝内甘油三酯的合成。茯苓具有促进肝内胶原降解而发挥抗肝纤维化作用。枸杞子含有甜菜碱，其能为脂肪代谢提供甲基，主要参与磷脂合成，促进肝脂肪转移；抑制脂肪肝的形成；参与磷脂酰胆碱的合成，影响血液脂蛋白浓度；提高肌肉和肝脏中肉碱的含量，促进脂肪酸β氧化；它能使患者血清转氨酶水平降低，使脂肪变性、炎性坏死和纤维化程度得到明显改善。

6. 肝郁气滞证　此类患者常与情志异常变化有关。情志不疏阻遏肝气，或脾气虚弱致肝失所养，肝气失于条达，加上患者喜嗜肥甘厚味，气机郁滞，肝的疏泄不及，而致脂浊积聚于肝而成脂肪肝。

症见：胸胁胀闷或窜痛，抑郁不舒，胁下有肿块感，腹胀纳呆，气短，嗳气频作，口苦，善太息，心烦易怒，大便干或正常，舌红，苔薄白或薄黄，脉弦或弦细。

由于肝气郁结，胆气郁遏，疏泄失职，气机不畅，气属无形，时聚散无常，所以临床多表现为胸胁疼痛走窜不定，腹胀，嗳气，善太息，心烦易怒。情志变化与气之郁结关系密切，症状每因情志波动而增减，肝经气机不畅，故胸胁胀闷、气短；肝气横逆，易犯脾胃，故腹胀纳呆，嗳气频作；脉弦为肝郁之象。

治则：疏肝解郁，理气和胃。

选方：逍遥散加味。柴胡、白术、白芍、当归、茯苓、生姜、大枣、制香附、陈皮、决明子、薄荷、甘草等。

临床加减应用：肝区隐痛加枳实、郁金、延胡索，恶心呕吐加竹茹，肝功能异常（转氨酶偏高）加茵陈、虎杖、垂盆草，胃纳差加神曲、薏苡仁、炒麦芽。

上方柴胡、制香附、白芍等疏肝解郁，行气导滞，柔肝止痛；白术、茯苓、陈皮、甘草、生姜、大枣健脾益气，化痰除湿；当归、白芍养血柔肝，活血化瘀；决明子甘、微苦、寒，归肝经，既能清肝火、平肝阳，又能宣散风热；薄荷助柴胡，散肝郁。

现代药理研究表明当归、白芍能改善组织微循环，促进肿大的肝脾回缩；决明子含蒽醌类物质，能降低血清中血脂的含量。诸药能有效地改善微循环，增加血流量，改善肝脏功能及肝内脂肪代谢，促进变性肝细胞的康复，干扰体内脂质的合成，抑制胆固醇的沉积和增加胆固醇的代谢而达治疗目的。

7. 肝胆湿热证　此型可由脾虚肝郁演化而来，亦可因外感湿热之邪，或过食肥甘厚味、醇酒，脾胃逐渐酿湿生热所致。

症见：脘腹痞闷、胀满，呕恶口苦，纳呆厌食，烦闷不适，肢体困重，身热不扬或热势起伏，汗出热不解，甚则黄疸，小便黄赤，舌红，苔黄腻，脉弦数。

肝主升、主动、主调畅气机，疏通发泄全身的气血津液，促使其畅达宣泄。肝胆在生理病理上密切相关，肝病常影响胆，《东医宝鉴》说"肝之余气泄于胆，聚而成精"。肝失疏泄，气机郁结，脂浊阻络，并及胆腑，胆腑瘀滞不畅，郁积于肝，肝郁更甚。临床上出现胸胁胀痛、腹胀、纳呆、呕恶、黄疸等症状。

治则：疏肝健脾，清热除湿。

选方：小柴胡汤合茵陈蒿汤加减。常用柴胡、黄芩、半夏、连翘、浙贝母、枳壳、厚朴、薏苡仁、决明子、茵陈、大黄、栀子、虎杖、川楝子等。

临床加减应用：肝区隐痛加郁金、延胡索；恶心呕吐加姜竹茹、生姜；肝功能异常（转氨酶偏高）加垂盆草；纳呆厌食明显者加神曲、炒谷芽、炒麦芽；口苦口燥，舌头生疮者加黄连；舌红、胃脘灼热、消谷善饥者加赤芍、蒲公英。

柴胡、黄芩疏肝利胆，清热燥湿。茵陈味苦性微寒，为清利脾胃肝胆湿热之要药，《本草述钩元》云："茵陈发陈至新与他味之逐湿热者殊，而渗利功著，尤难相匹……湿固蒸热，热亦聚湿，皆从中土之湿毒以为本，所以茵陈皆宜。"栀子清利三焦湿热，两者同用，茵陈为主，栀子为辅，导湿热从小便而去。薏苡仁淡渗利湿去湿热。半夏燥湿化痰，消痞散结。厚朴宣畅气机，化湿行滞。连翘、浙贝母清热解毒，消痈散结。大黄荡涤肠胃，通腑润肠，活血祛脂，使脂浊假道阳明而出。虎杖苦寒降泄，入肝胆经，功善清热利湿、活血通经。诸药配伍，共奏疏肝利胆、清肝泻热、活血化瘀之功，使气行湿化，瘀血清，腑气通，积聚肝内脂肪得以消除。

现代药理研究表明大黄对口服胆固醇所致的高胆固醇家兔有明显的降低血清胆固醇的作用，其机制是大黄的泻下作用影响肠管对胆固醇的吸收。虎杖、茵陈等药有较强利胆作用，可增加胆固醇及胆汁排泄。虎杖主要含蒽醌类化合物，有降低胆固醇及甘油三酯的作用；含大黄素，对胃肠道功能有调节作用。

8. 气滞血瘀证　患者气滞、气虚日久，进一步发展则气血瘀滞，阻于肝络，肝脏功能及气血失调而致病。

症见：面色灰暗，胁肋下或见癥块，胁痛部位固定不移，烦躁易怒，口干欲饮，小便黄，大便干或溏薄，舌紫暗有瘀斑、苔薄黄或微腻，脉弦。

肝郁日久，气滞血瘀，瘀血阻于肝络，引起右胁刺痛，痛处不移，入夜痛甚。瘀结停滞，积久不散，则渐成癥块。舌紫暗或有瘀斑、脉沉涩皆为瘀血内停之征。

治则：疏肝解郁，活血通络。

选方：血府逐瘀汤加减。常用药：当归、生地黄、桃仁、红花、赤芍、枳壳、柴胡、甘草、桔梗、川芎、牛膝等。

临床加减应用：若脘腹胀满、嗳气纳少者，加莱菔子、砂仁、白豆蔻，化湿畅中；若口干口渴、手足心发热者，加栀子、牡丹皮；便秘者，加决明子、火麻仁。

血府逐瘀汤出自清代名医王清任《医林改错》一书，由桃红四物汤合四逆散加桔梗、牛膝而成。方中桃红四物汤活血化瘀而养血，攻中有补，以行血分之瘀。方中以桃仁、红花为主药，一则祛血中瘀浊脂污，亦取其活血化瘀之功；肝为藏血之脏，若只活血燥湿而不养血,恐阴血受伤,故用当归、生地黄、赤芍、川芎四物汤活血养血,活血不伤正,养血则瘀脂可祛;柴胡、枳壳疏肝理气,使气行则血行;牛膝破瘀通经,引瘀血下行;桔梗入肺经,行气开胸,载药上行,使药力发挥于血府(胸);甘草缓急通百脉,以调和诸药。诸药合用,达到疏通血脉、祛瘀通滞且令血流畅达的作用。血府逐瘀汤亦可作为该类方法治疗脂肪肝的理想方剂。

9. 脾肾亏虚、阳虚浊阻证 脂肪肝本为痰浊、血瘀两相召感,流连脾胃,以致脾阳不振,久必累肾,其轻者耗伤肾气,重则殃及肾阳,这是由于形成本病肾气易虚,甚或肾阳亏损,缠绵难愈。

症见:面色㿠白,胸胁痞闷,腹胀便溏,心慌气怯,神疲乏力,食少倦怠,形寒肢冷,腰膝酸软,口干不欲饮,下肢浮肿,小便不利,舌质淡嫩胖大或有齿痕,舌苔薄白,脉沉细。由于饮食失常,损伤脾胃,健运失职,以致脾阳不振,久必累肾,形成肾气易虚或肾阳亏损,缠绵难愈。

治则:温肾化饮,健脾利湿。

选方:四君子汤合真武汤加减。常用人参、白术、茯苓、干姜、熟附子、泽泻、猪苓、白芍、山药、熟地黄、桂枝、枸杞子等。

临床加减应用:兼痰湿证加半夏、陈皮、枳壳、石菖蒲、山楂,兼湿热证加葛根、虎杖、竹茹、黄连、赤芍,兼瘀血加丹参、赤芍、山楂、泽兰、鳖甲、地龙。

人到中老年期,肾中精气渐衰,气血渐虚,往往处于生理性肾虚状态。肾为先天之本,肾阳为诸阳之本,脏腑功能活动都要依赖其激发和推动。若肾中精气受损,阴阳失衡,藏精主水及气化功能失调,水不涵土温土,可致脏腑功能不足,肝失疏泄,脾失健运,水谷精微不化,血脂失于运化,积于血中为痰为瘀,进而水湿、痰浊、瘀血等停聚于脏腑、经络之间,形成高脂血症,痹阻于肝,则形成脂肪肝[51]。温补肾阳则可调节脏腑功能,并可使水湿得运,痰浊得化,瘀阻得通。熟附子、干姜、熟地黄、山药滋养肾精,温补脾肾;人参、白术、茯苓、桂枝健脾益气,助肾气化,温化水湿;枸杞子滋养肾阴,以阴中求阳并制阳燥;猪苓、茯苓、泽泻化湿利水,痰浊自消。诸药合用,共奏温肾助阳、温运化浊之功。临床中在其他治疗基础上辨证应用温补肾阳法,对缩短脂肪肝病程,提高疗效也有重要的临床意义[52]。

(二)脂肪肝的中医分期治疗

脂肪肝按照现代病理学改变可分为单纯性脂肪肝、脂肪性肝炎和脂肪性肝纤维化。脂肪性肝炎向肝纤维化、肝硬化,甚至肝癌进展的几率较高,但其进展的比例及预测指标尚未完全清楚。队列研究显示:随访3.2~5.6年,26%~37%脂肪性肝炎进展到肝纤维化,9%进展到肝硬化[53-54]。也有个别研究未发现非酒精性脂肪性肝炎进展到肝硬化[55]。差异的原因可能和病人选择有关,肥胖者更易进展到肝硬化[53-54,57],此外年龄大于45岁、伴2型糖尿病、转氨酶升高等也是向肝纤维化及肝硬化进展的危险因素[57]。

随着现代医学对脂肪肝认识的不断深入,中医学也应当对脂肪肝作出合理客观的解释。脂肪肝不会停留在一个层面上,遣方用药时当根据单纯性脂肪肝、脂肪性肝炎、脂肪性肝硬化不同阶段、不同证候特征选用对证的治法。当然,这3个阶段之间的界线不能截然地界定,也不能以某个症状的出现或消失来划分,需要通过现代科学技术手段,进一步研究和阐明中医对脂肪肝内涵的认识，发挥其整体观念的优势，提高中医药对脂肪肝的疗效。

1. 单纯性脂肪肝的中医诊治　现代医学认为单纯性脂肪肝阶段是指脂肪在肝细胞中堆积，形成肝细胞脂肪变性，但不伴有肝组织炎症反应。因而单纯性脂肪肝形成初期一般无任何症状，这给诊疗带来了一定的困难，但是中医可以依据患者的舌脉、体质以及外部证候如体型、肤色、征象来辨证分型，进行辨证施治。单纯性脂肪肝的中医分型诊治可以参考上述各个证型。对单纯性脂肪肝的积极防治是阻断病程进展的有力手段，尤其是对肥胖者、胰岛素抵抗患者及糖尿病患者等进行监测和防治。随着当前疾病医学逐渐出现向健康医学转变的趋势，医学关注的对象也将从"已病"人群扩展，医学干预的切入点将逐渐提前，这使人们逐渐重视对脂肪肝的预防，这正符合中医预防医学"治未病"的理论。

比如脂肪肝的发病与肥胖关系密切，对肥胖者的研究发现，有60%~90%的肥胖症患者有合并脂肪肝[58]。其主要原因是肥胖者血液中含有大量的游离脂肪酸，这些游离脂肪酸源源不断地运往肝脏，大大地超过了运输代谢能力，便会引起肝脏脂肪的堆积，而造成肥胖性脂肪肝。因此，预防脂肪肝的重点，在于预防肥胖的发生。针对肥胖的病因，及早防治，防微杜渐。首先，养成合理的饮食习惯，建立营养均衡的饮食结构，如《素问·五常政大论》曰："谷肉果菜，食养尽之，无使过之，伤其正也。"即必须注意饮食调节，避免饮食过度，才能保养身体。脾胃俱强，精微物质转化有常，机体健壮。其次，培养劳逸结合的生活方式，益气保精，起居有常，"精神内守，病安从来"。

随着现代医学诊断技术的发展，脂肪肝的诊断得益于现代影像学技术，相当数量的患病人群尚处于亚健康状态，常无证可辨。施治时可主要参考舌诊、脉诊以确定病机选用基本方，加用具有保肝降脂抗氧化作用的中药如郁金、泽泻、虎杖、姜黄、决明子、生山楂、丹参、桃仁等，以增强活血化瘀、祛痰泄浊之功效，使得气血运行畅快，同时也给内邪以出路。这是中医"治未病"思想的集中体现。

2. 脂肪性肝炎的中医诊治　随着单纯性脂肪肝的发生发展，膏脂（主要是甘油三酯）在肝细胞中堆积越多，逐渐出现更多的病理改变。如根据"二次打击理论"，此阶段能出现细胞色素活性增强，铁沉积，伴肿瘤坏死因子-α升高等机制，产生氧应激及脂质过氧化等，加剧对肝细胞的损伤。研究还发现，正常组织中细胞因子的水平低，而脂肪性肝炎患者，内毒素激活枯否氏细胞，组织肿瘤坏死因子-α、白介素-1、转化生长因子-α等致炎因子水平显著升高，导致免疫系统激活，炎性细胞浸润，导致肝细胞损伤，刺激肝炎的发生。中医认为，内毒素升高，血清及组织肿瘤坏死因子-α、白介素-1、转化生长因子-α等致炎因子归属于毒邪，毒有外来之毒、内生之毒和其他毒邪，皆通过病症来表现。内生之毒常发生在内伤杂病的基础上，多由诸邪积交结凝聚而成。现代医学对"内生毒邪"的本质进行了深入研究，如邓泽明[59]认为，造成脂质过氧化损伤的氧自由基是内源性热毒的一种；李鸣真[60]认为清热解毒法能解外源性之毒如细菌、病毒和内毒素，能解内源性之毒如氧自由基、炎症介质等。临床亦证实，脏腑气化升降功能失调所产生的痰毒、瘀毒等内生"伏毒"，是脂肪性肝炎的主要致病因素[61]。周仲瑛先生[62]则依据临床经验进一步总结发挥，提出"伏毒是指内外多种致病的邪气潜藏在体内某个部位，具有伏而不觉，蕴积化毒，发而时显的病理特性"。在外邪作用下，脏腑气化升降功能失调，引起气机失畅，肝郁气滞，胆失疏泄，水谷不化精微，反生壅滞之气，内瘀血分，津血停聚，形成痰浊瘀血，痰瘀不断蕴积，而酿生具有毒害作用的病理物质，自身代谢产生的毒物日积月累，滞留体内，不得排泄，蕴积而化生为毒，痰瘀之毒即为内毒、"伏毒"。大凡痰为瘀之初，痰阻脉络，瘀乃成；瘀阻络道，痰始生。说明痰瘀同源，痰瘀互生。《诸病源候论·痰饮病诸候》云："诸痰者，此由血脉壅塞，饮水积聚不消散，故成痰也。"阐释"因瘀致痰"的病理过程。《丹溪心法》言"痰夹瘀血，遂成窠囊"，创痰瘀同病说。痰瘀互结，胶固不化，深匿伏藏，蕴久化热，蓄积成毒，形成痰瘀"伏毒"。谓之"伏毒"，则是因脏腑功能失调，产生之痰、瘀内伏机体，不断蓄积，日积月累，氤氲蕴积，缓慢转化、积量而变，以致转化成毒。其病机特点为隐匿内伏，待时而动，由内外发，顽固缠绵，暗耗肝体，故称为痰瘀"伏毒"。

脂肪肝初期常合并高血压病、高脂血症、高黏血症、糖尿病等代谢综合征，络损尚轻，随痰瘀"伏毒"稽留肝络，络脉瘀塞，久而成积，发展为肝络癥积。故在络损初期，瘀而未积之时，积极治疗脂肪性肝炎，对阻止病情发展，改善预后十分重要。一旦进入脂肪性肝炎阶段，则化生毒邪为病，病位深，病情重，病机是痰湿久蕴、化热蕴毒，毒邪由微及渐，必先滞气浊血，进而因盛而变，滞于血脉、经络，缠绵难愈，以致单纯性脂肪肝到脂肪性肝炎。

张云鹏教授从痰瘀"伏毒"损伤肝络发病机制入手，采用决明子、海藻、泽泻、广郁金、广姜黄、虎杖、垂盆草、六月雪、丹参、水蛭、柴胡等药物组方治疗本病，全方具有化痰通络、疏肝理气、解毒降酶的功效，疗效良好[63]。对于脂肪性肝炎的患者，在辨证分型的基础上，可酌情加用有降低转氨酶活性或退黄作用的中药，常用有：田基黄、垂盆草、山豆根、五味子、甘草、茵陈、金钱草、玉米须等。

脂肪性肝炎的治疗目的不仅在于改善肝功能、阻断肝纤维化的进展，从远期治疗来说，还应该防治代谢综合征相关的心脏及血管事件，运用益气活血、化痰降浊对纤溶状态的调节有可能减少脂肪性肝炎患者中血栓性疾病的发生，同样体现了中医"治未病"思想。

3. 脂肪性肝纤维化的中医诊治　对于脂肪肝伴肝纤维化的患者，应同时抗肝纤维化治疗。扶正化瘀胶囊、大黄䗪虫丸等均具有明确逆转肝纤维化的作用，可在辨证分型的基础上加以应用。

肝癖仍属"积聚"范畴，相当于现代医学的肝纤维化。《类证治裁·积聚》指出"癖由内着，结隐僻而难踪"。有学者[64]查阅了《丁甘仁医案》、《王仲奇医案》、《宝治医案》、《王旭高临证医案》、《柳选四家医案》、《王九峰医案》、《南雅堂医案》中有关内容，综合历代医案中对本病的描述，尤其是明、清代以后医家对本病的描述，可以发现肝癖与现代所谓肝纤维化最为相似。对于肝癖的诊治，主要代表方剂为二陈汤、六君子汤、大七气汤、导痰汤、香附旋覆花汤、补中益气汤、参苓汤、肥气丸、理中汤、排气饮、煮黄丸、控涎丹、二贤散、瓜蒂散。应用最多的是导痰汤、二陈汤，应用最多的药物是半夏、天南星、白术、枳实、硝石、礞石、芒硝、白芥子、浮海石、蛤粉等。化痰法可单独使用，也可适当配以行气化湿、利水、消食化积、益气健脾、益气养阴、补肝阴、活血化瘀之剂联合使用。

《类证治裁·积聚》指出肝癖的成因"初由寒气瘀血痰沫，胶结于肓膜，久而盘踞坚牢，至元气日消，盘踞日深"，治疗上强调理气化痰和益气健脾化痰的重要性。"惟先理其气，气行则脉络通，或先调其中，脾运则积滞化"，理气用大七气汤、排气饮，调中用补中益气汤、参苓汤。

《脉因证治》中有"痰积，宜以祛痰行气，二陈汤加南星、青皮、香附、青黛等主之"。叶天士在治疗痰饮搏击所致的胁痛时，认为宜化痰祛饮，用二陈汤加味（半夏、茯苓、陈皮、甘草、白芥子、白蒺藜、钩藤）。

《张氏医通·卷三·诸气门上·积聚》探讨了饮酒所致的积聚的治疗，类似于现代医学所谓酒精性肝纤维化、肝硬化，指出："有饮癖结成块，在胁腹之间，病类积聚，用破决药多不效。此当行其饮。六君子合五苓散最妙，更加旋覆、前胡、枳实、白芍，即海藏五饮汤。若在膜外者，宜导痰汤主之。何以知其饮？其人先曾病瘥，口吐涎沫清水，或素多痰是也，又多饮人，结成酒癖，肚腹结块，胀急疼痛，或全身肿满，肌黄食少，宜大七气汤、红酒煎服，腹中似若瘕癖，随气上下，未有定处，二陈加当归、杏仁、桂心、槟榔，名散聚汤。"

至此可知，许多古代及现代著名医家均十分重视化痰祛湿法在肝纤维化治疗中的应用，所有这些理论认识及实践经验都为后人应用化痰降浊、祛湿法防治肝纤维化提供了理论依据及借鉴之处。遵循"化痰必活血，血行痰自消"的古训，肝纤维化的治疗大法应以活血化痰，通络散结，使痰瘀去，正气复，顽疾向愈。因血瘀、痰凝的形成及其对脏腑功能的影响涉及气血阴阳等不同环节的功能失调，故治疗肝纤维化应时刻不忘活血化痰，活血化痰治疗肝纤维化的有效性也反证了痰瘀是肝纤维化的病机关键。

基于以上认识及临床实践，有学者[65]采用活血化瘀、化痰散结法以祛瘀化痰汤防治肝纤维化取得了一定疗效。该方由半夏、川芎、地龙、白芍组成。方中川芎、地龙活血化瘀，理气通络；半夏燥湿化痰；加用白芍一药既可养血柔肝，又可防半夏温燥伤阴之弊。诸药合用，共奏活血通络、化痰消癥、养血柔肝之效。

肝纤维化是一个动态过程，其中医病机亦是一个动态演变过程，尽管不同病因所致肝病的发病机制不同，肝纤维化不同阶段表现的中医病机有异，但形成肝纤维化的最终途径均为肝之津血凝聚，导致"痰湿"、"瘀血"沉积，肝络瘀阻成癥，所以在防治肝纤维化时应重视活血化痰法的应用，活血化痰法为临床防治肝纤维化提供了一个新的手段及方法。

4. 脂肪性肝硬化的中医诊治　脂肪性肝炎阶段，痰浊郁滞于肝脉，内毒素升高，在血清及组织肿瘤坏死因子-α、白介素-1、转化生长因子-α等因素的作用下，导致瘀血阻络[66]，形成痰瘀互结阻滞肝脉而发展成肝硬化。痰瘀互结之基本病机得到临床和实验的证明，临床发现，该阶段病人多伴有肝掌、蜘蛛痣、肝脾肿大、舌质紫暗或有瘀斑、脉涩等症，这些均为血瘀的临床表现。肝硬化属中医"鼓胀"范畴，为中医"风，痨，臌，膈"四大难症之一。对于脂肪性肝硬化患者，代偿者可按脂肪肝伴肝纤维化的治法治疗，失代偿者则预后较差。鼓胀之所以难治，是因为气、血、水互结，邪盛正衰，难以遣方用药和权衡攻补。治疗的关键在于辨其虚实之主次。以标实为主者，又当依据气、血、水的偏盛分别采用益气、活血、利水之法；本虚为主者，又当明辨阴虚与阳虚，分别采用温补脾肾或滋养肝肾法。注意攻补兼施，切不可攻伐太过，正气易虚，或补益太过，滋邪留恋。失代偿者除了抗肝纤维化基本治法外，应针对并发症对症治疗。至于肝硬化的详细辨证治疗有专门的章节进行讨论，在此不再赘述。

5. 调治伴发病症，截断互果因素　他脏疾病日久，尤其黄疸、消渴、胸痹等病，易引起体内血脂失于正常运化，积于血中则为痰为瘀，形成高脂血症，痹阻于肝，则为脂肪肝。

如肝炎、糖尿病，肝细胞受损，内分泌代谢紊乱，使血液中脂酸及肝内脂酸代谢利用失常，从而引发脂肪肝；而由于脂肪的代谢失常在脂肪肝发生同时，也会继发某些疾病，如高血压、胆囊炎等。因此对脂肪肝的治疗中，需要重视对这些相关伴发病症的治疗，而且要对可能继发的某些疾病进行防治，这也是中医"治未病"思想的体现。因为这些病症往往是与脂肪肝的产生互为因果，调治这些疾病，有助于截断引发脂肪肝的内因，有助于从根本上使脂肪肝趋向痊愈。

（1）脂肪肝伴有病毒性肝炎的中医治疗：病毒性肝炎调治不适当，过于注重营养，长期卧床休养，往往容易继发脂肪肝，因此对于此类脂肪肝的治疗，必须分清主次和缓急，切莫颠倒本末，以至于对原发病的忽视而造成患者不必要的经济损失和病情延误。倘若病毒性肝炎病情稳定，依据中医"急则治其标、缓则治其本"的原则，给予标本兼治，即将脂肪肝的调治与病毒性肝炎的辨证施治有机结合起来，并可根据不同类型的肝炎依据中医辨证论治的原则加选不同的清解病毒、提高免疫力、扶正祛邪之药。如乙肝多用珍珠草、青黛、败酱草等；丙肝多加用紫花地丁、黄芩等；肝胆湿热较盛可加用龙胆草、虎杖。在调控免疫方面还善用诸如灵芝、巴戟天、枸杞子等扶正之品。

（2）脂肪肝伴有胆囊炎、胆结石的中医治疗：脂肪肝与胆囊炎、胆结石常常相兼为患，互相影响。在治疗时两者可以同时并治。但若是胆囊炎或胆结石急性发作期，则必须遵循"急则治其标，缓则治其本"的原则，首先治疗胆囊炎或胆结石，待炎症控制，再与脂肪肝同治。对于胆囊炎的治疗，则要依据胆腑自身的生理病理特点，胆腑虽为奇恒之腑，也以通为顺，肠腑得通，湿热有去路而易除，胆汁得以正常排泄而转输，如此肝气疏达。所以必须强调通腑泻热，疏肝利胆的重要性。胆管通利则有标本同治之效。其基本方以大柴胡汤加减化裁。若见热盛湿壅，加用蒲公英、败酱草、红藤、连翘，以加强清热解毒、清除湿热之功；若有结石者，加用鸡内金、金钱草、海金沙等，以助排石化石之力；若气滞胁痛甚者，加用川楝子、延胡索、制香附、郁金，以疏肝行气止痛；若有黄疸显现者，加用茵陈、田基黄、生栀子等利湿退黄；瘀阻性黄疸则加用活血之品，如三棱、莪术、桃仁、牛膝等。

（3）脂肪肝伴有高血压的中医治疗：脂肪肝与高血压也常相兼为患，在治疗上同样要遵循中医"急则治其标，缓则治其本"的原则，即治标以清肝、平肝为主，治本以滋补肾阴、养肝柔肝为主。常用夏枯草、钩藤、葛根、天麻、淮牛膝等清肝平肝；黑芝麻、女贞子、旱莲草、生地黄、桑葚、何首乌等滋肾柔肝。在肝阳上亢、火盛风动时，可加用羚羊角粉、黄芩、龙胆草、大黄、夏枯草、钩藤等急以泻肝火，熄肝风。血压较高者可参考张云鹏教授的经验大剂量使用葛根，一般用30g，可增至70g，常与牛膝配伍升清津，降气血而柔肝平肝[67]。

（4）糖尿病伴发脂肪肝的中医治疗：糖尿病患者因其胰岛素缺乏而使脂肪分解、血浆脂蛋白的清除能力降低。在非胰岛素依赖型，血中胰岛素虽不缺乏，但由于糖、脂类摄入过多，血中脂酸增高，会使肝内脂肪沉积。或者由于长期使用胰岛素，促进糖原合成，三大物质的贮存，使得患者体重加大，身体肥胖，脂肪堆积过多，尤其是腹部脂肪大量堆积，从而诱发或加重脂肪肝的发生发展，因此针对糖尿病的治疗必须重视继发性脂肪肝的防治。一旦糖尿病合并了脂肪肝则治疗时同样要遵循中医"急则治其标，缓则治其本"的原则。在治疗中，控制饮食是重要环节，尤其脂肪肝病人伴有糖尿病者，更是要控制脂肪、糖类、碳水化合物类食物的摄入。这对间接或直接减少机体内脂肪、糖类的含量，减缓脂肪肝或糖尿病的发展及两种病症的相互影响都有积极的意义。

由于脂肪肝的致病因素众多，病机复杂且多有兼夹，故在治疗时应辨证论治，多方法联用，不能只行一法、只拘一方。综合分析当前关于中医治疗脂肪肝报道就不难发现，目前临床活血化瘀、祛湿化浊是治疗脂肪肝的最基本方法，但同时应结合患者个体情况和病机特点，配合应用健脾、疏肝、清热、化痰、理气、消食等多种治法和药物，方能取得满意的疗效。现代社会的快节奏、工作压力、环境气候变化等给人们的生活习惯、饮食结构和思想情绪带来了一些不良的影响，从而引发脂肪肝，或加速脂肪肝的病情变化，或影响脂肪肝的治疗效果，因此除了药物治疗以外，还必须注重对脂肪肝患者的综合治疗，包括合理饮食、戒烟戒酒、适量运动、保持心情舒畅及心理健康教育等等。中医中药防治脂肪肝，必须根据不同的病因、病理阶段和不同的作用环节以及患者具体征象而辨证论治，对于临床无症状患者可结合实验室检测结果，根据患者饮食起居、生活习性、个人体质等因素综合分析以指导临床遣方用药。同时发挥中医"治未病"的整体防治原则，积极引导广大患者，合理饮食，适量运动，防病健身。

第六节 单方验方

一、脂肪肝常用中成药

（一）血脂康胶囊

该药是调节血脂异常的新药，为纯中药制剂，是由特制红曲精制而成，具有良好的降血脂和改善肝内脂肪沉积之功效。口服2粒（0.6g）/次，每日2次。适用于糖尿病、肾病综合征的血脂异常及脂肪肝，且不良反应轻微。

（二）安络化纤丸

主要成分：生地黄、三七、水蛭、僵蚕、地龙、白术、郁金、牛黄、瓦楞子、牡丹皮、水牛角、生麦芽、鸡内金。具有健脾、行气、止痛的功效。安络化纤丸6g（如森隆药业有限公司），每日2次，口服，疗程为24周。

（三）降脂通络软胶囊

其主要成分为从中药姜黄中提取出的总姜黄素，有活血行气，降脂祛浊之功效。适用于高脂血症，症见胸胁胀痛、心前区刺痛、胸闷、舌尖边有瘀点或瘀斑、脉弦或涩等属血瘀气滞者。

（四）肝脂平丸

是由柴胡、茵陈、丹参、山楂为主，配合多种有效中药按比例配伍，水煎浓缩成膏，经消毒、烘干、粉碎等，最后制成水丸。每次6.0g，每日3次。适用于脂肪肝，每3个月为1个疗程。经临床验证疗效满意，其疗程短，见效快，且无任何毒副反应。

（五）肝脂乐颗粒

由虎杖、半夏、泽泻、莪术、桃仁、水红花子、甘草组成。具有利湿化痰、活血消瘀之功效。每次1包（每包5g），每日3次，2个月为1个疗程。有临床研究观察了肝脂乐颗粒治疗痰瘀互结型脂肪肝，结果显示该方具有良好的降血脂、减轻肝内脂肪沉积的作用。

（六）脂肝乐

药用柴胡、郁金、丹参、荔枝核、木香、香附、焦山楂、砂仁、决明子、磁石等16味中药。是名老中医王文彦集60年临床经验研制而成的。其功效特点是健脾化湿和疏肝行气并用，健脾以治本，疏肝兼治标，标本兼治，功效互补，共起协同增效作用。每次20mL，每日3次，口服，1个月为1个疗程。

（七）脂脉宁

主要由何首乌、枸杞子、冬虫夏草、石菖蒲、姜黄、大皂角、泽泻、西红花、酒大黄等组成。每粒0.5克，每日3次，每次1克，4周为1个疗程，共用4个疗程。具有降低甘油三酯、总胆固醇、低密度脂蛋白胆固醇、载脂蛋白B水平，升高高密度脂蛋白水平，而且有改善中医证候和高脂血症引起的血液流变学异常的作用，无毒副作用。

（八）壳脂胶囊

由甲壳、制何首乌、丹参、茵陈、牛膝组成。全方配伍，共奏补益肝肾、活血化瘀、清热利湿之功，可用于肝肾亏虚、湿热瘀结之证。壳脂胶囊1.25g（规格为0.25g/粒），每日3次，口服。可以改善非酒精性脂肪性肝病患者的临床症状，降低谷丙转氨酶、谷草转氨酶、谷氨酰转肽酶、胆固醇、甘油三酯、低密度脂蛋白胆固醇水平，提高高密度脂蛋白胆固醇水平以及改善肝脏B超表现，且可改善肝功能和血脂水平。

（九）六味地黄片

六味地黄片中生地黄（生地黄易熟地黄）滋阴养血补肾，山茱萸养肝肾而涩精，山药补脾阴而固精，三药合用以达三阴并补之功。茯苓淡渗脾湿，泽泻清泻肾火，牡丹皮清泻肝火，各药合用，使之滋补不留邪，降泻而不伤正，是滋阴补肾代表方。具有滋阴补肾作用，用于肝肾阴虚型脂肪肝，症见头晕耳鸣，腰膝酸软，遗精盗汗。口服，每次8片，每日2次。

（十）绞股蓝总苷胶囊

绞股蓝味甘苦、性寒平、无毒，具有益气健脾、滋补肝肾、养血和血、除痰化瘀、降血脂之功效。口服2~3粒，每日3次，6周为1个疗程。适用于高脂血症脂肪肝属心脾不足，痰凝血瘀型，症见心悸气短，头晕胸闷，失眠健忘，乏力自汗，舌淡，苔白腻，脉沉。

（十一）脂必妥

药物组成：红曲。具有降血脂功效。口服，每次3片，每日3次，连服6周为1个疗程。

（十二）决明降脂片

补肾降脂。每次4片，每日2次，口服，6周为1个疗程。适用于高脂血症、脂肪肝属肾虚痰湿阻滞者，症见腰膝酸软，头晕头重，胸闷不适，肢体沉重无力，舌淡苔白腻，脉沉。

（十三）大黄䗪虫丸

具有清热凉血、化瘀通络的作用，它能增加肝脏血流量，改善肝细胞膜的通透性及代谢、吸收、降解脂肪，使肝内堆积的脂肪逐渐清除，恢复肝细胞的功能。每丸9g，每次1丸，每日3次。6周为1个疗程。适用于非酒精性脂肪肝和酒精性脂肪肝、脂肪性肝炎及肝纤维化。

（十四）脂肝泰胶囊

由丹参、泽泻、茵陈、郁金、枳实、大黄、生山楂、生黄芪、炒白术、制何首乌等药物组成。具有疏肝健脾，消痰化瘀，利湿化浊的功效。诸药合用，痰瘀得除，肝脾功能得复，从而达到断本清源、消通净脂目的，故能取得良好的疗效。

二、单味药治疗

20世纪80年代以来，国内外学者相继开展了单味中草药抗脂肪肝的药理研究，筛选出一批有效的抗脂药物，如人参、泽泻、绞股蓝、丹参、绿茶、山楂、葛花、郁金、姜黄、何首乌、枸杞子、决明子、柴胡、虎杖、白术等，对丹参、姜黄、何首乌、人参、泽泻、枸杞子、桂莪术、绿茶、生姜等单味中草药抗脂肪肝的药效学的观察及作用机制的探讨等方面报道较多，这些单味中草药在抗脂肪肝方面取得了较好的疗效[68]。有学者[69]统计治疗脂肪肝的20张处方，其中共用药73味，使用频率最高的依次为：山楂、丹参、泽泻、柴胡、决明子、制何首乌、郁金、茯苓、陈皮、半夏、大黄等，其使用率分别达到95%、95%、70%、70%、40%、40%、40%、30%、30%、30%、25%。对用药频率较高的几味中药药理研究发现具有良好的降脂和抗脂肪肝作用，其中：

（一）山楂

性微温，味酸、甘；归脾、胃、肝经。山楂有消食化积、活血化瘀的作用，它含山楂酸、齐墩酸、解脂酶、黄酮类及糖类等，其中所含的山楂酸有强心作用；黄铜类具有降压、增强心肌、抗心律不齐、调节血脂及胆固醇含量的功能。现代医药表明山楂具有助消化、促进胆汁的分泌和排泄、降血脂、抗氧化、抗肿瘤、抗菌消炎等保健作用。因此，生活中人们常用山楂来预防高血压、冠心病和高脂血症。常食山楂对于轻度脂肪肝大有益处。

（二）丹参

性微寒，味苦，无毒。有活血通经、凉血消肿、除烦清心之功效。能改善肝功能，对早期肝硬化、肝脾肿大、肝炎皆有一定疗效。丹参煎剂对实验性动脉硬化大鼠及家兔有降脂的作用，尤其可降低甘油三酯，其可能的机制是促进脂肪在肝中的氧化作用，从而降低肝中脂肪的含量；丹参还可以降低细胞内胆固醇及抗脂蛋白氧化作用[70]。还具有降酶、护肝、促进肝细胞再生、降低甘油三酯、改善微循环、抗氧化、增强脂质的代谢与排泄的作用，从而抑制细胞内源性胆固醇的合成及外源性胆固醇的吸收，改善肝脏脂肪代谢，减轻肝细胞脂肪变性等的作用，最终达到治疗脂肪肝的目的[71]。

（三）泽泻

甘淡性寒，归肾、膀胱二经。能清热利湿，适应于痰饮诸证。主要成分为挥发油，内含糖醛，其乙醇提液含生物碱、植物甾醇及天门冬素，其水及苯提取物有抗脂肪肝成分。其所含化学成分三萜类化合物、醋酸酯、挥发油、生物碱及生物素，具有降低血清胆固醇、甘油三酯的作用，并能干扰胆固醇的吸收、分解、排泄，控制外源性胆固醇和甘油三酯的吸收，影响内源性胆固醇的代谢，加速甘油三酯的分解或影响肝脏对其合成，具有明显抗脂肪肝作用。

（四）决明子

甘苦微寒，归肝、胆、肾三经。具清热、明目、润肠之功效。含蒽醌类物质，分解后产生大黄素、大黄素甲醚、大黄酸、大黄酚及葡萄糖等，具有降血压、降血脂、抗菌等作用。决明子乙酸乙酯提取物具有明显的降低非酒精性脂肪肝大鼠血清及肝组织甘油三酯、总胆固醇、低密度脂蛋白胆固醇含量，升高高密度脂蛋白胆固醇含量的作用，同时也表现出良好保护肝功能，减轻肝脏病理损害的效果，说明决明子乙酸乙酯提取物的降脂保肝作用确切[72]。

（五）何首乌

味苦、甘、涩，性温，归肝、肾二经。何首乌含丰富的卵磷脂（4%～4.2%）、淀粉等，有助于脂肪转运，并含蒽醌衍生物。主要为大黄酚及大黄泻素，其次为大黄酸、大黄素甲醚等，能使肠蠕动增强和抑制胆固醇吸收，阻止胆固醇在肝内沉积、在血清中滞留或渗透到动脉内膜中，以减缓动脉粥样硬化形成，改善肝功能。常用于各种脂肪肝、病毒性肝炎。

（六）大黄

大黄性味苦寒，归脾、胃、大肠、肝、心包五经。具有泻热通便、破积行瘀、清湿热、降血压、降胆固醇作用。大黄苦寒沉降，能推陈出新，凉血逐瘀通经，所含化学成分为蒽醌衍生物，能促进胆汁分泌，增加胆汁流量，疏通肝内毛细血管，降低甘油三酯和胆固醇。大黄提取物对肥胖及其合并脂肪肝有较好疗效，可能与大黄具有调整免疫功能、疏通肝内毛细血管与胆管、恢复肝细胞功能、使脂肪细胞活力下降、减少脂肪吸收、加速脂肪排泄等综合的药理作用有关。

（七）姜黄

味苦辛，性温，归肝、脾二经。能宣通血中之气，使气行而血不壅滞，且有通经止痛之功效。姜黄能增加纤维蛋白的溶解活性，有抗血栓的作用。有实验结果证实，大鼠非酒精性脂肪肝模型经过姜黄素治疗后，肝脏脂肪变性逆转，肝组织中脂质水平明显下降，肝功能明显改善。

（八）人参

人参是五加科人参属植物，其主要化学成分为人参皂苷，研究发现人参皂苷具有抗高脂血症及清除氧自由基的作用，人参的成分人参皂苷对胆固醇、甘油三酯具有双向调节作用，但对主胆固醇饮食的正常大鼠血清中胆固醇和甘油三酯的升高具有明显的抑制作用。有实验结果表明，人参可使实验动物肝脏总胆固醇和甘油三酯含量明显减少，可抑制脂质过氧化反应，发挥治疗脂肪肝的作用。

（九）虎杖

性微温。具有活血、通经、利湿功能，传统用于治疗风湿、痹痛、黄疸、闭经、痛经等。该药具有降血脂、降血糖、抗氧化、利胆保肝、活血化瘀等药理功效，对非酒精性脂肪肝的疗效尤其突出，可作为治疗脂肪肝的要药。

（十）灵芝

有补肝气、益脾气的作用。灵芝有降低血清及肝细胞内胆固醇、甘油三酯，使肝内脂肪减少，恢复肝脏功能，降低脂肪肝谷丙转氨酶升高作用，同时对高脂血症、脂肪肝也有效，但作用缓慢，应坚持服用1～2个月，使用过程中未发现有副作用。

（十一）葛根

具有扩血管、抗血小板、降血压、降血糖、改善微循环等作用，张云鹏教授治疗脂肪肝合并高血压的经验是大剂量使用葛根，一般用30g，可增至70g，常与牛膝配伍升清津，降气血而柔肝平肝，并取得满意疗效。

(十二) 柴胡

味苦，性微寒，入肝肾二经。有疏散退热、疏肝解郁、升阳举气之功效，主要含柴胡酮、植物甾醇、脂肪酸、柴胡皂苷。其中柴胡皂苷具有降血脂作用。柴胡可以显著降低小鼠血清总胆固醇、甘油三酯。柴胡皂苷可能保护肝细胞，稳定细胞膜的结构，恢复肝功能，对脂肪肝有一定的保护作用，柴胡总皂苷可抑制胶原纤维的形成，具有保护肝细胞、抗肝纤维化的作用[73]。

(十三) 枸杞子

能降低肝内脂质，认为其作用是多方面的，其中能加速肝内脂质运转，抑制肝内脂质合成，从而改善肝内脂质代谢，并对肝功能、肾功能、血细胞无毒性。

第七节 其他疗法

一、脂肪肝的中药外治疗法

"内病外治"是祖国医学中一个有待发掘的宝贵财富。清代徐大椿曰："汤药不足尽病，用膏贴之，闭塞其气，使药性从毛孔而入其腠理，通经贯络，或提而出之，或攻而散之，较服药尤为有力。"《理瀹骈文》则说："外治之理，即内治之理；外治之药，亦即内治之药，所异者，法耳。"人体是一个统一的整体，内外相合，经脉相通，肝居胁下，胆附于肝，肝胆有经脉络属而互为表里，肝脉起于足大趾，上行环阴器，过少腹，布胸胁，上巅顶。以疏肝理气，活血通脉之功效的中药外敷于胁肋部，肝脉循行之部位，药物通过经脉而达病所，加之红外线照射，以温通血脉，并能促进药物之吸收，共奏疏肝活血通脉之效。

外用方，精选具有芳香之气，且透皮性好的生栀子、吴茱萸、白芥子，可清热消肿，化痰散结；并用生、熟大黄荡涤瘀滞，驱除邪毒；配乳香、没药化瘀消积，猪牙皂化痰软坚，消肿散结，延胡索疏肝理气，引上药直达病所。诸药相配，共达清热解毒、行气通脉、化瘀软坚之效。用食醋性酸，肝喜酸，酸入肝，以促进药物吸收；红外线照射亦可促进药物吸收，且血液"得热则行，遇寒则凝"，热疗本身亦能散郁结，通血脉。此外，处方中药物大多含有一定量的挥发油，这些挥发油保证了药物的渗透吸收，从而更好地发挥治疗作用。

现代药理学认为：所选药物可改善肝脏循环，防止肝纤维化，增加肝脏血流量，促进肝细胞复活再生，从而达到消除肝大、软化肝脏、恢复肝脏功能的作用。外治通过改善肝脏循环，增加肝脏血流量，更有利于内服药物的吸收，温热作用更有利于脂肪分解[74]。

二、脂肪肝的针灸治疗

(一) 体针疗法

用针刺治疗脂肪肝目前报道较少，但针刺降脂的作用已得到肯定。

治则：疏肝理气、健脾利湿、化痰逐瘀、温肾培元。常用穴位：主穴为期门、肝俞、章门、中脘、内关、足三里、三阴交、阳陵泉、间使、神门、通里、合谷、曲池、乳根、丰隆、肺俞、厥阴俞、心俞、督俞、太白、公孙、太冲、曲泉、膻中等。

随症加减：痰湿阻络型加丰隆、阴陵泉、天枢；肝郁气滞型加太冲、行间、丘墟、胆俞；肝郁脾虚型加脾俞、胃俞、蠡沟；痰瘀互结型加丰隆、支沟、膈俞、血海；肝肾阴虚型加太溪、照海、关元、复溜。

方法：治疗时轮取主穴3~5个，同时根据临床证型随症加减，实证多用泻法，虚证用补法或平补平泻法，得气后留针20~30分钟，每日或隔日1次，10~15日为1个疗程，一般3~5个疗程观察疗效。如遇寒湿气滞型患者则可配合艾灸治疗[19]。

罗开涛[75]取脐周八穴（水分、阴交、滑肉门、外陵、天枢）、肝俞、期门、足三里、丰隆、曲池、三阴交等穴治疗肥胖性脂肪肝32例，施以提插捻转补泻手法，加以电针连续波，以患者能耐受为度，留针30分钟，隔日1次，12次为1个疗程，一般2~3个疗程。结果：临床治愈18例，显效8例，有效4例，无效2例。黎启娇[76]选取2组穴位：一组是关元、复溜、足三里、三阴交、合谷；另一组是肾俞、太溪、太冲。关元、复溜、足三里、肾俞用提插补法；三阴交、合谷、太溪、太冲用提插泻法；关元与肾俞加艾灸，留针30分钟，中间行针2次。两组穴位交替使用，每日1次，10次为1个疗程。疗程间休息3~5日。对照组口服血脂康和复方丹参片，治疗2个月后，治疗组有效率、血脂指标改善明显优于对照组。

胡卫东等[77]采用针灸疗法治疗非酒精性脂肪性肝炎108例患者，随机分为两组。电针组（60例）取丰隆穴，电针穴位，选用1寸长毫针及上海产G-6805针灸治疗仪（疏密波8~80Hz，疏密波转换14次/min，电压1.5V，强度1mA，通电10分钟，留针10分钟），每日治疗1次，连续6日后休息1日，共治疗8周。西药组（48例）每日给2片阿托伐他汀片，10mg/次，1次/d，口服；肝泰乐片，0.2g/次，3次/d，口服，连续8周。所有病例服药期间禁食辛辣、生冷之品。肥胖者应节制饮食，增加运动。空腹血糖大于10mmol/L者，给予二甲双胍、格列本脲等西药常规治疗。结果电针组总有效率为91.70%，西药组为83.30%，电针组疗效优于西药组（$P<0.01$）；治疗后两组的肝功能指标、血脂水平及肝纤维化指标均有改善（与治疗前比较$P<0.05$或$P<0.01$），且电针组的改善作用均较西药组好（$P<0.05$或$P<0.01$）。西药组部分患者出现恶心、消化不良症状，电针组未发现任何不良反应。研究结果证实了电针丰隆穴能改善非酒精性脂肪性肝炎患者的临床症状，改善肝功能，降低血脂水平和抗肝纤维化作用，对非酒精性脂肪性肝炎有较好的治疗作用。

艾炳蔚等[78]给予基础取穴（中脘、天枢、期门、带脉、阳陵泉、丰隆、太冲）。随证加减：脾虚湿阻加水分、阴陵泉；胃热湿阻加内庭、上巨虚；肝郁气滞加气海、血海；脾肾两虚加关元、太溪；阴虚内热加水道、三阴交。操作方法：穴位常规消毒，取30号1.5寸毫针，针刺深度0.6~1.2寸，主穴进针后，以有酸麻胀重感为佳。有针感时停止行针，并提针少许，再予留针。配穴均取双侧，行一定的补泻手法。用XS-998C光电治疗仪置于腹部穴位，选用疏密波脉冲，治疗组同时将低能量激光探头置于肝区，胶布固定。以病人能耐受为度。前10次每日1次，后隔日1次，共治疗3个月。结果表明治疗前后脂肪肝临床疗效总有效率为70%，针灸疗法可以降低内脏脂肪含量，改善脂肪肝临床症状。

有学者[79]运用针灸结合中药治疗脂肪肝。以针刺内关、丰隆，手法用泻法，能化痰降脂，适用于痰湿壅盛型脂肪肝。针刺天枢、气海、下巨虚、太冲，手法：气海用补法，余穴用泻法，具有调补肝肾、泻胃减脂作用，适用于肝肾虚衰夹有胃热的脂肪肝。艾灸关元、足三里、肺俞、脾俞、丰隆、肾俞,一般取2～3穴,每日1次,10～15日为1个疗程,能温补脾肾,用于脾肾阳虚型的脂肪肝。药物治疗过程中停用一切影响脂代谢的西药及中成药,以柴胡疏肝散为基本方加减:山楂30g,炒神曲20g,白芍、赤芍、枳壳、三棱、莪术、丹参、鳖甲各15g,柴胡12g。每日1剂,煎汤500mL,分3次口服。30日为1个疗程,连续2～3个疗程,总有效率为83.3%。桂金水观察了艾灸和针刺治疗胆红素结石饲料所致豚鼠肝脂肪变性的疗效,结果提示针刺和艾灸均有抑制肝脂肪变性的作用,后者效果更佳。

孙璇等[80]研究了天灸对脂肪肝的治疗作用,以大蒜、生姜为主配合郁金、泽泻、红花等药物制成药膏,选取左右肝俞、脾俞贴敷天灸药膏,隔日1次。发现天灸可调节肝脏及全身的脂肪代谢,减少脂滴在肝脏的沉积,抑制肝细胞脂肪变性,帮助肝细胞恢复其功能。

(二)耳针疗法

取穴:主穴为肝、胆、胃、脾、神门、交感;配穴为十二指肠、胰、大肠、小肠、内分泌、皮质下。方法:每次主穴皆取,酌选2～3个配穴,行短毫针强刺激或接G6805电针仪行电针刺激,留针20～30分钟,每日或隔日1次。亦可行耳穴埋针疗法或王不留行籽贴压治疗。

(三)穴位注射疗法

取穴:内关、足三里、三阴交、太冲。药物:复方丹参注射液[81]。

三、脂肪肝的低频治疗仪治疗

低频治疗仪是以祖国医学经络理论为基础,结合现代电疗法、磁疗法。利用电磁场的生物效应,并利用电脑控制治疗参数,对人体特定的腧穴部位进行电刺激磁振的一种新型治疗仪。恒频磁场具有改善病灶局部的血液循环,降低局部炎症的渗出,增强机体的免疫功能,调节神经功能的作用。变频脉冲是中医经络脏腑学说与现代电脑控制的编程脉冲电流相结合,按适合每例患者的不同特定程序和参数,作用于患者治疗穴位,与患者体内的生物电流相互作用,起到运行气血、调和阴阳、舒肝和胃、利湿退黄之功效,从而有效控制肝细胞脂肪变性,改善临床症状。现代临床表明,低频治疗仪可以有效地改善肝胆病的临床症状,修复肝脏的病理损伤,提高肝脏机能,为肝胆病的治疗提供了一条新的思路[82]。

四、脂肪肝的行为方式干预

随着人口老龄化、生活水平的提高、饮食结构和生活方式的改变,我国脂肪肝及其相关疾病的发病率近期内仍将有增无减,对大众健康的危害也会日渐明显。单纯性脂肪肝无明显症状,目前对此类病例多未采取适当处理。脂肪肝的病因多种多样,最重要的是针对病因,采取一级预防。通过合理膳食、增加运动、节制饮酒、减轻体重、治疗糖尿病及脂质代谢紊乱和避免肝毒性药物和化学物质等措施,大多数早期脂肪肝可以逆转。

目前对脂肪肝的发病机制有较多的了解,在全民中普及防治知识,如脂肪肝的流行病学、各种危险因素、临床诊治及其预后,并推广各种切实可行的预防保健措施,是当前综合防治脂肪肝、控制脂肪肝流行的重要战略步骤。加强脂肪肝尤其是脂肪性肝炎患者的基础治疗,纠正危险因素,如高热量、高脂、高糖饮食。控制饮食、运动减肥、纠正不良的生活方式和行为,是预防和控制脂肪肝的最基本的措施。

(一)健康教育

脂肪肝相关知识认知干预主要是指给病人发放简单易懂的健康教育处方,让病人认识到单纯性脂肪肝的发病机制、发展、转归以及预后;认识到脂肪肝可促进动脉硬化的发生,是导致糖尿病、心脑血管病的基础,可以降低人的寿命,影响生存质量;认识到改变不健康的生活方式,加强体育锻炼的重要性。单纯性脂肪肝的治疗是长期自我控制的过程,必须有坚强的意志力,持之以恒才能收到好的效果。采取定期参加专题讲座,每周自测体重和腹围作并作记录,6个月复查B型超声和血生化,根据不同文化程度的病人采取不同的讲解方式、不同相关因素的病人给予不同内容的知识宣教,让病人充分认识到脂肪肝的危害性和健康的重要性。

有调查结果表明:67.4%的患者不知道脂肪性肝炎加重的危险因素。在知道的患者中有部分也不能掌握如何自我保健,55.2%的患者能求医治疗,但仅有39.6%的患者能坚持定期复查[83]。因此,要针对患者的个体情况,首先帮助患者了解疾病的相关知识,制定出合理、系统、适时的健康教育计划;其次,详细向患者讲明定期复诊的意义,重视监测与疾病有关的各项指标(如体重、腰围等),及时获得保健指导;第三,重点强调家属参与监控和患者及时就医的必要性。腹部B超是临床诊断脂肪肝的重要方法,但是单纯以B超诊断脂肪肝常产生较多漏诊。因此,对于临床诊断为本病的患者,特别是血生化检测转氨酶升高的患者,应动员患者行肝脏穿刺活检术,判别单纯性脂肪肝或脂肪性肝炎,确认肝纤维化的程度和预后。

(二)行为和生活方式干预

1. 合理的饮食 慢性病的危险因素大多以个人的不良生活方式和行为为主,科学饮食是治疗脂肪肝的重要环节。做到少喝酒、不抽烟、多吃果蔬、少油腻、增纤维、减脂肪、限盐以及严格的饮食控制是治愈脂肪肝的良方,运用饮食干预的方法让病人认识到建立健康、科学、文明的生活方式是最廉价、最有效的保持健康延缓脂肪肝病程进展的处方。

流行病学研究证实了脂肪肝患病率随肥胖程度加重而增加。有调查发现,有54.1%的脂肪肝患者被告知后仍摄入高脂饮食,84.6%的患者患有不同程度的肥胖症,比例远超出正常人群[84]。也有研究发现,合并重度肥胖的脂肪肝患者发展至脂肪性肝炎及肝纤维化的几率分别为75.0%和10.0%,且肥胖可加重内毒素对肝脏的损害,降低胰岛素敏感性而诱发胰岛素抵抗,促进肝脏合成大量的三酰甘油,产生内源性高脂血症和脂肪肝。因此要让患者认识到脂肪肝的发生发展与不良饮食、生活习惯及嗜好有关,避免滥用中西药物;纠正不良饮食行为如贪食、偏食、吃零食、吃快餐、暴饮暴食、不吃早饭、晚餐过多、睡前进食等。

有学者依据中国居民平衡膳食宝塔及中国膳食营养素参考摄入量的要求[85-86],对脂肪肝病人进行饮食干预,并根据病人的身高、活动量、病情选择食物。在按照标准体重决定每日摄入总热量的基础上制订相对科学的个体化食谱,一般每人总热量控制在120kJ/(kg·d)之内。总体原则是保证高蛋白质摄入,占总热量的15%~25%(建议1/3以上为优质蛋白,如鱼类、虾、牛奶、瘦肉、鸡蛋等);减少糖类和甜食,特别是女性病人,必须控制每日甜食的摄入量,水果以西红柿、山楂、橘子等含糖量较少的为主,但不是说含糖量高的水果不可以吃,只是要适当控制;限制脂肪的摄入量占总热量的20%~25%,所摄入的脂肪以植物性脂肪为主，胆固醇摄入量应控制在300mg以内；增加膳食纤维含量，多食蔬菜、水果、菌藻类、谷类。多食富含B族维生素和维生素E的新鲜黄绿蔬菜和水果，建议每日摄入量在500～750g，并尽量在餐前或两餐之间饥饿时进食，以减少主食进食量。

肥胖性脂肪肝、高脂血症性脂肪肝、高脂饮食引起的营养失调性脂肪肝与长期大量进食高脂肪、高胆固醇等食物有关。西方国家片面强调的高热能、高脂肪、高蛋白质和低纤维素饮食等"三高一低"饮食的方法并不可取，这可能也是西方国家中肥胖症及肥胖性脂肪肝发病率较高的重要原因之一。科学的饮食方法是食物多样，以植物性食物为主，动物性食物为辅；要防止因摄入体内的热能过多而转化为脂肪贮存，尽可能养成不吃零食的习惯，尤其要少吃奶酪、蛋糕、甜点心，忌暴饮暴食，以免扰乱正常的代谢功能而诱发肥胖、糖尿病、脂肪肝等疾病[87]。

对伴有肥胖的非酒精性脂肪肝患者，饮食控制是最常用的基础治疗手段，饮食纠正最重要的是减少果糖的摄取，因为果糖优先转变为甘油三酯，与肥胖密切相关。有临床研究表明膳食结构改变对血脂异常及单纯性脂肪肝病人具有重要意义[88]。有数据表明[89]减少食物中的碳水化合物可改善超重患者的脂质含量。ω-3多不饱和脂肪酸和单不饱和脂肪酸的摄取可改善胰岛素抵抗，预防非酒精性脂肪肝的发生。研究显示[90]高甘油三酯血症的非酒精性脂肪肝患者食用ω-3多不饱和脂肪酸6个月以上，可降低ALT水平。

导致脂肪肝的病因比较明确，部分轻型病例单纯控制饮食即可奏效，重型病例应用药物治疗的同时，也必须严格配合饮食治疗，才能达到理想疗效。

2. 运动疗法　体育锻炼不仅能降低血脂，而且有防止动脉硬化和消除脂肪肝的作用。流行病学调查证明，重体力劳动者血脂水平较低，冠心病、脂肪肝的发生率亦较低。

运动是减轻体重的重要方法，中等强度到高强度的有氧运动对减少肥胖的并发症最为理想。除增加能量消耗外，运动还能增强心肺功能，增加能量消耗，促进游离脂肪和碳水化合物的利用，改善糖耐量，降低胆固醇、低密度脂蛋白（LDL）水平，升高HDL水平，减少脂肪堆积，促进胰岛素分泌，促进糖和脂肪的代谢，从而减轻体重，促进多余脂肪分解，并有益于肥胖者的身心健康，阻止脂肪性肝纤维化等并发症的发生[91]。

对脂肪肝患者推荐的运动方案以中等强度有氧运动为主，有氧运动是防止脂肪肝最有效的方式之一。有氧运动是指人体的大肌肉群有规律地长时间做功。为了达到最好效果，有氧运动的频率应该保持在每周3～5次，每次20～60分钟。保持运动时心率达到最大心率（220次/min-年龄）的60%～70%。并配合饮食调整疗法，疗效显著。适量有规律的体育运动之所以能够防治单纯性脂肪肝是因为它能提高体内HDL水平[92]，因此，运动行为干预在对单纯性脂肪肝病人综合治疗中具有重要的作用。

脂肪肝的病人在运动时要遵循4个原则：①合理控制运动强度；②适合自己的运动类型；③合适的运动频率；④持之以恒。

（1）合理控制运动强度：脂肪肝患者应根据劳累程度和脉搏确定适当的运动量。以运动时脉搏加快，运动后疲劳感于10～20分钟内消失为宜。换句话说，运动后不应有很强的疲劳感，虽然有些累，但10～20分钟后即可恢复正常。如果运动时心跳不加快，也没有出汗，这是起不到锻炼效果的。但如果运动后很长时间都缓不过来，这就表明运动过度了。尤其是老年人要特别注意，避免因运动过度而诱发心脑血管疾病。

（2）适合自己的运动类型：脂肪肝患者的运动项目应以中低强度、较长时间的有氧运动为主。这类运动包括慢跑、中快速步行（115～125步/min）、骑自行车、游泳、上下楼梯、打羽毛球、踢毽子、跳舞、做广播体操、跳绳和在室内固定自行车、固定跑台上运动等。

（3）合适的运动频率：每周3～5次较为合适。周末休息2日者，一定要抽时间锻炼。肥胖患者每周应锻炼5～7次。特别提示：并非所有脂肪肝患者都适宜参加体育运动。因营养不良、药物、酒精、毒物和妊娠等所致的脂肪肝患者，以及营养过剩性脂肪肝伴有心、脑、肾等合并症者，不宜参加运动，或需在医生指导下进行适量运动。

（4）持之以恒：运动，说起来很容易，但实际上坚持起来是很难的，只有选择适合自己的运动类型、合适的运动频率及合理的运动强度，长期坚持运动，才能不断地消耗积聚在体内过多的脂肪，增强改善骨骼肌对葡萄糖的敏感性，消除胰岛素抵抗，从而达到消除脂肪肝的目的。

脂肪肝患者由于自身处在一定的病理生理变化当中，因为各个患者的病情状况不同，所以所采取的运动疗法方案也应不同。不适当的运动或过于强烈的运动不利于病情的康复。因此运动疗法有若干注意事项及禁忌证。运动疗法实施时应注意以下几点：①必须在严格控制饮食的基础上进行；②根据各人的病情及体力，从较低强度的运动逐渐过渡到较大强度的运动；③运动中要避免低血糖发生，最好在餐后1～3小时实施运动锻炼，伴有糖尿病的患者运动前胰岛素或口服降糖药应减量，运动中可以少量补充一些饼干或甜饮料等；④定期测量体重、肌力，监测血糖和血脂等代谢指标、评价运动疗法的效果；⑤对已有谷丙转氨酶、谷草转氨酶、γ-谷氨酰转肽酶升高的患者，初期的运动量不宜过大，应按常规运动量减少10%～20%，但运动的时间可稍许延长；⑥对一些年龄大、平时运动偏少、安静心率偏快的患者，可在低强度有氧训练的基础上适当增加无氧运动。在运动疗法实施前要注意进行身体检查。

有如下禁忌证存在时，不宜实行运动疗法：①处于疾病的急性期，病情很不稳定者；②有明确的急性炎症存在，如体温超过38℃，白细胞计数明显升高等；③有明显精神症状、不能合作者；④有大出血倾向者；⑤运动器官损伤未作妥善处理者；⑥身体衰弱，难以训练者；⑦癌症有明显转移倾向者；⑧剧烈疼痛，运动后加重者。此外，在全身情况不佳、脏器功能失代偿期，也应暂时禁止运动。

对一些有合并症或肝功能异常的患者，建议每日写运动日记，包括运动时间、运动中心率、运动后心率恢复时间、运动反应等，定期到专业医师处咨询并及时调整。可见"运动疗法"在脂肪肝的综合治疗中起着至关重要的作用。

3. 饮酒应适量　长期过量饮酒或短期内连续酗酒是引起酒精性脂肪肝、酒精性肝炎、酒精性肝硬化等酒精性肝病的重要原因。有资料表明，进入人体的乙醇90%～95%是通过肝脏代谢分解的，乙醇代谢的速度是60～200mg/(kg·h)。因此，人体肝脏一定时间内所能承受的乙醇量是有限的。有的人即使饮酒量很少也可能会引起肝脏损伤，表现为血清天冬氨酸氨基转移酶升高，所以，对于有饮酒习惯者，应忌饮烈性酒，逢年过节或亲朋好友相聚时，可以少量饮用优质葡萄酒或米酒。目前关于吸烟对脂肪肝影响的报道较少。范建高等报道未显示吸烟与脂肪肝有关。但多数学者支持戒烟。孙秀侠[93]指出所有脂肪肝患者均应戒烟。对于肝内脂肪沉积及轻度脂肪肝患者，饮酒量应控制在每日50mL范围内，中、重度脂肪肝患者要求戒酒。

总之，适宜的饮食和运动以及适当的行为治疗可改善胰岛素抵抗，促进脂质代谢和运转，还可改善和防治并存的糖尿病和高血压病等。适度、持续、渐进的体重减轻可改善肝脏生化和组织学指标[94]。

（三）原发病防治须积极

脂肪肝也可为某种原发病的并发病。例如，糖尿病性脂肪肝是为胰岛素绝对或相对不足，引起糖类和脂肪代谢紊乱，导致过多的脂肪贮存于肝脏所致；高脂血症性脂肪肝与血脂增高转移于肝脏有关；肝炎后脂肪肝多与肝病恢复期食欲大增、盲目进补、过多地摄入营养物质、肝功能下降而影响脂质代谢，以及肝炎病毒本身（例如丙型肝炎病毒）可影响肝细胞脂肪代谢等有关。积极预防和治疗原发病，也是预防和治愈相关疾病所致脂肪肝的重要环节。糖尿病性脂肪肝应采取有效措施控制空腹及餐后血糖；肝炎后脂肪肝应积极进行抗病毒治疗及恢复肝功能；高脂血症性脂肪肝则应尽快降低血脂水平。同时在原发病治疗的过程中应注意防止过度药物治疗，因为肝脏是人体的"化工厂"，任何药物进入体内都要经过肝脏解毒，所以，平时不要动不动就吃药，尤其是影响肝功能的药物，以防止脂肪性肝病的进展及恶化。

（四）其他

心理干预，克服抑郁、焦虑情绪，使病人能正确认识单纯性脂肪肝，不要让病人产生无药可治的恐惧感，保持心态平衡，提高战胜疾病的信心，同时也要克服侥幸心理，只有让其树立对脂肪肝的科学态度，才能提高治疗效果，对存在不良生活方式的病人如抽烟、嗜酒者一定让其认识到烟酒和脂肪肝的必然联系，改善不良生活习惯是单纯性脂肪肝治愈的关键。和病人建立联系卡，每周电话沟通1次，及时了解病人的思想动态变化，并及时采取相应的措施。

五、脂肪肝的食疗法

脂肪肝多数是饮食不节，嗜食肥甘厚味、酒浆奶酪之品而致的。所以，脂肪肝的防治，首先必须从选择食物做起。

宜选食物：大米、白面和粗杂粮，如小米、高粱米、燕麦（片和米）、荞麦（片和米）、玉米等；新鲜蔬菜、水果、食用菌、海藻类、鱼、虾、脱脂鲜牛奶、蛋清、精瘦肉、豆类及其制品等。

忌用食物：高脂肪的油炸食物、动物油脂等。需控制的食物：白糖、甜点心、巧克力、高胆固醇食物（如动物肝、脑、肾、蛋黄、鱼子、蟹黄和肥肉等）。

（一）脂肪肝的常用食疗方法

国外统计表明，多吃蔬菜的人比不爱吃蔬菜的人，肝细胞癌的发生率下降20%，特别是脂肪肝的患者，多吃蔬菜对保护肝脏和减肥去脂均具有积极作用。在谷物、豆类和蔬菜中，除含有蛋白质、脂肪、糖、维生素和矿物质外，还有许多植物化合物和生物活性物质。这些天然的化学成分是植物在自然界中自我保护，抵御细菌、病毒、真菌、寄生虫侵害的天然生物类药物。其中许多活性物质不仅对肝细胞修复有利，而且对肝脏代谢、解毒、消炎、抗衰老、防癌均有积极作用。

1. 荠菜　性平味甘，含维生素B、维生素C、胡萝卜素、烟酸及无机盐。对脂肪肝患者可去脂消炎，对脂肪肝发展成肝硬化者可缩短凝血酶原时间。

2. 西红柿　味甘酸，性微寒，入肝、脾、胃、肺、肾五经。能养阴生津、清热止渴、健胃消食、凉血平肝，还具有解毒、美容、去脂等作用。对脂肪肝、高脂血症或兼有高血压、冠心病见咽干舌燥、胃热口苦、肝阴不足、目昏眼干者，具有清热解毒、凉血平肝、生津止渴、健胃消食作用。生食或熟食，煎汤，绞汁，加工成番茄酱均可成为脂肪肝患者的日常保健食品。

3. 蘑菇　性平味甘，含多糖类、维生素、植物蛋白、多种氨基酸和无机盐。其多糖可明显调节免疫功能，帮助脂肪肝患者去脂，使炎症消除，还有抗肿瘤、抗纤维化作用，各种肝病患者均宜食用。

4. 海藻　性寒味咸，含大量碘、藻酸、维生素、氨基酸和去脂成分，能抗胰岛素抵抗，抑制脂质过氧化，抑制血小板凝集，还能抗溃疡、抗肝纤维化。中医认为海藻具有软坚化痰散结作用，不仅能治瘿病、甲状腺肿，对防治脂肪肝、保肝抗纤均有良好辅助功效。

5. 百合　性平味甘，微苦，含多种氨基酸及去脂的抗氧化成分，还含有维生素B、维生素C及硒。中医认为百合能安心定胆、益智、养五脏、润肺、止咳，还能安神、利尿。近年研究发现，百合中含脱甲秋水仙碱，对脂肪性肝炎向肝纤维化、肝硬化进展有一定抑制作用。

6. 燕麦　燕麦是禾本科植物燕麦的种子，既是药物又是食物。燕麦含极丰富的亚油酸和丰富的皂苷素，可降低血清胆固醇和甘油三酯。临床及实验均表明有很好的降脂效果。燕麦可降低肝中脂质但对肝重无明显影响，其降脂成分可能与所含不饱和亚油酸有关。并用燕麦精及其冲剂对高脂小鼠肝甘油三酯和胆固醇的含量升高，均有明显抑制作用，而燕麦淀粉则无抑制效果。燕麦精是燕麦降脂的活性成分，其冲剂的剂量减少至全燕麦的一半，降脂效果仍不低于全燕麦。

7. 大蒜　大蒜中包含硫化物的混合物，可减少血中胆固醇和阻止血栓形成，有助于增加高密度脂蛋白。有学者研究表明给哺乳大鼠服大蒜汀可降低肝中胆固醇50%。新鲜大蒜具有延缓脂肪肝发生作用。大蒜降肝脂的作用机制，被认为是由于大蒜增加了类固醇和酸性酮醇的排泄，减少了甘油三酯和脂肪酸合成的结果。

8. 玉米　玉米含丰富的钙、硒和卵磷脂、维生素E等，这些成分均具有降低血清胆固醇的作用。

9. 海带　海带含丰富的牛磺酸，可降低血及胆汁中的胆固醇；还含有食物纤维褐藻酸，可以抑制胆固醇的吸收，促进其排泄。

10. 牛奶　牛奶因含有较多的钙质，能抑制人体内胆固醇合成酶的活性，可减少人体内胆固醇的吸收。

11. 洋葱　洋葱所含的烯丙二硫化物和硫氨基酸，不仅具有杀菌的功能，还可降低人体血脂、抵抗动脉硬化；还含有激活纤维蛋白的活性成分，可有效地防止血管内血栓的形成。

12. 番薯　番薯是生理性碱性食品，能中和体内因肉食、蛋类所产生的过多的酸，保持人体酸碱平衡。其所含丰富的纤维素有胶原黏液，在肠中吸收较多的水分，润滑消化道，起通便作用，可将肠道内过多的脂肪、糖、毒素排出体外，起到降脂作用。

13. 魔芋　研究发现魔芋精粉具有良好的降血脂和良好的抗脂肪肝作用。张银柱报告以2.5%、5%及10%三种魔芋精粉分别喂饲SD大鼠12周，同时以高胆固醇组和基础饲料组为对照。结果表明：4周末，5%和10%的魔芋精粉组血清胆固醇水平均显著低于高胆固醇组；12周末，所有魔芋精粉组血清胆固醇水平降至正常。病理组织学检查证实，三个魔芋精粉组的肝细胞脂肪变性均有不同程度的减轻。12周末，5%和10%魔芋精粉组细胞脂肪变性近于消失，表明了魔芋精粉具有抗脂肪肝作用。

14. 黄豆芽　在豆类中，营养价值以黄豆为最高，蛋白质的含量也以黄豆最为丰富。黄豆芽可以降低胆固醇，减少动脉硬化。《本草纲目》说黄豆能"治肾病，利水下气，制诸风热、活血、解诸毒"。黄豆芽含有钙、磷、铁与维生素A、维生素B_1、维生素B_2、维生素D、维生素E等，是高脂血症、脂肪肝、高血压、冠心病、动脉硬化的良好蔬菜。

15. 银耳　中医认为银耳味甘性平，具有清肝润肺、生津养胃、滋阴补肾、强心健脑等功能。银耳内含有蛋白质、脂肪、碳水化合物、粗纤维、钙、磷、铁及少量多种维生素，此外，尚有17种氨基酸、胶质及对人体十分有益的酸性异多糖。现代科学研究发现，银耳中的酸性异多糖不仅能改善人的肝、肾功能，还能使部分高脂血症者的血胆固醇、甘油三酯下降，促进肝脏蛋白质与核酸的合成，从而增强人体的免疫力。

16. 兔肉　兔有家兔、野兔之分，是肥胖者和心血管病、肝脏病人的理想食品。它不会增肥，因为它是一种高蛋白、低脂肪、低胆固醇的食品，兔肉中含有卵磷脂，能保护血管、防止动脉硬化；此外兔肉还含有多种维生素和人体必需的氨基酸。近代医学研究发现：兔肉对肝、肾、糖尿病、慢性胃炎、结肠炎患者均有一定的辅助治疗作用。

此外，胡萝卜、菇类、花生、葵花籽、无花果、柠檬等都可以起到降脂作用，脂肪肝患者不妨经常选食。

（二）脂肪肝的常用茶方

1. 槐花茶　每年5月份是槐花盛开的时候，可采新鲜洋槐花，去净杂质，阴干密封，每次取10～15g，开水冲泡频饮，30日为1个疗程。槐花气清香，味微苦、性凉，有清热解毒、明目、止血、润肝养血等功能。

2. 绞股蓝茶　绞股蓝又名五叶参，夏、秋季采其叶洗净、阴干，每次取10～15g，开水冲泡频服。绞股蓝味甘苦、性寒平、无毒，有益气健脾、滋补肝肾的功能。绞股蓝能抑制肝过氧化脂质的增加，调节脂肪代谢，保护肝脏。

3. 菊花茶　菊花品种颇多，有观赏菊、黄菊、白菊等。治脂肪肝最好用白菊花中的杭菊花，这种菊花开水冲泡后呈白微青色，花朵上似有一层清油状，透出清香味道，每次用3～5朵。此花味甘、微苦，性凉，有疏风散热、清肝明目、清热解毒的功效。

4. 金香茶　取郁金、香橼皮、木香各10g，将3味药一起入锅加适量的清水先用大火煮沸，再用小火煎煮15～25分钟即成。可代茶饮用，每日服1剂，分早中晚3次服完，具有疏肝解郁、行气和血的功效。

（三）脂肪肝的常用保健药膳

1. 胡萝卜咸豆浆　豆浆300mL，胡萝卜50g，榨菜5～10g。豆浆能降血脂和促进肝代谢，适合脂肪肝康复者。胡萝卜含丰富的维生素A、维生素B和维生素C等及无机盐，可增加治疗脂肪肝的疗效，尚可防治高血脂、动脉硬化、高血压和癌症等。先将胡萝卜蒸熟，去外皮，用打碎机将胡萝卜和榨菜打成菜泥，加入煮沸的豆浆中混合即可。每日早晨当稀饭饮用。

2. 百合大米粥　百合45g，大米30g。先将百合用清水浸泡12~24小时（换3次水），然后同大米一齐加水煮熟食之，每日1~2次，也可稍加白糖调味。百合味甘性平，有清热养阴、润肺止咳、益气安神等功效，是一种高级营养神经食品，能增强机体的免疫功能，且对肝癌有一定的抑制作用。

3. 玫瑰荞麦糕　干玫瑰花10g，荞麦粉50g，糯米粉50g，粳米粉100g，白糖、发酵粉各少许。将玫瑰花揉碎；将白糖用清水溶化；将荞麦粉、糯米粉、粳米粉、碎玫瑰花和发酵粉一起放入四方形的模具中，用白糖水搅拌至黏糊状，再放在蒸锅上用大火蒸20分钟即成。可每日服1剂，分数次服完。具有理气散瘀、下气消积、健脾益气、舒肝解郁的功效。适用于肝郁气滞型脂肪肝，此型脂肪肝患者常有胁肋胀满、隐痛、嗳气、腹胀、脉弦或弦细等症状。

4. 黑木耳蛋汤　黑木耳10g，鸡蛋1枚。黑木耳味甘性平，有益气养血、健胃润燥、活血增智等功效。先将木耳用温水泡开、去杂质，后用水稍煮打入鸡蛋，稍加盐、麻油、味精等调味品即成。每日1~2次进餐。

5. 龙眼玫瑰粥　龙眼肉20枚（桂圆），玫瑰花5朵，糯米30g。先将糯米煮半熟再放入龙眼肉、玫瑰花（玫瑰糕也可），煮熟后稍加冰糖频服，每日1~2次。龙眼肉是"果中神品，老弱宜之"，《本草纲目》说龙眼能"开胃健脾，补虚长智"。玫瑰花味甘性平，芳香开胃，和肝理气，活血解毒，善治肝气、胃气不和之瘀，能解锑剂的毒性，有促进胆汁分泌的作用，是治疗肝炎、胃痛、高血压、心脏病的良好食品。此粥长期服用有强身健体，延年益寿的功效。

6. 丹参红花豆　丹参10g，红花5g，黄豆100g，盐、酱油各少许。将丹参和红花放入纱布袋中，与黄豆一起入锅加300mL的清水熬煮至黄豆烂熟。然后取出药袋，调入盐和酱油，再将药汁煮干即成。可当作佐餐小菜服用。此方具有活血化瘀、疏肝健脾的功效。适用于气滞血瘀型脂肪肝，此型脂肪肝患者常有胁肋胀满、隐痛、脉弦涩或弦细等。

7. 山楂荷叶乳　山楂5g，荷叶2g，竹茹3g，陈皮5g，牛乳250mL。将山楂、荷叶、竹茹、陈皮一起入锅加500mL的清水煎煮成50mL的药液。将此药液放凉后调入牛乳即成。可每日服1剂，分数次服完。具有祛湿化痰、疏肝健脾的功效。适用于痰湿困阻型脂肪肝，此型脂肪肝患者常有形体肥胖、胸胁隐痛、嗜睡乏力、舌苔白腻、脉弦滑等症状。

8. 泽泻粥　泽泻30g，白术10g，制半夏5g，牛膝10g，粳米50g。将前4味药一起放入砂锅中加适量的清水煎煮30分钟，去渣取汁。然后，将粳米入锅加入该药汁熬煮至粳米烂熟即成。可每日服1剂，分早晚2次服完。此方具有健脾利湿、祛痰活血的功效。适用于痰湿困阻型脂肪肝，此型脂肪肝患者常有的形体肥胖、胸胁隐痛、嗜睡乏力、舌苔白腻、脉弦滑等症状。

9. 二子粟米粥　枸杞子5g，女贞子5g，小米100g。将女贞子入锅加适量的清水煎取200mL左右的药液，待锅中的药液冷却后放入枸杞子，浸泡30分钟。将小米放入该药锅中，先用大火煮沸，再用文火熬煮至小米烂熟即成。可每日服1剂，分早晚2次服完。此方具有滋补肝肾的功效。适用于脂肪肝患者常有的胁肋隐痛、绵绵不休、口干舌燥、心中烦热、舌红少苔、脉细弦弱等症状。

10. 陈皮二红饮　陈皮、红花各6g，红枣5枚。将红枣去核，与陈皮、红花一起入锅加适量的清水用小火熬煮20～30分钟即成，可代茶饮用。此方具有行气化痰、活血化瘀的功效。适用于气滞血瘀型脂肪肝，此型脂肪肝患者常有胁肋胀满、隐痛、脉弦涩或弦细等。

11. 丹参陈皮膏　丹参100g，陈皮30g，蜂蜜100mL。将丹参、陈皮一起入锅加适量的清水煎煮30分钟，去渣取汁，再调入蜂蜜熬至成膏状即成。可每日服2次，每次服20mL。此方具有活血化瘀、行气祛痰的功效。适用于脂肪肝患者常有的胁肋胀痛或刺痛、痛有定处、舌质暗紫、舌上有瘀斑、脉细或涩等症状，可治疗瘀血阻络型脂肪肝。

12. 杞豉粥　枸杞子15g，粳米100g，豆豉汁少许。将枸杞子切碎，与豆豉汁、粳米一起入锅加适量的清水先用大火煮沸，再用小火熬煮至粳米烂熟即成，可经常服用。此方具有滋补肝肾、健胃消食的功效。可治疗肝肾阴虚型脂肪肝。适用于脂肪肝患者常有胁肋隐痛、绵绵不休、口干舌燥、心中烦热、舌红少苔、脉细弦弱等症状。

13. 食谱一则

早餐：玉米面粥25g，小包子（白面75g、牛肉50g、芹菜100g），拌海带丝150g。

加餐：脱脂牛奶或豆浆1袋（约250g）。

午餐：荞麦米饭（大米100g、荞麦米25g），清炖鸡块（鸡脚200g），香菇油菜（鲜香菇150g、油菜200g）。

晚餐：地瓜粥（小米25g、地瓜100g），花卷（面粉50g），兔肉苦瓜（兔肉100g、苦瓜150g），炒合菜（绿豆芽100g、菠菜50g、韭菜25g、干豆腐25g），全天然植物油25g，精盐4g，粮食300g。此食谱可能吃不饱，饿时在两餐之间适当吃点水果。当病情好转后可适当调整。当然，习惯后也就自然改变大吃大喝的毛病，尤其不要酗酒，这样有利于肝脏功能的康复。

随着社会的发展，人们生活水平不断提高，从事静坐式工作人员发生肥胖和超重、脂肪肝的人数迅速增加，并越趋年轻化，严重地威胁着人们的健康。脂肪肝的预防工作相当重要，只有提早重视，改变生活方式和生活习惯，少吃高糖、高脂肪、高胆固醇、高热量的饮食，减轻体重，加强体育锻炼，综合防治，才能防止肥胖和脂肪肝的发生。

第八节　预　后

非酒精性脂肪性肝病是最常见的肝脏疾病，其预后和自然史仍不是非常清楚。由于多数患者长期稳定而无明显症状，因而常不被重视。目前认为，部分脂肪性肝病患者可发展为严重的肝脏疾病，甚至发展为失代偿期肝硬化。一些老年隐源性肝硬化患者病史中常有脂肪肝、肥胖症及2型糖尿病，而肝脏疾病则成为他们主要的致死原因。因此，对这些患者，其危害性甚至超过与糖尿病相关的心、脑血管疾病。随着对非酒精性脂肪性肝病的病因、发病机制和治疗等方面研究不断增多，对其危害性及预后也逐渐有了新的认识。

一、非酒精性脂肪肝与酒精性脂肪肝的预后不同

英国研究人员发现，非酒精性脂肪肝进展而成的肝硬化患者和酒精性脂肪肝患者相比，

并发症相对较少,病死率也较低。酒精性脂肪肝更易并发肝功能衰竭,死于此种状况的几率可达50%,而非酒精性脂肪性肝炎则较少并发肝功能衰竭,与肝功能衰竭相关的病死率仅为1%[95]。

二、非酒精性脂肪肝的预后与肥胖、糖尿病、代谢综合征相关

肥胖、糖尿病、高脂血症是非酒精性脂肪性肝病的病因,合并代谢综合征的非酒精性脂肪性肝病患者肝内炎症和纤维化程度严重。肥胖症及糖尿病患者在出现肝硬化时常无明显症状和体征,约5%肥胖症及糖尿病患者为无症状性肝硬化,但肝脏的炎症和不同程度的损伤已经存在,往往多在发生肝功能衰竭后才到医院就诊。在这些肝硬化患者中,常出现的症状为蜘蛛痣和血小板减少,而并发症多为腹水、食管静脉曲张破裂出血。非酒精性脂肪性肝炎是部分隐源性肝硬化的病因,非酒精性脂肪性肝硬化多见于50岁以上的非酒精性脂肪性肝炎患者,而40岁以下的非酒精性脂肪性肝炎很少合并肝纤维化。

据统计,近20%的非酒精性脂肪肝会进展成为肝硬化,非酒精性脂肪性肝病患者容易出现其他代谢紊乱和动脉硬化,而肝病征象可能并不严重。非酒精性脂肪性肝病与多项代谢紊乱关系密切,非酒精性脂肪性肝病不但是肝硬化的重要前期病变,而且是代谢紊乱动脉硬化性心脑血管疾病的高危因素,对非酒精性脂肪性肝病患者应定期监测代谢综合征相关组分。

三、非酒精性脂肪肝的预后与病毒性肝炎的关系

英国Virginia Commonwealth大学的研究人员通过前瞻性对照临床研究比较了非酒精性脂肪性肝硬化与丙型肝炎性肝硬化患者的临床表现和预后。比较的指标包括发病率、病死率、多系统衰竭、食管静脉曲张破裂出血、腹水和肝细胞癌的发生率等。结果显示,在为期10年的研究中,152例非酒精性脂肪性肝硬化患者中29例死亡,150例丙型肝炎性肝硬化患者中44例死亡。败血症是造成患者死亡的最主要原因,并且常伴有肝功能衰竭。但非酒精性脂肪性肝硬化患者中死于心血管意外的比例高于丙型肝炎组。非酒精性脂肪性肝硬化患者患冠心病和阻塞性心力衰竭的风险显著高于丙型肝炎组。研究人员还发现,患非酒精性脂肪性肝硬化且肝脏功能指标正常的患者出现肝硬化并发症如腹水、肝性脑病和食管静脉曲张破裂的比例较低,发展为肝细胞癌的比例也较低。但如果非酒精性脂肪性肝硬化患者肝脏功能下降,其发生肝硬化各种并发症的风险与丙型肝炎组将没有显著差别。研究人员认为,该研究首次通过前瞻性研究揭示了非酒精性脂肪性肝硬化的预后和肝炎性肝硬化的区别。

四、非酒精性脂肪性肝病的预后与病理类型密切相关

Matteoni等[96]将非酒精性脂肪性肝病分为4种类型。1型为单纯脂肪淤积;2型为脂肪淤积伴有炎症;3型和4型则存在炎症、纤维化、气球样变和Mallory小体。非酒精性脂肪性肝炎主要包括非酒精性脂肪性肝病3型和4型。1、2型与3、4型比较,总体病死率并无区别,但发展为肝硬化的危险则显著不同,前者发生率为3%,后者为25%;与肝病相关的病死率后者也

显著高于前者。非酒精性脂肪性肝病1、2型多为良性过程，而3、4型患者则可能为进展性疾病。临床上大多数非酒精性脂肪性肝病患者为单纯性脂肪肝，肝组织学为非酒精性脂肪性肝病1型及2型，进展缓慢甚至呈静止状态，预后相对良好。少部分患者为3型和4型，有不断进展的可能，应引起重视并探讨有效的诊治措施，防止肝硬化的发生[97]。

五、非酒精性脂肪性肝病的预后与肝细胞癌相关

一些大样本研究也支持非酒精性脂肪性肝炎肝硬化发展为肝癌的可能。Bugianesi等报道23例隐源性肝硬化伴肝细胞癌的患者与115例年龄配对的肝硬化伴肝癌的患者比较，有肥胖症史和糖尿病史的在隐源性肝硬化患者组显著增多（分别为41%：16%与50%：20%），而发病时间、血色病的基因标志物及肿瘤特征（转移、多发等）无明显区别。隐源性肝硬化发生肝癌的患者年龄多偏大，而且男性发生肝癌的危险性较高。

六、非酒精性脂肪性肝病的病死率

非酒精性脂肪性肝病患者的主要危险因素为肥胖和2型糖尿病，他们死于肝病的危险常常被心、脑血管疾病掩盖，但肝硬化也是2型糖尿病的重要致死原因。20世纪80年代末有学者对1 939例2型糖尿病患者的死亡原因随访9年，最常见的死亡原因为心脏疾病（19%），其次是脑血管疾病（16%）、肾脏疾病（13%）；而死于肝硬化的患者为6%。从预期病死率看，肝硬化（O：E=2.67）则高于心脑血管疾病（O：E=2.12）。因此，在非酒精性脂肪性肝病的死因中，肝硬化及肝癌也是一个不应被忽视的问题。

总之，非酒精性脂肪性肝病与代谢综合征关系密切，非酒精性脂肪性肝病患者不但是代谢紊乱动脉硬化性心、脑血管疾病的高危人群，而且是肝硬化的重要前期病变。非酒精性脂肪性肝病的长期预后与最初的病理学检查分型有关，临床上多数患者为非酒精性脂肪性肝病1型和2型，病情相对稳定，而非酒精性脂肪性肝病3型和4型则有不断进展的可能。非酒精性脂肪性肝炎是部分隐源性肝硬化的病因，肝硬化发生后肝脂肪浸润程度可减轻或消失。非酒精性脂肪性肝炎肝硬化病情常隐匿，多在发生严重的并发症如腹水及食管静脉曲张破裂出血后得以确诊。肝癌在非酒精性脂肪性肝炎肝硬化患者中发病率呈增高趋势。在非酒精性脂肪性肝病患者的死因中，晚期肝病也是一个不应被忽视的问题。

早期，因缺少足够的临床证据与信息对脂肪肝的预后估计不足，并存在一种与过分的药物治疗需求适得其反的观点即认为脂肪肝并无大碍；只要不存在肝功能损害，又无明显症状似乎并无临床意义。近年来，已有大量的前瞻性观察的预后报道，一般认为脂肪肝确诊时5%~15%已有不同程度的肝纤维化，大约30%在10年间有发展成肝硬化的可能，其中约1/10出现肝功能衰竭，因此也不排除发生肝细胞癌的可能。讨论预后必须明确两个前提：一是要按循证医学具有严格设计的前瞻性定群或干预研究资料为依据；二是预后是一个变量，受多种因素和条件的影响和制约，要作个体化讨论。所以上述预后的经过与结局只是一个几率。

在非酒精性脂肪性肝病、非酒精性脂肪性肝炎和脂肪性肝硬化的转化进展过程中，非酒精性脂肪性肝炎是一个重要中间环节，非酒精性脂肪性肝病预后良好，而非酒精性脂肪性肝炎虽通过纠正危险因素，改善肝功能，增强肝抗氧化能力等治疗，肝功能可恢复正常，但随

病程进展非酒精性脂肪性肝炎约有10%演进为肝硬化。因此，针对不明原肝功能损害者，对肝功能检查ALT明显增高，ALT/AST＞1，血脂TG增高，又排除酒精性、病性、自身免疫性和遗传性肝病，结合B型超声波检查等影像检查，要考虑非酒精性脂肪性肝炎的可能，有条件者可进行肝活检病理检查以明确病变程度及分期，对非酒精性脂肪性肝炎早期诊断、早期发现具有重要临床意义。如果一旦出现低白蛋白血症、血清胆红素水平升高和凝血酶原时间延长，提示非酒精性脂肪肝发展至严重阶段，提示预后不良。

第九节　名家经验与医案分析

病案1

范××，女，54岁，市民。2006年5月6日初诊。诊见：形体肥胖，腹部膨满。自诉右胁肋不适月余，胃脘胀满不适，食纳差，口干口苦，活动后气喘心悸，大便偏干，小便稍黄，舌质暗红，苔白腻微黄，脉弦滑。B超提示：中度脂肪肝。给予化浊降脂汤加味：泽泻25g，丹参18g，茯苓20g，白术15g，川芎12g，生山楂15g，金钱草30g，郁金15g，延胡索15g，决明子30g，大腹皮25g，玉米须30g。7剂。每日1剂，早晚水煎服。并嘱其饮食以素食为主，忌油腻膏脂甜食，控制食量，适当运动加强锻炼。1周后复查，右胁肋胀痛好转，胃脘胀满已除，纳食可，体重减轻，舌脉同上。效不更方，守上方续服15剂。半个月后复查，右胁胀痛已愈，仍时有不适感，活动后已不觉心悸气短，纳、眠、二便均正常，舌质暗红，苔薄白而腻，脉弦滑。再守上方服20剂。20日后复诊，患者心情舒畅，愉悦之情溢于言表，自诉服药以来体重已下降5kg，自觉全身无明显不适。再予上方12剂，嘱其每周服药3剂，以巩固疗效，并注意饮食调摄，运动锻炼。半年后随访，一切正常。

按语：本案例是党中勤教授应用化浊降脂汤治疗脂肪肝的一例。党教授临证中重视"析病机，明标本，重视肝脾，兼顾肾胆"，认为本病病位在肝，以痰湿膏浊瘀血积于肝脏为标，以脾虚为本，与胆、肾关系密切。以痰湿膏浊瘀血内阻、肝失疏泄、脾失健运为主要病机。其次是"重病本，巧施治，标本兼顾"。针对脂肪肝上述病机，确立了利湿化浊、活血化瘀、疏肝健脾的治法，自拟化浊降脂方：泽泻、丹参、白术、茯苓、三七、生山楂、川芎、金钱草、郁金、延胡索、决明子、玉米须。方中泽泻、丹参利湿化浊，活血化瘀为君药；白术、茯苓健脾利湿，化浊降脂，三七、生山楂、川芎活血化瘀，消积降脂，共为臣药；延胡索、郁金、金钱草、玉米须疏肝解郁，行气止痛，利胆退黄，决明子清肝润肠，通便降浊，共为佐使。全方配伍，共奏利湿化浊、活血化瘀、疏肝健脾之功，从而达到了祛痰湿、化瘀血、消积滞以治其标，健脾胃、实脾气以治其本，标本兼顾。党教授在对脂肪肝的治疗中强调健脾化湿应贯穿于脂肪肝治疗的始终，疏肝利胆是脂肪肝治疗的重要方面，泄肾浊以降肝浊是治疗脂肪肝不可忽视的环节。

病案2

李某，男，34岁，已婚。1996年7月28日初诊。主诉：右胁胀闷不适半年。患者从事营销工作，平素颇多应酬，常常饮酒、进食肥甘厚味，近半年来渐感右胁胀闷不适，有时隐隐作痛，伴胸脘满闷，纳呆倦怠，大便黏滞不畅。B超示重度脂肪肝，血脂学检查示胆固醇、甘油三酯、低密度脂蛋白均增高，血流动力学检查示高黏血症。诊查：患者形体肥胖，舌苔厚腻、舌质暗，脉滑。治以化浊行血。药用：路路通10g，虎杖30g，荷叶10g，焦山楂30g，决明子15g，赤芍15g，酒大黄6g，何首乌10g，水蛭粉（冲服）3g。初服药时患者大便稍稀，每日2~3次，后渐正常。10剂药后，患者诸症消失，舌苔薄白。上方化裁继服5周，患者心舒体轻，体重减少5kg。复查B超、血脂、血流动力学均已恢复正常。嘱其调整饮食结构以防复发。

按语：本案例是王新陆教授诊治脂肪肝的一例。王新陆教授认为脂肪肝致病之因可归结为3类：一是饮食偏嗜肥甘酒醴，长期饱食，过逸少劳；二乃年老体衰或禀赋异常所为；三为五志七情内伤。上述原因导致脾、肾、肝等脏腑功能紊乱，气机出入升降乖戾，膏脂不归正化，由是浊邪内生，充斥脉道，血浊不清，甚则血涩不畅。病机虽与诸脏腑有涉，但主要责在脾之运化失职，血为浊污。总体上脂肪肝是以脾之健运功能失调，浊邪入血而致血浊为其基本病机，脾虚为本，血浊为标。由此可见，上述三大病因引起机体营养物质转输、利用以及排泄异常，皆可使血中浊邪膏脂积滞，侵淫血脉，导致气血运行障碍，脏腑功能失调而发为本病。

王新陆教授在脂肪肝治疗上重在补消化疏、助用缓药。主要针对脾虚失健或运化不及以及由此所产生的浊邪污血的病理状况，分别采用补脾助运、消壅散滞、化浊行血等方法，以截断浊生之源或清除已存在的浊邪，扭转已有的病理趋势。路路通苦平，其性通行十二经，而通络利水湿浊邪；山楂甘酸入血分，长于消肉食油腻之积，兼化瘀浊，配酒大黄、决明子则能导泄肠腑中污秽浊滞，伍以虎杖、赤芍、荷叶、何首乌、制水蛭疏利肝胆气机，逐血中浊脂之积。诸药合用，标本兼治，体现治病求本的原则，临证用之，皆能应手取效。

病案3

患者，男，干部，46岁，已婚。2001年9月23日初诊。主诉：胁肋胀而不适，时作刺痛，伴倦怠乏力半年余。舌质暗红，苔白腻，脉弦。是年9月份体检时血脂检查：甘油三酯3.7mmol/L，总胆固醇7.6mmol/L，低密度脂蛋白胆固醇6.4mmol/L，高密度脂蛋白胆固醇2.0mmol/L。查肝功能：ALT86U/L，AST36U/L，总胆红素19μmol/L。B超检查：肝脏轻度肿大，表面光滑，肝实质回声近场增强，远场衰减，肝内小血管显示欠清，脾脏不大。提示：脂肪肝（中度）。西医诊断：高脂血症、脂肪肝、肝功能不良。中医诊断：胁痛（肝郁脾虚，痰瘀阻络型）。治法：疏肝健脾，活血祛瘀，化痰通络。方药：茵陈15g，郁金10g，柴胡10g，炙黄芪30g，炒白术15g，泽泻10g，丹参15g，生大黄10g，生山楂15g，枳实10g，制何首乌15g，赤芍15g，虎杖30g，红花10g。每日1剂，水煎服。本方加减连服2个月余，临床症状消失，复查血脂、肝功能恢复正常。近期随访未复发，达到临床控制标准。

按语：本案例是杨牧祥教授诊治脂肪肝的一例。杨牧祥教授在脂肪肝的治疗中强调"审病因，识病机，溯本源"。血脂的生成和运行关键在于肝脾。脾主运化，为气血生化之源；肝主疏泄，主藏血，关系着血量的调节和气血的正常运行。一旦脾失健运，肝失疏泄，血脂失于正常输布而留滞，痰瘀互结于肝，而形成本病。本病多因饮食不节，嗜食肥甘，情志不舒所致。其病机以肝脾功能失调为病之本，痰、瘀阻滞肝络为病之标。病成之后，本虚标实相互作用形成恶性循环，成为高脂血症性脂肪肝缠绵难愈的重要因素。其次是"参西诊，立主方，酌加减"。杨牧祥教授认为，高脂血症性脂肪肝患者临床症状大多不甚明显，或仅有倦怠乏力，或脘腹轻度不适，或胁肋胀痛、刺痛等，多是在常规体检中偶然发现有血脂增高，尤其是甘油三酯增高，肝肿大，或血清丙氨酸氨基转移酶、天门冬氨酸氨基转移酶的轻度和中度增高，或因其他疾病行B超或CT检查时，确诊为脂肪肝。因此，临床应重视参照西医诊断。根据上述认识，治以疏肝健脾、消痰化瘀，立法拟方，本着《类证治裁》所谓："大抵肝为刚脏，职司疏泄，用药不宜刚而宜柔，不宜伐而宜和。"方以茵陈15g，郁金10g，柴胡10g，炙黄芪30g，炒白术15g，泽泻10g，丹参15g，生大黄10g，生山楂15g，枳实10g，制何首乌15g为基本方。方中茵陈、郁金、柴胡疏肝利胆，清利湿热，促使脂肪降解；炙黄芪、炒白术补气健脾祛湿，且体现"肝病实脾"的治疗法则；泽泻除水湿、消痰浊，具有影响与胆固醇代谢有关的酶及抑制甘油三酯在肝内合成等作用，可阻止脂质生成；丹参活血通络，祛肝经之瘀，增强肝脏血运，消除积聚脂肪；生大黄通腑导滞，降浊祛脂，与泽泻配用，分流疏导，使邪有去路；生山楂祛瘀消积，含有三萜类化合物齐墩果酸和黄酮类化合物金丝桃苷，可预防脂质代谢紊乱，具有降血脂作用；枳实行气消痞，理脾导滞，且与升散之柴胡相配，一升一降，调畅气机，以利于气血运行；制何首乌补肝肾，益精血，使之利湿而不伤阴，活血而不耗血。诸药合用，旨在清除痰浊瘀积，调节肝脾功能，疏通气血壅滞，从而达到断本清源，分流疏导，消通净脂的目的。

病案4

王某，男，51岁，退休军人。有饮酒史30年，平均日饮高度白酒250g以上，多则500余g。近3个月来，精神疲乏，胃纳不香，常恶心欲吐，口干口苦，口气热臭，小便偏黄，大便溏软，近1个月上述症状明显加重。2008年12月8日前来就诊，现诊见精神疲乏，恶心欲吐，纳差，肝区不适，腰膝酸软，舌质暗红胖大，边有齿印，苔薄黄白相兼而腻，脉细弦。查肝功能示：ALT62U/L，AST98U/L，GGT135.2U/L。肝炎系列均为阴性。肝脏彩超示：脂肪肝（中度）。

西医诊断：酒精性脂肪肝；

中医诊断：胁痛（肝郁脾虚，痰湿内蕴）。

治法：疏肝解郁，健脾化浊。

药用：柴胡15g，黄芩10g，半夏10g，党参10g，白术15g，白芍10g，陈皮10g，炒谷芽、炒麦芽各30g，茯苓15g，茵陈15g，虎杖15g，决明子15g。7剂，水煎服，早晚分服，每日1剂。嘱限制饮酒，每日100g以内，少吃肥甘厚味、辛辣煎炒之品，多休息，畅情志。

1周后精神好转，纳食增加，肝区不适减轻，大便软，日行2~3次，无黏腻不爽，排便通畅。效不更方，以原方再进14剂，煎服法同上，并嘱限制饮酒，每日80g以内，少吃肥甘厚味、辛辣煎炒之品，多休息，畅情志。

2周后复诊，患者自觉气力大增，精神较佳，肝区无明显不适，胃纳好转，大便成形，舌淡红，有齿龈，苔薄白，脉细弦。上方去炒谷芽、炒麦芽、白芍，加山楂15g。后继续调服2个月余，患者诸症基本全消，复查肝功能和肝脏B超已恢复正常。以香砂六君子丸调服1个月善后，并嘱限制饮酒，每日50g以内，少吃肥甘厚味，忌辛辣煎炒之品，多休息，畅情志。

按语：周福生教授认为长期大量饮酒是酒精性脂肪肝发病的基础，酒精及其代谢产物直接或通过免疫机制损害肝细胞，形成肝细胞脂肪变性及脂肪贮积，导致酒精性脂肪肝。祖国医学归属于"酒疸"、"胁痛"、"积聚"等范畴。酒味苦甘、辛，大热有毒，酒为湿热之品，其性大热，易助湿生痰。"醇酒之性，大热大毒"（朱丹溪《格致余论》）。"其入于胃中，则胃胀，气上逆，满于胸中，肝浮胆横"（《灵枢·论勇》）。《本草纲目》中曰："痛饮则伤神耗血，损胃亡精，生痰动火"，"少饮则和气血，多饮则杀人顷刻"。《诸病源候论》也认为："酒精有毒，有复大热，饮之过多，故毒热气渗溢经络，浸溢脏腑，而生诸病也。"

中医认为酒为形寒质热之品，其形寒似水易伤脾阳致脾胃运化失司；其质热又可扰气血致肝胆疏泄失常，水不能正常布化而成湿热浊毒，长期嗜酒，损及脾胃，伤及肝胆，导致肝失疏泄，木旺克土，脾运失司，湿浊内生，湿邪困脾，水谷精微不能正常输布，聚湿生痰，留于胁下而发病。清代医家王燕昌云："好酒者多上热、下湿、痰积。"因为"酒之为物，气热而质湿"，饮酒后"热去而湿留"（王肯堂《证治准绳》），"酒湿伤脾，致生痰逆呕吐，胸膈痞塞，饮食减少"（《景岳全书》）。

基于上述认识，运用"疏肝解郁，健脾化浊"的原则，选用柴胡、黄芩、白芍疏肝解郁，柔肝止痛；党参、白术健脾益气，燥化痰湿；茵陈、决明子、虎杖清利肝胆湿热，泻火解毒；半夏、陈皮化痰降浊；山楂解酒醒脾化食为使药。全方共奏清热解毒、行气化湿、祛痰化瘀之功效。

现代药理研究表明，柴胡可降低肝脏中三酰甘油含量，具有抑制纤维增生和促进纤维吸收的作用；白芍能降低谷丙转氨酶，使肝细胞变性坏死得到改善和恢复正常，并促进肝细胞的再生；山楂能显著降血脂、助消化；决明子既能降脂又有保肝作用；泽泻能促进肝内脂肪消退；茵陈能促进胆汁排泄，降低血脂浓度。选用这些药物，与酒精性脂肪肝的病因病机相吻合，因而能获得良好疗效。

病案5

患者吴某，男，43岁，门诊号962719。右胁隐痛近3年，腰酸乏力3个月，1994年体检B超检查提示有脂肪肝，生化检测血脂、血糖均偏高，甘油三酯10.1mmol/L，空腹血糖7.1mmol/L，肝功能正常。近数月来，右胁胀痛、腰酸乏力明显，慕名求诊于张老。观其腹脂较厚，身高176cm，体重84kg。舌质暗红、苔白腻，脉弦细。张老辨证为痰瘀互阻，肝肾不足。施以活血化痰，疏肝益肾之法。拟方：泽泻、决明子、连翘、虎杖、莱菔子各30g，郁金、杜仲、巴戟天各20g，丹参、莪术各15g，荷叶、水蛭各10g，三七粉2g（吞服），生大黄（后下）12g。7剂，每日1剂，水煎服。并嘱注意避免饮酒，节制高脂饮食。病人2周后来复诊，称服药1周后感觉良好，故又自续共服药14剂，现肝区胀痛有减，腹围缩小，药后大便次数增加，仍有腰酸乏力，无其他不适之感，观其舌质微红、苔薄白，诊其脉细弦律齐，于上方中加海藻20g，桑寄生30g，生大黄（后下）增至18g，以加强消痰积利水、补肾扶正、泻下祛浊之力。守方前后共服药3个月，右胁胀痛、腰酸乏力均已消失。精神转佳，体重降至80kg，于地区中心医院B超检查示：脂肪肝轻度（属肝内脂肪浸润）；生化检验：甘油三酯降至4.7mmol/L，血糖降至正常范围。患者信心大增，继续治疗。考虑病由渐成，痰浊瘀滞已久，荡涤除垢，非重剂难以胜任，况患者肾气已充，正气不虚。正是攻克制胜之机。于前方中加石见穿、生山楂各30g。并将莪术、虎杖均增至60g，水蛭增至20g，同时加服先生经验方制剂降脂理肝冲剂。患者坚持服用3个月后相告，在某中心医院再次复查，血脂、血糖均恢复正常，B超示脂肪肝病变消失。继服降脂理肝冲剂以巩固疗效。

按语：张云鹏教授提出"多向调节，综合施治"的总体治则。张云鹏教授多年来对脂肪肝进行潜心研究，探微索隐，博采众长。衷中参西，创新求效，创立"降脂理肝"治法，指出"多向调节"是防治脂肪肝的关键。临床疗效显著。张老指出，痰瘀互阻，脂浊凝积，肝络不和是本病的病理关键。张老抓住痰瘀互阻的关键，立化痰活血，疏肝和络法，调整体内代谢，降低血脂。经临床500例病案统计，疗效达93.35%。其所用基础方组成为：泽泻、决明子、丹参、郁金、海藻、荷叶。其中泽泻、决明子利水泻油降脂；丹参、郁金活血通络，疏肝化瘀；海藻、荷叶化痰升清，有助降浊。同时可配合炙鸡内金、生山楂、石见穿等消积软坚之品。诸药配合，以达调节机体整体代谢与局部攻坚相结合的疗效。

病案6

患者某某，男，42岁，已婚。主诉：右胁胀闷不适半年。患者平素颇多应酬，常常饮酒、进食肥甘厚味，近半年来渐感右胁胀闷不适，有时隐隐作痛，伴胸脘满闷，纳呆倦怠，大便黏滞不畅。B超示中度脂肪肝，血脂学检查示胆固醇、甘油三酯、低密度脂蛋白均增高，血流动力学检查示高黏滞血症。诊查：患者形体肥胖，舌苔厚腻、舌质暗，脉滑。治以化浊行血。药用：柴胡10g，白芍10g，郁金10g，茯苓15g，太子参30g，丹参10g，广木香10g，虎杖30g，荷叶10g，焦山楂30g，决明子15g，赤芍15g，大黄6g，何首乌10g，甘草6g。初服药时患者大便稍稀，后渐正常。10剂药后，患者诸症消失，舌苔薄白。上方化裁继服5周，患者心舒体轻，体重减少5kg。复查B超、血脂、血流动力学均已恢复正常。嘱其调整饮食结构以防复发。

按语：周福生教授认为，脂肪肝若因长期偏嗜酒食肥甘、壅滞中土、脾运不及所致，当以"消"为主，而辅以"疏"法组方。主药有苍术、神曲、栀子、山楂、半夏、炒莱菔子、大黄、枳壳、郁金、虎杖、决明子等。方以苍术苦温入脾胃经，功燥脾助运，开发水谷气，能"泄饮消痰，行瘀，开郁，去漏"（《玉楸药解》），朱丹溪谓其能"总解诸郁"。山楂长于消肉食油腻之积，兼化瘀浊；神曲善化酒食陈腐之积；炒莱菔子消痰气之积最效，配大黄、决明子、半夏、枳壳则能导泄肠腑中污秽浊滞，伍以郁金、虎杖疏利肝胆气机，逐血中浊脂之积；栀子清利三焦郁热浊邪。全方合伍，既从源头上截断了浊邪生成的病理途径，又能消散血中内存之浊污，可谓正本清源之法则。

病案7

魏某，女，42岁。2005年12月8日初诊。患者因右胁肋胀痛反复发作半年余来诊。现：形体肥胖，右胁肋胀痛时作，食后腹胀，倦怠乏力，纳可，偶有烦躁易怒，大便2日1次，偏干，小便黄。舌淡暗、苔薄黄腻，脉弦。查肝功能正常，血脂四项：TC5.9mmol/L，TG2.73mmoL/L，余正常；腹部B超提示：轻度脂肪肝。西医诊断为脂肪肝；中医据症断为胁痛，证属肝郁脾虚、痰热瘀阻，治当疏肝健脾、清热化痰、活血通络，药用：柴胡10g，广郁金10g，生白术15g，茯苓15g，泽泻20g，白芥子10g，丹参30g，丝瓜络10g，栀子10g，生山楂15g，延胡索10g，川楝子10g，决明子10g，炒莱菔子15g。并嘱其适当运动，少食膏粱厚味。服药7剂后，胁肋胀痛减轻，大便通畅。上方继服1月后，右胁肋胀痛明显好转，腹胀、倦怠乏力消失，烦躁易怒未作，舌脉如前。上方去莱菔子、延胡索、川楝子，继服2个月后诸症消失，复查肝功能正常，总胆固醇5.2mmol/L，余正常；腹部B超未见异常。

按语：李军祥教授临床诊治脂肪肝，首先强调"脾失健运，膏脂失调"的病机，即认为膏脂在体内之化生、转运输布全凭脾胃功能的正常运行。若脾失健运，膏脂输布异常，反化为痰湿、脂浊。即饮食、酒毒、七情、病后体虚及久病失调等，皆可致脾失健运，脾失健运则水谷精微不归正化，痰湿脂浊内生，郁久化热；脂浊痰湿阻滞于中，土壅木郁，肝气不疏，气血失畅，瘀血内生，终致气瘀、痰、热、脂浊互结而成本病。因本病呈慢性过程，其病程演变过程常呈现各种病因病机同时存在，具有相互影响，互为因果的特点。

其二，论治方为"取法五苓，健脾运脂"，"治病求本"的思想，取法五苓散，以健脾助运为主，兼及痰湿脂浊瘀热，创"肝脂消"一方，其方药为：白术、猪苓、茯苓、泽泻、白芥子、丹参、丝瓜络、广郁金、栀子、山楂。此方以白术为君，健脾化湿，伍以茯苓健脾渗湿。泽泻以"利水清热"（《药性赋》）、"滑利"、"消痰"（《本草正义》），猪苓甘淡渗湿，共奏健脾益气、输布调达之功，且淡渗之药亦可为邪气开一出路。白芥子性味辛温，有温化之功，与白术、二苓、泽泻相伍取五苓散之义，使"水精四布，五经并行"，以期膏脂输布正常。五苓散原用桂枝，此处以白芥子代之，以其温化之外，尚可化皮里膜外之痰，又具搜剔走窜通络之功，实较桂枝为优。郁金行气活血止痛，丹参活血而不伤正，两药配伍，正合气滞血瘀之机，如《妇人明理论》曰："一味丹参散，功同四物汤。"栀子清气分之热，丹参、郁金性凉入血，清血分之热，三药相伍，气血之热俱可清。丝瓜络清热化痰，又具通络之功，故化经络之痰是其长，与白芥子相伍，化胁下之痰癖。山楂消食导滞，又具活血化瘀之力。诸药相配，共奏健脾祛湿、清热化痰、活血通络、消脂之功，使脾健湿祛、热清痰化、血活络通，则膏脂输布正常，脂肪肝自可渐愈。

其三是应用"辨病辨证相结合"。临证运用时，脾虚便溏者，白术炒用，并配太子参、黄芪；大便秘结者，则白术生用，同时加决明子，以润肠通便，且决明子亦有降脂之效；若肝气郁滞明显，伴有胁肋疼痛者，加柴胡、川楝子、延胡索等，以加强疏肝理气止痛之效；若肝气郁久、化热明显者，则加牡丹皮、赤芍，以凉血清热；若病久肝肾阴虚者，则加何首乌、女贞子、枸杞子、生地黄等以滋肝肾之阴；若湿浊明显、苔腻者，则加藿香、佩兰等芳香化湿。此外，脂肪肝患者往往合并转氨酶和血脂升高，针对这种情况，李军祥教授在民间单方验方的启示下，结合现代药理研究，常在上方中加入鸡骨草与绞股蓝；鸡骨草，性味甘凉，有清热解毒、疏肝散瘀之效，并有降转氨酶的作用，故多用于治疗急性肝炎、肝硬化腹水及脂肪肝等；绞股蓝，性寒，味苦，具消炎解毒、止咳祛痰之功，民间应用已有千年之久，多用于治疗咳嗽、痰喘、慢性气管炎、传染性肝炎等病。更可贵之处在于此药性寒，有补益之功而无"上火"之虞，故将此药用于治疗脂肪肝，实有攻补兼施之妙。

病案8

吴某，男，39岁，广州市人，公司职员。2008年12月22日初诊。患者平素喜食肥甘厚味,工作轻松,喜逸恶劳,近2年体型明显发胖,口干口苦,纳食好,睡眠佳,易疲乏,动则气促、汗出,大便溏,排便费力、不尽感,舌淡胖大,苔薄白,脉细。2008年12月7日,单位体检发现:总胆固醇6.34mmol/L,甘油三酯4.02mmol/L;B超示中度脂肪肝;肝功能检查:ALT49U/L,GGT54U/L。中医辨证为脾虚夹有痰瘀,其病机为饮食不节,肥甘厚味之品,阻碍脾之运化,加之平素喜逸恶劳,"久坐伤肉"、"久卧伤气",气虚无力,肝失于疏泄,脾运化失职,不能升发清阳、输布精微,精微沉积于肝而成脂肪肝。脾失健运则聚湿为痰,阻滞气机,气血运行不畅成瘀,痰瘀互结,病情延绵。本病以脾虚为本,痰瘀为标,其病位在肝,与脾胃关系密切。故予以健脾疏肝,化痰泄浊,活血化瘀之法,投以"脂肝方":白术15g,茯苓15g,丹参15g,法夏10g,决明子30g,莱菔子20g,郁金15g,荷叶15g,虎杖30g,白背木根20g,绵茵陈30g。水煎服,每日1剂,分2次口服。并嘱咐患者加强运动,清淡饮食,前后以上方加减,调治3个月余,复查血脂系列、肝功能均为正常,B超示轻度脂肪肝。

按语:《难经·七十七难》中有"见肝之病,则知肝当传之于脾,故先实其脾气,无令得受肝之邪"的著名论点。张仲景从临床实践出发,提出"见肝之病,知肝传脾,当先实脾"。后世医家根据这个观点,在治肝病时往往采用扶土抑木或清肝护脾之法。周福生教授在脂肪肝的治疗上强调"实脾"为先为要的原则。具体的分析,在病理上,肝病及脾,脾病及肝。周教授临证强调要立足脾虚,兼顾肝旺,治以甘温补脾,理气助运。用甘味之品益气健脾扶中,兼顾疏肝散肝,补中兼通,达到补脾散肝之目的。《难经》亦有"损其肝者,缓其中"也。通过健运脾气既可阻止肝病传脾,又可滋养肝脏之虚。脂肪肝的病机责之于肝脾(胃)失调。总之,肝主疏泄,调畅气机,脾主运化,为气血生化之源,后天之本。食物的消化吸收和水谷精微的生成、转输有赖于肝主疏泄和脾主运化的功能正常。饮食不节、劳逸失度或情志所伤,损伤肝脾,而致肝胆疏泄失职,脾胃运化失健,水谷不能化生精微,停而为水湿,聚而生痰浊,痰浊阻络,血行不畅,留而为瘀,痰瘀互结于肝,阻滞肝脉而成脂肪肝。现代医学表明,脂肪肝的发生是各种原因使肝脏脂肪代谢发生障碍,脂类物质的动态平衡失调,脂肪在肝组织细胞内贮积所致。脂肪肝的治则当先"实脾"。因肝病最易传之脾胃,肝病常是"起病在肝,寄病在脾"。脾虚而招致肝木相乘,此多为脾虚,其主要矛盾在脾虚。肝病"实脾"是治疗肝病的一个重要治则。实脾之法,当以开脾、醒脾、运脾、护脾为要。中焦脾胃衰败实乃肝病关键所在。其气滞、湿阻、血瘀无不与脾气衰盛相关。故慢性肝病的治法应补脾以制肝,固本以祛邪。《金匮要略》云:"实脾则肝自愈,此治肝补脾之要妙也。"实脾可以助肝,加助脾运胃之药还有利于药物的消化吸收,促进药物疗效的发挥。肝病实脾,可防止肝病进一步传变。张景岳说:"凡治病,必先藉胃气以为行药之主。"叶天士曰:"补脾必以疏肝,疏肝即所以补脾也。"《黄帝内经》谓:"厥阴不治,求之阳明。"由此可见,脂肪肝其本在脾胃,其标在肝胆。因此,实脾是根本,脾升胃降,疏利肝胆乃为治疗脂肪肝的根本大法。朱丹溪曰:"治痰先理脾胃,若用利药过多,使脾气虚弱,则痰反而易生而多矣。"《证治汇补》曰:"治湿不宜热,不宜寒,风胜湿、燥胜湿、淡胜湿,三者尽之。"通过健脾气,化水湿,截痰浊,助消导达到治疗脂肪肝的目的。《医学衷中参西录》云:"欲治肝者,原当升脾降胃,培养中宫,俾中宫气化敦厚,以听肝木之自理。即有时少用理肝之药,亦不过为调理脾胃剂中辅佐之品。"又说:"见肝之病,当先实脾，二句从未解者，谓肝病当传脾，实所以防其传，如此解法固是，而实不知实脾，即所以理肝也。"见肝之病，调补脾脏，这就体现了未病先防的思想。通过"实脾"，可使脾气健旺，中州气机升降有常，有利于气机的疏通，则肝气不郁；有利于水湿运化，胆汁的输送、排泄，则湿邪无以郁阻熏蒸肝胆；有利于气血化源，则肝对血液的蓄泻调节有序。因疏肝解郁药物多为香燥，清热解毒药物多属苦寒，滋阴养血药物多具滋腻，用药过量则易伤脾败胃，形成肝病未已脾病又起之弊。中医在临床上主要依赖五脏与五行之间的生克制化关系，"当先实脾"正是以"先安未病之脏"来达到控制疾病的传变，治未病的目的。

参考文献

[1] 梁扩寰，李绍白. 肝脏病学［M］. 2版. 北京：人民卫生出版社，2006，755.

[2] 万红，李玲，唐艳萍. 兰州地区干部脂肪肝的调查报告［J］. 临床肝胆病，2008，24（4）：261-262.

[3] 李洁平，李俊娥，王惠梅. 1820位在职干部脂肪肝患病情况分析［J］. 河南外科学，2008，14（5）：79-80.

[4] 范建高，朱军，李新建，等. 上海市成人脂肪肝患病率及其危险因素流行病学调查［J］. 中华肝脏病，2005，13（2）：83-88.

[5] 周风春，邓传福，张晓玲，等. 4715例健康体检脂肪肝检出率统计分析［J］. 中华保健医学，2008，10（2）：125-126.

[6] 揭育胜，徐启桓，张卡，等. 广州地区4365名体检者B超筛查脂肪肝患病情况调查［J］. 新医学，2009，40（4）：230-232.

[7] 张桂华. 健康体检人员中脂肪肝人群分布特征及防治知识指导［J］. 中国社区医师·医学专业半月刊，2009，3（11）：109.

[8] 陈宗标，陈文慧. 从中医体质论脂肪肝辨治［J］. 中医研究，2009，22（2）：52-53.

[9] 王松贤，武俊，马海庆，等. 慢性乙型肝炎合并脂肪肝126例病理与临床［J］. 中西医结合肝病，2005，15（5）：270-271.

[10] 罗军. 脂肪肝的辨证施治［J］. 陕西中医，2005，26（12）：1339-1340.

[11] 马荣兵，蓝绍颖. 非酒精性脂肪肝危险因素的流行病学研究进展［J］. 交通医学，2009，23（1）.

[12] 高炳杰，穆继玉，张玉芹. 儿童单纯性肥胖症合并脂肪肝及血脂异常的检测及分析［J］. 中国实用儿科，1998，13（3）：179-180.

[13] 李卫民，李晋灵，徐湘江. 从水谷精微化生、代谢探讨脂肪肝的病因病机［J］. 河北中医，2009，31（3）：455-456.

[14] 范建高，曾民德，李继强，等. 脂肪肝的危险因素分析［J］. 中华预防医学，1998，32（3）：189.

[15] 杨钦河，平换换，温承远，等. 试论脂肪肝从脾论治［J］. 陕西中医，2007，28（3）：380-381.

[16] 兰兰, 朱才众, 张红军, 等. 中国人群脂肪肝主要影响因素的荟萃分析 [J]. 医学与哲学: 临床决策论坛版, 2009, 30 (7)

[17] 陈宗标, 陈文慧. 从中医体质论脂肪肝辨治 [J]. 中医研究, 2009, 22 (2): 52-53.

[18] 匡调元. 中医病理研究 [M]. 上海: 上海科学技术出版社, 1980: 66.

[19] 叶未设. 中医对脂肪肝的认识及防治 [J]. 中国热带医学, 2004, 4 (6): 1023-1024.

[20] 胡美兰. 脂肪肝的中医病因病机探讨 [J]. 浙江中西医结合, 2003, 13 (12): 754-755.

[21] 谢维宁, 杨钦河, 王强. 从肝脾论治脂肪肝 [J]. 时珍国医国药, 2007, 18 (2): 328-329.

[22] 刘艳红, 顾勤. 中医药治疗非酒精性脂肪肝 [J]. 吉林中医药, 2008, 28 (2): 879-880.

[23] 邓海清, 黄国荣, 吴瑞林. 祛瘀化浊、疏肝解郁法治疗脂肪肝52例 [J]. 陕西中医, 2006, 27 (1): 24-26.

[24] 徐如龙, 江一平, 李晓玲. 自拟脂肝康胶囊对NAFLD危险因素影响的干预性研究 [J]. 2009, 47 (12): 35-37.

[25] 韩镭. 重用生白术治疗脂肪肝临证浅识 [J]. 中医药学刊, 2004, 22 (1): 177.

[26] 王雁翔, 丁桂芳, 陈理书, 等. 780例非酒精性脂肪肝中医证型流行病学调查 [J]. 中西医结合肝病, 2007, 17 (6): 364-365.

[27] 汪晓军. 张学文教授清肝活血法辨治脂肪肝经验介绍 [J]. 新中医, 2003, 35 (2): 12-14.

[28] 乔娜丽, 杨钦河, 纪桂元, 等. 论肝郁脾虚是脂肪肝的基本发病病机 [J]. 时珍国医国药, 2008, 18 (5): 1238-1239.

[29] 张建伟, 顾勇主. 自拟祛脂汤治疗脂肪90例 [J]. 陕西中医, 2002, 23 (1).

[30] 缪伟峰, 金小晶. 脂肪肝中医发病机制的探讨 [J]. 江西中医学院学报, 2008, 20 (5): 5-6.

[31] 黄静娟, 刘树军, 车念聪. 论痰瘀理论对非酒精性脂肪肝辨证与治疗的指导作用 [J]. 中华中医药, 2006, 21 (12): 765-767.

[32] 宋剑南. 从生物化学角度看痰及痰瘀相关 [J]. 中国中医基础医学, 2000, 6 (3): 40-42.

[33] 车念聪. 非酒精性脂肪性肝病的中医证治研究 [J]. 中西医结合肝病, 2008, 18 (5): 257-258.

[34] 潘丰满, 杨钦河, 沈英森, 等. 祛湿活血法为主在脂肪肝治疗中的应用 [J]. 四川中医, 2004, 22 (6): 23-24.

[35] 潘智敏, 李玉花. 脂肪肝的病机及治疗研析 [J]. 浙江中医, 2004, 1: 8-9.

[36] 李虹. 疏肝温肾活血治疗脂肪肝 [J]. 浙江中医, 2005, 40 (1): 12.

[37] 马晓燕, 司英奎, 韩雪林. 脂肪肝"气虚痰毒"病机假说的研究思路 [J]. 时珍国医国药, 2006, 17 (12): 2421-2422.

[38] 范红霞. 浅谈脂肪肝的辨治 [J]. 中国中医急症, 2009, 18 (2): 303-304.

[39] 范红霞, 马井岗, 许志效. 搜风通络祛湿化瘀法治疗脂肪肝体会 [J]. 陕西中医, 2009, 30 (6): 768.

[40] 北京中医医院. 关幼波临床经验选 [M]. 北京: 人民卫生出版社, 1979: 98.

[41] 中华医学会肝病学分会脂肪肝和酒精性肝病学组. 非酒精性脂肪肝病诊疗指南 [J]. 实用肝脏病, 2007, 10 (1): 72.

[42] 中华医学会传染病与寄生虫病学分会、肝病学分会联合修订. 病毒性肝炎防治方案 [J]. 中华肝脏病, 2001, 40 (1): 62-68.

[43] 李少东, 李红山, 冯琴, 等. 脂肪肝中医证型分类的文献分析 [J]. 中西医结合肝病, 2006, 16 (4): 255-257.

[44] 尹建鹏, 沈晓红, 汤峥丽, 等. 非酒精性脂肪肝辨证分型与年龄、性别和血脂的关系 [J]. 福建中医药, 2009, 40.

[45] 王丁丁, 张书文. 中医对脂肪肝的认识 [J]. 中国当代医药, 2009, 16 (9).

[46] 孙鹏, 姜树民. 姜树民教授治疗脂肪肝经验拾零 [J]. 甘肃中医, 2009, 22 (3): 21-22.

[47] 罗军. 脂肪肝的辨证施治 [J]. 陕西中医, 2005, 26 (12): 1339-1340.

[48] 王丽萍, 洪佳璇. 脂肪肝从肾虚论治 [J]. 陕西中医, 2000, 21 (11): 700.

[49] 王丽萍, 洪佳璇. 脂肪肝从肾虚论治 [J]. 中医, 2000, 41 (11): 700.

[50] 肖建珍, 龙湘珍, 冯会明, 等. 六味地黄汤加减治疗脂肪肝67例 [J]. 中国实验方剂学, 2002, 8 (4): 51-52.

[51] 王凤珍, 杨钦河, 王强, 等. 脂肪肝从肾论治机制探讨 [J]. 时珍国医国药, 2006, 17 (6): 1067-1068.

[52] 韩树颖. 疏肝化瘀为主治疗脂肪肝 [J]. 山西中医, 2008, 24 (10): 61.

[53] Harrison SA, Torgerson S, Hayashi PH. The Natural History of Nonalcoholic Fatty Liver Disease: a Clinical Histopathologieal Study [J]. Am J Gastroenterol, 2003, 98: 2042-2047.

[54] Adams LA, Sanderson S, Lindor KD, et al. The Histological Course of Nonalcoholic Fatty Liver Disease: a Longitudinal Study of 103 Patients with Sequential Liver Biopsies [J]. J Hepatol, 2005, 42: 132-138.

[55] Lindor KD, Kowdley KV, Heathcote EJ, et al. Ursodeoxycholic Acid for Treatment of Nonalcoholic Steatohepatitis: Results of a Randomized Tria1 [J]. Hepatology, 2004, 39: 770-778.

[56] Fassio E, Alvarcz E, Dominguez N, et al. Natural History of Nonalcoholic Steatohepatitis: a Longitudinal Study of Repeat live Biopsies [J]. Hepatology, 2004, 40: 820-826.

[57] Angulo P, Keach JC, Batts KP, et al. Independent Predictors of Liver Fibrosis in Patients with Nonalcoholic Steatohepatitis [J]. Hepatology, 1999, 30: 1356-1362.

[58] 魏保国, 范建高. 脂肪肝性肝病的流行现状与自然转归 [J]. 肝脏, 2006, 11

(6): 439.

[59] 邓泽明. 氧自由基在内毒素休克、播散性血管内凝血中作用[J]. 中国病理生理, 1991, 7(6): 666.

[60] 李鸣真. 中医"清热解毒法"实质的研究[J]. 浙江中西医结合, 2000, 10(8): 449.

[61] 王亚平. 痰瘀"伏毒"损伤肝络说在脂肪性肝炎临床辨治中的意义[J]. 上海中医药, 2007, 41(11): 38-39.

[62] 周仲瑛. "伏毒"新识[J]. 世界中医药, 2007, 2(2): 73-75.

[63] 徐瑛, 陈晓蓉. 张云鹏治疗脂肪性肝炎经验[J]. 四川中医, 2005, 23(10): 4-5.

[64] 刘为民, 姚乃礼. 从痰论治肝纤维化渊薮[J]. 中国医药学报, 2003, 18(1): 21-23.

[65] 齐洪军, 胡曼菁. 从"痰瘀"浅析肝纤维化的病因病机及治疗[J]. 四川中医, 2004, 22(6): 26-28.

[66] 梁爱华, 丁晓霜, 李文, 等. 血瘀证与血栓性形成病症结合动物模型的研究[J]. 中国中药, 2005, 10(30): 1613-1616.

[67] 杨悦娅. 张云鹏治疗脂肪肝的思路与临证经验[J]. 山西中医, 2006, 22(6): 5-7.

[68] 胡同杰, 蔡东联, 王建军, 等. 绿茶预防大鼠脂肪肝的效果[J]. 第二军医大学学报, 1995, 16(3): 261.

[69] 杨智军. 中医治疗脂肪肝的方药研究[J]. 药学进展, 1998, 22(3): 156-161.

[70] 李富. 中西医结合治疗高脂血症脂肪肝疗效观察[J]. 实用中西医结合, 1994, 13(2): 62.

[71] 鞠丽君, 孟祥华, 汪萌. 消肝脂丸治疗酒精性脂肪肝的临床研究[J]. 中西医结合肝病, 2002, 12(4): 196-198.

[72] 张荣, 刘必旺, 王永辉, 等. 决明子乙酸乙酯提取物对非酒精性脂肪肝大鼠的防治作用[J]. 山西中医, 2009, 25(7): 45-47.

[73] 黄萍. 柴胡总皂苷对CCl_4诱导的大鼠肝纤维化的保护作用[J]. 中国医药导报, 2009, 6(5): 43-44.

[74] 刘玉, 王国顺, 田兰军, 等. 内服外治法治疗脂肪肝的临床研究[J]. 中国中西医结合急救, 2002, 9(5): 209-301.

[75] 罗开涛. 电针治疗肥胖性脂肪肝32例[J]. 江西中医药, 2006, 37(12): 311.

[76] 黎启娇. 针灸治疗脂肪肝疗效观察[J]. 中国针灸, 2004, 24(4): 243-244.

[77] 胡卫东, 杨浩明, 郑高坪, 等. 针灸治疗非酒精性脂肪性肝炎的临床观察[J]. 广州中医药大学学报, 2006, 23(1)

[78] 艾炳蔚, 妥金芳, 焦琳. 光电治疗仪治疗单纯性肥胖并发脂肪肝30例[J]. 陕西中医, 2006, 27(11): 1418-1419.

[79] 黎永生. 针灸合用柴胡疏肝散加减治疗脂肪肝30例[J]. 陕西中医, 2009, 30(9): 1207.

[80] 孙璇, 李学武. 天灸对大鼠脂肪肝治疗作用的实验研究[J]. 北京中医药大学学报,

2001，24（1）：48.

[81] 杨光升，司桂芬. 穴位注射配自拟中药治疗脂肪肝50例［J］. 黑龙江中医药，1998，（3）：39-40.

[82] 王其芳. 低频治疗仪治疗非酒精性脂肪性肝炎50例临床护理［J］. 齐鲁护理，2009，15（5）：85.

[83] 王翠玉，郑瑞丹，周莹，等. 非酒精性脂肪性肝炎患者自我保健状况调查分析［J］. 护理学报，2007，14（2）：22-24.

[84] 闫剑婷. 非酒精性脂肪肝相关因素分析［J］. 河南职工医学院学报，2005，17（6）：6-7.

[85] 中国营养学会. 中国居民膳食指南及平衡膳食宝塔［J］. 营养学报，1998，20（4）：387-393.

[86] 中国营养学会. 中国居民膳食营养参考摄入量表［M］. 北京：中国轻工业出版社，2001：2.

[87] 许海燕. 浅谈脂肪肝的防治［J］. 中外医疗，2009，13：172.

[88] 李晓玲，马艳梅. 单纯性脂肪肝病人综合干预效果研究［J］. 护理研究，2009，23（7）：1936-1937.

[89] Archerwr, Lamarche B, Deriazo, et al. Variationsin Body Composition and Plasma Lipids in Response to a High-carbohydrate diet［J］. Obes Res，2003，11（8）：978-986.

[90] Hatzitolios A, Savopoulos C, Lazarakig, et al. Efficacy of Omega-3 Fatty Acids. Atorvastatin and Orlistatin Non-alcoholic Fatty Liver Disease with Dyslipidemia［J］. Indian J gastroentero，2004，23：131-134.

[91] 雷宇春，白耀华. 脂肪肝患者运动后血脂及肝脏声像图变化［J］. 中国运动医学，2000，19（3）：250.

[92] 李秀霞，韩文兰，魏丽娟. 脂肪肝病人的健康指导［J］. 全科护理，2008，6（11C）：3096-3097.

[93] 孙秀侠，楮衍友. 脂肪肝患者健康干预方式及效果评价［J］. 中国健康教育，2005，21（7）：529-531.

[94] 杨兰兰，王妍. 非酒精性脂肪性肝病治疗策略［J］. 河北职工医学院学报，2008，25（6）：74-77.

[95] 非酒精性脂肪肝引起的肝硬化的预后好于酒精性脂肪肝［J］. 聆风，译. 2006，21（8）：9

[96] Matteoni CA, Younossi ZM, GramLich, et al. Nonalcoholic Fatty Liver Disease：a Spectrum of Clinical and Pathological Severity［J］. Gastroenterology，1999，116：1413-1419.

[97] 徐有青. 非酒精性脂肪性肝病的预后［J］. 中华肝脏病，2007，15（9）：689-690.

第三章 肝纤维化

第一节 概 述

　　肝纤维化是一种病理状态，又是一组临床和病理学的综合征，临床医生常将此与肝病慢性化等同起来。1984年著名肝病学家Hans Popper曾提出肝纤维增生疾病。临床医生如何把这种状态与慢性肝病区别开来，对诊断、治疗及预后将有很大的启发。事实上，各种病因所引起的慢性肝病绝大多数都同时伴随有不同程度的肝纤维化，而其中25%～40%最终会发展为肝硬化乃至肝癌，所以临床上肝纤维化和肝硬化是个连续的发展过程，二者不易截然分开。在过去的几十年里，肝纤维化能否发生逆转，一直是医学界有争议的问题，目前绝大多数学者认为肝纤维化是一个可逆转的病变，而肝硬化则是不可逆的病理改变，因此正确诊断并判定纤维化的阶段和活动程度，对肝纤维的防治及其预后的估计将起积极和重要的作用。

　　目前肝纤维化的形成机制已基本清楚，它是各种病因致慢性肝损伤后，肝脏细胞、ECM及介质相互作用的过程。对其形成，大多数学者认为致肝病因子造成肝细胞损伤，引起库普弗细胞激活，分泌多种细胞因子，随同血小板、窦内皮细胞和肝细胞等分泌的多种细胞因子，与某些化学介质共同作用于HSC，使之激活，转化为肌成纤维细胞。通过旁分泌与自分泌作用，使HSC增殖，合成分泌大量ECM。此过程中，ECM生成与降解并存，且存在自我调控，如HSC和中性粒细胞产生的胶原酶，HSC和库普弗细胞产生的明胶酶，HSC和内皮细胞产生的基质降解素均参与ECM降解，但它们的活性可被肝细胞和HSC产生的TIMPs和α_2-巨球蛋白抑制；TGF-β_1促进ECM生成，也促进α_2-巨球蛋白合成，后者能使TGF-β_1、PDGF和TGF-α失活。当ECM生成超过降解，则导致其在肝内大量沉积。ECM以胶原为主，先在细胞内生成前胶原，通过细胞微管分泌到细胞外形成胶原分子，互相交联而成微纤维，再经缩合并联而成稳定的胶原纤维，如在肝脏广泛进行，则最终成为肝纤维化。肝纤维形成后，可以被降解在胶原纤维形成的早期，由水或弱酸所溶解，故称为可溶性胶原。长期沉积的粗厚胶原纤维不易降解，故称为不溶性胶原。加强中药抗纤维化的研究，特别是肝纤维化时中药对ECM降解方面作用的研究，可望给早期肝硬化的逆转带来希望。

　　肝纤维化是现代医学概念，中医学无此病名记载。该病以胁部胀痛、黄疸、胁下积块等为主要临床表现，具有中医瘀血或积痞块的特征，可归属于胁痛、黄疸、痞积、鼓胀、胁痛、癥瘕、积聚等病的范畴。中医古籍对此些病名描述颇多，《内经》论述最早，如《灵枢·五邪》言："邪在肝，则两胁中痛。"《灵枢·论疾诊尺》曰："身痛面色微黄，齿垢黄，爪甲上黄，黄疸也……不嗜食。"《灵枢》曰："卒然外中于寒，若内伤于忧怒，则气上逆，气上逆则六输不通，温气不行，凝血蕴里而不散，津液涩渗，著而不去，而积皆成矣。"《难经·五十五》则以积聚分脏腑，认为："故积者，五脏所生，聚者，六腑所成也，积者，阴气也，其始发有常处，痛不离其部，上下有所终始，左右有所穷处。聚者，阳气也，其始发无根本，上下无所留止，其痛无常处，谓之聚，故以是别知积聚也。"汉代张仲景《金匮要略·五脏风寒积聚篇》本难经之义，认为"积者，脏病也，终不移；聚者，腑病也，发作有时，辗转痛移"。并在《金匮要略·疟病》中首提癥瘕的病名。

第二节　病因病机

肝纤维化主要是由于湿热疫毒、情志、酒食等因素，损伤肝、脾、肾三脏，气血津液运行不畅而致病。而其中感受湿热疫毒是肝纤维化的常见病因，其基本病理因素有湿、热、毒、瘀、痰、虚等，不同患者在不同阶段有着不同的表现特点。其病理特点可概括为湿热毒邪留恋、肝脉瘀阻、痰瘀互结及正气亏虚四个方面。四者相互联系，互为因果，共同影响和决定着疾病的发生发展及转归。正气不足则毒邪难除，毒邪不除则正气难扶，痰瘀不化则肝络不通。

一、湿热毒邪留恋

现代医学研究认为，引起肝纤维化的原因多种多样，如病毒性、血吸虫性、酒精性、药物中毒性等，中国人群肝纤维化的主要发病原因是慢性病毒性肝炎，而病毒性肝炎的形成多因湿热疫毒入侵，病邪残留难尽，迁延反复，湿热毒邪留恋是本病的一个重要特征。因急性期失治、误治或治疗不彻底，致余邪残留潜伏；病久机体脏腑气血功能失调，尤其是脾胃运化失职，又湿热内生；湿为阴邪，其性重浊黏腻，与热相合，蕴结郁蒸，胶着难解，上郁肺金，中困脾土，下注膀胱，阻遏三焦，致气化不利，水湿内生。湿郁化热，热郁成毒，湿、热、毒邪恶相互胶结，缠绵难祛。久蕴不解，必从化伤正，从阳明燥化则伤阴，从太阴湿化则伤阳，运化功能衰败，而致水裹、气结、血瘀，终成鼓胀。故湿热毒邪贯穿于本病的始终，且相互影响，互为因果，是影响慢性肝病预后的一个重要因素。

二、肝气郁滞

肝为风木之脏，喜条达舒畅，《神农本草经疏·五脏苦欲补泻论》曰："扶苏条达，木之象也，升发开展，魂之用也。"各种原因所致气机不畅或瘀血阻滞均可阻遏肝气，轻者致肝失疏泄，重者可变生他证。肝郁气滞，瘀血内阻，则变生积聚之证。正因肝之喜条达而恶抑郁的特点，肝气郁滞的症状在整个肝病过程中都能出现，同时也是形成本病的重要原因之一，肝失疏泄，气机升降失常是肝纤维化的基本病机之一。它是因情志不遂、暴怒、抑郁、六淫、疫病等作用于肝所致，临床上常表现为胁肋胀痛，胁下痞块，压之痛甚等。肝气郁滞，则血无所主，可致血瘀，肝气郁结是血瘀的早期表现，而肝血瘀阻是肝气郁结发展的必然结果。

三、肝脉瘀阻

肝脉瘀阻是本病的又一重要特征。肝为风木之脏，喜条达而恶抑郁，能翰旋一身之气血津液。人体血与津液的运行、输布赖肝主疏泄功能的调节和促进。气滞则血行不畅，瘀血内阻；同时肝主藏血的功能也决定了病理状态下，易致肝血瘀阻，正如《医学发明》曰："血者，皆肝之所主，恶血必归于肝，不问何经所伤，必留胁下，盖主血故也。"故而"肝者，凝血之本"。肝气或疏或结，关乎气之运塞，血之行涩，水之流止。正如《读医随笔·平肝者疏肝也非伐肝也》说："肝握升降之枢，凡脏腑十二经之气化，皆必籍肝胆之气化以鼓舞之，始能调畅而不病。"湿热毒邪胶着，最易阻遏气机，使肝之疏泄失常，气血运行不畅；或久羁血液，致血液稠浊或污浊而成瘀血，如朱丹溪云："血受湿热，久必凝浊。"或病久正气愈虚，营卫行涩等皆可致瘀，瘀血与脏气相搏结，阻塞肝络，渐成肝积。肝血瘀阻逾甚，肝纤维化亦日渐加重，此即《临证指南医案·积聚》所云"初病胀痛无形，久则形坚似硬，是初为气结在经，久则血伤于络"之意。

四、痰瘀阻络

在肝纤维化的发病过程中，肝郁气滞，横逆犯脾，脾失健运，水湿不化，酿生痰浊；饮食所伤，素体湿盛，嗜甘厚腻，过度饮酒，更伤脾胃，水湿内停，聚为痰饮；正虚邪恋，毒邪内蕴，日久化热，煎熬津液，凝聚成痰；正气亏虚，水湿难运，聚湿成痰，均可导致痰浊内生，痰瘀互结，阻于肝络。因此痰浊瘀血是肝纤维化的最终病理产物，同时又可阻滞气机，使气血运行不畅，津液输布不利，痰浊瘀血沉积更甚，加速肝纤维化的发生发展。正如《金匮翼·积聚统论》中："积聚之病，非独痰食气血，即风寒外感亦能成之，然痰食气血，非得风寒，未必成积，外感风寒，不遇痰食气血，亦未必成积。"《丹溪心法》云："胁痛，肝火旺，木气实，有死血，有痰流注。"

五、病久罹及脾肾

本病日久，常罹及脾肾。"土得木而达"，肝病则脾胃健运失职，气血生化乏源，故临证常见乏力、纳差、脘腹胀等症。正如《血证论·脏腑病机论》所说："木之性主乎疏泄，食气入胃，全赖肝木之气以疏泄之，而水谷乃化。设肝清阳不升，则不能疏泄水谷，渗泄中满之症在所难免。"肝体阴而用阳，内寄相火，感邪易从阳化热，或气郁化火，或湿热毒邪久羁，皆可损及肝阴，加之脾胃受困日久，影响气血生化乏源而致肝血给养匮乏，故本病多肝阴不足。肝肾同源，精血互化，二者荣则俱荣，枯则俱枯，而致肾精亦不足。病至肝脾肾受损，正气愈虚，邪气愈实，病情日重。正如《景岳全书·积聚》所云："凡脾肾不足及虚弱失调之人，多有积聚之病，盖脾虚则中焦不运，肾虚则下焦不化，正气不行则邪滞得以居之。"

总之，湿热疫毒是肝纤维化的外在条件，人体内在正气的虚弱是肝纤维化根本原因，瘀血内著是基本病理而穿全过程。病之初湿热尚盛，病久则气虚血瘀、痰瘀互结为突出表现。发病有各种诱因，病变部位在肝、脾，可涉及肺、肾等脏腑。其基本病机可概括为：湿热疫毒残留难尽，肝郁脾虚痰瘀阻络。

第三节 临床表现

一、中医临床证候

肝纤维化并无特异性的临床表现,其中若以右侧胁肋部疼痛为主要表现者,则属中医胁痛范畴,胁痛的性质可以表现为刺痛、胀痛、灼痛、隐痛、钝痛等不同特点,部分病人可伴有胸闷、腹胀、嗳气呃逆、急燥易怒、口苦纳呆、厌食恶心等;若以目黄、肤黄、小便黄为主要临床表现者,则属中医黄疸范畴,该病以目睛黄染为重要特征,常伴有食欲减退,恶心呕吐,胁痛腹胀等症状;若以肝脾肿大,肋下可扪及包块为主要临床表现者,则属中医积聚范畴,常伴有腹部胀闷或疼痛不适等症状;若以腹部胀大如鼓为主要临床,甚至腹大胀满,绷急如鼓,皮色苍黄,脉络显露,则属中医鼓胀范畴,初起时脘腹作胀,食后尤甚,继而腹部胀大如鼓,重者腹壁青筋显露,脐孔突起,常伴有乏力、纳差、尿少及齿衄、鼻衄、皮肤紫斑等出血现象,可见面色萎黄、黄疸、手掌殷红、面颈胸部红丝赤缕、血痣及蟹爪纹。

(一)湿热中阻证

在各种肝病导致的肝纤维化过程中,常常出现湿邪与热邪相互交阻,困伤中焦(脾胃)。症状表现以消化道为主,如胁胀脘闷,恶心厌油,纳呆,口黏口苦,大便黏滞秽臭或先干后溏,口渴欲饮或饮而不多,肢体困重,倦怠乏力,舌苔黄腻,脉象弦数或弦滑数。甚至身黄、目黄、尿黄,其身目发黄而色泽鲜明。

主症:身目发黄,色泽鲜明;舌苔黄腻。

次症:恶心,厌油,纳呆;胁胀,脘闷,尿黄。

说明:肝纤维化中湿热中阻所表现的黄疸,应该属于中医学"阳黄证",其特点如主症所述,脉应弦滑数。"阴黄证"的特点是身目发黄,色泽晦暗,舌质淡,苔白,脉应沉缓无力。

(二)肝气郁滞证

临床表现为情绪抑郁不畅,胁肋胀痛,走窜不定,甚则涉及腰背肩胛等处,疼痛每因情志变化而增减,或胸闷腹胀,嗳气频作,得嗳气而胀痛稍舒,或乳房胀痛有核,少腹痛等,纳少口苦,舌苔薄白,脉弦。

主症:胁肋胀痛;舌苔薄白、脉弦。

次症:情绪抑郁不畅;胸闷腹胀;乳房胀痛。

(三)肝郁脾虚证

临床表现为胁肋胀满疼痛,胸闷太息,精神抑郁,性情急躁,纳食减少,口淡乏味,脘痞腹胀,午后为甚,少气懒言,四肢倦怠,面色萎黄,大便溏泄或完谷不化,每因进食生冷油腻及不易消化的食物而加重,舌质淡有齿印,苔白,脉沉弦。

主症:胁肋胀痛;腹胀便溏。

次症:抑郁烦闷;身倦乏力;舌淡有齿印。

(四)瘀血阻络证

临床表现为面色晦暗,或见赤缕红丝,两胁刺痛,肝脾肿大,质地较硬,蜘蛛痣,肝掌,女子行经腹痛,经水色暗有块,舌质暗或有瘀斑,脉沉细涩。

主症:面色晦暗或见赤缕红丝;肝脾肿大,质地较硬。

次症：舌质暗或有瘀斑；肝掌，蜘蛛痣；两胁刺痛；女子行经腹痛或经色暗红有块。

（五）肝肾阴虚证

临床表现为右胁肋隐痛，腰膝酸软，四肢拘急，筋惕肉瞤，头晕目眩，耳鸣如蝉，两目干涩，口燥咽干，失眠多梦，潮热或五心烦热，形体消瘦，面色黧黑，毛发不荣，牙龈出血，鼻衄，男子遗精，女子经少经闭，舌体瘦，舌质红，少津，有裂纹，花剥苔或少苔，或光红无苔，脉细数无力。

主症：头晕目涩；腰膝酸软；舌红少津。

次症：五心烦热；少睡多梦；胁肋隐痛，遇劳加重；脉沉细数。

（六）脾肾阳虚证

临床表现为畏寒喜暖，四肢不温，精神疲惫，面色不华或晦暗，少腹腰膝冷痛，食少脘痞，腹胀便溏，或晨泄，完谷不化，甚则滑泄失禁，小便不利或余沥不尽或尿频失禁，下肢或全身浮肿，甚则水臌，阴囊湿冷或阳痿，舌淡胖，有齿印，苔白或腻或滑，脉沉细或沉迟。

主症：畏寒肢冷；神疲脉弱。

次症：少腹腰膝冷痛；食少便溏甚至晨泄；下肢浮肿；阴囊湿冷或阳痿。

二、现代医学症状表现

现代医学认为，肝纤维化是指在各种慢性肝病时，肝细胞发生持续、反复的坏死或炎症刺激，导致机体发生修复反应，结果是大量纤维增生同时伴有纤维降解相对或绝对不足，细胞外基质在肝内大量沉积，肝纤维化是多种慢性肝病共有的病理过程，肝纤维化演变的不同病理状态，表现多种临床疾病谱，如慢性肝炎、肝硬化、门静脉高压、纤维增生性肝病及肝脏囊性纤维化等。

（一）表现为慢性肝炎者

轻度患者可无明显症状，仅在体检时发现肝大或血清肝纤维化指标异常。常见的症状为乏力，全身不适，食欲减退，肝区不适或疼痛，腹胀，失眠，低热。体检时发现面部颜色往往晦暗，巩膜常黄染，可有蜘蛛痣及肝掌。肝大，质地中等或充实感，有压痛及叩痛。多有脾大。病情严重者可有黄疸加深、腹水、下肢浮肿、出血倾向及肝性脑病。慢性肝炎的肝外表现可有多种皮肤病变、关节炎、血管炎、可有停经或月经改变、男性乳房发育、睾丸萎缩或阳痿等内分泌紊乱。少数患者可出现肝源性糖尿病、桥本甲状腺炎、甲状腺功能亢进可减退等。

（二）表现为肝硬化者

1. 代偿期　症状轻且无特异性，可有乏力、食欲减退、腹胀不适等。患者营养状况一般，可触及肿大的肝脏、质偏硬，脾可肿大。肝功能检查正常或仅轻度酶学异常。常在体检或手术中被偶然发现。

2. 失代偿期　①全身症状：乏力为早期症状，其程度可自轻度疲倦至严重乏力。体重下降往往随病情进展而逐渐明显。少数患者有不规则低热，与肝细胞坏死有关，但注意与合并感染、肝癌鉴别。②消化道症状：食欲不振为常见症状，可有恶心、偶伴呕吐。腹胀亦常见，与胃肠积气、腹水和肝脾肿大等有关，腹水量大时，腹胀成为患者最难忍受的症状。腹泻往往表现为对脂肪和蛋白质耐受差，稍进油腻肉食即易发生腹泻。部分患者有腹痛，多为肝区隐痛，当出现明显腹痛时要注意合并肝癌、原发性腹膜炎、胆道感染、消化性溃疡等情况。③出血倾向：可有牙龈、鼻腔出血，皮肤紫癜，女性月经过多等，主要与肝脏合成凝血因子减少及脾功能亢进所致血小板减少有关。④与内分泌紊乱有关的症状：男性可有性功能减退、男性乳房发育，女性可发生闭经、不孕。肝硬化患者有糖尿病发病率增加。严重肝功能减退易出现低血糖。⑤门静脉高压症状：如食管底静脉破裂而致上消化道出血时，表现为呕血及黑便；脾功能亢进时可致血细胞三少，因贫血而出现皮肤黏膜苍白等；发生腹水时腹胀更为突出。⑥体征：呈肝病面容，面色黝黑而无光泽。晚期患者消瘦、肌肉萎缩。皮肤可见蜘蛛痣、肝掌、男性乳房发育。腹壁静脉以脐为中心显露至曲张，严重者脐周静脉突起呈水母状并可听见静脉杂音。黄疸提示肝功能储备已明显减退，黄疸呈持续性或进行性加深提示预后不良。腹水常伴或不伴下肢水肿是失代偿期肝硬化最常见表现，部分患者可伴肝性胸水，以右侧多见。肝脏早期肿大可触及，质硬而边缘钝；后期缩小，肋下常触不到。半数患者可触及肿大的脾脏，常为中度，少数为重度。

各型肝硬化起病方式与临床表现并不完全相同。如大结节性肝硬化起病较急、进展较快，门静脉高压症相对较轻，但肝功能损害则较严重；血吸虫病性肝纤维化的临床表现则以门静脉高压为主，巨脾多见，黄疸、蜘蛛痣、肝掌少见，肝功能损害较轻，肝功能试验基本正常。

第四节 诊断与鉴别诊断

一、诊断[1-4]

肝纤维化是一种病理状态，又是一组临床和病理学综合征，肝纤维化的及时早期诊断和治疗，对于肝病诊治有重要价值。一个合理完整的肝纤维化的诊断模式应包括临床、病理组织学、影像学、血清生化标志物的综合诊断。

（一）临床评估

临床评判系统包括：相关病因、年龄、性别、病程、发病过程、治疗情况及现症临床表现等观察参数。

（二）相关病因

包括原发病、伴随疾病及可能诱发肝纤维化的危险因素，可通过病史及流行病学调查获得相关信息。

（三）病程、年龄及性别

肝脏炎症性疾病的病程持续6个月或以上者，定为慢性肝炎。不同年龄阶段对慢性肝炎的分级分期可能有影响，存在着随年龄增长伴纤维化程度增加的趋势。对慢性肝炎肝纤维化进程自然史的观察发现，感染时年龄超过40岁及男性，可作为两个独立的因素与纤维化发病率的升高相关。

（四）临床表现

肝纤维化的临床表现大致有三个范畴：临床慢性肝炎表现，可分为症状型和无症状型，黄疸型及无黄疸型；门静脉高压症；伴同于原发病的其他临床综合征。应尽量采用量级化观察，将症状和体征的轻重程度，数量多寡进行综合计分评估。

（五）病原学诊断

病原是决定病理改变特征及其病变的基本因素，应检测肝炎病毒标志物，但需注意的是，血清与肝组织内病毒标志物的检测可不相一致，血清病毒复制标志与肝纤维化程度及活动度可无明显相关，同一病因可出现不同类型的病理改变，而不同病因可表现为形态学近似的病理类型。应积极探查原发性或继发性、单因素或多因素以及病变不同阶段的相关病因。

（六）生化学评估

血清生化学评估应动态联合检测有意义的指标，其中包括肝纤维化血清标志物，相关肝功能及必要的免疫功能检查。

（七）血清标志物

应为有助于预测或监测肝脏内炎症和纤维化、肝脏纤维生成或降解反应的相关参数。肝纤维化标志物主要包括细胞外间质（ECM）成分及降解产物、参与ECM代谢的酶、细胞因子三大类。

1. 目前认为反映细胞外间质（ECM）成分及降解产物主要有透明质酸（HA）、Ⅲ型前胶原肽或其代谢片段（包括PⅢP、PⅢNP、PⅢCP）、Ⅳ型胶原或其代谢片段（包括PⅣ-NP、PⅣ-NC1、PⅣ）及层粘连蛋白（LN）。

（1）透明质酸（HA）：HA水平在肝纤维化早期即显著增加，可反映肝纤维化的程度、活动度。其水平与肝纤维化进展相平行，HA在目前所有肝纤维化血清血指标中是诊断价值最高的一个，其值＞120ng/mL有诊断意义。

（2）Ⅲ型前胶原肽或其代谢片段（包括PⅢP、PⅢNP、PⅢCP）：目前检测多采用PⅢNP成分。血清PⅢNP水平可反映肝脏中纤维组织的含量，其水平与肝脏炎症、坏死有关，因此可作为活动性肝纤维化的指标。血清中PC-Ⅲ＞120μg/L有诊断意义。

（3）Ⅳ型胶原或其代谢片段（包括PⅣ-NP、PⅣ-NC1、PⅣ）：为基底膜的主要成分，肝纤维化时肝内Ⅳ型胶原合成增多并大量沉积，致使肝窦毛细血管化。Ⅳ型胶原由三股螺旋中心区（TH）、氨基末端（7s）和羟基末端球状片断（NC1）组成，血清7s、PⅣ、PⅣ-NC1主要从基底膜降解出来，故可作为反映胶原降解的指标。近年来认为7s-Ⅳ/PⅢP比值对判断肝纤维化更有参考价值，比值大提示降解优势，比值减少提示纤维化沉积占优势。血清Ⅳ型胶原值＞50ng/mL有诊断意义。

（4）层粘连蛋白（LN）：层粘连蛋白（LN）是基底膜的主要成分。可作为反映基底膜变化的指标，其血清水平可反映肝窦毛细血管化、汇管区ECM增生、门静脉高压及肝功能受损的变化。有肝纤维化和肝硬化时血清LN水平明显升高并与肝纤维化程度呈正相关。血清LN＞132ng/mL有诊断意义。层粘连蛋白（LN）反映ECM改变相关酶的基质蛋白酶抑制因子-1（TIMP-1）和反映纤维化形成的相关细胞因子转化生长因子β_1（$TGF\beta_1$）进行联合检测较有意义。检测中应特别注意检测标本的新鲜度并避免反复冻存，同时应选用质量可靠的检测试剂，力争在同一家医院或实验室做到定人、定机、定试剂并有良好的质量控制，以便实际应用中动态观察和比较各项指标的变化。

2. 参与ECM代谢的酶　脯氨酸羟化酶（PH）和脯氨酸肽酶（PLD）；基质金属蛋白酶（MMPs）及其抑制物（TIMPs）。

（1）脯氨酸羟化酶（PH）和脯氨酸肽酶（PLD）：PH是胶原合成的关键酶，在肝硬化的活检肝组织中显著升高，但在血中检测PH的活性有困难。PLD与胶原蛋白分解有关。

（2）基质金属蛋白酶（MMPs）及其抑制物（TIMPs）：血清MMP-1水平随着肝病的进展而逐渐降低，与组织炎症显著负相关，与肝纤维也密切相关。血清中TIMPs升高并超过正常值的80%，被认为是诊断肝纤维化和早期肝硬化的可靠指标。血清中TIMP-1水平能很好地反映肝纤维化活动度，对判断肝纤维化预后有很大价值，最新研究发现MMP-2/TIMP-1比值、TIMP-1水平均与肝组织炎症程度相关，但只有MMP-2/TIMP-1比值与肝纤维化分期相关。

3. 细胞因子　肝纤维化时血清中与肝纤维化密切相关的细胞因子如TGF-β_1、TNF和IFN-γ水平常发生明显改变。肝纤维化时TGF-β_1血浆含量显著增加，并与纤维化程度显著相关。

4. 相关肝功能及免疫功能　除Child-Pugh分级外，白蛋白、凝血酶原时间、天门冬氨酸转氨酶、丙氨酸转氨酶、γ-谷氨酰转肽酶、载脂蛋白A1、α_2-巨球蛋白、γ-球蛋白、IgG及甲胎蛋白等可用于辅助观察。

5. 影像学评估　影像学检查可作为肝纤维化诊断的一项重要辅助检查，超声、CT和（或）MRI的合理选用及相互对照验证，有助于动态观察。量化或半量化标准观察肝脏的弹性、肝脏体积、肝脏表面的边缘、肝包膜厚度、肝实质、肝内血管和胆管、脾脏和脾静脉以及胆囊等指标的改变，对肝纤维化的诊断和评估病变的活动度可提供有价值的参考资料。

6. 超声检查　彩色超声能较好地反映肝纤维化门脉高压时血流动力学的变化，判断肝脏病理学改变程度，对肝纤维化的诊断有重要意义。现有的资料表明，门静脉主干、门静脉每分钟血流量参数、脾厚度、脾静脉宽度及肝右叶最大斜径等参数的改变与肝纤维化的程度有较好的相关性。一般程度的肝纤维化常无特异声像图改变，常见肝大小正常或轻度肝内回声普遍增强，光点均匀密集。当声像出现下列变化时，往往提示肝纤维化已发展至相关程度或已存在早、中期肝硬化；①肝脏有轮廓形态变化，缩小或比例异常，肝包膜增厚，不光滑；②回声光点增粗，分布不均匀，甚至出现小回声区（为再生结节）；③肝内血管走向不清，肝静脉变细，粗细不一；④门静脉主干直径超过14mm，脾静脉内径超过8mm，排除影响因素（如操作者水平，患者呼吸影响等）提示门脉高压存在；⑤脾脏肿大。

7. 其他影像学检查　X线、CT、MRI等影像在肝纤维化诊断亦有临床应用价值，但难于做出早期诊断。通过肝形态改变、肝脏密度、肝内结节、脾肿大、侧支循环等情况有助于肝纤维化或肝硬化的诊断。

8. 组织病理学诊断　病理学检查是肝纤维化诊断的金标准。

（1）肝活检组织病理学检查的基本要求：病理组织学检查是明确诊断，衡量炎症活动度、纤维化程度以及判定药物疗效的重要依据。为避免因肝穿组织太小给正确诊断带来困难，力求用粗针穿刺（最好16g），标本长度须在1cm以上（1.5～2.5cm）。至少在镜下包括6个以上汇管区。肝穿标本应连续做苏木精-伊红、网状纤维和（或）Masson三色染色，以准确判断肝内炎症、结构改变及纤维化程度，并根据需要增加免疫组织化学染色或病毒抗原或核酸的原位检查。

（2）慢性肝炎组织学分级（Grade，G）、分期（Stage，S）：依据2000年西安全国肝病会议通过的标准，将肝炎病变依炎症活动度及纤维化程度分为1~4级和1~4期。前者又将汇管区及汇管区周围炎症（界面炎）与小叶内炎症分为两项，分别按程度定级，当两项的程度不一致时，总的炎症活动度以高者为准（见表5）。病理诊断以病因为基础，按G、S确定慢性肝炎的轻、中、重度诊断内附分级分期。如中度慢性乙型肝炎G_3S_2。

表5 慢性肝炎分级、分期标准

	炎症活动度		纤维化程度	
级（G）	汇管区及周围	小叶内	期（S）	纤维化程度
0	无炎症	无炎症	0	无
1	汇管区炎症	变性及少数点状坏死	1	汇管区纤维化扩大，限局窦周围及小叶内纤维化
2	轻度PN或嗜酸小体	变性，点、灶状坏死	2	汇管区周围纤维化，纤维间隔形成，小叶结构保留
3	中度PN	融合坏死或见BN	3	纤维间隔伴小叶结构乱，无肝硬化
4	重度PN	BN广泛，累及多个小叶（多小叶坏死）	4	早期肝硬化

PN：碎屑坏死（界面炎）；BN：桥接坏死

第五节 辨证施治

一、肝纤维化的中医辨证分型

（一）辨湿热

邪毒侵袭，久留不去，酿湿生热是引起肝纤维化的基本病因。主要表现为疲乏，头晕，肝区疼痛或不适，肝肿大、压痛，口黏欲呕，纳少腹胀，大便不实等。邪毒（疫毒、酒毒、药毒、蛊毒即血吸虫感染）长时间作用于机体，或侵入人体后久留不去，酿湿生热，而致肝脏受损，气血运行失和，痰浊内生。湿性重浊，侵袭人体，清阳不升，故头重如裹；阻碍气机，滋生秽浊，则大便不实，溏泄浑浊；湿为阴邪，困阻脾胃，土壅木郁，肝经不畅而肝区疼痛不适、肿大压痛；湿邪困脾，脾气虚弱，运化无权故纳少腹胀，口黏欲呕，继而疲乏无力。湿热疫毒入侵日久，必然会引起肝胆脾肾功能障碍，导致阴阳亏损、气血失调等一系列变化，从而发展到瘀血阻络。

（二）辨气、血

《医学发明》曰："血者，皆肝所生，恶血必归于肝，不问何经之伤，必留胁下，盖主血故也。"中医认为，肝性喜条达、主疏泄，若早期肝炎治疗不及时或失治，则正虚加剧，在复感邪毒、情志郁结、饮酒、饮食失节等因素作用下，肝气郁结，失于条达，气郁则血液运行不畅，遂成气滞血瘀，因肝脉布于胁肋故两胁疼痛；肝气郁结势必横逆犯脾，出现食欲不振、腹胀便溏等症；病变日久，脾胃化源匮乏，气血亏虚，则见乏力消瘦；脾胃健运失司，聚湿酿痰，日久瘀血加重，终致气滞、血瘀、痰凝、湿阻和气虚，前四者又反过来阻于肝脏致肝络阻塞加剧，而见肝脾肿大、肝硬化；机体血瘀日久致津液代谢失调，加之气不摄津，故津液外渗而成鼓胀，即所谓"血不利则为水"。此时，表现为"至虚有盛候"的虚实互为因果的特点，终致恶性循环。

（三）辨虚、实

湿热疫毒伏于血分，湿为阴邪，易伤阳气；热为阳邪，久羁肝胆，必然灼伤肝阴，久势必耗气伤阴，从而造成气阴两虚的病机改变。气虚则血行无力，阴虚津耗则血液黏稠而易滞，血瘀更趋加重，形成湿热疫毒留而不去、血瘀阻络、气阴两虚这一邪实正虚的恶性循环。若此种病理状态持续不解，亦或失治，结果便形成肝硬化。

二、肝纤维化的治疗原则

肝纤维化的发病有各种诱因，病变部位在肝、脾，亦可涉及肺、肾等脏腑，基本病机可概括为本虚标实，虚实夹杂。本虚为肝脾肾虚、气血阴阳虚，标实常见气滞血瘀、湿热痰阻。病发肝脾，湿热毒瘀互结，一脏受邪，影响各脏腑及气血津液，由此产生瘀血、痰浊、水饮等病理产物，复加重脏腑功能失调，气血津液输布异常，形成本虚标实，虚实夹杂之象，互为因果，贯穿始终。早期实多虚少，湿热毒瘀，肝郁脾虚为主，晚期阴阳气血俱损，而邪实未尽。所以，治疗常宜多因兼顾，综合调治。

（一）活血化瘀法

活血化瘀方药能改善血液循环、血液理化性质及血管通透性，增强吞噬细胞功能，保护肝细胞，促进炎症病灶的消退及增生性病变的软化和吸收，改善机体免疫功能。

（二）清热利湿法

肝胆湿热与肝内淤胆、肝细胞变性、坏死及炎症细胞浸润有关，病久导致湿邪久蕴化热，先伤肝阴，久则耗肾阴，治疗上要注重清热利湿。

（三）疏肝理气解郁法

适用于肝硬化早期即肝纤维化时期，肝郁则气滞，肝气不舒，气血不通，消化机能紊乱。

（四）健脾化湿法

经云"见肝之病，知肝传脾，当先实脾"、"实脾则肝自愈"。因此有人主张慢性肝炎病人自始自终都有脾虚症状存在，应治肝为主，实脾为辅。

（五）滋养肝肾法

肝病初起以湿热邪毒为主，继则耗伤肝肾之阴，最终形成气阴两虚、痰瘀互结之证。中医素有"肝肾同源"的理论，故滋养肝肾法也是治疗肝纤维化的途径之一。其机制在于保护肝细胞，抑制炎症反应及胶原合成，促进胶原分解。

（六）软坚散结法

适用于肝脾肿大。肝气久郁，脾失健运，血凝癥积中焦，死血内着，而成痛积，肝脾肿大，质地较硬，两胁刺痛、拒按。

三、肝纤维化的临证施治

（一）湿热中阻证

症状：胁胀脘闷，恶心厌油，纳呆，口黏口苦，大便黏滞秽臭或先干后溏，口渴欲饮或饮而不多，肢体困重，倦怠乏力，舌苔黄腻，脉象弦数或弦滑数，甚至身黄、目黄、尿黄，其身目发黄而色泽鲜明。

治法：清热化湿。

方药：茵陈蒿汤。

药物：茵陈、栀子、大黄。

方中茵陈味苦微寒，入肝、脾、膀胱经，为清热利湿退黄的要药；栀子有清泄三焦湿热之功；大黄有降泄胃肠瘀热之效；茵陈配栀子，使湿热从小便而去；茵陈配大黄，使瘀热从大便而解，三药相合，共奏清利降泄之功。本方可酌加解毒药升麻、连翘、虎杖、田基黄等以清热解毒；酌加车前子、猪苓、泽泻等以渗利湿邪，使湿热分消，从二便而去。

（二）肝气郁滞证

症状：情绪抑郁不畅，胁肋胀痛，走窜不定，甚则涉及腰背肩胛等处，疼痛每因情志变化而增减，或胸闷腹胀，嗳气频作，得嗳气而胀痛稍舒，或乳房胀痛有核，少腹痛等，纳少口苦，舌苔薄白，脉弦。

治法：疏肝理气。

方药：柴胡疏肝散。

药物：柴胡、香附、枳壳、陈皮、川芎、白芍、甘草。

方中柴胡解郁，香附、枳壳、陈皮理气除胀，川芎活血行气通络，白芍、甘草缓急止痛，共奏疏肝理气之功。若气滞及血，胁痛重者，酌加郁金、川楝子、青皮以增强理气活血止痛之功；若兼见心急烦躁、口苦口干、尿黄便干、舌红苔黄、脉弦数等气郁化火之状，酌加清肝之品，药用栀子、黄连、龙胆草等；若胁痛、肠鸣、腹泻者，为肝气横逆、脾失健运之证，酌加健脾止泻的白术、茯苓、泽泻、薏苡仁；若伴有恶心、呕吐是为肝胃不和、胃失和降，酌加和胃止呕之半夏、陈皮、藿香等。

（三）肝郁脾虚证

症状：胁肋胀满疼痛，胸闷太息，精神抑郁，性情急躁，纳食减少，口淡乏味，脘痞腹胀，午后为甚，少气懒言，四肢倦怠，面色萎黄，大便溏泄或完谷不化，每因进食生冷油腻及不易消化的食物而加重，舌质淡有齿印，苔白，脉沉弦。

治法：疏肝健脾。

方药：逍遥散。

药物：柴胡、当归、白芍、白术、茯苓、炙甘草。

方中柴胡疏肝解郁，当归、白芍养血柔肝。且当归之芳香可以行气，味甘可以缓急，更是肝郁血虚之要药。白术、茯苓健脾去湿，使运化有权，气血有源。炙甘草益气补中，缓肝之急，虽为佐使之品，却有襄赞之功。生姜烧过，温胃和中之力益专，薄荷少许，助柴胡疏肝解郁而生之热。如此配伍既补肝体，又助肝用，气血兼顾，肝脾并治。肝郁气滞较甚者，加香附、郁金、陈皮以疏肝解郁；血虚甚者，加熟地以养血；肝郁化火者，加牡丹皮、栀子以清热凉血。

（四）瘀血阻络证

症状：面色晦暗，或见赤缕红丝，两胁刺痛，肝脾肿大，质地较硬，蜘蛛痣，肝掌，女子行经腹痛，经水色暗有块，舌质暗或有瘀斑，脉沉细涩。

治法：活血化瘀。

方药：血府逐瘀汤。

药物：桃仁、红花、赤芍、川芎、牛膝、生地、当归、桔梗、枳壳。

方中桃仁破血行滞而润燥，红花活血祛瘀以止痛，二者共为君药，赤芍、川芎助君药活血祛瘀，牛膝活血通经，祛瘀止痛，引血下行，共为臣药，生地、当归养血益阴，清热活血，桔梗、枳壳，一升一降，宽胸行气，柴胡疏肝解郁，升达清阳，与桔梗、枳壳同用，理气行滞，使气行则血行。气机郁滞较重者，可加用川楝子、香附、青皮等以疏肝理气止痛；血瘀较甚者，加用丹参、郁金、土鳖虫等活血化瘀；血瘀经闭、痛经者，可用本方去桔梗，加香附、益母草、泽兰等以活血调经止痛；肝脾肿大明显者，可加用龟板、鳖甲以软坚散结。

（五）肝肾阴虚证

症状：右胁肋隐痛，腰膝酸软，四肢拘急，筋惕肉瞤，头晕目眩，耳鸣如蝉，两目干涩，口燥咽干，失眠多梦，潮热或五心烦热，形体消瘦，面色黧黑，毛发不荣，牙龈出血，鼻衄，男子遗精，女子经少经闭，舌体瘦，舌质红，少津，有裂纹，花剥苔或少苔，或光红无苔，脉细数无力。

治法：滋阴疏肝。

方药：一贯煎。

药物：生地、当归、枸杞子、沙参、麦冬、川楝子。

方中生地滋阴养血、补益肝肾为君，内寓滋水涵木之意，当归、枸杞子养血滋肝柔肝，沙参、麦冬滋养肺胃，养阴生津，意在佐金平木，扶土制木，佐以少量川楝子，疏肝泄热，理气止痛，复其条达之性，诸药合用，使肝体得养，有肝气得舒，诸症可解。若大便秘结者，加瓜蒌仁；有虚热或汗多者，加地骨皮；痰多者，加川贝；舌红而干，阴亏过甚者，加石斛；胁胀痛，按之硬者，加鳖甲；腹痛者，加芍药、甘草；两足痿软者，加牛膝、薏苡仁。

（六）脾肾阳虚证

症状：畏寒喜暖，四肢不温，精神疲惫，面色不华或晦暗，少腹腰膝冷痛，食少脘痞，腹胀便溏，或晨泄，完谷不化，甚则滑泄失禁，小便不利或余沥不尽或尿频失禁，下肢或全身浮肿，甚则水膨，阴囊湿冷或阳痿，舌淡胖，有齿印，苔白或腻或滑，脉沉细或沉迟。

治法：温肾化饮，健脾利湿。

方药：偏于肾阳虚者，方用真武汤；偏于脾阳虚者，方用实脾饮。

药物：真武汤：附子、茯苓、白术、生姜、白芍。实脾饮：附子、干姜、茯苓、白术、木瓜、厚朴、木香、槟榔、草果、甘草、生姜、大枣。

真武汤中附子温肾助阳，以化气行水，兼暖脾土，以温运水湿，茯苓利水渗湿，使水邪从小便去，白术健脾燥湿，生姜既助附子温阳散寒，以合茯苓、白术宣散水湿，白芍敛阴以防附子燥热伤阴，并可柔肝缓急以止痛。实脾饮中附子温肾阳而助气化以行水，干姜温脾阳而助运化以制水，二药合用，温肾暖脾，扶阳抑阴，臣以茯苓、白术渗湿健脾，使水湿之邪从小便去。佐以木瓜除湿醒脾和中，厚朴、木香、槟榔、草果行气导滞，甘草、生姜、大枣益脾和中。若气短乏力，倦惰懒言者，加黄芪补气以助行水；小便不利，水肿甚者，可加用猪苓、泽泻以利水消肿之功；大便秘结者，可加牵牛子以通利二便。

第六节 单方验方

一、单味中药

（一）丹参

丹参为唇形科鼠尾草属植物丹参的根，属传统的活血化瘀药，《神农本草经》谓丹参"味苦，微寒，主治……积聚，破癥，除瘕"。现代药理学证明该药具有：①抗自由基过氧化损伤；②促进损伤肝细胞的修复，抑制炎性因子释放；③改善肝脏微循环；④抑制胶原生成，促进病理沉积胶原的降解；⑤抑制HSC的活化，因而具有良好的防治肝纤维化的作用[5]。丹参的主要有效成分主要为丹参酮Ⅱ、丹参酚酸、丹参单体IH764-3等。罗云等使用丹参注射液作用于体外大鼠传代肝星状细胞（激活的HSC），观察丹参对星状细胞凋亡相关蛋白FasL、Fas、bax和bcl-2表达的调节作用，结果表明，星状细胞经丹参作用后FasL表达明显增强，Fas稍增加，bax明显增强，bcl-2减少，证实丹参可通过Fas途径及增加bax表达和减少bcl-2诱导肝星状细胞凋亡[6]。杨伟峰等用不同浓度的丹参酮ⅡA处理大鼠肝星状细胞，证实丹参酮ⅡA可剂量依赖性地抑制HSC增殖，不同程度抑制Ⅰ型胶原、透明质酸和层粘连蛋白分泌[7]。刘成等观察丹参酚酸B（SA-B）对肝星状细胞（HSC）分泌转化生长因子-β_1（TGF-β_1）与TGF-β_1促HSC分泌胶原的影响后发现，传代HSC分泌TGF-β_1的量明显高于原代HSC；添加SA-B后，对原代HSC的TGF-β_1分泌量无明显影响，而传代HSC的TGF-β_1分泌量显著减少。TGF-β_1可显著促进HSC胶原的分泌和Ⅰ型胶原的表达，而SA-B可拮抗TGF-β_1的效应，从而证实SA-B可抑制传代HSC的TGF-β_1分泌与减弱TGF-β_1促进HSC胶原的合成，这两个环节可能是SA-B抗肝纤维化的主要作用机制[8]。王晓玲等通过对丹参酚酸B（SA-B）作用于由D-半乳糖胺和四氯化碳诱导的大鼠肝纤维化模型的观察，发现SA-B可抑制大鼠肝星状细胞的细胞周期过程中G_1期向S期的过渡。并能减少病理刺激引起的PDGFR-β的表达，而抑制肝星状细胞增殖及胶原的合成[9]。刘丽等通过观察丹参单体IH764-3对过氧化氢（H_2O_2）刺激的大鼠肝星状细胞（HSCs）增殖及胶原合成的抑制作用以及对黏着斑激酶（FAK）的影响，发现丹参单体IH764-3能够下调FAKmRNA的表达而抑制HSCs增殖及胶原合成[10]。姜慧卿等还发现丹参单体IH764-3能诱导对H_2O_2刺激的大鼠肝星状细胞（HSCs）发生凋亡，并呈剂量、时间依赖关系[11]。

（二）苦参

苦参为豆科亚灌木苦参的根，其主要成分为苦参碱、氧化苦参碱等，它们是一类基本化学结构相似的四环喹嗪啶类衍生物。施光峰等通过观察苦参素对大鼠纤维化肝脏金属蛋白酶-1和α-平滑肌肌动蛋白表达的影响,发现苦参素对HSC的活化本身影响并不大,但可以影响肌成纤维细胞的功能,使其分泌胶原纤维和表达TIMP-1的量减少,从而达到干预肝纤维化的作用[12]。卢清等发现氧化苦参碱可抑制活化KC分泌的转化生长因子-β_1(TGF-β_1),而TGF-β_1可以促进PDGF受体β的表达,从而促进了PDGF对HSC增殖的作用[13]。周清荣等使用苦参素治疗慢性乙型肝炎32例,在治疗前、治疗2个月、治疗5个月及停药3个月等各阶段观察肝功能、肝纤指数、HBV血清标志物、治疗前后门静脉及脾静脉血流量改变,发现苦参素有较快的恢复肝功能的作用且疗效持久[14]。

(三)大黄

大黄为蓼科多年生草本植物掌叶大黄、唐古特大黄或药用大黄的根和根茎,其主要有效成分为大黄酚、大黄酸、大黄素等。展玉涛等以大鼠皮下注射四氯化碳建立肝纤维化模型,使用透射电镜观察肝组织形态学改变、免疫组织化学方法检测各组大鼠肝组织TGF-β_1表达、3H-脯氨酸掺入法和流式细胞仪技术测定HSC胶原合成和细胞增殖,结果发现大黄素对TGF-β_1表达抑制明显,且呈剂量正相关性;能延缓HSC细胞周期G1至S的进程,抑制HSC增殖;能显著抑制3H-脯氨酸的掺入而抑制HSC胶原合成,亦呈剂量正相关性[15]。张彦亮等通过研究大黄素干预对大鼠肝星状细胞株(HSC-T6)增殖和细胞周期的影响,亦发现大黄素在体外对于HSC-T6的增殖具有明显的抑制作用,而这种作用可能是通过改变了T6细胞正常的细胞周期来实现的[16]。郭美姿等通过大黄酸干预四氯化碳及乙醇制备肝纤维化大鼠模型,结果发现血清丙氨酸氨转移酶(ALT)、透明质酸(HA)、Ⅲ型前胶原(PC-Ⅲ)水平及肝组织中丙二醛(MDA)含量,大黄酸组较模型对照组明显降低;超氧化物歧化酶(SOD)活性、含量,转化生长因子-β_1(TGF-β_1)、α-平滑肌肌动蛋白(α-SMA)的表达显著减少;肝组织中胶原面积明显减少,纤维化程度明显改善[17]。

(四)黄芪

黄芪为豆科植物蒙古黄芪或膜荚黄芪的干燥根,主要含皂苷类、多糖类、黄酮类、氨基酸、微量元素及叶酸等多种化学成分。韩涛等通过观察黄芪作用于体外肝星状细胞,发现与对照组比较,黄芪组细胞上清液中Ⅰ、Ⅲ、Ⅳ型胶原含量明显降低,黄芪组间质性胶原酶基因表达水平明显增强,而金属蛋白酶组织抑制因子基因表达水平无明显差异[18]。张霄翔等通过研究不同剂量黄芪多糖(APS)对体外HSC-T6细胞增殖和胶原合成的影响,结果发现低浓度APS可明显降低由血清刺激的HSC-T6细胞的增殖和胶原合成的活性。高浓度APS(≥80mg·L^{-1})可明显促进HSC-T6细胞的增殖[19]。而吴强等通过观察采用枯否细胞条件培养基(KCCM)及含新生牛血清(NBS)和健康大鼠血清(RS)的混合血清刺激大鼠肝星状细胞系(HSC-T6)增殖活性和胶原合成状况,结果发现黄芪总苷(AST)对HSC-T6细胞增殖和胶原合成均有明显的抑制作用,并呈浓度依赖型趋势[20]。

(五)冬虫夏草

冬虫夏草为麦角科真菌生在鳞翅目蝙蝠蛾科昆虫蝙蝠蛾上的干燥虫体,临床和实验研究发现冬虫夏草具有:①抑制肝炎病毒、减轻肝纤维化发生的诱因;②改善硬化肝的结构与功能;③改善肝脏细胞的功能;④调节肝脏细胞外基质代谢;⑤调节细胞因子及免疫功能[21]。颜吉丽等通过对虫草多糖对大鼠肝星状细胞核因子-κB活性和肿瘤坏死因子-α表达的影响发现，虫草多糖对大鼠肝星状细胞生长具有较强的抑制作用，可抑制大鼠肝星状细胞核因子-κB活性和下调肿瘤坏死因子-α蛋白和mRNA的表达。而目前研究表明，NF-κβ参与调节免疫反应及炎症过程，促进前炎症因子（IL-1、TNF-α、IL-6）、趋化因子（IL-8、巨噬细胞炎症蛋白-1）等炎性基因及TGF-$β_1$基因的转录抑制作用。故认为虫草多糖抑制HSC的激活，可能是通过其抑制NF-κB活性，阻断了NF-κB与TNF-α形成的恶性循环，从而在减轻肝脏炎症性损伤、抑制肝纤维化中发挥重要的作用[22]。孙万峰等通过对使用冬虫夏草制剂治疗52例慢性乙肝患者的临床观察发现，治疗3个月后，治疗组与对照组ALT复常率分别为65.4%，HBeAg阴转率分别为34.6%，HBV-DNA阴转率分别为42.3%，治疗前后血清透明质酸、Ⅳ型胶原、层粘连蛋白治疗组均明显下降[23]。刘丽娟等通过使用虫草制剂百令胶囊治疗47例病毒性肝炎患者，测量治疗后患者血清自由基指标发现，百令胶囊能明显提高病毒性肝炎患者中超氧化物歧化酶（SOD）的活性，同时能显著降低脂质过氧化物（LPO）、黄嘌呤氧化物（XOD）的活性，提示百令胶囊治疗后机体抗氧化能力增强，以及减弱脂质过氧化的速率和强度，而自由基及脂质过氧化物升高与病毒性肝炎的发生发展及肝纤维化的形成密切相关[24]。刘平等亦发现给予皮下注射CCl_4和高脂低蛋白饲料后，大鼠肝纤维化模型服用虫草菌丝后可显著提高血清白蛋白含量、有效降低血清ALT的活性[25]。

（六）甘草

甘草为豆科多年生草本植物甘草的根及根茎，主要有效成分是甘草酸，研究证实，甘草酸具有抗炎、抗病毒和保肝解毒及增强免疫功能等作用，由于甘草酸有糖皮质激素样药理作用而无严重不良反应，临床被广泛用于治疗各种急慢性肝炎。王吉耀等用甘草酸制剂强力宁治疗由四氯化碳（CCl_4）和乙醇处理诱导慢性肝损伤大鼠模型，结果发现强力宁显著降低大鼠血清中的ALT水平，并能下调NF-κB的结合活性，从而得出强力宁能够抑制CCl_4联合乙醇诱导的慢性肝损伤大鼠肝脏内NF-κB的结合活性的增加可能是强力宁具有保护肝毒性肝损伤和纤维化作用的分子机制之一[26]。郭晖等用体外培养的高度分化的人肝癌细胞株$HepG_2$细胞作为模型，观察甘草酸二铵（甘草制剂）对内毒素（LPS）致肝细胞凋亡的拮抗作用，结果发现，甘草酸二铵能够在一定程度上抑制内毒素激活单核/巨噬细胞系统释放肿瘤坏死因子-α等细胞因子作用于肝细胞，以及内毒素诱导肝细胞表达Fas/FasL启动细胞内凋亡信号通路致的肝细胞凋亡过程，提示抑制细胞凋亡可能是其保护肝细胞的机制之一[27]。刘妍等应用基因表达谱芯片技术，对甘草甜素（甘草酸）诱导的人T淋巴细胞系中Jurkat细胞和以生理盐水处理的相同细胞的mRNA进行差异显示分析，研究甘草甜素诱导Jurkat细胞后的差异表达基因，结果发现，甘草甜素能使促胸腺生成素、胸腺素、IL-18等基因表达增强，而促胸腺生成素和胸腺素，为广泛使用的免疫增强剂，由此可以推测甘草甜素通过上调机体的促胸腺生成素及胸腺素的表达水平，增强机体的免疫力，发挥其抗病毒感染的作用；IL-18是一种强有力的γ干扰素（IFN-γ）诱导因子，能够诱导各类白细胞产生IFN-γ，甘草甜素通过上调IL-18的表达，发挥其抗感染、抗肿瘤、介导炎症反应、诱发靶细胞凋亡等多种生物学活性[28]。许伟华等使用甘草酸二铵治疗慢性肝炎病人155例，并观察治疗前后肝功能、血清透明质酸（HA）、Ⅲ型前胶原（PC-Ⅲ）及肝组织学变化。结果证实甘草酸二铵有良好的降低患者血清中ALT、HA和PC-Ⅲ的水平作用[29]。

(七) 汉防己

汉防己为防己科本质藤本植物粉防己的根,其主要有效成分为汉防己甲素。它是一种属异喹啉化合物的生物碱,后被证明为钙通道阻滞剂,其作用于钙离子通道,影响钙离子的跨膜转运以及在细胞内的分布利用。刘学松等通过研究汉防己甲素作用于小鼠胚胎成纤维细胞(3T6)后发现,Tet能显著增加了3T6细胞的G_1期细胞,但使S期细胞减少,即阻止了细胞由G_1期进入S期,胞浆中Ca^{2+}浓度在G_1/S期突发性增加被认为是细胞复制和增殖的原始信号,细胞内G_0期过渡为G_1期也依赖于细胞内Ca^{2+}池产生的信号,Tet可阻止Ca^{2+}内流,破坏了细胞内外的Ca^{2+}适宜浓度,使细胞受阻于G_1期;同时Tet还显著增加3T6细胞的G_2+M期细胞,由于有丝分裂是个极短的过程,M期在整个细胞周期中的时间最短,G_2+M期细胞的增多是由G_2期细胞的增多所引起,说明Tet阻止了细胞由G_2期进入M期,促有丝分裂因子(MPF)对G_2/M期的调节具有重要作用,而MPF活性受Ca^{2+}影响[30]。孙自勤等用CCl_4诱发SD大鼠纤维化模型后,用Tet给模型组灌胃,隔日1次,共12周。分别于4、8、12、14周处死动物测定血清I型前胶原(PC-Ⅰ)、肝及血清透明质酸(HA)、胶原、储脂细胞(FSC)及其细胞器。结果发现Tet治疗可使血清PC-Ⅰ、肝及血清HA、胶原、FSC数目减少,粗面内质网、线粒体、高尔基体等产生与分泌胶原的细胞器均受到抑制[31]。

(八) 其他

赵进军等通过CCl_4大鼠肝纤维化动物模型,研究白背叶根防治肝纤维化的作用,结果证实白背叶根能显著降低大鼠血清中GLB、ALT、HA、LN和C-Ⅳ的水平,并能减轻肝脏内炎症和胶原纤维增生程度[32]。郑丽娜等通过观察柴胡对肝星形细胞胶原降解作用的体外研究,结果发现与对照组比较,柴胡组金属蛋白酶组织抑制因子-1基因表达水平明显降低,而间质性胶原酶基因表达水平无明显差异[33]。钟显飞等观察红景天苷对乙醛刺激的大鼠肝星状细胞(HSC)凋亡的诱导作用,以及此过程中c-JUN氨基末端激酶(JNK)活性的变化,发现红景天苷对乙醛刺激的HSC中JNK的水平有明显下调作用,强度呈剂量依赖关系,同时具有促进细胞凋亡的作用[34]。陈岳祥等观察牛磺酸对肝星状细胞增殖及凋亡的影响,发现牛磺酸能剂量依赖性地抑制肝星状细胞增殖,可使G_0/G_1期细胞增多,S期细胞减少,并能明显抑制c-JUN、c-FOS的表达;此外,牛磺酸尚可抑制血小板源生长因子-β对肝星状细胞的促增殖作用,但牛磺酸对肝星状细胞凋亡无诱导作用[35]。

二、中药复方

(一) 大黄䗪虫丸

大黄䗪虫丸方出自汉代著名医家张仲景所著《金匮要略·血痹虚劳病脉症并治第六》,由大黄、䗪虫、黄芩、生地、水蛭、蛴螬、虻虫、桃仁、杏仁、芍药等12味中药组成,具有活血化瘀散结、缓中补虚之功效,用于治疗形体羸瘦、腹满不思饮食、肌肤甲错、两目暗黑的五劳虚极、内有干血之证。近年实验和临床都证明其具有抑制肝脏结缔组织增生、降低肝组织胶原含量等作用,治疗肝纤维化等有确切疗效。潘志恒等通过观察大黄䗪虫丸作用于慢性肝病患者后对肝功能[丙氨酸转氨酶(ALT)、总胆红素(TBil)、白蛋白(Alb)、球蛋白(Glb)]、血清肝纤维化标志物血清透明质酸(HA)、Ⅲ型前胶原(PC-Ⅲ)、Ⅳ型胶原

（C-Ⅳ）和层粘连蛋白（LN）及B超（门静脉主干、脾静脉内径和脾厚）等指标的影响，观察期均在6个月以上，结果发现治疗后患者血清肝纤维化标志物均明显下降，尤以HA和PC下降明显，且治疗6个月后肝纤维化标志物仍持续下降，肝功能指标（ALT、TBil、Glb）均有不同程度的好转，多数患者的B超指标有改善[36]。同时通过观察大黄䗪虫丸对慢性病毒性肝炎、肝硬化患者核素肝细胞功能显像定量分析结果的影响，发现慢性肝病肝硬化患者肝细胞摄取峰值、摄取指数、摄取速度指数均低于正常对照组，高峰时间、平均残存时间、排泄速度指数分别较正常对照组延迟或降低，经大黄䗪虫丸治疗半年后，随着患者肝功生化指标、血清肝纤维化标志物和超等指标的改善，反映肝细胞代谢功能的核素肝细胞显像诸指标亦明显有所改善，说明了大黄䗪虫丸不仅对慢性肝病患者肝功生化、肝纤维化标志物、B超等指标有改善作用，而且在核素肝细胞功能显像定量分析方面能够提供好转的临床证据，说明该药具有改善慢性肝炎、肝硬化患者肝细胞代谢功能的作用[37]。为进一步揭示大黄䗪虫丸抗肝纤维化的机制，潘志恒等使用链酶蛋白酶和胶原酶原位灌注消化正常大鼠肝脏，Nycodenz密度梯度离心分离肝星状细胞（HSC），在制备大黄䗪虫丸大鼠药物血清的基础上，温育HSC，MTT比色法测定细胞增殖，流式细胞仪检测细胞凋亡及增殖周期情况，结果发现药物血清对体外培养的HSC有抑制作用，且存在浓度剂量依赖关系，但作用较弱，需在20%以上方见到显著性差异，对HSC凋亡及细胞增殖周期则无显著影响，从而提示大黄䗪虫丸对HSC增殖有一定抑制作用，但可能不是其抗肝纤维化作用的主要途径，其抗肝纤维化作用与诱导细胞凋亡无关[38]；在此基础上，再通过逆转录多聚酶链反应（RT-PCR）法观察MMP-1的表达，酶谱法检测MMP-2的活性，结果发现大黄䗪虫丸药物血清可明显促进HSC对MMP-1的基因表达，同时可明显增加HSC合成的MMP-2的含量和活性，表明大黄䗪虫丸的抗肝纤维化作用与其促进HSC的MMP-1基因表达，增加MMP-1的含量和活性有关[39]。

（二）血府逐瘀汤

血府逐瘀汤源于《医林改错》，为王清任用以治疗"胸中血府血瘀"所致诸证，由桃红四物汤合四逆散加桔梗、牛膝而成。实验研究表明，血府逐瘀汤因可改善血液循环、改善免疫功能、增进机体清除氧自由基的能力，而临床用于抗肝纤维化。宋家武等进行血府逐瘀汤抗大鼠肝纤维化作用的研究发现，血府逐瘀汤对Ⅰ、Ⅲ型胶原具有明显抑制作用[40]。郭昌星等通过观察血府逐瘀汤作用于全身炎症反应综合征患者后氧自由基的变化，发现治疗后血清超氧化物歧化酶（SOD）、全血谷胱甘肽过氧化物酶（GSH-Px）活性明显高于治疗前，血浆过氧化脂质（LPO）则低于治疗前[41]。王奇等用血府逐瘀汤治疗血瘀证模型兔，以观察血管内皮细胞内分泌功能的变化。结果发现血瘀模型兔血浆内皮素（SET）含量明显升高，前列环素（PGI_2）含量明显降低，组织型纤溶酶原激活物（tPA）活性降低，及其抑制剂（PAI）活性增强，而血府逐瘀汤能明显降低造型兔SET量，升高PGI_2含量，且接近正常水平，提示该方活血化瘀的作用机制之一可能是其具有抑制内皮细胞分泌ET，促进内皮细胞分泌PGI_2[42]。

（三）小柴胡汤

小柴胡汤出自《伤寒论》，为和解少阳之主方，由柴胡、黄芩、人参、半夏等组成。小柴胡汤的主要水溶性成分是甘草次酸、贝加灵和贝加因等，其通过增加肝细胞生长因子（HGF）和抑制$TGF-\beta_1$的分泌刺激肝细胞再生，阻断肝纤维化形成，通过提高类维生素A

的水平，抑制肝星状细胞活性，阻断肝纤维化的形成，氧化应激是肝纤维中的重要致病因素。小柴胡汤具有抗氧化的作用，清除机体内超氧化离子、防止脂质过氧化、降低脂质氧化产物丙二醛（MDA）形成，促使G_0/G_1期肝星状细胞数目增多，使G_2+M期细胞数目减少，小柴胡汤可以阻碍肝内巨噬细胞的活化，减少肝内炎性介质的产生，促进外周血单核细胞（PMBC）分泌IL-10和IL-12，刺激网状内皮系统（PES）产生抗炎症反应，抑制氧自由基的产生，通过免疫系统，调节细胞因子之间的平衡，阻止病情进一步发展，预防肝纤维化的形成[43]。陈廷玉等采用小柴胡汤作用于大鼠四氯化碳（CCl_4）中毒性肝纤维化模型，采用光镜、电镜观察形态学改变，并检测血清生物化学的变化。结果发现小柴胡汤能降低CCl_4损伤大鼠的血清ALT，提高血清ALB，降低GLB；电镜观察发现治疗组肝窦周胶原含量很少，肝细胞内线粒体丰富，粗面内质网较多，糖原颗粒增多，变性肝细胞少见，具有明显的改善肝功能和抗肝纤维化的作用[44]。

（四）鳖甲煎丸

鳖甲煎丸源于《金匮要略》，处方由鳖甲、阿胶、蜂窠、鼠妇虫、蜣螂、蟅虫、柴胡、黄芩、半夏、党参、干姜、白芍等23味药物组成。具有活血化瘀，软坚散癥之功效。原治疟母结于胁下，现广泛用于治疗肝纤维化。曾凡波等用鳖甲煎丸作用于肝纤维化大鼠模型，发现治疗后肝胶原纤维减少和胶原蛋白含量明显降低，同时能使模型大鼠尿羟脯氨酸排泄量显著性增加，表明鳖甲煎丸有促进胶原纤维降解的作用，使已形成的肝胶原重吸收药理学作用[45]。赵治友等用肝穿或放射免疫分析方法（RIA法）测定血清肝纤维化指标（HA、PC-Ⅲ、LN等），筛选出肝纤维化指标明显异常的慢性肝炎患者80例，随机分为鳖甲煎丸组及对照组各40例，对照组用丹参、强力宁等治疗，疗程为3个月。结果发现血清HA、PC-Ⅲ、LN水平，治疗后鳖甲煎丸治疗组明显优于对照组，且治疗后其肝纤维化指标接近正常组，其组织病理学显示肝纤维化增生程度显著减轻[46]。任小巧等观察鳖甲煎丸对不同时期肝纤维化大鼠血清透明质酸（HA）、层粘连蛋白（LN）及血清Ⅲ型前胶原（PC-Ⅲ）的影响，发现鳖甲煎丸在预防（于造模的同时给药）及治疗（肝纤维化模型建立后给药）用药能降低血清HA含量，对LN、PC-Ⅲ只在治疗给药时有作用，且大鼠整体状态差，显示鳖甲煎丸对肝纤维化预防作用不佳，虽有治疗作用，但其攻逐伤正，临床应用注意扶益正气[47]。

（五）复方861

复方861由丹参、黄芪、陈皮、香附、鸡血藤等10味中药组成，由北京王宝恩等拟定，实验和临床皆证明该方有良好的抗肝纤维化的作用。尤红等使用复方861作用于体外肝星状细胞（HSC）系以及42例慢性乙型肝炎患者，观察复方861对体外和体内肝星状细胞增殖、凋亡的干预作用。结果发现复方861能显著抑制体外培养的HSC增殖，随着药物剂量的增加和时间的延长，HSC的凋亡明显增多，凋亡率增加，呈剂量和时间依赖。在慢性乙肝患者中，治疗前后两次肝穿活检显示，治疗前肝星状细胞大量活化增生，用复方861治疗6个月后，活化的星状细胞显著减少，并可观察到其凋亡[48]。丁惠国等发现复方861能增加肝星状细胞系（HSC-T6）合成与分泌NO及诱导型一氧化氮合酶表达，NO、内皮素（ET-1）是调节HSC收缩与舒张的重要因素，肝星状细胞的收缩与舒张在调节肝内阻力及肝窦血流量中具有重要作用，故复方861在预防、治疗肝纤维化及早期门脉高压有重要意义[49]。尤红等将5mg/mL的复方861加入体外培养的大鼠肝星状细胞系作用48小时，发现体外培养的肝星状细胞

NF-κB结合活性比未加药的空白对照组显著减弱,细胞培养液中的白细胞介素-6(IL-6)和可溶性细胞间黏附分子-1(sICAM-1)水平降低,星状细胞凋亡增加[50]。

(六)扶正化瘀方(319方)

扶正化瘀方由虫草菌丝、松黄、丹参、桃仁等组成,上海市中医药研究院肝病研究中心研制而成。姜春萌等使用扶正化瘀方含药血清分别作用于原代HSC、原代HSC与损伤肝枯否细胞培养液、原代HSC与传代HSC培养液中,观察含药血清对HSC的增殖与Ⅰ型胶原分泌的影响;测定损伤枯否细胞条件培养液中转化生长因子-β_1(TGF-β_1)、血小板衍化生长因子(PDGF)、表皮生长因子(VEGF)及传代HSC条件培养液中VEGF的活性。结果证实扶正瘀方不仅可直接抑制HSC的增殖与Ⅰ型胶原的分泌,并可抑制TGF-β_1、PDGF、VEGF等细胞因子,抑制HSC激活的旁分泌与自分泌途径[51]。王晓玲等将扶正化瘀方分为扶正化瘀全方组、扶正组(虫草菌丝、松黄等)、化瘀组(丹参、桃仁等)、冬虫夏草组、丹参组及丹参加冬虫夏草组,给大鼠灌胃给药后分离药物血清,温育传一代大鼠肝星状细胞和原代肝细胞,检测Ⅰ型胶原mRNA表达、Ⅰ型胶原和白蛋白分泌,并用3H-胸腺嘧啶核苷酸(3H-TdR)和3H-脯氨酸(3H-Pro)掺入分别观察细胞增殖和活力。结果发现各组药物均可抑制星状细胞的增殖,其中化瘀药效果最明显;各组药物均可抑制星状细胞Ⅰ型胶原mRNA和蛋白的生成,以扶正组效果最佳;全方明显促进肝细胞和肝星状细胞蛋白质生成,而各拆方组均无此作用[52]。

(七)其他

周平等用复方鳖甲软肝片治疗慢性乙型肝炎肝纤维化30例(其中行1次肝穿者15例,行2次肝穿者2例),经过半年多的临床观察,发现疲乏无力、纳差和肝区刺痛等临床症状改善明显;血清肝纤维化指标,肝和脾B超及肝穿检查结果也有明显改善,并发现肝纤维化程度处在$S_2 \sim S_3$期的患者疗效较好,而S_4的患者疗效较差[53]。王全楚等观察软肝缩脾丸(主要组成:黄芪、紫河车、丹参、田三七、龟板、水蛭等)对肝纤维化大鼠TIMP-1、TIMP-2及Ⅰ、Ⅲ型胶原mRNA及蛋白表达的影响。结果证实,软肝缩脾丸可以抑制纤维肝脏TIMP-1、TIMP-2的表达,从而增强间质胶原酶的活性,促进Ⅰ、Ⅲ型胶原的降解,产生抗肝纤维化作用[54]。张文胜等通过研究结缔组织生长因子(CTGF)mRNA与转化生长因子-β_1(TGF-β_1)mRNA在免疫性大鼠肝纤维化的表达,以及使用汉丹肝乐(主要组成:丹参、汉防己、黄芪、赤芍、银杏等)对其进行干预后的影响作用。发现汉丹肝乐能有效抑制CTGF与TGF-β_1基因表达,通过在转录环节上阻断肝纤维化相关的细胞内信号转导途径,而起到抗肝纤维化的作用[55]。

第七节 其他疗法

一、肝纤维化的外治疗法

我国独特的针灸、穴位注射等外治疗法具有简便、价廉、效验、无毒副作用等特点。针灸、穴位注射可改善各种急慢性肝病的症状,调节机体的免疫功能,促进血液循环,目前临床实践已证明针灸、穴位注射等外治疗法是治疗肝纤维化的一种行之有效的方法。

（一）临床研究

张伯顺[56]用水针治疗40例慢性乙型肝炎患者，选用肝俞、脾俞、膈俞、足三里、阳陵泉等穴。每次取其中4穴，2穴注入清开灵注射液，每穴2.5mL，另2穴注入丹参注射液，每穴2mL，以上穴位轮流使用，3个月为1个疗程。在治疗前后分别测定血清肝纤维化指标（HA、PCⅢ、LN），同时检测肝功能和HBV-DNA。结果治疗后随着ALT水平的下降，肝纤维化指标也随之下降，治疗前后对比有显著性差异（$P<0.05$）。蔡庆春等[57]采用穴位注射丹参注射液治疗肝纤维化病人34例，取双侧肝俞、足三里、丰隆、太冲穴。每穴1mL，每日治疗1次，选取一侧4个穴位，左右两侧交替使用，连续6日后休息1日，共治疗6周。对照组采用口服复方鳖甲软肝片，每次4片，每日3次。观察对象除用一般支持疗法外，不再使用保肝降酶药、蛋白制剂、抗纤维化治疗药物。治疗结束后，治疗组肝纤指标（HA、PC-Ⅲ、LN）改善明显好于对照组，并有统计学意义。程井军等[58]采用电针治疗非酒精性脂肪性肝炎患者共60例，取穴肝俞、足三里、丰隆、太冲。每日治疗1次，连续6日后休息1日，共治疗8周。对照组每天给予西药熊去氧胆酸片10mg/kg，每日分2次口服，连续治疗8周。结果显示电针组在降低肝纤维化血清标志物PC-Ⅲ、LN、HA、C-Ⅳ方面明显优于对照组（$P<0.05$）。刘燕[59]采用电针加穴位注射治疗老年慢性乙型肝炎患者44例，选取双侧肝俞、胆俞、足三里、阳陵泉、三阴交、太冲穴，加连续波电刺激，同时选取上述穴位中的4穴用黄芪注射液进行穴位注射，治疗3个月，结果显示肝纤维化指标（HA、PC-Ⅲ、LN）明显下降，并具有统计学意义。过建春等[60]将72例慢性乙肝患者随机分为小剂量干扰素穴位注射治疗组、大剂量干扰素组和常规治疗组，均治疗2个月后，分别对症状、体征、肝功能、乙肝病毒血清标志物、HBV-DNA、肝纤维化指标及治疗前后肝组织活检进行观察对照，结果提示小剂量干扰素穴位注射对慢性肝炎症状体征的改善、恢复肝功能、抗病毒、改善肝纤维化指标及肝组织病理有一定疗效，其中肝纤维化指标的改善与常规治疗组比较差异有显著性意义（$P<0.01$），与大剂量干扰素组无差异（$P>0.05$）。李天煜等[61]采用自制中药蝎仙口服液联合复方丹参注射液穴位注射治疗慢性肝病肝纤维化患者30例，治疗前后检测患者血清HA、LN和C-Ⅳ水平，以及患者主要症状和体征，肝功能指标及肝脏B超声图像情况。结果显示观察组治疗前后HA，LN和C-Ⅳ水平比较，差异有显著性（$P<0.01$），且治疗组在脾脏回缩，肝功能及HA，LN和C-Ⅳ方面明显优于对照组（$P<0.01$）。黎新平等[62]采用针、灸、药结合疗法（三环疗法）治疗30例慢性乙型肝炎患者并观察该方法对肝组织病理学的影响，结果显示治疗前后炎症活动和纤维化程度计分比较，差异均有显著性意义（$P<0.05$）。血治疗前后血清透明质酸（HA）和血清层粘连蛋白（LN）两项指标比较，差异有非常显著性意义（$P<0.01$）。

（二）实验研究

闵友江等[63]采用四氯化碳诱导大鼠肝纤维化模型，观察电针足三里和肝俞对肝纤维化大鼠肝组织Ⅰ、Ⅲ型胶原mRNA表达的影响，结果表明电针治疗能够降低大鼠肝组织的胶原面积，降低Ⅰ、Ⅲ型胶原mRNA的表达，提示电针抗肝纤维化的作用机制可能与其下调Ⅰ、Ⅲ型胶原mRNA的表达有关。朱梅等[64]采用高胆固醇和富含酒精的水进行饲养，并且皮下注射CCl_4诱导大鼠肝纤维化模型，并于造模的第2周开始每日针刺足三里、关元穴，经过4周后，与模型对照组比较，治疗组的肝细胞变性坏死和炎性病灶明显减轻，残存肝小叶基本呈正常辐射状，纤维间隔仍存在，与大量成纤维样细胞并见。胶原染色发现胶原纤维包绕成纤维样细胞，纤维间隔仍存在，中央区到门管区之间胶原带较模型对照组窄，说明针刺具有较好的抗肝纤维化作用。

二、肝纤维化的饮食调养

清代医家王阵英说：以食物作药用"性最平和，味不恶劣，易办易服"。因为食疗可以排内邪、安脏腑、清神志、资助气。"五谷为养，五果为助，五畜为益，五菜为充。"根据祖国医学理论结合现代医学观点，可以认为食疗是人体自我调理最基本的措施。肝纤维化不是一种独立的疾病，是肝病长期慢性发展的结果，肝纤维化患者不需要长期住院治疗，日常饮食的治疗就显得非常重要了。饮食治疗的意义是既保证饮食营养又遵守必要的饮食限制，是改善肝脏功能、延缓病情进展的基本措施。

肝纤维化患者一般食欲较差，消化功能下降。因此，妥善安排肝纤维化病人的饮食，保证病人的合理营养，是治疗过程中举足轻重的问题。由于肝功能受到损害的程度轻重不一，往往出现不同的并发症，因而对饮食的要求也不一样。一般来说，肝纤维化患者饮食原则为：适宜能量、高蛋白、高维生素、适量脂肪。同时应根据饮食治疗原则，了解病人的饮食习惯和爱好，制定符合治疗需要而又为病人接受的饮食计划。肝纤维化病人的饮食要注意以下几个方面：

（一）食谱应多样化，讲究色美味香及软烂可口易消化

肝纤维化病人的消化功能一般都有所下降，食欲不振，所以注意食谱的变化，选择一些病人喜爱的食物，讲究烹饪，可以增加病人的食欲。

（二）要有足够的热量

充足的热量可减少对蛋白质的消化，减轻肝脏负担，有利于组织蛋白的合成。肝纤维化病人每日食物热量以10 450~11 700千焦较为适宜。按体重计，每日每千克体重约需热量146~167千焦。

（三）要有全面而丰富的维生素

B族维生素对促进消化、保护肝脏和防止脂肪肝有重要生理作用。维生素C可促进新陈代谢并具有解毒功能。脂溶性维生素A、维生素D、维生素E对肝都有不同程度的保护作用。

（四）适量的蛋白质

一般每日供给100~120g。血浆蛋白减少时，则需大量补充蛋白质，每日每千克体重可供给1.5~2.0g，较高的蛋白饮食对保护肝细胞、修复已损坏的肝细胞有重要意义。当血浆蛋白过低而引起腹水和水肿时，蛋白量可增加。而在肝功能严重受损或出现肝昏迷先兆症状时，则不应给予高蛋白饮食，而要严格限制进食蛋白基，以减轻肝脏负担和减少血中氨的浓度。

（五）摄入适量的矿物质

近来有报道，肝纤维化病人体内锌离子和镁离子的缺乏已受到人们的注意，因此在日常饮食中应适量摄取含锌和镁丰富的饮食，如瘦猪肉、牛肉、羊肉、鱼类以及绿叶蔬菜、豌豆和乳制品等。

（六）糖类供应要充足

每日以30~50g为宜。充足的糖类可保证肝脏合成并贮存肝糖原，对防止毒素对肝细胞的损

害是必要的。但是过多地进食糖类，不仅影响食欲，而且容易造成体内脂肪的积聚，诱发脂肪肝及动脉硬化等症，病人体重也会日渐增加，进一步加重肝脏的负担，导致肝功能日渐下降。

（七）脂肪不宜过多，禁用动物油，可食用少量植物油

肝纤维化病人的肝脏胆汁合成及分泌均减少，使脂肪的消化和吸收受到严重影响。进食过多脂肪后，过多的脂肪在肝脏内沉积，不仅会诱发脂肪肝，而且会阻止肝糖原的合成，使肝功能进一步减退。一般来说，每日以40~50g为宜。

（八）食盐摄入要适量

食盐的每日摄入量以不超过1.0~1.5g为宜，饮水量应限制在2 000mL以内。对于严重的腹水患者或水肿者，每日食盐的摄入量应严格控制在500mg以下，水的摄入量在1 000mL以内。

（九）禁止饮酒

酒精在体内主要是通过肝脏进行代谢，排出体外。饮酒会加重功能本已减退的肝脏的负担。所以应绝对禁止喝一切含有酒精的饮料，并忌用刺激性食物如辣椒、芥末等以及加盐、加味精的食品。

（十）食物宜柔软不宜粗糙

应避免食用带刺带骨以及芹菜、韭菜、老白菜、黄豆芽等含粗糙纤维的食物。更不能食用硬、脆的干食品，以防止刺伤食管造成破裂出血。伴有食管静脉曲张者宜给流质饮食，如菜泥、肉糜、烂饭等，上消化道出血时应禁食。

（十一）少食多餐

肝硬化病人的消化能力降低，每次进食不宜过量，以免加重肝脏负担。要少食多餐，尤其是在出现腹水时，更要注意减少进食量，以免增加饱胀不适的感觉。

总之，肝纤维化病人的饮食，一定要根据病人的具体情况，合理调剂搭配既保证营养全面，又不使之过量。

第八节 预 后

近年来国内外专家对于肝纤维化的可逆性已无异议，对于早期肝硬化的可逆性已逐渐认可[65-66]。国外文献中有关肝纤维化治疗的报道多为体外或动物实验研究，在临床上显示出抗纤维化疗效的药物主要为α-干扰素和核苷类似物。临床随访研究表明在产生持续病毒学应答的丙型肝炎患者中其肝组织纤维化可以减轻[67]。

肝纤维化的完全恢复涉及ECM成分的降解和重建，在主要成分的降解过程中，Ⅰ型胶原对肝纤维组织降解特别重要。基质金属蛋白酶（MMPs）为锌离子依赖的内源性蛋白酶，具有降解多种ECM成分的能力，能被HSC及Kuffer细胞表达。目前该酶系已发现17个成员，按其底物不同分为4组：①胶原酶，分为间质胶原酶（MMP-1）、中性粒细胞胶原酶（MMP-8）和3型胶原酶（MMP-13），主要降解Ⅰ、Ⅱ、Ⅲ型间质胶原。②明胶原酶/Ⅳ胶原酶类，包括明胶酶A（MMP-2）、明胶酶B（MMP-9），主要降解Ⅳ型胶原和明胶等。③基质分解素分Ⅰ、Ⅱ、Ⅲ型与Matrilysin（MMP-3、MMP-10、MMP-11、MMP-7）。

④其他非细胞源性的MMPs，在人类第1个被发现且最具有特征性的组织间质胶原酶是MMP-1，广泛表达于包括肝脏在内的人体组织[68]。但是，通过人肝纤维化及动物模型研究证实在肝纤维化晚期的肝提取物组织胶原酶活性降低，这将有助于网状胶原的沉积。有证据表明金属蛋白酶组织抑制因子（TIMPs）可以增加TIMP-1及TIMP-2在大鼠肝纤维化模型及人肝纤维化中表达增加。在人肝TIMP-1表达程度与肝纤维化程度相关（通过羟脯氨酸酶来估计）。TIMPs是多基因家族的编码蛋白，可与活性MMPs不可逆结合，抑制其对ECM的降解活性，现已有4种TIMP从多种组织中分离并克隆。研究表明[69-71]，肝损伤时TIMP主要是活化HSC产生，在大鼠纤维化模型中，在胶原明显沉积前，纤维形成早期就开始表达。与TIMPs相比，组织胶原酶MMP-1（人）和MMP-13（大鼠）在人及大鼠肝纤维化进展时没有改变。结果肝脏中TIMP与MMP的比值增加，使沉积的ECM免受MMPs的降解，从而促进纤维形成。MMPs被分解为无活性的酶原，一个重要的调节步骤是赋予酶活性的抑制性N端肽的分裂[72]。不同MMP酶原激活的方式不同，但纤溶酶是MMP-1有效活化所必须的，活化HSC可以通过合成纤溶酶原激活抑制物-1（PAI-1）抑制纤溶酶系统。纤溶酶具有重要的抗纤维化作用。通过研究PAI-1及尿激酶纤溶酶原激活因子致病大鼠肝肾纤维化的作用显示，组织中PAI-1与尿激酶比值提高促进纤维化形成[73]。总之，活化HSC通过过量产生ECM，MMP活性下降，TIMP对MMP抑制的联合作用在肝脏中形成纤维化环境。去除活性HSC或使之失活是肝纤维化降解的一个关键步骤。

肝纤维化是指肝脏中细胞外基质尤其是胶原的过量沉积，它不是一个独立的疾病，而是许多慢性肝病发展为肝硬化的共同病理过程。对于已经进展为肝硬化甚至失代偿期肝硬化患者，抗肝纤维化治疗可缓解患者病情，延长其生存时间，但对于最终预后取决于各种原因所致的肝硬化本身。

张琴等[74]运用多元统计方法对900例肝炎肝硬化四诊信息进行析因分析，提取了该病的共性证候及6个特征性证候（气虚血瘀、肝肾阴虚、湿热内蕴、瘀热内蕴、脾肾阳虚、肝郁脾虚），并对其中的355例肝炎肝硬化患者观察其四诊、实验室指标等，随访6个月以上，并进行各证候影响因素和疾病预后分析。其结果显示：①非中药治疗与中药治疗相比，发生预后加重可能性是预后不加重可能性的2.615倍。即中药治疗是影响（缓解）疾病预后的重要因素。②静脉曲张程度加重一个等级，预后加重可能性是预后不加重可能性的1.835倍。③证候因子5（肝郁脾虚型）积分每增加一个单位即引起预后不加重可能性是预后加重可能性的76.8%，因此肝郁脾虚型相对其他证候的预后要好。④TBil含量增高，引起预后不良是预后好可能性的1.502倍，同样是预后加重的一个因素。表明总胆红素水平和静脉曲张度是预后加重的因素；中药治疗是影响（缓解）疾病预后的重要因素，因此中医药辨证施治对肝硬化预后有积极影响，提示中医药是目前治疗有效方法；肝郁脾虚型相对于其他证候的预后要好，提示中医辨证对判断肝硬化的预后有一定的参考价值。曾转萍等[75]对278例肝硬化患者进行回顾性分析，记录患者的血气、电解质、肝功能、Child2pugh分级等实验室资料。结果显示Child2pugh分级、氧分压、氧饱和度、谷丙转氨酶（ALT）、直接胆红素（DBil）、间接胆红素（IBil）等与肝硬化患者预后相关。COX回归显示年龄OR为1.024（1.001～1.047）、pH值OR为0.493（0.213～1.138）、二氧化碳分压OR为0.402（0.218～0.741）、标准碳酸氢盐OR为1.194（1.033～1.380）、氧饱和度OR为0.973（0.954～0.993）、直接胆红素OR为1.004（1.001～1.007）为影响肝硬化患者预后的主要指标。表明影响肝硬化患者预后的指标为体内的酸碱平衡，如pH、二氧化碳分压、标准碳酸氢盐、氧饱和度；另外，肝功能指标直接胆红素也对预后有一定影响。

以上是影响肝炎肝硬化预后的主要因素。

一、性别、年龄与预后

女性病人生存率高于男性，但与预后并非绝对相关。年龄小于60岁者生存率高，而大于60岁者因其肝实质储备功能差，合并症多，死亡率高。

二、肝功能与预后

肝脏体积大比偏小者预后好。肝脏进行性肿大，血小板减少，反映肝脏病变在进展，预后不良。黄疸轻微，持续存在，似对肝硬化预后不起决定作用，但黄疸渐进性加深，或近日内黄疸急剧加深者，反映肝细胞坏死加重，近期死亡率极高。检查血清胆红素水平与死亡率是成正比的。血清白蛋白、胆碱酯酶、胆固醇及凝血酶原时间或凝血酶原活动度，它们的水平降低，反映肝脏合成功能不佳，数值越低预后越差。在上述各项指标中，血清蛋白与生存时间关系密切，血清白蛋白数值分别在＞3.5g/dL、3.0～3.5g/dL、2.5～3.0g/dL和＜2.5g/dL时，病人相应的存活时间为21.6年、10.8年、6.5年和2.6年。血清内毒素水平升高在肝硬化病人中也相当普遍（约有92.3%），它严重影响疾病预后，是导致病情恶化和病人死亡的重要原因。

三、合并症与预后

1. 门脉高压　在肝硬化病人十分常见，静脉曲张直至上消化道出血是造成病人死亡的直接原因。出血的频率与预后有很大关系，有人发现第一次出血后平均生存期为18.8个月，第二次出血后则为13.2个月，第三次出血后为4.51个月。说明出血次数越多，死亡率越高。

2. 腹水　在肝硬化失代偿出现，在肝功能恶化时腹水突然发生。如有明确诱因如低蛋白血症等，治疗多能奏效；对无明确诱因，腹水缓慢形成，历经数月，难治性腹水并伴肠胀气者，预后极不良。腹水并伴自发性腹膜炎者发生率约30%，病死率达50%。肝硬化腹水与病人的生存时间关系密切。有报道，腹水从出现到死亡的平均期限为12.9月，半数以上于1年内死亡。

3. 肝性脑病　常有诱因如进食高蛋白食品、利尿剂过量、感染、电解质紊乱等。出现肝性脑病后预后差。综述国外报道，自昏迷至死亡平均时间为0.9个月，3年生存率为18%，5年生存率为8%。国内报道，1周内死亡者占70.3%，10个月存活率仅6.3%。有慢性肝性脑病者常反复昏迷，进行性加深，最终导致死亡。

4. 感染　感染是主要并发症之一，也是肝功能衰竭的主要诱因，发生率为14%。感染表现形式不同，常有自发性细菌性腹膜炎（发生率3%～23%）、肺部感染（发生率29.2%）和败血症（发生率3.5%～38.5%）。感染的发生与机体免疫功能低下、低蛋白血症等有关。有人将肝硬化病变程度分为A、B、C三级，A级感染率为2.3%，B级为8.0%，C级为26.4%。说明肝硬化程度越重，合并感染的机会越多。另外，治疗的合理与时间直接影响预后。

5. 肝肾综合征　在失代偿肝硬化晚期，发生率达44%～84%。多数病人继发于上消化道出血、感染、放腹水后或长期使用利尿剂。早期发现亚临床型病例尚可纠正，由大量腹水压迫引发者，经排腹水后可缓解。多数病人预后极差，一旦出现少尿，在3～7日内迅速恶化而死亡。

四、病毒复制与预后

肝炎后肝硬化病变的发展，首先取决于病毒感染的状态和炎症活动反应。在病毒清除后，小结节性肝硬化者处代偿期可无炎症活动，或仅有轻微炎症活动，病变仍然缓慢发展。这是因为肝组织结节的改建和血流的短路导致病情逐渐加重。病毒活跃复制时，肝细胞坏死持续存在，逐渐加重，最终可至肝功能衰竭。即使是在病毒低复制状态时，由于肝硬化已进入相当程度，少量病毒存在也促进肝功能衰竭的发展。尤其是HBV和HCV或HDV重叠感染的病例，病变加速，加重进展情况较单一病毒感染。

五、肝炎病理改变与预后

影响肝硬化预后的病理改变，一方面是炎症活动，另一方面是结节形成。在代偿期肝硬化病例，肝脏炎症轻微，仅有小结节形成，病情稳定。一旦炎症活动起来，出现肝细胞融合坏死后，再生可由小结节性发展为大结节性肝硬化，肝功能严重损害，伴有黄疸加深，合并症出现，病情迅速恶化，预后极差。

第九节　名家经验与病案分析

病案1

患者江某，男性，41岁，广东云浮人，教师，平素嗜酒，因右胁胀痛2年于2007年10月20日初诊。入院时见患者形体肥胖，右胁肋胀痛时作，食后腹胀，倦怠乏力，纳可，胸前见有蟹纹，朱砂掌、蜘蛛痣阴性，肝肋下1指可及，舌淡暗，苔薄黄，脉弦。肝功能示：ALT60.0U/L，AST152.0U/L。血脂四项：TC6.50mmol/L，TG2.60mmoL/L。肝纤四项示：HA350ng/mL，LN150ng/mL，C-Ⅳ80.45ng/mL，PC-Ⅲ150.56ng/mL。上腹部B超示：中度脂肪肝。西医诊断为脂肪肝；中医诊断为胁痛，症属瘀血阻络，治当活血祛瘀，软坚散结。药用当归10g，生地15g，桃仁10g，红花10g，柴胡10g，桔梗6g，川牛膝10g，赤芍15g，鳖甲15g，龟板15g，生山楂15g，甘草6g。服药7剂后，胁肋胀痛减轻。上方继服1个月后，右胁肋胀痛明显好转，腹胀、倦怠乏力消失，舌脉如前，肝功能正常，肝纤四项示：HA250.00ng/mL，LN122.25ng/mL，C-Ⅳ70.35ng/mL，PC-Ⅲ115.20ng/mL。继服2个月后诸症消失，复查肝功能正常，血脂正常，肝纤四项正常；腹部B超未见异常。

按语：胁痛是指以一侧或两侧胁肋部疼痛为主要表现的病症，是临床上比较多见的一种自觉症状。胁，指侧胸部，为腋以下至第十二肋骨部的总称。如《医宗金鉴·卷八十九》

所言："其两侧自腋而下，至肋骨之尽处，统名曰胁。"有关胁痛的记载，最早见于《内经》，《内经》明确指出了本病的发生主要与肝胆病变相关。如《素问·脏气法时论》中说："肝病者，两胁下痛引少腹，令人善怒。"在《素问·刺热论》中有"肝热病者，小便先黄，……胁满痛，手足躁，不得安卧"的记载，该患者因饮食不节，过食肥甘而发病，诚如《景岳全书·胁痛》指出损伤脾胃，湿热内生，郁于肝胆，肝胆失于疏泄，可发为胁痛。"以饮食劳倦而致胁痛者，此脾胃之所传也。"治疗以血府逐瘀汤为主方加减，血府逐瘀汤由桃红四物汤（桃仁、红花、当归、川芎、生地、赤芍）合四逆散（柴胡、枳壳、甘草、赤芍）加桔梗、牛膝而成。方中以桃红四物汤活血化瘀而养血，防纯化瘀之伤正；四逆散疏理肝气，使气行则血行；加桔梗引药上行达于胸中（血府）；牛膝引瘀血下行而通利血脉，再加用鳖甲、龟板等软坚散结，山楂消食化脂，诸药相合，构成理气活血之剂。本方以活血化瘀而不伤正、疏肝理气而不耗气为特点，达到运气活血、祛瘀止痛、软坚散结的功效。

病案2

患者张某，女，23岁，广州市人，无职业，发现HBsAg（+），HBeAg（+），HBcAb（+）十余年，近1个月觉胸胁痞闷，气息不畅，重按则舒，烦躁易怒，肝功能示：ALT160.0U/L，AST75.0U/L。肝纤四项示：HA450.23ng/mL，LN250.56ng/mL，C-Ⅳ180.45ng/mL，PC-Ⅲ150.56ng/mL。脉沉弦，苔白腻。中医诊断为肝着，证属痰瘀互结。治当行气散瘀、通阳活血。药用旋覆花30g、茜草9g、葱白5g、茯苓9g、陈皮6g、当归10g、赤芍15g、郁金15g、甘草6g。连服30剂，胸胁中痞闷减轻，原方再服30剂，诸症痊愈，肝功能、肝纤四项复查均正常。

按语：肝着病名见于《金匮要略》。是指肝脏气血郁滞，着而不行所致。《金匮要略·五脏风寒积聚病脉证并治》云："肝着，其人常欲蹈其胸上，先未苦时，但欲饮热，旋覆花汤主之。"由于肝郁血滞，故见胸胁痞闷不舒，甚或胀痛。故喜人揉按其胸上，以求舒缓，由于初起病在气分，故得热饮则气机暂时通畅而胸满稍舒。但其病既成经脉凝滞，虽饮亦无益。其治当行气散瘀、通阳活血，方用旋覆花汤加减。唐容川云："肝主血，肝着即是血黏着而不散也，血生于心而归于肝，今着于胸前隔膜中，故欲蹈其胸以通之也，故用葱白以通胸中之气，如胸痹而用薤白之例，用旋覆花以降胸中之气，如胸满噫气而用旋覆花之例也，唯新绛乃茜草所染，用以破血，正是治肝经血着之要药。"此方另加陈皮、茯苓，取其和中化痰，加赤芍、泽兰、郁金，取其化瘀通络。

参考文献

［1］中国中西医结合学会肝病专业委员会. 肝纤维化中西医结合诊疗指南［J］. 中西医结合学报，2006，4（6）：551-555.

［2］陆伦根，曾民德. 肝纤维化的诊断和评估［J］. 中华肝脏病，2005，13（8）：603-604.

［3］曾民德. 临床肝胆系病学［M］. 上海：上海科学技术出版社，2002：220-227.

[4] 中华医学会传染病与寄生虫病学分会，肝病学分会联合修订. 病毒性肝炎防治方案 [J]. 中华肝脏病，2001，40（1）：62-68.

[5] 陶艳艳，刘成海. 丹参及其化学成分抗肝纤维化作用机制研究进展 [J]. 中西医结合学报，2004，2（2）：145-148.

[6] 罗云，戴立里，沈鼎明. 丹参诱导大鼠肝星状细胞凋亡作用的研究 [J]. 重庆医学，2003，32（12）：1701-1702.

[7] 杨伟峰，陈厚昌，夏笔军. 丹参酮ⅡA对肝星状细胞增殖及分泌细胞外基质的影响 [J]. 实用医学，2003，19（11）：1191-1192.

[8] 刘成，赵俊芳，刘成海，等. 丹酚酸B对转化生长因子β_1促肝星状细胞分泌胶原的影响 [J]. 肝脏，2003，8（3）：20-22.

[9] 王晓玲，崔云华，胡旭东，等. 丹酚酸B对大鼠肝星状细胞增殖周期的抑制作用 [J]. 中华消化，2004，24（1）：59.

[10] 刘丽，姜慧卿，张晓岚. 丹参单体IH764-3对H_2O_2刺激肝星状细胞增殖和胶原合成的影响及其机制 [J]. 中国应用生理学，2003，19（1）：78-81.

[11] 姜慧卿，张晓岚，刘丽. 丹参单体通过下调黏着斑激酶诱导H_2O_2刺激的肝星状细胞凋亡 [J]. 中国病理生理，2003，19（1）：18-21.

[12] 施光峰，李谦，翁心华，等. 苦参素对大鼠纤维化肝脏金属蛋白酶-1和α-平滑肌肌动蛋白表达的影响 [J]. 中华肝脏病，2004，12（1）：56.

[13] 卢清，张清波，张继明，等. 氧化苦参碱对大鼠肝星状细胞旁分泌活化途径的抑制作用 [J]. 肝脏，2004，（1）：31-33.

[14] 周清荣，张园海，申悦平. 苦参素治疗慢性乙型肝炎32例 [J]. 中西医结合肝病，2003，13（3）：174-176.

[15] 展玉涛，刘宾，李定国，等. 大黄素抗肝纤维化的作用机制 [J]. 中华肝脏病，2004，12（4）：245-246.

[16] 张彦亮，杨大明，潘亮，等. 大黄素对HSC-T6细胞增殖及细胞周期影响的研究 [J]. 胃肠病学和肝病学，2003，12（6）：532-534.

[17] 郭美姿，李孝生，沈鼎明. 大黄酸对大鼠肝纤维化形成的影响 [J]. 中华肝脏病，2003，11（1）：26-29.

[18] 韩涛，王宝恩，钱绍诚，等. 黄芪对肝星状细胞胶原降解基因表达的影响 [J]. 天津医科大学学报，2003，9（2）：159-161.

[19] 张霄翔，杨雁，陈敏珠. 黄芪多糖对HSC-T6细胞增殖及胶原产生的影响 [J]. 中国临床药理学与治疗学，2003，8（6）：645-647.

[20] 吴强，杨雁，薛绍礼，等. 黄芪总苷对肝星状细胞增殖和合成胶原的抑制作用 [J]. 中国药理学通报，2003，19（8）：892-895.

[21] 吴建良，刘成海. 冬虫夏草对肝纤维化的作用 [J]. 中西医结合肝病，2001，11（6）：382-384.

[22] 颜吉丽，李华，范钰，等. 虫草多糖对大鼠肝星状细胞核因子-κB活性和肿瘤坏死因子-α表达的影响 [J]. 复旦学报（医学版），2003，30（1）：27-29.

［23］孙万峰，孙荣玲，姜维苓，等．复方冬虫夏草多糖脂质体口服液治疗慢性乙肝的临床观察［J］．中国药师，2003，6（7）：438-439．

［24］刘丽娟，马世尧，袁宝荣．百令胶囊的药理作用及临床应用［J］．中成药，2004，26（6）：493-496．

［25］刘平，吴定中，刘成海，等．扶正化瘀中药复方促进CCl_4大鼠肝纤维化逆转的配伍机制研究［J］．上海中医药大学学报，2002，16（1）：37-41．

［26］王吉耀，郭津生，刘淑玲．甘草甜素对肝硬化动物模型肝脏内NF-κB结合活性的抑制作用［J］．中华肝脏病，1999，7（1）：42-43．

［27］郭晖，黄爱龙，姚云清，等．甘草酸二铵抗内毒素体外致肝细胞凋亡的作用［J］．中华肝脏病，2004，12（3）：159．

［28］刘妍，成军，杨倩，等．应用基因表达谱芯片技术克隆甘草甜素诱导Jurkat细胞后的差异表达基因．世界华人消化，2004，12（1）：70-73．

［29］许伟华，刘斌，林森，等．甘草酸二铵治疗肝纤维化的动态观察．中国新药与临床，2003，22（6）：352-354．

［30］刘学松，李定国，陆汉明，等．汉防己甲素及维拉帕米对成纤维细胞生长增殖的影响［J］．新消化病学，1997，5（1）：82-83．

［31］孙自勤，王要军，权启镇，等．汉防己甲素对大鼠实验性肝纤维化的防治作用［J］．新消化病学，1994，2（1）：19-20．

［32］赵进军，吕志平，张绪富．白背叶根对肝纤维化大鼠的实验研究［J］．现代诊断与治疗，2002，13（5）：257-259．

［33］郑丽娜，韩涛，王宝恩，等．柴胡对肝星形细胞胶原降解作用的体外研究［J］．天津医药，2003，31（4）：235-237．

［34］钟显飞，蒋明德，马洪德．红景天苷对乙醛刺激的大鼠肝星状细胞凋亡的影响［J］．中药新药与临床药理，2004，15（3）：161-164．

［35］陈岳祥，张兴荣，谢渭芬，等．牛磺酸对离体肝星状细胞增殖及凋亡的影响［J］．中华消化，2003，23（5）：282-284．

［36］潘志恒，程木华，李林，等．大黄䗪虫丸抗肝纤维化作用的临床研究［J］．中国中西医结合消化，2003，11（4）：212-214．

［37］潘志恒，程木华，李林，等．大黄䗪虫丸对慢性肝病核素肝脏功能显像定量分析结果的影响［J］．第四军医大学学报，2006，27（23）：2193-2196．

［38］潘志恒，谢瑶，何宏文，等．大黄䗪虫丸对大鼠肝星状细胞活化及增殖的影响［J］．现代消化及介入诊疗，2005，10（2）：61-64．

［39］潘志恒，谢瑶，何宏文，等．大黄䗪虫丸对大鼠肝星状细胞基质金属蛋白酶表达及活性的影响［J］．中国中西医结合，2005，25（12）：1100-1103．

［40］宋家武，李绍白，张文英．血府逐瘀汤抗大鼠肝纤维化作用的研究［J］．中西医结合肝病，1997，7（1）：38-40．

［41］郭昌星，杨兴易，林兆奋，等．血府逐瘀汤对全身炎症反应综合征患者氧自由基的影响［J］．中国中西医结合急救，2002，9（4）：228-229．

[42] 王奇, 陈云波, 梁伟雄, 等. 血瘀证兔模型血管内皮细胞内分泌功能变化及血府逐瘀汤使用的影响 [J]. 中国中医基础医学, 1998, 4 (6): 31-34.

[43] 赵进军, 吕志平, 张绪富. 小柴胡汤治疗肝纤维化的研究进展 [J]. 中西结合肝病, 2001, 11 (3): 188-199.

[44] 陈廷玉, 王景涛, 张波. 小柴胡汤抗肝纤维化的形态学和血清学实验研究 [J]. 黑龙江医药科学, 2003, 26 (4): 48-49.

[45] 曾凡波, 晏菊姣, 万波, 等. 鳖甲煎丸药理学研究 [J]. 中成药, 2002, 24 (7): 529-532.

[46] 赵治友, 姚真敏, 钟庆平, 等. 中药鳖甲煎丸抗肝纤维化作用的临床研究 [J]. 中西医结合肝病, 2001, 11 (3): 136-139.

[47] 任小巧, 卢跃卿, 陈永旭, 等. 仲景三方对大鼠肝纤维化不同时期血清Ⅲ型前胶原、透明质酸及层粘连蛋白作用的观察 [J]. 北京中医药大学学报, 2001, 24 (3): 35-37.

[48] 尤红, 王宝恩, 王泰龄, 等. 复方861对肝星状细胞的增殖和凋亡的干预作用 [J]. 中华肝脏病, 2000, 8 (2): 78-80.

[49] 丁惠国, 唐淑珍, 王宝恩. 复方861对肝星状细胞分泌表达内皮素-1蛋白及mRNA的影响 [J]. 中华肝脏病, 2003, 11 (5): 308.

[50] 尤红, 王宝恩, 马雪梅. 中药复方801抑制肝星状细胞NF-κB活性的体外研究 [J]. 中华肝脏病学, 2001, 9 (2): 73-74.

[51] 姜春萌, 刘成海, 刘成. 扶正化瘀胶囊对肝星状细胞激活的干预 [J]. 中国中西医结合消化, 2003, 11 (5): 280-283.

[52] 王晓玲, 刘平, 刘成海, 等. 拆方扶正化瘀方对肝细胞及肝星状细胞功能的影响 [J]. 世界华人消化, 1999, 7 (8): 663-665.

[53] 周平, 张木森, 司慧远, 等. 复方鳖甲软肝片治疗慢性乙型肝炎肝纤维化30例临床小结 [J]. 空军总医院学报, 2001, 17 (3): 172-173.

[54] 王全楚, 申德林, 张成道, 等. 软肝缩脾丸对肝纤维化大鼠TIMP-1、TIMP-2及Ⅰ、Ⅲ型胶原mRNA及蛋白表达的影响 [J]. 胃肠病学和肝病学, 2001, 10 (3): 244-246.

[55] 张文胜、程明亮、陆荫英. 中药复方对肝纤维化大鼠细胞因子的影响 [J]. 中华肝脏病, 2003, 11 (5): 285-287.

[56] 张伯顺. 水针治疗对慢性肝炎血清肝纤维化指标的影响 [J]. 针灸临床, 1997, 13 (8): 23.

[57] 蔡庆春, 刘建平. 穴位注射治疗肝纤维化34例 [J]. 河南中医, 2006, 26 (8): 66-67.

[58] 程井军, 吴其恺, 贺劲松, 等. 电针治疗非酒精性脂肪性肝炎的临床观察 [J]. 湖北中医, 2005, 27 (8): 9-11.

[59] 刘燕. 电针加穴位注射对老年慢性乙型肝炎血清纤维化指标的影响 [J]. 中国针灸, 2002, 22 (10): 697.

［60］过建春，陈素莲，李冰如，等. 小剂量干扰素穴位注射联合中药治疗慢性肝炎肝纤维化临床研究［J］. 中国针灸，2000，20（1）：9-11.

［61］李天煜，李荣，陈博艺，等. 蝎仙口服液联合复方丹参注射液穴位注射治疗慢性肝病肝纤维化［J］. 广东医学，2006，27（9）：1405-1407.

［62］黎新平，高玉玺，柴艳峰，等. 针灸药结合疗法对慢性乙型肝炎患者肝组织病理学的影响［J］. 中西医结合肝病，2005，15（2）：79-80.

［63］闵友江，马晓芃，赵天平，等. 电针对肝纤维化大鼠Ⅰ、Ⅲ型胶原mRNA表达的影响［J］. 上海针灸，28，27（8）：43-45.

［64］朱梅，孙伟. 针刺足三里关元穴区对实验性肝纤维化的影响［J］. 牡丹江医学院学报，1998，19（4）：1-2.

［65］Pol S, Carnot F, Nalpas B, et al. Reversibility of Hepatitis C Virus Related Cirrhosis［J］. Hum Pathol, 2004, 35: 107-112.

［66］Muretto P, Angelucci E, Lucarelli G. Reverslbillty of Cirrhosis in Patients Cured of Thalassemia by Bone Marrow Transplantation［J］. Ann Intern Med, 2002, 136: 667-672.

［67］Camma C, Di Bona D, Schepis F, et al. Effeet of Peginterferon Alfa 2α on Liver Histology in Chronic Hepatitis C: α Meta-analysis of Individual Patient Data［J］. Hepatology, 2004, 39: 333-342.

［68］李东，李兵顺. 肝纤维化逆转的研究进展［J］. 医学综述，2002，8（1）：20-22.

［69］Iredaie JR, Benyon RC, Asthur MJP, et al. Tissue Inhibitor of Metalloproteinase-1 Messenger RNA Expression is Enhanced Relative to Interstitial Collagenase Messenger RNA in Experi-Mental Liver Injury and Fibrosis［J］. Hepatology, 1996, 24（4）：176-184.

［70］Iredale JP, Goddard S. Tissue Inhibitor of Metalloproteinase-Ⅰ and Interstitial Collagenase Expression in Autoimmune Chronic Active Hepatitis and Activated Human Hepatic Lipocytes［J］. Clin Sci, 1995, 589（1）：75-81.

［71］Knittel T, Ylehde AI, Kobold D, et al. Expression Patterns of Matrixmetal Loproteinase and Their Inhibitors in Parenchymal and Non-parenchynialcells of Rat Liver. Regulation TNF-alpha and TGF-beta［J］. J Hepatology, 1999, 30（1）：48-60.

［72］Murphy G, Stanton H, Cowell S, et al. Mechanisms for Promatrixmetal-loproteinase Activation［J］. APMIS, 1999, 107（1）：38-44.

［73］Carmeliet P, Collen D. Development and Disease in Proteinase-deficient-mice:Role of the Plasminogen Matrix Metalloproteinase and Coagulationsvstem［J］. Thromb Res, 1998, 91（2）：225-228.

［74］张琴，王磊，都广礼，等. 肝炎后肝硬化预后影响因素分析［J］. 肝脏，2007，12（1）：40-42.

［75］曾转萍，廖日房，周卫平. 影响肝硬化患者预后的多因素分析［J］. 中华疾病控制，2009，13（1）：72-74.

第四章 肝 硬 化

第一节 概 述

一、发病率与流行病学[1]

肝硬化是临床常见的慢性进行性肝病,由一种或多种病因长期或反复作用形成的弥漫性肝损害。病理组织学上有广泛的肝细胞变性坏死,残存肝细胞结节性再生,结缔组织增生与纤维隔形成,导致肝小叶结构破坏和假小叶形成,肝脏逐渐变形、变硬而发展成为肝硬化。临床上以肝功能损害和门静脉系统压力升高所引起的一系列临床表现为主,并有多器官、多系统受累,晚期常出现上消化道出血、肝性脑病、继发感染等并发症。

肝硬化严重危害人民身体健康。肝硬化的发病率尚无准确统计资料。1987年世界卫生组织(WHO)提供的数据显示,肝硬化人群平均发病率约17.1/10万。据55个国家向WHO提供的数据显示,每年全世界死于肝硬化的人数超出31万,近几年来因肝硬化死亡人数已增加到50万。在西欧和美国等地区,因肝硬化致死人数仅次于恶性肿瘤、心血管病、脑血管病和意外事故,居死亡原因第5位。在美国中年人中则为位居第4位的死亡原因。不同国家或者同一国家不同地区发病率也有较大差异,西方发达国家主要以酒精性肝硬化为主,占所有肝硬化的2/3以上。嗜酒人数增加是这些国家近年来肝硬化发病率不断上升的主要原因。肝硬化发病率随酒精消耗量增加而增加,如法国酒精性肝硬化的发病率为300/10万,患病人群中男性为女性的3倍,如果酒精消耗量大于40~50g/d,则发病率上升至2 500/10万。法国1945年按年龄标准统计肝硬化病死率为10/10万,1967年则上升到40/10万。英国伯明翰1960年发病率为5.6/10万;1974年则达到153/10万。我国肝硬化发病率占同时期住院病人总数的1%左右,以肝炎病毒感染致肝炎后肝硬化为多见。但近年来,酒精性肝硬化发生率明显增加。本病发病年龄以21~50岁多见,占85%左右,男女比例为(4~8):1,中年男性患肝硬化最为突出。

二、肝硬化的分类[2]

引起肝硬化的病因很多,也很复杂。临床上炎症程度、病情进展速度与程度也会有很大的差异。所以目前尚没有统一的分类方法,有按病因、病理、临床分,也有按病因结合病理进行分类的。我国按不同病因和发病情况分为10类:

(一)病毒性肝炎肝硬化

占我国肝硬化病因的40%~65%,主要由乙型、丙型、丁型肝炎病毒引起,其中最常见的是乙型肝炎,其发病机制与肝炎病毒引起的免疫异常有关,其致病方式主要是经过慢性肝炎,尤其是慢性活动性肝炎阶段,而逐渐演变为肝硬化。肝炎后肝硬化多数表现为大结节性肝硬化；少数病例如病程缓慢迁延，炎性坏死病变较轻但较均匀，亦可表现为小结节性肝硬化。从病毒性肝炎发展至肝硬化的病程短至数月，长至数十年。

（二）酒精性肝硬化

占我国肝硬化病因的7%左右，但近些年来，随着人们物质生活水平的提高，我国对酒的消耗量正逐年升高，尤其是长江以北地区。因此，对酒精性肝硬化也应引起警惕。

（三）寄生虫性肝硬化

多由于感染血吸虫或肝吸虫等引起。血吸虫寄生在肠系膜静脉分支，虫卵随血流进入肝脏后主要沉积于汇管区，因为虫卵及其毒性产物的刺激，引起大量结缔组织增生，导致肝脏纤维化和门脉高压。血吸虫性肝硬化左叶受累较重，肝表面有较大的结节。因除邻近虫卵沉积处的肝细胞有萎缩外，其他部分肝细胞无明显变性及再生，故临床上肝功能改变较轻微，而门脉高压出现较早，过去称之为血吸虫病性肝硬化，应称为血吸虫病性肝纤维化。

（四）毒物和药物性肝硬化

长期反复接触某些化学毒物，如砷、磷、四氯化碳等，或者长期服用某些药物，如甲基多巴、四环素、氯丙嗪、硫氧嘧啶、异烟肼、甲氨蝶呤、双醋酚丁等，均可引起肝细胞坏死，胆汁淤积，或肝内过敏性炎症反应，从而引起慢性肝炎，最后演变为肝硬化。

（五）代谢性肝硬化

由遗传性和代谢性疾病致某些物质因代谢障碍而沉积于肝脏，引起肝细胞变性坏死，纤维结缔组织增生而形成肝硬化。其中有：①铁代谢紊乱：见于血色素病；②铜代谢紊乱：见于肝豆状核变性即Wilson病；③α_1抗胰蛋白酶缺乏症；④糖原累积病Ⅳ型；⑤半乳糖血症；⑥酪氨酸代谢紊乱症等。

（六）肝静脉回流受阻性肝硬化

静脉阻塞性疾病导致肝硬化如柏-查综合征、缩窄性心包炎、慢性心力衰竭等，导致肝脏长期淤血，以致肝细胞缺氧坏死，纤维结缔组织增生，而引起肝硬化。

（七）胆汁性肝硬化

肝内胆汁淤积或肝外胆管阻塞持续存在时，可导致肝细胞缺血、坏死，纤维结缔组织增生而形成肝硬化。由肝内胆管梗阻引起者为原发性；由肝外胆管梗阻引起者为继发性。

（八）营养不良性肝硬化

多数学者认为，营养不良可导致含胱氨酸的蛋白质减少，肝细胞内酶的生成减少，趋脂物质、胆碱或合成胆碱所必需的蛋白质缺乏，肝内与中性脂肪合成的磷脂减少，引起肝细胞脂肪堆积、变性，发生脂肪肝，最后形成肝硬化。但也有学者认为营养不良与脂肪肝并无直接关系，而是长期营养缺乏，造成肝细胞对其他致病因素的抵抗力降低，使一些肠内毒素在经门静脉入肝后，肝脏无法将其有效清除，从而导致肝细胞变性坏死，而形成肝硬化。

（九）先天梅毒性肝硬化

孕妇感染梅毒后经胎盘传染给胎儿所致。

（十）隐源性肝硬化

由患者病史及组织病理学检查无法确诊其病因的肝硬化。

引起肝硬化的病因很多，不同地区的主要病因亦不相同。在国外，特别是北美、西欧等地区以酒精肝硬化最多见。在国内，以病毒性肝炎所致肝硬化最为常见，其次为血吸虫病肝纤维化，酒精性肝硬化亦逐年增加。据流行病学调查，80%以上的患者既往有过乙型肝炎病毒感染，约70%的肝硬化患者HBsAg阳性。研究证实[3]，两种病因先后或同时作用于肝脏，更易导致肝硬化。如各型肝炎病毒的交叉重叠感染、血吸虫病或长期大量饮酒者合并乙型病毒性肝炎等，都可加速肝纤维化的形成和肝硬化的发生。

三、祖国医学对肝硬化的认识

在中医无"肝硬化"病名，但两千多年前战国时代成书的《山海经》内所载"瘕疾"的病名和"睬"（大腹），则与此相似。后则根据肝硬化的主要临床表现而命名，如当有黄疸时，则名为"黄疸"；在病的较早期有胁痛时，则名为"胁痛"；腹部发现包块时，则名为"瘕积"；在较晚期有腹部膨隆时，则名为"单腹胀"、"水鼓"、"血鼓"等。古代医籍记载中《灵枢·水胀》篇云："腹胀，身皆大……，色苍黄，腹筋起，此其候也。"《金匮要略·水气》篇云："肝水者，其腹大，不能自转侧，胁下腹痛。"《景岳全书·肿胀》篇云："纵酒无节，多成水鼓。"《医门法律·胀病论》云："瘕积，积块，痞块，即是胀病之根，日积月累，腹大如箕斗，腹大如瓮，是名单腹胀。"

在肝硬化的因病机及防治方面，前人通过临床实践积累了许多治疗的经验，如中药的内服、外敷，针灸，气功等，其中许多内容至今仍有很大的实用价值，这是一笔丰厚的宝贵遗产。新中国成立以来，中医治疗肝病更取得了长足的发展，引起国内外极大的关注。

第二节 病 因 病 机

一、中医的病因病机

肝硬化虽是现代医学名词，但对肝硬化的症状、体征（如黄疸、双胁疼痛、肝脾肿大等）早在公元前770至公元前221年的中医古籍中即有描述。一般认为它包括在中医学"瘕"、"癖"、"痞"、"积"、"鼓胀"等症之中。"瘕"、"癖"、"痞"、"积"，包括腹内一切肿块，并不都是现代医学中的肝硬化，但其中现代医学的代偿期肝硬化却包含在"瘕"、"癖"、"痞"、"积"病症之中，而失代偿期肝硬化，包含在中医学的"鼓胀"之中。中医学对肝硬化病因的认识，可以归纳为以下几方面：

（一）感受外邪

《黄帝内经》记载："湿热相交，民当病疸。""风气流行，脾上受邪，民病腹满。"《灵枢·百病始生》记载："积之始生，得寒乃生。"而金元四大家之一的李东垣则认为："诸腹胀大，皆属于热，此乃八益之邪，有余之症，自天外而入，是感风寒之邪传里，寒变为热。"隋代巢元方在《诸病源候论》中指出："因外寒郁内热而腹胀。"《景岳全书》记载："积聚之病，凡饮食、血气、风寒之属，皆能致之。"《张氏医通·积聚》记载："按积之成也，正气不足，而后邪气踞之。"这里所说的"湿热"、"风寒"等，皆指外邪。说明本病是感受外来之邪而生，大体相当于现代医学中的肝炎后肝硬化。

（二）感染寄生虫

《诸病源候论》记载："此由水毒气结聚于内，全腹渐大，动摇有声，……名水蛊也。"明代李中梓《医宗必读》记载："此病名有鼓胀与蛊胀之殊。……蛊胀者，中实有物，腹形乏大，非虫即血也。"据《说文解字》对蛊字的解释："蛊，腹中虫也，从虫从皿。"可以认为当时对蛊胀的病因，明确指出水中有虫为患，相当于现代医学中的血吸虫性肝硬化。

（三）酒食不节

张仲景在《金匮要略》中就记载有"酒疸"一病。《景岳全书·肿胀》篇描述："少年纵酒无节，多成水鼓。盖酒为水谷之液，血亦水谷之液，酒入中焦，必求同类，故直走血分，……故饮酒者身面皆赤，此入血之证，亦散血之证，扰乱一番，而血气能无损耗者，未之有也。第年当少时，则旋耗旋生，固无所觉，及乎血气渐衰，则所生不偿所耗，而且积伤并至，病斯见矣……其有积渐日久，而成水鼓者，则尤多也。"此记载不仅指出酒精性肝硬化乃长期饮酒所致，且详细描述了发病过程。

（四）情志郁结

《金匮翼·积聚统论》篇记载："凡忧思郁怒，久不得解者，多成此疾。"《格至余论·鼓胀论》："今也七情内伤，六淫外侵，饮食不节，房劳致虚，……遂成胀满，经曰鼓胀也。"《景岳全书·肿胀》篇认为："凡七情、劳倦、饮食、房闱，一有过伤，……乃成此证。"由此可见，古代医家多认为精神因素与本病发生有关。虽然现代医学在病因学上没有明确提出精神状态与肝硬化的关系，但通过研究已经证实，长期情志不佳，可造成人的细胞免疫功能低下和体液免疫异常。故可以认为情志不佳不仅能够造成人们对肝炎病毒的易感状态，而且许多病也与精神状态有关。

究其病机，夏德馨[4]认为肝硬化病因包括情志不和而肝郁气滞，水毒之邪侵袭脏腑经络（感染虫毒），以及黄疸迁延日久等，其病机亦错综复杂，肝郁气滞使肝脾之脉瘀阻，湿热熏蒸则水气内结不行，因病邪留恋，病情缠绵，令正气亏乏，临床多见肝脾俱伤或肝脾肾三脏损害，以及气滞、血瘀、湿热、水浊相互交织，形成正虚邪实夹杂之证。张定国等[5]认为肝硬化病因常见外感邪毒、酒湿内蕴、血吸虫感染等，其病机主要是脾气虚，血液运行不畅，气血痰湿传输失常而为病，病机为脾虚与血瘀，本虚标实。本虚为正气虚弱，即气血阴阳亏耗；标实即邪气实，为痰饮湿浊瘀血内阻。朱慧民[6]等认为肝硬化是肝体之病，肝体阴而用阳，以柔韧之体行刚强之用。肝体"硬化"必然导致肝用不及，肝用不及复加剧肝体硬化，体用失调是肝硬化基本矛盾，肝体病变则是矛盾的主要方面，且以肝阴脾阳亏虚是本，湿热瘀毒为标。穆齐金等[7]临床治疗肝炎后肝硬化，强调病机特点是正虚、热毒、血瘀和瘀逆为害。蒋建[8]认为正气不足是肝硬化发生的根本原因，即由于正气亏虚，正不胜邪，邪气踞之，渐成斯症。总之，肝硬化属本虚标实之证。

二、西医的病因[9]

引起肝硬化的病因很多（见表6），具有地区差异性。美国、欧洲等国及地区以酒精性肝硬化多见，亚洲、非洲地区以肝炎后肝硬化为多见。值得注意的是，部分肝硬化可能是多

表6　引起肝硬化的病因或有关疾病[10]

病毒性肝炎	胆汁淤积
酒精性肝病	肝静脉回流受阻
血吸虫病	Budd-Chiari综合征
代谢性疾病	缩窄性心包炎
血色病	慢性心功能不全
Wilson病(肝豆状核变性)	自身免疫性肝病
α_1-抗胰蛋白酶缺乏症	药物或中毒性肝病
Ⅳ型糖原累积病	印度儿童肝硬化
半乳糖血症	隐源性肝硬化
其他	其他

种致病因素共同作用的结果。现将肝硬化的病因分别叙述如下：

（一）病毒性肝炎

在我国，病毒性肝炎是导致肝硬化的主要原因。目前，根据肝炎病毒的病原学分类将病毒性肝炎分为甲型、乙型、丙型、丁型、戊型及庚型肝炎。甲型肝炎、戊型肝炎一般不发展为肝硬化。1995年初发现的庚型肝炎病毒，其致病性及是否引起慢性肝损害等许多问题仍不清楚。易发展为慢性肝病及肝硬化的病毒性肝炎有：

1. 乙型肝炎　流行病学资料表明[11]，在中国每年有50万～100万新发病例，而且在全世界约3亿慢性乙型肝炎病毒携带者中，中国人占80%。急性乙型肝炎病程短，无严重后果；慢性乙型肝炎或无症状乙型肝炎病毒（HBV）携带者，往往能导致慢性肝损害，最终发展成肝硬化或肝癌。在乙型肝炎病毒感染者中，有10%～15%的成人患者或者90%以上新生儿期感染可成为慢性乙型肝炎病毒感染。母亲HBsAg阳性的新生儿90%以上会感染乙型肝炎病毒，其中98%患儿会发展为慢性乙型肝炎病毒感染。临床研究也发现，在我国肝硬化患者中血清HBsAg阳性率（40.0%～85.4%）明显高于一般人群及非肝硬化患者（10%）；无论肝硬化患者血清乙型肝炎病毒标志物阳性与否，其肝组织中HBsAg阳性率都在80%左右，肝癌患者更高，说明即使血清乙型肝炎病毒标志物阴性也不能排除肝硬化患者有乙型肝炎病毒感染。这些资料说明乙型肝炎病毒感染在中国十分严重，特别是母婴垂直传播是引起慢性乙型肝炎病毒感染的主要原因；同时也说明乙型肝炎病毒感染在我国肝硬化病因中的重要地位。

2. 丙型肝炎　自从1989年建立抗丙型肝炎病毒抗体检测方法及用逆转录PCR方法检测HCV-RNA以来，已证明丙型肝炎病毒感染已成为一个严重的公共健康问题，是输血后肝炎的主要原因，占80%～90%。虽然在世界范围内丙型肝炎病毒感染不如乙型肝炎病毒感染常见，但丙型肝炎病毒更易引起慢性化，40%～60%患者在平均5年左右会发展为慢性肝炎，其中20%左右患者在平均20年左右将发展为肝硬化，甚至肝癌。在中国，HBsAg阴性的肝硬化患者抗丙型肝炎病毒抗体的阳性率为10%～20%，而人群抗丙型肝炎病毒抗体阳性率为2%～3%。

3. 丁型肝炎　丁型肝炎病毒（HDV）是一种缺陷RNA病毒，其复制需要乙型肝炎病毒存在。因此，丁型肝炎病毒大多是在慢性乙型肝炎病毒感染的基础上形成重叠感染，其结果是使原有慢性肝病加重，进一步缩短发展至肝硬化或肝癌的病程。然而，乙型肝炎病毒和丁型肝炎病毒同时感染是极罕见的。我国丁型肝炎病毒血清学标志物在慢性乙型肝炎及肝硬化患者中分别占13.7%和15.9%，说明丁型肝炎病毒感染在中国仍很重要，与肝硬化病因有关。

（二）其他病毒感染

1. 巨细胞病毒与EB病毒　巨细胞病毒与EB病毒属于疱疹病毒科的非嗜肝单股RNA病毒，可引起慢性持续性感染导致肝功能异常，但与肝硬化的关系尚不清楚。近来，日本学者发现巨细胞病毒感染不引起肝纤维化。

2. 新型肝炎病毒　在不明原因的慢性肝炎中有10%～15%患者仍为病毒感染。1997年末，日本学者发现TT病毒可能是慢性肝炎的原因。TT病毒属于单链DNA病毒，TT病毒感染的临床特征及其与肝硬化的病因有无关系尚不清楚。

（三）酒精性肝硬化

酒精性肝硬化在组织学上称为Laennec肝硬化，它是西方国家及地区肝硬化的常见病因。20世纪80年代以来，随着我国国民经济的发展，人均酒精消耗量大幅度上升，尽管目前尚无长期大量饮酒而致肝损害患者的流行病学调查资料，但慢性乙醇中毒仍为肝硬化的常见病因。其病理特征为大小基本一致的小结节型肝硬化。乙醇所致的肝损害有几种类型：①酒精性脂肪变性。酒精消耗使脂肪在肝内堆积的现象，在实验动物与志愿者身上均已得到了证实。②酒精性脂肪坏死也称为酒精性肝炎。显微镜下可见不同程度的脂肪坏死、酒精性透明小体及急性炎症和细胞周围纤维组织增生。传统观点认为酒精性肝炎是酒精性肝硬化的先兆。③酒精性肝硬化，约占长期大量饮烈性酒者的50%。值得注意的是，酒精性肝病患者对肝炎病毒特别是乙型肝炎病毒易感，故易合并肝炎病毒感染，更易导致肝硬化或肝癌。

（四）血吸虫病

在我国流行的为日本血吸虫病，主要分布在长江流域，是由皮肤接触含尾蚴的疫水而感染。主要病变为肝脏与结肠由虫卵引起的肉芽肿。由于虫卵及其毒性物质的刺激引起汇管区周围结缔组织增生，导致肝纤维化和门静脉高压症。因此，晚期肝血吸虫病表现为以巨脾为特征的肝硬化门静脉高压症。随着血吸虫病防治工作的开展，在我国血吸虫病发病率日益减低。

（五）代谢性疾病

1. 血色病　血色病又称"铁血色病"。目前认为血色病与组织相容性抗原A_3有关，是一种较常见的、属于常染色体隐性遗传病。主要原因是由于肠道黏膜缺陷导致肠道吸收食物中的铁增加，引起肝细胞内弥漫性过度铁沉积伴组织损伤；如不及时治疗，进行性肝损害可导致肝硬化。临床以肝硬化、肝脾肿大、关节炎、糖尿病及性功能减退为特点。

2. Wilson病　此病又称"肝豆状核变性"，是一种常染色体隐性遗传性铜代谢障碍性疾病，其主要原因是第13对常染色体q位点突变所致。血浆铜蓝蛋白含量减少、血清铜含量低下、尿铜含量增加及铜过量沉积于肝脏、角膜、脑基底节。临床及病理特征为震颤、强直、抽搐、构音困难、肝硬化，以及角膜色素环、肝脏和脑基底神经节组织内铜沉积过量。

（六）胆汁淤积

长期慢性胆汁淤积者，由于胆酸及胆红素的作用引起肝细胞变性、坏死及肝纤维化，最终可以发展为肝硬化，病理学上称为胆汁性肝硬化。胆汁性肝硬化确切的发病机制仍不清楚，近几年研究的主要结果有以下几方面：①胆汁淤积与小叶中央区肝细胞坏死；②门静脉区胆管与小胆管扩张、增生；③无菌性或感染性小胆管炎，伴有炎性细胞浸润及炎症介质的产生；④门静脉区纤维化与水肿；⑤"胆湖"（bile lake）形成。引起胆汁性肝硬化的病因详述如下：

1. 原发性胆汁性肝硬化 该病的病因及发病机制仍不清楚。主要病理改变为肝内胆管分支阻塞或节段性非化脓性炎症，造成小叶间胆管胆汁淤积。这类病症临床少见，多发于中年女性；临床以难消退的黄疸、皮肤瘙痒、ALP增高、γ-球蛋白增高等为特点。少数患者伴有其他器官系统的自身免疫性疾病，90%以上患者血清中可检测出抗线粒体抗体，50%患者实验室检查结果示类风湿因子阳性。

2. 继发性胆汁性肝硬化

（1）肝实质细胞间淤胆：肝实质细胞间淤胆主要病因有病毒性肝炎、药物性肝病、酒精性肝病及一些代谢性肝病引起慢性长期高胆红素血症，是继发性胆汁性肝硬化常见的原因之一。

（2）慢性肝外胆管阻塞：慢性肝外胆管阻塞是引起继发性胆汁性肝硬化最常见的病因。成人最常见的阻塞原因是胆结石、手术后胆管狭窄、反复发作感染性胆管炎、慢性十二指肠乳头炎、慢性胰腺炎或胆管周围炎。胆总管或壶腹周围肿瘤罕见有长到足以引起继发性胆汁性肝硬化者。成人较少见的阻塞原因是肝门淋巴结肿大（肿瘤转移、淋巴瘤或淋巴结核）、胆总管炎性息肉及憩室、胆管寄生虫感染、异位胰腺、肝及胃肠动脉瘤、十二指肠溃疡病及憩室。儿童常见病因是先天性胆管闭塞或囊肿。

胆汁淤积发展为胆汁性肝硬化的时间由于不同病因而有明显差异。小儿先天性胆管闭塞8周至6个月可发展为肝硬化。一般来讲，成人继发性胆汁性肝硬化形成时间为：胆总管狭窄者7年，胆管结石伴反复间歇性感染性胆管炎者4.5年，胆管及壶腹周围恶性病变者至少1年。因此，胆汁淤积至引起胆汁性肝硬化的时间最少需8周至1年；解除阻塞，则肝脏生化与形态学可获改善。

（七）肝静脉回流受阻

长期肝静脉回流受阻，导致肝脏被动充血（淤血），病理特点为肝实质细胞肿胀、肝脏肿大、肝小叶中心性坏死及纤维化；外观为槟榔肝。常见病因有：

1. 缩窄性心包炎及慢性心功能不全 病程往往大于10年，肝脏肿大而且质地中等硬度，该症也称心源性肝硬化。

2. Budd-Chiari综合征 Budd-Chiari综合征是由于肝静脉或下腔静脉狭窄或阻塞所致。根据其发病机制分为两型：①原发性肝静脉狭窄：原发性肝静脉狭窄多见于日本女性，其病理特点为肝静脉内膜下微血栓形成、血管壁增厚。既往多认为原因不明，目前认为可能与口服避孕药及抗肿瘤药、X线放射治疗有关。②肝静脉或下腔静脉血栓：肝静脉或下腔静脉血栓临床多见。常见病因有真性红细胞增多症、骨髓纤维化、阵发性睡眠性血红蛋白尿及肝癌、肾癌等恶性肿瘤。

（八）自身免疫性肝病

病因及发病机制不十分清楚。临床女性多见，肝功能损害轻，丙氨酸转移酶与γ-球蛋白增高明显；伴有其他系统自身免疫性疾病，例如系统性红斑狼疮，可出现多种自身抗体及异常免疫球蛋白血症。

（九）药物性或中毒性肝病

肝脏损害是由于吸入、摄入或静脉给予许多药物（见表7）及化学制剂（如四氯化碳、砷剂及锑剂）引起。任何人出现黄疸及肝功能异常时要仔细地询问他在工作中或生活中是否接触化学物质，并询问服药史。中毒性肝炎主要致病机制为：①直接毒性作用；②特异体质。

表7　引起肝损害的有关药物[12]

药物名称	性激素类药	抗炎药	抗结核药	心血管类药	抗精神药	中草药	其他
发生率（%）	13.9	11.6	9.3	4.6	4.6	30.2	25.8

药物或中毒性肝病患者肝脏病变程度与肝毒性物质、环境及暴露或接触的时间有关。反复或持续接触同一种毒性物质可导致肝脏纤维化，甚至发展为肝癌。肝细胞病变的确切机制仍不清楚，与以下因素有关：①细胞内Ca^{2+}平衡被破坏，造成细胞内Ca^{2+}超载现象；②自由基导致肝细胞损伤；③药物或毒物与肝细胞膜共价键结合；④依赖细胞内P450氧化酶产生活性氧；⑤不依赖细胞内P450氧化酶的细胞损伤。

药物或中毒性肝病的诊断无确切标准。许多其他疾病均可产生类似的临床表现，使用药物与继发性肝损害之间的因果关系有时难以证实。因此，对所有肝功能异常的病人，必须周密、细致地询问用药史。

（十）印度儿童肝硬化

该病主要分布在印度，可为先天性或获得性。其病理特点为肝脏局部性或弥漫性纤维化，几乎没有肝细胞坏死。在印度，15%左右门静脉高压症患者是由于门静脉特发性纤维化所致。

（十一）隐源性肝硬化

病因不清楚。近年来，随着特异性诊断方法的建立和发展，血清流行病学调查表明，病毒性肝炎可能是隐源性肝硬化的原因之一。

（十二）其他病因

1. 肝梅毒　主要见于三期梅毒。临床表现为脾肿大、肝硬化及类白血病反应等。

2. 营养不良、溃疡性结肠炎、囊性纤维化等　此类病因可引起或伴有肝硬化，但其因果关系很难证实。多数学者认为，单纯营养不良不会导致肝硬化，然而，营养不良可能降低肝细胞对其他致病因素的抵抗力，成为肝硬化的间接病因。

三、肝硬化的病理分类[13]

肝硬化的病理核心是肝脏结缔组织弥漫性增生伴有肝细胞结节状再生。肝脏受致病因素作用后，肝细胞变性、坏死，有炎性反应，肝细胞再生，最后导致肝小叶结构被破坏和血管改建，肝脏变形、缩小、变硬而成肝硬化。肝纤维化是肝硬化病理过程中重要一环，但如果肝脏仅有纤维组织增生，而无肝细胞结节存在，如先天性肝纤维化、心力衰竭所致肝腺泡第三区纤维化，不能称为肝硬化。反之，如仅有肝细胞结节，而无纤维组织增生，如局灶性结节性肝细胞增生，也不是肝硬化。据此病理可分类为：

（一）病理表现

1. 早期肝硬化肝大小正常，质稍硬。主要特点是纤维增生活跃，形成大小不一的纤维束，但再生结节不均匀，仅少数假小叶形成。

2. 晚期肝硬化肝体积缩小，表面不平，质硬。纤维隔充满，有较大的多小叶性再生结节形成,肝细胞辐射状排列的小叶不复可见,假小叶广布肝实质。

(二)病理形态

1. 小结节型肝硬化其特点为结节大小比较一致,多数结节直径为1~3mm。纤维隔的宽窄也比较一致,多在2mm以内。

2. 大结节型肝硬化结节的大小不等,直径一般超过3mm,大的可达3cm,常由许多小叶构成。纤维隔宽窄不等,一般较宽。

3. 混合型肝硬化兼有大小结节的肝硬化,大小结节接近等量。

此外,有一种不完全分隔型肝硬化,其特点是纤维隔伸向小叶内,但并不将它完全分隔,肝实质再生形成大结节或小结节不明显。有些学者把此型肝硬化归入混合型肝硬化。

第三节 临床表现

肝硬化的起病与病程发展一般均较缓慢,临床症状亦较隐匿;大约15%肝硬化的患者无明确慢性肝病史。而且,肝硬化患者临床表现多种多样,无特异性。早期临床表现往往是慢性活动性肝炎的症状;晚期大多患者表现为门静脉高压症。肝硬化的临床表现与肝脏病理学改变有关,它可以反映肝脏损害的严重程度,轻者可完全无症状,重者表现为慢性肝衰竭,而与肝硬化的病因无明确关系。目前,临床医师仍将肝硬化临床表现分为肝功能代偿期(静止期)和肝功能失代偿期(活动期),但两期无截然界限。代偿期肝硬化患者临床表现无特异性,症状轻而易漏诊;失代偿期肝硬化患者的临床表现可归纳为肝功能减退和门静脉高压症及全身其他系统的表现。

一、肝功能代偿期

肝脏具有很强的代偿功能,代偿期肝硬化患者大部分无症状,只是在体检或其他疾病进行剖腹手术或尸体解剖时才发现有肝硬化;少部分患者可表现为轻度乏力、食欲不振、恶心、腹胀等非特异性消化道症状。其中,以乏力和食欲不振出现较早,且较突出。上述症状多呈间歇性,因劳累或伴发病而出现,经休息后可缓解。

全身状况一般无异常,肝功能正常或轻度异常;肝脏不肿大或轻度肿大,脾脏轻、中度肿大;部分患者可见蜘蛛痣或肝掌。B超或CT影像检查供临床参考,肝硬化的确诊需各种肝脏穿刺活检进行组织学诊断。少部分代偿期肝硬化患者可始终保持肝功能正常,另一部分患者则发展为失代偿期肝硬化,年发生率约5.6%。

二、肝功能失代偿期

患者症状显著而突出,主要为肝功能减退和门静脉高压症两大类临床表现。

(一)肝功能减退的临床表现

1. 全身症状 患者一般情况有营养状况较差,体重减轻,面色晦暗,皮肤干枯可伴有色素沉着，部分患者可有浮肿、口角炎等症状。主要的全身症状有：

（1）乏力：早期症状，其程度自疲倦到严重乏力以致卧床不起。一般认为乏力与肝硬化的严重程度一致。其主要原因有：①食欲减退，热量摄入不足；②肝病时葡萄糖、蛋白质、脂肪代谢障碍，ATP产生不足；③营养不良性肌萎缩或肌无力现象；④电解质紊乱，特别是低钠、低钾血症。

（2）不规则发热：失代偿期肝硬化患者，25%～50%有不规则低热，体温波动于37.5～38.5℃。主要原因有：①肝细胞坏死，蛋白质及其代谢产物分解吸收。②内毒素血症：慢性肝病尤其是肝硬化患者，由于肝脏单核-吞噬细胞系统功能减退，导致肝脏对肠源性内毒素的清除减少；内毒素激活单核巨噬细胞产生肿瘤坏死因子及白细胞介素，这些因子参与体温调节而引起发热。近年来，肠源性内毒素血症与肝病的关系日益受到重视。失代偿期肝硬化患者内毒素血症发生率为60%～80%，内毒素可诱发肝硬化患者多种并发症及病理生理改变。因此，针对肝硬化内毒素血症的治疗亦日益受到重视。③肝硬化合并原发性肝癌：80%以上原发性肝癌发生在肝硬化的基础上，而肝硬化发生原发性肝癌的年发生率约2.4%。④肝脏对某些物质灭活减少（如雌激素、胆酸中间代谢产物等），蓄积于体循环成为致热原。

2. 消化道症状　消化道症状也是肝硬化患者早期症状。

（1）食欲不振：往往为早期症状，轻者表现为食量减少，重者可表现为进食后上腹饱胀、恶心、呕吐，甚至厌食。主要原因：①肝硬化门静脉高压性胃病：肝硬化门静脉高压可引起消化道黏膜被动充血、水肿，胃肠功能减退。②胃肠激素分泌异常，影响胃肠功能。③肝硬化患者胰腺外分泌功能减退导致多种消化酶减少。近年来，有学者研究发现，一氧化氮参与胃肠动力学作用，调节胃底基础张力；胃生理性扩张及生理性肠蠕动被抑制作用等均需一氧化氮参与调节。因此认为，肝硬化患者血清一氧化氮水平增高与胃肠功能紊乱有关。

（2）腹泻：较多见，可出现脂肪痢，但一般不超过5次/d。可能原因：①结合胆盐减少。②肠道菌群失调，大部分肝硬化患者肠道球菌/杆菌比值异常，伴有腹泻者杆菌减少（乳酸杆菌、拟杆菌、双歧杆菌等），而梭菌增加。细菌毒素及二氢胆酸可刺激胃肠蠕动引起腹泻。③门静脉高压性肠病，肠黏膜被动充血，吸收功能低下。

（3）腹痛：50%左右肝硬化患者可有右上腹不规则钝痛、绞痛。其主要原因：①肝脏周围炎；②胆囊炎；③自发性腹膜炎等。持续疼痛须考虑原发性肝癌。

（4）腹胀：临床多见。其主要原因：①胃肠动力障碍：肝硬化患者胃肠动力障碍原因十分复杂，可能是肝硬化本身并发症、胃肠激素异常、一氧化氮水平增高及电解质紊乱等多种因素共同作用的结果。②胃肠胀气：晚期重症肝硬化患者可出现中毒性肠麻痹。③腹水：少量腹水可无症状，如果腹水量超过200mL可出现轻度腹胀；有人估计肝硬化患者腹水量最多可超过10 000mL。④巨脾：血吸虫性肝硬化多见，多表现为腹部胀痛。⑤电解质紊乱：临床不少见，尤其是低钠、低钾血症。

（5）呕血及便血：约2/3肝硬化患者终生至少发生一次消化道出血，是肝硬化常见的临床表现。肝硬化上消化道出血的主要原因：①食管胃底静脉曲张破裂出血（EVB）：占首位，为60%～75%，临床表现为反复呕血或血便，出血量大，可伴有程度不同的失血性休克，病势凶险。值得临床医师注意的是，食管胃底静脉曲张破裂出血可同时合并有其他部位的出血灶，胃镜检查是可靠的诊断方法。②消化性溃疡出血：占15%～30%，临床主要表现为黑便或血便，很少有失血性休克发生。③门静脉高压性胃病出血：占10%～20%，出血量小，临床与消化性溃疡出血难鉴别。④其他：肝硬化患者常合并反流性食管炎亦可引起出血，极少数患者可合并食管癌、胃癌等出血。

3. **出血倾向与贫血** 临床常表现为头晕、乏力及鼻、齿龈出血，重者可出现胃肠道黏膜出血、静脉穿刺部位出现瘀斑，与肝脏损害程度有关。主要由于肝脏合成凝血因子障碍、脾功能亢进时血小板减少及毛细血管扩张等因素所致。90%以上肝硬化患者有程度不同的贫血，其主要原因：①营养不良：肝硬化患者因食欲不振或禁食，大部分患者有营养不良性贫血，主要为叶酸及铁缺乏。②脾功能亢进：血管外溶血增多，少部分患者伴有轻度血管内溶血。③消化道出血：临床亦常见。

4. **黄疸** 80%左右失代偿期肝硬化患者有不同程度黄疸，与肝脏损害程度一致；黄疸的程度提示肝细胞广泛坏死或进行性肝细胞坏死。15%～20%肝硬化患者伴有皮肤瘙痒，可能由于胆盐淤滞于皮下组织刺激神经末梢所致。肝硬化患者长期伴有高胆红素血症（平均多于6个月），可引起继发性胆汁性肝硬化；少部分肝硬化患者长期胆汁淤积要警惕肝癌。

5. **内分泌功能失调** 肝硬化患者内分泌功能紊乱，有雌激素、醛固酮和抗利尿激素增多，雄激素减少等。临床表现为：男性患者常有性欲减退、毛发脱落及乳腺增生等女性化特征；女性患者有月经失调、闭经、不孕等。少部分肝硬化患者由于肾上腺皮质功能减退，面部及其他暴露部位可见皮肤色素沉着。

6. **面色异常** 肝硬化患者面色改变具有特征性。多数患者面色较病前晦暗，随病程延长而变成黝黑、灰暗且伴色素沉着。其可能原因是继发性肾上腺皮质功能减退；有人认为肝硬化患者雌激素增加使体内巯氢基对酪氨酸酶抑制作用减弱，于是造成黑色素产生增加。

7. **其他表现** 其他表现如肝掌、蜘蛛痣等慢性肝病体征。肝硬化患者可在手掌大、小鱼际肌和指端腹侧有红斑，称之为肝掌；70%～80%肝硬化患者可在上腔静脉区域出现蜘蛛痣。多数学者认为，肝硬化患者的这种表现与雌激素增加有关，可能还与肝硬化患者血循环中舒血管因子增加（如一氧化氮等）有关。

（二）门静脉高压症的临床表现

大多数肝硬化患者存在门静脉高压症，主要临床表现有：脾脏肿大、腹水、门-体侧支循环形成或开放和门静脉高压性胃病，其中最具特征性表现为门-体侧支循环形成或开放。

1. **脾脏肿大** 脾脏因被动充血而肿大，一般为中度肿大；上消化道出血时，脾脏可暂时缩小。如果脾脏肿大伴全血细胞减少，临床称为"脾功能亢进"。血吸虫性肝硬化可表现有巨脾，肝功能损害程度轻。

2. **侧支循环建立与开放** 当门静脉压力增高到一定程度（超过1.96kPa），门静脉系统与体循环系统之间建立侧支循环或侧支开放，肝硬化患者主要侧支循环有：

（1）腹壁静脉曲张：肝硬化时门静脉血流受阻，脐静脉开放所致。重者可在静脉表面听到一种嗡嗡静脉音，手指轻压有震颤，称为克-鲍综合征。脐上腹壁曲张静脉血流方向由下至上，经胸壁静脉、肋间静脉回流至奇静脉；脐下腹壁曲张静脉血流方向由上至下，经大隐静脉回流至股静脉。

（2）食管胃底静脉曲张：是门静脉系统的胃冠状静脉与腔静脉系统食管静脉丛吻合形

成。食管静脉曲张是反映肝硬化门静脉高压症最客观的指标；但少部分患者（5%~10%）终生不出现食管胃底静脉曲张。食管静脉曲张发生率为70%~80%，而单纯胃底静脉曲张仅占10%左右。食管静脉曲张是肝硬化患者上消化道出血的主要原因，值得注意的是，尽管静脉曲张的发生与门静脉压力有关，但并非正相关。

（3）痔静脉丛扩张：少部分肝硬化患者可有直肠静脉曲张而表现为痔；极少部分肝硬化患者以痔破裂出血为首发症状。痔静脉丛是门静脉系统直肠上静脉与腔静脉系统直肠中静脉、直肠下静脉吻合形成；肝硬化门静脉高压症时，直肠上静脉血流方向经直肠中静脉、直肠下静脉回流至下腔静脉。

此外，由于肝硬化门静脉高压症侧支循环开放与形成，可出现异位静脉曲张的部位有：十二指肠、小肠、肠系膜根部、结肠与腹膜后、升结肠与降结肠间、胰十二指肠间、胆囊，偶见阴道和膀胱静脉曲张。

3. 腹水　腹水是失代偿期肝硬化患者最突出的体征之一。少量腹水患者，临床可无明显不适；中至大量腹水，临床表现为腹胀、尿少。腹水形成机制仍不清楚，原因是多方面的。目前认为肝硬化患者在腹水形成之前，就有水钠潴留，而外周血管扩张是肝硬化患者腹水及水钠潴留的始动因素；门静脉高压、低蛋白血症及淋巴液生成增加是维持或加重腹水形成的主要因素。

4. 胸腔积液　有5%~10%的肝硬化患者可出现胸腔积液，其中以右侧胸腔积液多见。少量胸腔积液患者临床无明显症状，大量胸腔积液患者临床表现憋气、呼吸困难。主要原因：①低蛋白血症；②由于侧支循环形成致奇静脉、半奇静脉血流量增加；③腹水通过横膈裂孔渗入胸腔。

5. 门静脉高压性胃病　门静脉高压性胃病是近年来认识的一种与肝硬化有关的胃黏膜病变，属于肝硬化门静脉高压症并发症之一。主要病理改变为胃黏膜下层、胃黏膜固有层血管扩张，而非炎症性病变；基本病理生理改变为胃黏膜被动充血，胃黏膜血流量增加，但灌注量减少。临床无特异性表现，胃镜检查是可靠的诊断方法。

三、肝硬化全身其他系统表现

（一）消化系统

1. 消化性溃疡病　慢性肝病合并消化性溃疡病有人称之为肝源性溃疡病，其发病率为15%~30%，远较一般人群高，大部分患者无典型临床症状。肝源性溃疡病发生与肝脏病变程度有关，慢性重症肝炎及肝硬化Child C级患者肝源性溃疡病发病率高达50%~70%。肝源性溃疡病发病机制仍不十分清楚，可能是胃黏膜攻击因子增强及防御保护因子减弱多因素共同作用的结果。

2. 胆石症　肝硬化患者胆石症发病率增高可达20%~30%，主要为胆色素结石，可能与溶血及胆色素排泄障碍有关。

3. 慢性胆囊炎　几乎所有肝硬化患者都有慢性胆囊炎，大部分患者为非细菌性，临床无特征性表现；少部分患者可能有上腹钝痛不适或肝区不适。

4. 门静脉高压性肠病　发病率为30%~40%，临床缺乏特异性表现，部分患者可有腹泻、便血等。其发病机制可能与门静脉高压性胃病相似。

（二）内分泌系统

1. 糖耐量异常、糖尿病　肝硬化患者60%~80%糖耐量检查结果异常，其中15%~20%可表现为明显糖尿病，有人称之为肝源性糖尿病。大部分肝源性糖尿病患者无典型的临床表现，少部分患者可有口渴、多饮及慢性肾功能不全等糖尿病并发症表现。肝硬化胰岛素抵抗是糖耐量异常及肝源性糖尿病的主要原因。

2. 低血糖　低血糖存在提示肝硬化患者至少80%以上肝细胞失去功能，是晚期肝硬化患者肝功能衰竭的信号，但如合并细菌感染、肝癌时，也可发生低血糖。临床可表现为心悸、出汗，甚至昏迷。

（三）肝性脑病

肝性脑病是继发于肝功能严重受损导致的一系列神经、精神症状为主要表现的综合征，严重者出现意识障碍而称为肝昏迷。值得注意的是，60%~70%肝硬化患者有亚临床型肝性脑病。

（四）呼吸系统

1. 肝肺综合征　临床50%~60%肝硬化患者出现明显低氧血症及肺功能改变，临床表现为唇、指甲黏膜发绀；少部分患者可有杵状指。主要原因：①肺内"蜘蛛痣"，即毛细血管扩张；②肺动静脉短路形成；③肺通气/血流比值失调，特别是合并大量腹水及胸腔积液者；④肺弥散功能下降。

2. 肺动脉高压症　肝硬化患者肺动脉高压症发生率约1%，门静脉分流术后发生率更高，临床表现为呼吸困难、心前区疼痛、晕厥，少部分患者咯血，胸骨左缘第2肋间可闻及杂音、肺动脉瓣部分第二心音亢进，其原因不清楚，可能与门静脉高压症有关。

（五）泌尿系统

1. 肝肾综合征　肝肾综合征多见于失代偿期晚期肝硬化患者，尤其是有腹水者。临床表现为自发性少尿、氮质血症、稀释性低钠血症及低尿钠，而尿常规检查正常或轻度异常。

2. "黄疸"肾　"黄疸"肾指由于胆汁酸或胆盐沉积于肾小管所致的肾脏疾病，病理学上称为"黄疸"肾。临床无特异性表现，故诊断困难。

（六）心血管系统

肝硬化患者普遍存在体循环高动力循环状态，血浆容量增加。其特征为心排出量增加，外周血管阻力减低。临床表现为手热、毛细血管搏动、心动过速及低血压等。少部分慢性肝病患者可并发结节性多动脉炎，其原因与HBsAg引起的Ⅲ型变态反应有关；临床表现为心脏扩大、心功能不全、高血压、肌痛等。

（七）水盐代谢障碍

肝硬化患者在腹水形成前已有水钠潴留，在出现腹水和其他并发症后，电解质紊乱更明显。

1. 低钠血症　大部分患者为慢性稀释性低钠血症，少数为真性缺钠。轻者无明显不适，重者（血清Na^+<120mmol/L）可出现明显恶心、呕吐、脑水肿，甚至低钠性脑病等表现。主要原因：①长期限钠摄入；②长期使用利尿剂；③长期输入过多葡萄糖液体。值得注意的是顽固性低钠血症可能是肝功能衰竭的征象。

2. 低钾血症、低氯血症与代谢性碱中毒　这些是肝性脑病常见诱因之一。临床无特异性表现，易被其他肝病症状掩盖。可能原因：①食欲不振，长期摄入不足；②长期大量使用利尿剂；③长期静脉输入过多葡萄糖。

四、肝硬化并发症

（一）上消化道出血

上消化道出血是肝硬化最常见并发症，病死率高达25%～50%。在出血原因中，约60%为食管胃底静脉曲张，占首位。

（二）腹水

腹水是肝硬化最常见并发症之一。

（三）感染

肝硬化患者抵抗力低下，肝脏巨噬细胞功能减退及肠道细菌移位，故易并发肺炎、胆系感染及自发性细菌性腹膜炎等。

（四）肝性脑病

肝性脑病是晚期肝硬化最严重并发症之一，也是常见死亡原因。

（五）原发性肝癌

80%以上原发性肝癌发生在肝硬化的基础上。临床上，如果肝硬化患者肝脏肿大、质地硬或肝脏短时间内增大，肝区疼痛及不规则发热，要警惕原发性肝癌。

（六）肝肾综合征

肝肾综合征多见于失代偿期晚期肝硬化患者。临床表现为自发性少尿、氮质血症、稀释性低钠血症及低尿钠，而尿常规检查正常或轻度异常。

五、肝硬化临床分级

失代偿期肝硬化与代偿期肝硬化仅是临床对肝硬化患者肝脏贮备功能的粗略估计，两期无截然界限；而且，失代偿期肝硬化患者临床病情轻重仍有很大差异。因此，国外学者Child将肝硬化患者血清胆红素、清蛋白、凝血酶原时间及患者一般情况等五个指标进行分层记分，将肝脏贮备功能分为A、B、C三级，但患者一般情况记分临床很难掌握。1973年，Pugh

表8　Child-Pugh 改良肝功能计分分级标准

指标	异常程度记分		
	1	2	3
肝性脑病（级）	无	1～2	3～4
腹水	无	少，易控制	中～大，顽固
凝血酶原活动度（%）	>50	30～50	<30
胆红素（mg/dL）	1～2	2～3	>3
清蛋白（g/L）	>35	35～25	<25

注：A级：5～6分；B级：7～9分；C级：10～15分

表9 新肝功能分级评分标准

变量	1分	2分	3分	4分
清蛋白（g/L）	>35	30~35	25~30	<25
腹水（量）	无	少，易控制		大，难控制
脑病（级）	无	1~2		3~4

等[14]将肝硬化患者有无肝性脑病代替一般情况进行记分，即Child-Pugh改良记分法（见表8、表9），是迄今国际上通用的肝硬化肝脏贮备功能的分级标准。值得注意的是，国外肝硬化的主要原因是乙醇中毒，而中国肝硬化的主要原因是病毒性肝炎，Child-Pugh分级是适合肝炎后肝硬化患者肝脏功能评价，它对指导临床治疗、判断预后具有重要的参考价值。

第四节 诊断与鉴别诊断

一、肝硬化的诊断

（一）肝炎肝纤维化

主要根据组织病理学检查结果诊断，B超检查结果可供参考。B超检查表现为肝实质回声增强、增粗，肝脏表面不光滑，边缘变钝，肝脏、脾脏可增大，但肝表面尚无颗粒状，肝实质尚无结节样改变。肝纤维化的血清学指标如透明质酸（HA）、Ⅲ型前胶原（PC-Ⅲ）、Ⅳ型胶原（C-Ⅳ）、层粘连蛋白（LN）四项指标与肝纤维分期有一定相关性，但不能代表纤维沉积于肝组织的量。

（二）肝炎肝硬化

是慢性肝炎发展的结果，肝组织病理学表现为弥漫性肝纤维化及结节形成，二者必须同时具备才能诊断。

1. 代偿性肝硬化 指早期肝硬化，一般属Child-Pugh A级。有轻度乏力、食欲减退或腹胀症状，尚无明显肝功能衰竭表现。血清白蛋白降低，但仍≥35g/L，胆红素<35μmol/L，凝血酶原活动度多大于60%。血清ALT及AST轻度升高，AST可高于ALT，γ-谷氨酰转肽酶可轻度升高。可有门静脉高压症，如轻度食管静脉曲张，但无腹水、肝性脑病或上消化道出血。

2. 失代偿性肝硬化 指中晚期肝硬化，一般属Child-Pugh B级、Child-Pugh C级。有明显肝功能异常及失代偿征象，如血清白蛋白<35g/L，A/G<1.0，明显黄疸，胆红素>35μmol/L，ALT和AST升高，凝血酶原活动度<60%。患者可出现腹水、肝性脑病及门静脉高压症引起的食管、胃底静脉明显曲张或破裂出血。

根据肝脏炎症活动情况，可将肝硬化区分为：①活动性肝硬化：慢性肝炎的临床表现依然存在，特别是ALT升高，黄疸、白蛋白水平下降，肝质地变硬，脾进行性增大，并伴有门静脉高压症。②静止性肝硬化：ALT正常，无明显黄疸，肝质地硬，脾大，伴有门静脉高压症，血清白蛋白水平低。肝硬化的影像学诊断：B超见肝脏缩小，肝表面明显凹凸不平，锯齿状或波浪状，肝边缘变钝，肝实质回声不均、增强，呈结节状，门静脉和脾静脉内径增宽

（门静脉内径≥13mm、脾静脉内径≥8mm），肝静脉变细，扭曲，粗细不均，腹腔内可见液性暗区。

根据2000年病毒性肝炎防治方案肝硬化的临床诊断标准：①代偿性肝硬化指早期肝硬化，一般属Child-Pugh A级。虽可有轻度乏力、食欲减退或腹胀症状，尚无明显肝功能衰竭表现。血清白蛋白降低，但仍≥35g/L，胆红素＜35μmol/L，凝血酶原活动度多大于60%。血清ALT及AST轻度升高，AST可高于ALT，γ-谷氨酰转肽酶可轻度升高。可有门静脉高压症，如轻度食管静脉曲张，但无腹水、肝性脑病或上消化道出血。②失代偿性肝硬化指中晚期肝硬化，一般属Child-Pugh B级、Child-Pugh C级。有明显肝功能异常及失代偿征象，如血清白蛋白＜35g/L，A/G＜1.0，明显黄疸，胆红素＞35μmol/L，ALT和AST升高，凝血酶原活动度＜60%。患者可出现腹水、肝性脑病及门静脉高压症引起的食管、胃底静脉明显曲张或破裂出血。而此病人虽转氨酶正常，但有低蛋白血症及门静脉高压情况（门静脉内径≥13mm，腹水），因此可以在排除其他疾病基础上诊断肝硬化。

二、鉴别诊断

肝硬化是一种常见的慢性肝病，是由一种或多种病因长期或反复作用的，引起的肝脏弥漫性损害。临床上早期由于肝脏功能代偿较强，可无明显症状；后期则有多系统受累，以肝功能损害和门脉高压为主要表现，并常出现消化道出血、肝性脑病、继发性感染、癌变等严重并发症。

1. 肝肿大时须与慢性肝炎、原发性肝癌、肝包虫病、华枝睾吸虫病、慢性白血病、肝豆状核变性等鉴别。

2. 腹水时须与心功能不全、肾脏病、结核性腹膜炎、缩窄性心包炎等鉴别。

腹腔积液的鉴别诊断：应确定腹腔积液的程度和性质，与其他原因引起的腹腔积液鉴别。肝硬化腹腔积液为漏出液，SAAG＞11g/dL；合并自发性腹膜炎为渗出液，以中性粒细胞增多为主，但SAAG仍大于11g/dL。结核性腹膜炎为渗出液伴ADA增高。肿瘤性腹腔积液比重介于渗出液和漏出液之间，腹腔积液LDH/血LDH＞1，可找到肿瘤细胞。结核性和肿瘤性腹腔积液AAG＜11g/dL，腹腔积液检查不能明确诊断时，可做腹腔镜检查，常可明确诊断。

3. 其他原因所致的脾肿大，特别是所谓特发性门静脉高压（斑替氏综合征），肝硬化鉴别诊断与其不同的病理为肝内窦前性门脉纤维化与压力增高，临床表现为脾肿大、贫血、白细胞与血小板减少、胃肠道反复出血等。晚期血吸虫病也有窦前性肝内门静脉阻塞和门静脉高压、脾功能亢进和腹水等表现，应注意肝硬化鉴别诊断。

4. 与肝硬化并发症鉴别的疾病

（1）上消化道出血应与消化性溃疡，急慢性胃黏膜病变，胃癌、食管癌及胆管出血等相鉴别。

（2）肝性昏迷应与低血糖、糖尿病、尿毒症、药物中毒、严重感染和脑血管意外等所致的昏迷相鉴别。

（3）功能性肾衰竭应与慢性肾炎、慢性肾盂肾炎以及由其他病因引起的急性肾功能衰竭相鉴别。

第五节 辨证施治

中医对肝硬化的认识和治疗已积累了丰富的经验。本病的病因，虽分酒食不节、感受湿热疫毒及寄生虫、情志所伤、劳欲过度四个方面，但形成本病的病机，首先在于肝脾的功能彼此失调，日久而渐及于肾。肝、脾、肾三脏均受损而虚衰，此乃本病之本。三脏衰虚所致的腹中气滞、血瘀、水停之实证乃本病之标。故本病病机的特点与本虚标实，本愈虚则标愈实。

辨证论治是中医的精髓，但它存在比较抽象、难以掌握及主观性强的缺点，因此中医证型研究就显得非常迫切和必要。近十年来，肝硬化的中医证型研究取得了可喜的成果。根据肝硬化的中医病因病机，对肝硬化进行辨证分型，诸医家认识不尽相同。

一、辨证分型

（一）中医各医家辨证分型

1993年中国中西医结合学会消化系统疾病专业委员会制定的对肝硬化辨证标准[15]分为6个证型：肝气郁结、脾虚湿盛、湿热内蕴、肝肾阴虚、血瘀、脾肾阳虚，并列出主要症状和次要症状以及诊断标准。这一辨证标准在一定程度上代表了该病的常见证型。

孙殿兴等[16]将肝硬化辨证分为脾肾阳虚、肝肾阴虚、气滞血瘀、水气互结、湿热蕴结5型。周发洋[17]分期辨证论治肝硬化：初期（代偿期）临证分为肝郁脾虚、气滞血瘀，中期（失代偿早期）临证分为水湿内阻、瘀血阻络，后期则视患者具体情况，急则治标，缓则治本，临床有阴虚、阳虚之分，分为肝肾阴虚、脾肾阳虚。霍清萍[18]等探讨肝瘀热互结与肝纤维化之间的关系，选择肝病瘀热互结与非瘀热互结患者各20例，分别给予清热化瘀方（由茵陈、黄芩、丹参、桃仁等组成）和辨证方药治疗，结果：肝瘀热互结是肝纤维化的重要病理基础，与肝纤维化程度一致。周后全[19]根据肝硬化患者的主要临床症状和舌苔、脉象等分为5：肝脾不和、脾胃虚弱、肝肾阴虚、湿热内蕴、热毒内炽。

骆群等[20]对58例慢性肝炎及肝硬化患者中医分型与血清透明质酸含量的关系进行分析，结果显示：血清透明质酸升高的程度依次为肝郁脾虚型＜肝肾阴虚型＜脾肾阳虚型＜湿热中阻型＜瘀血阻络型，并认为湿热中阻型、瘀血阻络型是肝硬化的关键。费开扬[21]分2型辨治肝硬化早期：即肝郁脾虚、瘀结为癥和肝肾阴虚、郁热瘀阻。汪平等[22]总结老中医王希知经验将肝硬化辨证分型为：虚实夹杂、肝郁脾虚、肝肾阴虚等。王尚金[23]分6型辨治肝硬化，即肝蕴热毒、血瘀阻络、水瘀搏结、气水互结、肝肾阴虚、脾肾阳虚。

关幼波[24]认为肝硬化多有气虚血瘀，常见肝肾阴虚、阴虚血热、脾肾阳虚3型。刘绍能等[25]认为肝郁脾虚、气滞血瘀、肝肾阴虚、肝郁气滞、肝胆湿热为慢性乙型肝炎肝纤维化多见的5个证型。吴生昌[26]将肝硬化分为狂积型和鼓胀型，前者以瘀血内阻居多，后者以脾虚气弱，血瘀水停居多。吴嘉赓等[27]根据乙型肝炎肝纤维化的临床表现，将本病分为肝郁脾虚、气滞血瘀、热郁血瘀3型。张琪[28]将肝炎后肝硬化分为肝郁气滞、湿热中阻、血瘀血热、气阴两虚、肝肾阴亏5型。王文彦[29]认为本病的中心环节是肝郁脾虚，早期多属肝郁脾虚，气滞血阻，中期多属肝郁脾虚，瘀血内结，晚期多属肝脾肾俱虚，气血水代谢失调。

(二) 根据肝硬化相关指标进行中医辨证分型

1. 根据血清肝纤维化进行中医分型　刘敏等[30]通过对164例慢性病毒性肝炎、肝炎后肝硬化患者研究发现，各中医证型慢性肝炎、肝硬化的血清肝纤维化四项指标均升高，与对照组相比差异显著（$P<0.01$）。其升高程度血清Ⅲ型前胶原肽（PⅢP）依次为肝郁脾虚型＜肝肾阴虚型＜脾肾阳虚型＜湿热中阻型＜瘀血阻络型；血清透明质酸（HA）依次为肝郁脾虚型＜湿热中阻型＜肝肾阴虚型＜脾肾阳虚型＜瘀血阻络型；层粘连蛋白（LN）依次为肝郁脾虚型＜湿热中阻型＜脾肾阳虚型＜肝肾阴虚型＜瘀血阻络型；朱方石[31]对131例6种证型组的肝硬化患者进行了血清有关指标检测，结果显示：6组四项指标均较正常人增高，除肝郁脾虚型的LN外，其余各证型的各指标与正常人均有显著性差异。四项指标在各证型中均以肝郁脾虚型为最低。HA、LN以脾肾阳虚型、肝肾阴虚型为最高，且证型彼此间大多差异明显。PⅢP以气滞血瘀型为最高，并与其余5型有显著差异，N-乙酰-β-D-氨基葡萄糖苷酶（NAG）以肝肾阴虚型为高，证型彼此间差异无统计学意义。

2. 根据并发症进行中医分型　何冠华等[32]指出肝硬化辨证分型与并性发症出现的关系为：电解质紊乱在各型均较高出现，各型之间无显著性差异（$P>0.05$）。上消化道出血在血瘀证型中出现率较高，与其他各型相比，有显著性差异（$P<0.05$）。在湿热内蕴型、肝肾阴虚型、脾肾阳虚型中也可见到，肝性脑病一般见于血瘀证、脾肾阳虚型、肝肾阴虚型、湿热内蕴型中。肝肾综合征则见于肝肾阴虚型、脾肾阳虚型、血瘀型中，死亡病人一般发生在血瘀型、脾肾阳虚型、肝肾阴虚型中。

3. 根据病理进行中医分型　曹家麟等[33]收集了住院的肝炎肝硬化患者85例的相关资料并进行数据统计，发现肝炎肝硬化患者病理分型轻度者以肝郁脾虚型及湿热中阻型为多，与肝肾阴虚型、脾肾阳虚型及瘀血阻络型相比有显著性差异（$P<0.05$）。中度者以瘀血阻络型为主，与其他各型相比有显著性差异（$P<0.01$）。而重度者其分型主要为瘀血阻络型，并且此型中、重度患者所占比例明显高于轻度患者所占比例（$P>0.05$）。

4. 根据其他指标进行中医分型　刘赞姿、李东良[34]检测了84例不同证型肝硬化患者外周血大颗粒淋巴细胞（LGL）发现：肝硬化各证型外周血LGL平均值较正常人低，其中肝硬化虚证型（肝肾阴虚、脾肾阳虚）及以虚证为主组（脾虚湿盛）与正常人相比有极显著差异，与肝硬化以实证为主组（肝气郁结、湿热内盛、血瘀）比较也有显著差异。而肝硬化以实证为主组与正常人相比无明显差异，具有可比性（$P>0.05$）。程镭、崔丽安[35]发现随着食道静脉曲张程度的加重，肝硬化血瘀证的主要症状亦有所加重，两者之间存在相关性（$P<0.05$）。

肝硬化的辨证分型迄今尚无统一的标准，这可能与缺乏可靠的检测指标，对证候演变实质缺乏深入系统的认识有关。应开展前瞻性的大样本流行病学调查，找出其证候演变的规律，为肝硬化的中医防治奠定基础。证候客观化研究有待加强。目前中医辨证分型与检测指标的相关性研究很少，且各家报道有较大的差别，对指导临床还有一定差距。

二、辨证施治

肝硬化早期，即代偿期，其病理因素主要为"气滞"，患者一般体无大虚，治疗当以理气化瘀为主，兼顾调理肝脾。

肝硬化失代偿期，患者体力渐衰，虚实互见，病情复杂，应谨守病机，根据疾病发展的不同阶段，分别采用疏肝理气、活血化瘀、分利水湿的治法。虚甚者以补为主，辅之以攻；实盛者或攻补兼施或以攻为主，辅之以补；正虚明显或有出血倾向者，则不宜使用攻逐之法，以防损伤元气，而致出血及昏迷之变。

肝硬化是本虚标实之症，故无论代偿期或失代偿期，在治疗中均应重视扶正祛邪。

（一）治疗之基本大法

前已述及，肝硬化病机的特点为本虚标实。从古至今，治疗肝硬化的具体方法多得不可胜数，但其治疗的大法总不离标本同治，攻补兼施，使攻邪而不伤正，扶正而不留邪。

1. 治标法则　肝硬化的早期，肝的功能尚处于代偿期，其病机主要是肝气郁结而致肝血瘀滞，肝郁克脾而致脾虚。"实邪"主要是血瘀，次为气滞，故此期治标的重点在于活血化瘀，兼以健脾理气。气为血帅，理气以助活血化瘀。肝在膈下，故攻其"瘀血"之邪，首推清代王清任的膈下逐瘀汤。近年来的临床和实验研究表明，活血化瘀法则治疗肝硬化可使肝脾回缩，清蛋白、球蛋白比例纠正，改善肝细胞的营养环境，增加肝细胞血供，降低门静脉压力。

在肝硬化的晚期，肝功能已失去代偿能力，其"实邪"除上述的"气滞"、"血瘀"外，还有"水湿"，治疗时应三邪均祛逐，故除采用疏肝理气、活血化瘀之法外，还应分利水湿。但具体运用时，有所侧重。因其"实邪"比代偿期为甚，故药力应较之代偿期强。如分利水湿必要时可用逐水之剂，活血化瘀可用破血之品，且选用药物时要多考虑用一药而具多功能者，如选用泽兰、益母草，则既能活血化瘀，又能利水湿。

因肝硬化的晚期正气已明显虚衰，故攻逐之法应时刻掌握"适可而止"，即所谓"衰其大半而止"的原则，且不可用太峻烈之剂，以防脾胃更进一步受损，导致元气脱失。在有明显出血倾向时，且不宜用攻逐之法。

2. 扶正法则　基于本病之"本"在于脾、肝、肾三脏的虚衰，即正虚，故在治疗的全过程中都应遵守扶正的原则，只是在具体运用时所补脏腑有所不同，攻补应有所侧重。如较早期的补益气血软坚法，常用八珍汤合化积丸加减；晚期则着重补肾，或温其阳或益其阴以祛其水湿之邪，或用附子理中汤加减，或用参麦地黄汤加减。

（二）辨证论治

1. 肝硬化代偿期

（1）肝郁气滞证：

症状：两胁胀痛，脘腹痞满，胁下积块，软而不坚，精神抑郁，疲乏无力，食欲不振，面黄无华，舌暗红，苔薄白，脉细弦。

分析：肝郁脾虚，气滞血阻，脉络不畅，气结不行，积而成块。

治则：理气活血，消积通络。

方药：柴胡疏肝散合失笑散加减。

组成：柴胡、香附、枳壳、陈皮、茯苓、当归、桃仁、红花、郁金、生蒲黄、五灵脂、泽兰。方以柴胡、香附、枳壳、郁金等疏肝解郁，行气止痛；茯苓健脾制肝急；当归养血活血；泽兰、桃仁及失笑散活血通络，散瘀消积。若见血瘀明显者，可先加三棱、莪术、水红花子。

（2）瘀血内结证：

症状：左胁下可触及明显积块，硬痛不移，面色晦暗，颈面可见蜘蛛痣，肝掌，纳呆体倦，月事不行，毛发稀疏无华，舌质暗红，或有瘀斑，脉沉细涩。

分析：积成日久，血瘀日甚，脉络不通，瘀血阻滞，故见积块增大而质硬；气血不通，则月事不以时而下；脾失健运，故纳呆乏力，面色晦暗无华；舌暗瘀斑，脉象细涩，均为气滞血瘀之征。

治则：活血化瘀，软坚散结。

方药：膈下逐瘀汤。

组成：当归、川芎、赤芍、牡丹皮、红花、桃仁、枳壳、香附、乌药、延胡索、五灵脂、甘草。

方解：方中以当归养血活血，赤芍、川芎、牡丹皮、红花、桃仁活血化瘀，通利血脉；乌药、枳壳、香附行气散结，疏达气机；延胡索、五灵脂行气止痛；甘草调和诸药，益气和中。群药配伍，气行血活，瘀散结消，气畅血行，通则不痛矣。

本方以胁下积块固定不移为辨证要点。若两胁胀痛、肝瘀气滞明显者，可选加白芍养血柔肝，柴胡、郁金、佛手疏肝理气；腹部胀满、大便溏薄、脾虚明显者，选加黄芪、党参、茯苓、白术健脾益气；夹有痰浊者，酌加远志、半夏、白芥子。

2. 肝硬化失代偿期

（1）湿热蕴结证：

症状：腹大坚满，疼痛拒按，身目俱黄，烦热、口苦，午后低热，口渴欲饮，口苦口臭，小溲短赤，大便秘结，舌质红，苔黄腻或灰黑，脉滑数。

分析：湿热互结，水浊停聚，故腹大坚满；湿阻气机，气血流通不畅，故疼痛拒按；湿热逼迫胆气上逆，故烦热口苦；胆汁外溢肌肤，故见身目俱黄；湿热内结阳明腑实，故可见大便秘结；苔黄腻，脉滑数，属湿热壅盛之征。

治则：清热化湿，攻下逐水。

方药：舟车丸合茵陈蒿汤加减。

组成：葶苈子、甘遂、黄芩、大戟、芫花、茯苓、泽泻、大腹皮、车前子、茵陈、栀子、金钱草、败酱草。

方解：方中以黄芩、茵陈、栀子、金钱草、败酱草清热化湿退黄；茯苓、葶苈子、车前子健脾利水消肿；甘遂、大戟、芫花攻下逐水，药力较猛，故用量要小，得泄则止。正虚甚者，应加强扶正之品，如黄芪、茯苓等。

（2）肝脾血瘀证：

症状：腹大硬满，青筋显露，两胁刺痛，肌肤甲错，面色黧黑，皮肤黏膜瘀斑，颈面胸部及上肢可见红点赤缕，齿衄便血，唇色紫暗，舌暗红或有瘀斑，脉细弦涩。

分析：瘀血阻于肝脾脉络之中，三焦水道不通，而致水湿停聚于腹，故见腹大硬满且痛，青筋显露而怒张；血瘀邪陷，损及肝肾，则面色黧黑；瘀血化热灼伤血络，迫血外溢，故见衄血、便血；舌质暗，脉细涩，肌肤甲错，均为瘀血之征。

治则：活血化瘀，行气利水。

方药：化瘀汤加减。

组成：当归、丹参、牡蛎、赤芍、桃仁、红花、白术、泽泻、橘红、牡丹皮。

方解：方中当归、赤芍、桃仁、红花养血活血；丹参、牡丹皮凉血化瘀；牡蛎软坚散结；白术、橘红、泽泻健脾行气利水。若瘀积不消，可选加王不留行、路路通、鳖甲、鸡内金、水红花子、夏枯草等破瘀软坚之品，若见衄血、便血，可加入黄芩炭、生地炭、藕节、三七、白茅根等凉血止血之品。

（3）脾肾阳虚证：

症状：腹部膨隆，青筋暴露，脘闷纳呆，神疲畏寒，肢冷浮肿，小便短少，大便溏薄，少腹冷痛，面色苍黄或黧黑，舌质淡胖，脉细沉微。

分析：脾肾阳虚，寒水内停则腹部胀满；脾阳虚则水谷不得运化，故脘闷纳呆，大便溏薄；肾阳虚膀胱气化不利，故小便短少。形寒肢冷，面色苍黄，少腹冷痛；舌淡胖，脉沉微，均乃脾肾阳衰之征。

治则：温运脾阳，行气利水。

方药：实脾饮合五苓散加减。

组成：附子、干姜、茯苓、白术、黄芪、木香、厚朴、泽泻、车前子。

方解：方取附子（先煎）、干姜温运脾阳；茯苓、白术、泽泻气化膀胱，淡渗利水；木香、厚朴行气以助水下行；脾肾同治，使阳气得振，水得疏泄。若腹水显著可选加大腹皮、茯苓皮、抽葫芦，并重用车前子、牛膝。若少腹冷痛不止，可用真武汤温肾壮阳。

（4）肝肾阴虚证：

症状：腹大坚满，青筋显露，面色黧黑，形体消瘦，五心烦热，心悸少寐，齿衄鼻衄，咽干口燥，呼吸困难，小便短少或滴沥，甚至无尿，舌质红绛少津，脉细弦而数。

分析：肝脾久病，渐损及肾，精亏血耗，瘀血阻滞，癥积乃成，故见腹部胀大如鼓，腹筋怒张；阴虚火旺，瘀阻血络，热灼津伤，故见咽干口燥，五心烦热，衄血；唇暗，舌红少津，脉细弦而数，皆为阴虚血瘀之征。

治则：活血化瘀，滋肝益肾。

方药：消瘀汤加味。

组成：鳖甲、牡蛎、赤白芍、鸡内金、党参、茯苓、柴胡、青皮、枳壳、三棱、莪术、生地黄、麦门冬、泽泻、大腹皮。

方解：此方以活血化瘀软坚散结为主，兼以滋补肝肾，益气利水消肿。

（三）肝硬化常见证候的辨证论治

1. 黄疸　黄疸以身黄、目黄、小便黄为主症。其中以目睛黄染尤为本病特征，如《素问·平人气象论篇》记载："溺黄赤安卧者，黄疸，……目黄者曰黄疸。"根据本病发病情况和出现的不同证候，历代医家把黄疸分为阳黄、阴黄两类，并把黄疸的危重证候称之为"急黄"。张景岳《杂证论》记载："阳黄证，因湿多成热，热则生黄，此即所谓湿热征也。阴黄证，则全非湿热，而总由气血之败。"另有急黄、瘀血发黄之辨。《诸病源候论》记载："脾胃有热，谷气郁蒸，因为热毒所加，故卒然发黄，心满气喘，命在顷刻，故云急黄也。"皇甫中《明医指掌》记载："瘀血发黄，则发热，小便自利，大便反黑，脉芤是也。"其病因是瘀血阻滞胆管，胆汁外溢所致，治疗当分阴阳、寒热而采用不同的治法。

（1）病因病机：①湿热黄疸：湿热侵袭，或脾运失司，湿热内生，熏蒸肝胆，肝失疏泄，胆汁外溢，浸淫肌肤而致阳黄之症。②寒湿黄疸：脾胃阳虚，湿从寒化，阻滞中焦，胆汁外溢肌肤而致阴黄之症。③热毒黄疸：外感湿热疫毒，伤及营血内陷心包，蒙蔽神明而致，损及肝肾，急黄之症。④瘀血黄疸：情志不遂，肝失疏泄，气机不畅，瘀血阻滞，胆气受阻，胆汁外溢而致本症。如《张氏医通·杂门》指出："有瘀血发黄，大便必黑，腹胁有块或胀，脉沉或弦，大便不利。脉稍实而不甚微者，桃核承气汤，下尽黑物则退。"

（2）辨证分型：

①湿热黄疸（阳黄）：

症状：身目俱黄，其色鲜明，或见发热，口干而苦，心中懊憹，头身困重，恶心欲呕，脘腹胀满，不思饮食，小便短少黄赤，大便秘结，舌质暗红，舌苔黄腻，脉象滑数或濡缓。

分析：湿热蕴蒸，胆汁外溢肌肤。热为阳邪，故黄色鲜明；发热口渴，小便短少黄赤，为湿热之邪，耗伤津液，膀胱气化不利所致；阳明热盛则大便秘结；腑气不通，则腹部胀满不适；湿热蕴结，肝胆热盛，故苔黄腻，脉象滑数；心中懊憹，恶心欲呕，口干而苦，皆为湿热熏蒸，胆汁上逆所致。

治则：清热化湿。

方药：茵陈蒿汤加味。

组成：茵陈、栀子、大黄、茯苓、猪苓、滑石。

方解：方中以茵陈为清热化湿退黄之要药，用量宜重，可用至30g；栀子、大黄清热泻下，茯苓、滑石利水化湿，故湿热之邪从二便而去。若胁痛较甚，可选加柴胡、郁金、香附、佛手、延胡索；若恶心欲呕，加陈皮、竹茹；心中懊憹，可加黄连、莲心。治疗中苦寒之品切忌太过，以防寒湿偏胜，转为阴黄。

②寒湿黄疸（阴黄）：

症状：身目俱黄，其色晦暗，或似烟熏，纳呆胸闷，腹部胀满，神疲畏寒，口淡不渴，小便淡黄，大便溏薄，舌质淡胖，舌苔白腻，脉象沉迟或濡缓。

分析：寒湿阻滞脾胃，阳气不宣，则胆汁外泄。寒湿为阴邪，故黄色晦暗；纳呆脘胀，大便溏薄，口淡不欲饮等症，均为湿困中土，脾阳不振，运化功能失常的表现；舌质淡，苔白腻，脉沉迟，属阳虚湿浊不化，寒湿留于阴分之象。

治则：温化寒湿，调和脾胃。

方药：茵陈术附汤加味。

组成：茵陈、附子（先煎）、白术、甘草、干姜。酌加香附、郁金、厚朴、茯苓、泽泻、藿香、佩兰等行气化湿之品。

方解：方以附子（先煎）、干姜、茵陈、藿香、佩兰、泽泻温化寒湿，茯苓、郁金、香附调和脾胃。如阳黄失治，迁延日久，或过用苦寒药物，以致脾胃阳气受伤，转为阴黄者，治疗与上述相同；若见胸腹胀满，胁肋疼痛，肢体困倦，不思饮食，大便时溏时秘，脉象细弦者，此属木郁脾虚，肝脾同病，投以逍遥散以疏肝健脾。如是黄疸日久，胁下瘀积，胸胁刺痛拒按乃气滞血瘀所致，宜配合服用鳖甲煎丸以活血化瘀，软坚散结。

③热毒黄疸（急黄）：

症状：发病急骤，黄疸迅速加深，其色如金，高热烦躁，神昏谵语，口渴欲饮，胁痛腹胀，或见衄血、便血，肌肤出现瘀斑，舌质红绛，苔黄而燥，脉弦滑数。

分析：热毒炽盛，故发病急骤，高热烦躁；热毒熏蒸迫使胆汁外溢肌肤，则黄疸色深如金；气机不畅，故腹痛腹胀；热毒内陷心包，心失所养，故见神昏谵语；热邪炽盛，迫血妄行，血不循经，故见衄血、便血，或皮肤发斑；舌质红绛，苔黄而燥，脉象弦数，均为肝胆热盛之症。

治则：清热解毒，凉血开窍。

方药：犀角散加味。

组成：犀角（水牛角代）、黄连、升麻、栀子、茵陈，并加生地黄、牡丹皮、玄参、石斛。

方解：方中以犀角（水牛角代）、黄连、升麻、栀子清热凉血解毒，茵陈清热退黄，生地黄、牡丹皮、玄参、石斛增强清热凉血之力。若神昏谵语可服用安宫牛黄丸或至宝丹以清心开窍；若见衄血者，可加生地榆、黄芩炭、藕节炭、白茅根等凉血止血之品；若出现腹水，小便不利者，可加大腹皮、泽泻、车前子、茯苓皮等清热利尿之品。

④瘀血黄疸：

症状：身目皆黄，晦暗不退，面色黧黑，腹部胀满，胁下痞块，疼痛拒按，固定不移，红缕赤痕，或是衄血、便血，舌质紫暗，或见瘀斑，脉象沉涩。

分析：病程日久，迁延不愈，气血瘀滞，胆管不通，胆汁外溢，故见肌肤俱黄；浊邪瘀阻脉络，故见胁下痞块，气血不畅则疼痛拒按；舌质紫暗，脉象沉涩，均为气滞血瘀之征。

治则：疏肝理气，活血化瘀。

方药：鳖甲煎丸加减。

组成：鳖甲、䗪虫、大黄、桃仁、赤芍、柴胡、厚朴、党参、白术、丹参。

方解：方以柴胡、厚朴、党参、白术疏肝理气，健运脾胃；鳖甲、䗪虫、大黄、桃仁、赤芍、丹参活血化瘀，软坚散结。

2. 上消化道出血 上消化道出血为肝硬化合并症之一，为危重病变，属中医血症范畴，根据其主症，可属呕血、便血之范畴。

（1）病因病机：情志内伤，肝郁化火，肝火犯胃，损伤胃络，迫血妄行；平素嗜食辛辣炙博之品，而致燥热蕴结于胃，胃火炽内，扰动血络则外溢；因劳倦久病迁延，脾胃受损，脾虚统摄无权，而使食管、胃底血液外溢，而发为呕血，下泄则为便血。

（2）辨证分型：

①胃火炽盛证：

症状：呕吐鲜红色或暗红色血液，脘腹胀满或有疼痛，心烦急躁，口臭便秘或黑便，舌质红，苔黄腻，脉滑数。

治则：清胃泻火，凉血止血。

方药：三黄泻心汤加味。

组成：黄芩、黄连、大黄粉（冲服）、槐花、藕节、生地榆、侧柏叶、牡丹皮、三七粉（冲服）、白及。

方解：方以黄芩、黄连、大黄粉清热泻火；牡丹皮、藕节清热凉血；生地榆、槐花、侧柏叶、三七粉、白及凉血止血。

②肝火犯胃证：

症状：两胁胀痛，烦躁易怒，脘腹胀满，不思饮食，吐血鲜红或暗红，口干口苦，少寐多梦，舌质红绛，脉象弦数。

治则：清肝泻火，凉血止血。

方药：十灰散加减。

组成：大蓟、小蓟、黄芩、侧柏叶、大黄、牡丹皮、白茅根、黑栀子、茜草、棕榈炭、生地榆。

方解：方中以大小蓟、茜草、白茅根凉血止血；棕榈炭、生地榆、侧柏叶收敛止血；因气盛火旺，血热妄行，故在凉血止血中，配以黑栀子清泄肝胆之火；大黄则导热下行，折其上逆之势，牡丹皮配大黄，意在降火之时合散瘀之品，使血止而不留瘀。

③肝胃阴虚证：

症状：胃脘灼痛，吐血鲜红，面色潮红，五心烦热，头晕耳鸣，大便色黑，舌质红而少津，脉细弦数。

治则：滋阴清热，凉血止血。

方药：二至丸合清胃饮加减。

组成：女贞子、旱莲草、黄连、生地黄、白芍、黑栀子、牡丹皮、白及、生地榆、大黄、石斛、白茅根。

方解：方以二至丸滋补肝肾而益阴血；黄连、黑栀子清热泻火，配以石斛滋养胃阴；生地黄、牡丹皮、白茅根凉血止血；白芍以柔肝养阴；大黄引火下行。诸药合用，火熄则血宁。

④脾虚失摄证：

症状：面色萎黄，神疲乏力，呕血量少，心悸气短，饮食不思，唇甲淡白，舌质淡，苔薄白，脉象沉细。

治则：益气健脾。

方药：归脾汤加减。

组成：党参、炙黄芪、茯苓、白术、炙甘草、阿胶、白及、白芍、乌贼骨、仙鹤草。

方解：方中以党参、炙黄芪、茯苓、白术、炙甘草健脾益气，脾气强则生化有源，血可统摄，并以阿胶、白芍调和营血，白及、乌贼骨收敛止血，群药共达益气健脾摄血之意。

⑤气滞血瘀证：

症状：胃脘疼痛状如针刺，痛有定处且拒按，呕血为暗红色，舌质紫暗，脉细弦涩。

治则：化瘀止血。

方药：化瘀止血散。

组成：大黄、白及、炒蒲黄、三七粉。

方解：方以大黄、炒蒲黄清热化瘀，白及、三七粉收敛止血。4味共用，以奏化瘀止血之功。

⑥气随血脱证：

症状：面色苍白，大汗淋漓，四肢厥冷，血压下降，呕血便血，脉微欲绝。

治则：救逆固脱。

方药：参附汤加味。

组成：人参、附子（先煎）、伏龙肝、白及、大黄炭。

方解：本方治疗元气大亏，阳气暴脱的虚重之症，故以大温大补，益气固脱而立法。方中人参甘温大补元气；附子大辛大热，温壮元阳；伏龙肝中温脾土以止血；为防虚热迫血妄行，加以白及、大黄炭清而敛之。诸药相配，具有上助心阳，下补肾命，中温脾土，共奏回阳固脱之功。

3. 肝性脑病（肝昏迷）

（1）病因病机：肝性脑病，根据其临床表现与体征，相当于中医学中的"神昏"、"昏愦"、"闭证"、"脱证"等范畴。肝昏迷，为肝硬化晚期的一种恶性转归，中医认为是病程迁延日久不愈，正不胜邪，邪毒攻心，以致病情恶化而成。其病势凶险，应抓住时机及早治疗。肝病迁延日久，屡治不愈，以致药物、热毒损伤，肝阴耗损，热灼血络，迫血妄行，而致出血；阴阳失调，气机逆乱，甚则阴阳离绝，邪陷心营，心脏受侵，瘀热痰湿蒙蔽心窍，从而导致神昏，形成脱证与闭证。大凡因痰浊、热毒、瘀血阻塞清窍而致阴阳逆乱、神明蒙蔽者多为闭证；凡气血亏耗、阴阳衰竭、清窍失养、神无所倚者，多属脱证。

（2）辨证分型：

①湿浊内闭证：

症状：精神呆滞，表情淡漠，神志模糊，渐趋昏迷，语无伦次，懒言嗜睡，口中秽气，苔黄腻浊，脉细弦滑。

治则：化湿泄浊，醒神开窍。

方药：菖蒲郁金汤合苏合香丸。

组成：石菖蒲、郁金、泽泻、茯苓、半夏、沉香、玉枢丹（冲服）。

方解：方以茯苓、泽泻、半夏化湿泄浊，菖蒲郁金汤合苏合香丸开窍醒神。昏迷深者加苏合香丸，每服1粒，日服2次；湿重、苔厚腻者加苍术、白术、厚朴、佩兰；腹满、尿少者，可用沉香、琥珀、蟋蟀研粉口服。

②痰热蒙心证：

症状：发热烦躁，甚则怒目狂叫，双手震颤或抽动；神昏深重，胡言乱语，甚则重度昏迷，呼吸气粗；喉中痰鸣，面色晦暗；舌质红，苔黄腻，脉滑数。

治则：清热化痰，熄风开窍。

方药：黄连清胆汤合安宫牛黄丸。

组成：黄连、陈皮、竹茹、瓜蒌、枳实、胆南星、黄芩、浙贝母、海浮石、安宫牛黄丸1丸（水研冲服）。

方解：方以黄芩、黄连清心之邪热；陈皮、竹茹、瓜蒌、胆南星、浙贝母、海浮石豁痰开窍。上述汤剂再配以安宫牛黄丸，以增强解毒豁痰之力。诸药配伍，具有化痰、清热、开窍、醒神之功。

③气阴两竭证：

症状：精神萎靡，嗜睡呓语，神志模糊，渐入昏迷，循衣摸床，汗出黏手，呼吸急促，舌质淡红，舌苔薄白，脉沉细数。

治则：益气养阴，固脱开窍。

方药：生脉饮合参附龙牡汤加减。

组成：人参、麦冬、五味子、煅龙牡。

方解：方以人参、麦冬、五味子益气养阴；龙骨、牡蛎以固脱。阳气衰微、手足厥冷、舌质淡白、脉沉细者，加制附子；阴竭为主、见舌质干、脉细数者，加白芍、龟板、阿胶（烊化）。

（四）中国中医科学院西苑医院对肝硬化的分型和治疗法则

中国中医科学院西苑医院对肝硬化治疗通过临床实践和理论指导来用药，认为肝硬化在病理方面既属于肝郁、瘀血、脾滞与水积以及正气不足，所定的方剂也就从这几个方面出发。

1. 肝郁脾虚型（即所谓肝木乘土之证）

证候：肝脾未见显著增大，症见胁痛或引及肩背痛，腹胀不适或疼痛，神情躁烦，呕恶，食减，大便不调，或午后有轻度潮热等，脉弦而无力，苔薄白等。

方药：逍遥散。

组成：柴胡、白芍、当归、白术、茯苓、甘草、薄荷、煨姜。兼内热者加牡丹皮、黑栀子。

2. 血瘀型

证候：肝脾肿大，症见胁痛为显著，兼见面色黑暗而滞，或兼怯弱萎白，纳谷如常或略差，体力不显衰惫，脉弦有力，舌质苍老而色黯，苔薄等。

方药：三甲汤。

组成：生牡蛎、生鳖甲、炮山甲、柴胡、甘草、玉金、姜黄、桃仁、红花。胁痛兼腹胀者将桃仁、红花换成三棱、莪术。

此症肝脾肿大显著而体气实者，肝肿硬兼用大黄䗪虫丸、脾肿硬兼用鳖甲煎丸。

3. 血虚型

证候：肝脾肿大，症见胁痛为显著，兼见面色萎黄，苍白，晦暗而枯，唇不红绛，体力衰惫，头晕，心悸，脉弦细小，舌质淡嫩，苔薄等。

方药：养血行瘀汤。

组成：当归、白芍、川芎、地黄、首乌、丹参、玉金、延胡索。

4. 脾滞型

证候：肝脾肿大，但疼痛并不甚著，却以胃肠症状为明显，如腹胀、胸满、食后更甚，噫气、呕恶、失气，脉弦滑有力，苔板滞苍老黏腻等，不兼倦怠怯弱，气短，苍白等虚症者。

方药：加味平胃汤。

组成：厚朴、苍术、橘红、甘草、枳实、莱菔子、槟榔、青皮。

5. 脾虚型

肝脾肿大但疼痛不著，却以脾胃不足之证为显著，如面色苍白，倦怠怯弱，气短息微，胸闷腹胀，食少，大便溏泄，自汗，脉软缓无力，苔薄腻，舌质淡嫩等。

方药：六君子汤。

组成：党参（虚甚时则用人参）、白术、茯苓、甘草、半夏、橘红。

以上是西苑医院治疗肝炎及肝硬变所应用的主要方剂，除第一方外，其余四方常参合运用，如有血瘀型的同时又兼一些脾滞症状，可选加味平胃散合用。总之，血瘀型、血虚型、脾虚型、脾滞型四方均可参合并用，问题主要在药味药剂用多用少。其次，也有先见脾滞或脾虚症，经治疗平复后，肝脾肿大不消而转用血瘀型或血虚型方剂以施治的；也有先用血分药，症情转变而易以脾滞脾虚的方剂，随症施治，不可固执不变。

除了上面主方以外，还有兼症则用加味法：

（1）兼阳虚：加附子（先煎）、干姜、肉桂、肉果、巴戟肉、补骨脂。

（2）兼阴虚：加生地黄、天门冬、麦门冬、石斛、鳖甲、白芍、黄精、枸杞子、玄参，或用成方六味地黄丸。

（3）兼湿热：如口苦，自觉胃脘部或两胁灼热，口气重，尿赤发黄，脉数，苔黄等，加黄芩、黄连、黄柏、龙胆草、栀子、茵陈。

（4）兼血分热：自觉午后有热，心烦神躁，手足心热，尿赤，脉数，舌苔红绛，或见鼻衄、龈衄等，加牡丹皮、生地黄、银柴胡、白茅根、水牛角、黑栀子。

（5）兼食欲不振：加神曲、山楂、麦芽、谷芽、鸡内金。

（6）兼呕恶：①属寒者，如口不干，脉不数，苔淡润腻等，加姜夏、砂仁、橘红、吴茱萸；②属热者，如口苦而干，自觉内热，脉数，苔黄等，加黄连、芦根、竹茹。

（7）兼泄泻：①属虚寒者，如便行澄澈清冷，腹痛，恶寒喜温，面白，口不干，脉无力而迟，苔白、舌质淡嫩等，加附子（先煎）、干姜、草果、白术；②属虚热者，如便行不实，口干舌燥，脉虚数，苔光嫩等，加山药、芡实、薏苡仁、莲子；③属实症者，如口气重，腹胀痛，便后为快，大便秽臭，尿短赤，脉滑，苔厚腻等，加神曲、麦芽、谷芽、山楂、苍术、黄芩、黄连、厚朴。

（8）兼便秘：①属实者，症如"血瘀型"、"脾滞型"加麻仁滋脾丸或木香槟榔丸；②属虚者，症如"脾虚型"、"血虚型"加生首乌、肉苁蓉、枸杞子。

（9）兼口渴：加天花粉、麦冬、天门冬。

（10）兼湿热发黄：加茵陈、栀子。

（11）兼黑疸：此为败症，于主病所定的主方中兼服小温中丸。

（12）兼鼻衄、龈衄：加茜草炭、三七。

（13）兼尿少：加赤猪苓、车前草、泽泻、路路通、泽兰、滑石。

（14）兼胁痛：大多数为肝经瘀血，可加柴胡、香附、姜黄、延胡索；间有因气滞痰阻者，可兼加半夏、枳实。

（15）兼潮热：加柴胡、青蒿、鳖甲。

（16）兼失眠、头晕、梦多：加丹参、合欢皮、夜交藤、首乌、枣仁。

（17）兼雀目（夜盲）：加夜明砂、苍术。

（18）兼出汗：不论自汗、盗汗，加浮小麦、山茱萸。

以上加味药品，当视具体情况，可选加一至数味，并不是全数加入。

此外还有常见的几个合并症，应用的方剂及处理如下：

（1）肝昏迷：局方至宝丹或安宫牛黄丸，视病情轻重，每隔4~12小时服3g，能使病人清醒过来，但到那时为了抢救病人，往往中西药并用，同时注射谷氨酸钠和葡萄糖等。

（2）吐血或便血：芍黄炭（吴江县中医研究组经验方大黄炭、白芍炭等份研细），每次服3g，白糖拌匀，干咽；或云南白药0.3g，白开水吞服，每4小时1次，忌豆、鱼、酸、冷食，并服人参以扶正气。病势稳定后则服犀角地黄汤加止血行瘀药。最后则用归脾汤以补正气。

以上是肝炎及肝硬化未发生腹水以前的治疗。

若肝硬化已发生腹水者首先应当考虑解决腹水问题，关于腹水的治疗方案如下：

腹水不多，胀满不甚，首先考虑利尿，其不兼有虚症者用：八正散、大橘皮汤、五皮饮三方选用，八正散较重，大橘皮汤次之，五皮饮最轻；兼虚症者，则选用防己黄芪汤，导水茯苓汤。

腹水不多，形体俱虚（如面色青黄或晦白，不思食，精神委顿，腹胀甚绷急，小便不利，脉弦数浮大，苔淡嫩或红等）及有大量腹水，形体俱虚不任攻下者，用兰豆枫楮汤（组成：泽兰、黑大豆、路路通、楮实）。

上方视虚证的不同情况，合下列的方剂同用：

（1）阳虚：合真武汤。

（2）阴虚：合六味地黄丸兼加知母、牛膝、车前子、黄柏等。

（3）阴阳两虚：合济生肾气汤。

（4）气虚：合香砂六君汤或实脾饮加黄芪。

有大量腹水形体俱实者，如腹部膨大如瓮，按之柔软不绷紧，面色黑暗苍老，食谷如常，但恐胀满而不敢多食，精神不衰，大便干结，或每日2~3次，但量少不畅，质不太稀，尿黄短少，气不怯弱，声音响亮，脉弦缓，按之不衰，苔薄滑而苍老等。

攻水用的方剂如下：

（1）臌症丸（生甘遂、黄芩、木香、砂仁）。

（2）控涎丹。

（3）舟车丸。

（4）消水丹。

以上均为成方，其余如十枣汤、单味芫花等，偶尔应用，但非主要方剂。以上方剂应用时，可以加用肠溶衣，这样使不良反应大为减少，减轻患者痛苦，这对攻水创造了有利的条件。以上药物的用量应视病情而定，攻水的频度，以病人体力能耐受并使腹水尽快消退为原则。

除了上面4个攻水方外，还有禹功散，此方应用于上述攻水药反应较大而不能耐受之患者，但此药行水的力效较差。

服用攻水药都在早晨空腹时，但禹功散在午后可再服1次。

关于有大量腹水患者体虚而不任攻者，服兰豆枫楮汤配合真武汤等方又无效时，用大量中西药补剂培养病员体质，俟其体力稍振仍看机会给予攻水剂。此外在投攻水剂间隔期间，可以配合西药，应用硫酸镁，并视条件许可再配合撒利汞等西药利尿剂。

肝硬化的早期是无腹水的，肝硬化到了腹水期就比慢性肝炎及早期肝硬变尤为深重，预后也较差，所以就必须注意早期治疗不使其发展至严重阶段。

慢性肝炎、早期肝硬化以至肝硬化腹水有四大禁忌：①郁怒伤肝；②感冒（因卫气不固，容易感冒）；③疲劳过度；④饮食不节（如吃油腻、生冷、过饱等使消化机能发生障碍）。凡此四者犯其一，常使服药效差，病情发展，故患者必须与医师合作，严防此四禁。

腹水忌浮大脉、疾脉，浮脉候大而似乎有力，但稍重按则脉即不显，属于无根之脉，最为可畏，若脉弦缓而小，但有神，则反为可攻之脉。

可治之症，在神色上与之关系很大，精神充沛，颜色虽异，却润泽开朗，如《素问》所谓"青欲如苍碧之泽，不欲如蓝，黑欲如重漆色，不欲如地苍"等，望诊在诊断上十分重要。脾胃为后天之本，腹水症食欲好的患者，治愈希望很大。

腹水患者的大便泄泻是逆症，但泄而不太稀，便行不畅，虽日三四次，其他方面条件好，仍为可攻之症。

虚症服攻水剂后，下水少而腹胀硬反愈甚者，往往较为棘手。腹水能任温药者预后较良。

放腹水虽然不是好办法，但水量过多压迫太甚时，可以考虑放一次腹水。有学者认为，放过腹水的患者，中医治疗效果不佳，此语不确。西苑医院曾治过多例入院前已放过多次腹水的患者，中医治疗后腹水全消者，并不鲜见。服攻水药后，小便增多，这是预后良佳的先兆。

中西医结合治疗肝硬化在诊断方面因互相对照，格外明确，在治疗上加用各种支持疗法，如输血，葡萄糖注射，肝安应用等，更提高了用中医或西医任何一种单独疗法的有效率。

第六节 其他疗法

一、综合治疗

（一）吕文哲[36]用敷脐散敷脐配合鼓胀汤治疗肝硬化腹水

对照组低盐饮食、休息，常规西药保肝、利尿（速尿、氨体舒通以2:5的比例口服，1~3次/d）等对症治疗，每周静脉滴注白蛋白10~20g。治疗组在对照组治疗基础上同时应用中药敷脐散（由大戟、商陆、芫花、牵牛子、冰片、硫黄等6种药物组成，前4味取等量烘干粉碎，后2味取等量研粉，前后2种粉剂以9:1的比例充分混合备用）敷脐治疗。敷脐散1.5g，肚脐消毒后填入，上敷纱布固定，每日换药1次。鼓胀汤（药物组成：炙鳖甲、麸枳壳、川芎、川牛膝、怀牛膝、车前草、赤芍药、大腹皮、白芍药各15g，炒白术、丹参各30g，牵牛子、桂枝各12g加减。气虚加生黄芪30g；气阴两虚加太子参、生地黄各15g；阳虚甚加鹿角霜15g；瘀热明显赤芍药用量加至30g；肝胃不和加清半夏15g。）每日1剂，水煎2次取汁450mL，分早、中、晚3次服。

（二）崔明明[37]以中药内服外敷法治疗肝硬化腹水

用牛黄1g，麝香0.2g研末，蒜泥约10g调敷于上臂三角肌的后缘手少阳三焦经循行处；用甘遂2g、大戟6g研末，用生姜泥10g调敷于神阙穴。以蜜糖与35%红花酒精（比例为2:1）溶解药粉调成膏状，均匀摊制在准备好的棉纸上，棉纸大小为4cm×4cm，再用纱布覆盖胶布固定，药物现配现用，每日1贴，每次12小时，夜敷昼停，30日为1个疗程。

二、针刺疗法

肝硬化为严重病变，目前单独采用针刺治疗的报道很少，临床以采用中西医综合治疗为佳，而针刺通过疏肝理气，活血通络，对改善某些症状，促进肝功能恢复有一定帮助，故尚能作为一种辅助治疗。

（一）对症治疗取穴

1. 腹水　气海、三阴交、阴陵泉、水道、水分、肾俞、阴郄、曲泉。
2. 肝区疼痛　肝俞、肝穴、膈俞、阳陵泉、足三里、支沟。
3. 鼻衄齿衄　风府、上星、大椎、天柱、后溪、合谷、内庭、尺泽、少商、太溪、手三里、三阴交。

（二）方法

每次选3～4个穴位，每日针刺1次，留针30～40分钟，每疗程可轮换选用上述不同穴位进行针刺。

三、水针疗法

（一）取穴

肝俞、胆俞、脾俞、三焦俞、胃俞、肾俞、气海俞、大肠俞、三阴交、阴陵泉、足三里、期门、章门、血海、水分、气海、胁堂、转谷、枢边、下椎（后4穴为经外奇穴）。

（二）药液及方法

1. 50%丹参注射液，每穴注1～2mL。
2. 654-2，每次10～20mg每穴平均注入。
3. 维生素B_1，每次100～200mg每穴平均注入。
4. 维生素B_{12}，每次200～400μg每穴平均注入。
5. 肌甘酸钠注射液，每次100～200mg每穴平均注入。

每次可选穴位2～4个，任选上述药品1种，单独注射或几种药交替使用。每日或隔日注射1次，2～3周为1个疗程，每疗程间隔1周。

肝硬化腹水者取三焦俞、肾俞、中极、阴陵泉、阴郄、三阴交、足三里。每次选1～2个穴位，每穴注射654-2，2～4mg，30～40分钟后再选1～2个穴位，每穴注入呋塞米5mg，每隔1～2日注射1次，利尿后注意钾盐的补充。

四、电针疗法

（一）取穴

肝俞、胆俞、三焦俞、膏肓、肾俞、膀胱俞、三阴交、阴陵泉、足三里、水分、血海、气海、阴郄、内庭、公孙。

（二）方法

每次选3～4个穴位，以疏密波或微波，频率40～60次/min，输出量为弱、中等刺激，每日或隔日1次，每次通电20～40分钟，7～14次为1个疗程，疗程间隔7日。

五、外敷法

（一）肝脾肿大

方一：炮川乌75g，吴茱萸、桔梗、柴胡、菖蒲、黄连、炮姜、肉桂、川椒、巴豆、泽泻、皂角、厚朴各30g。将上药共研为粗末，炒后置温外敷患处。主治积聚。症见腹内结块，固定不移，痛有定处。

方二：大黄、牵牛子各60g，白术、半夏、胆南星、木香、青皮、陈皮、枳壳、三棱、莪术、麦芽、神曲、槟榔、干姜、高良姜各30g（虚者加党参，或加八珍汤）。上药共研粗末，炒熨患处，每日1次，每次取100～200g。

方三：大黄、姜黄、黄柏、皮硝、芙蓉各50g，冰片、生南星、乳香、没药各20g，雄黄30g，天花粉100g。上药共研细末，取适量，以醋调如糊状敷于患处，隔日1次。

方四：大黄末30g，水飞石灰粉200g，桂心末15g。将前二味药分别炒黄、和匀，加入桂心末，用米醋500g熬成膏状，取适量贴患处。

方五：香附、五灵脂、二丑、木香末各适量。将上药熬成膏药，贴于患处及脐部。

方六：大黄250g，皂角250g，生姜250g，生葱250g，大蒜25g，共捣烂，水煎取汁去渣，再熬成膏，黑色为度，用时摊绢棉上，贴患处。

方七：三棱、莪术、川芎、赤芍、当归各6g。上药共研细末，装瓶备用，用时取药末10～25g，以米醋调成膏状，分别敷于脐部及痞块，盖以纱布，胶布固定，2日换1次，10日为1个疗程。

（二）肝硬化腹水

方一：鲜马蹄草120g，白酒适量。将鲜马蹄草捣烂炒热，加白酒，用布包敷于脐部。

方二：甘草、甘遂各等份。将上药研成细末混匀。用时取0.3～0.5g，用凡士林或醋调敷肚脐，每日或隔日1次，亦可贴于脐下水分处。

方三：巴豆30g，硫黄16g，轻粉9g，共研细末，水调贴敷于脐部，2日1次。

方四：葱白10根，芒硝10g，共捣烂如泥状，外敷脐部，每日换药1次。

方五：白芥子30粒，白胡椒15粒，麝香0.9g，共研细混匀，以水调成膏状，纳入脐孔，盖以纱布，胶布固定，10日换药1次。

方六：车前子30g，肉桂9g，甘遂6g，大蒜头2个，葱白3根。将前三味研成细末，加入蒜头和葱白，捣烂如膏状，敷于脐部，外盖以纱布，胶布固定，用热水袋熨之，每日换药1次。

方七：蝼蛄7只（去足），甘遂、大黄各3g。将甘遂、大黄研为细末，与蝼蛄共捣烂，贴于脐上，覆盖以纱布，胶布固定，每日换药1次。

方八：商陆1g，研为细末，与生姜2片或葱白共捣烂如泥，外敷脐部，盖以敷料，胶布固定。每日更换2次，7日为1个疗程。

六、饮食疗法

（一）饮食宜忌

中医对患者的饮食宜忌极为重视，认为各种食物属性有寒热温凉之异，气味有甘苦厚薄之殊，必须因人因病而选择。有些疾病难愈，或愈而又发，不少是与忽视饮食宜忌有关。一般而言，甘甜厚味，易助湿生痰；辛辣香燥之品，易动火散气，对于肝病不相宜，必须忌口。据临床观察，肝炎活动期，食"动风发病"之品如蟹虾、海鱼、猪头肉及公鸡等而致病情反复者，屡有所见。其病理虽还难以解释，但事实确在。有学者设想可能是由于异种抗原的刺激，使细胞释放组织胺等活性物质，导致血管壁通透性增加，助长免疫复合物的形成和沉积，从而促使病情加重或反复。此设想有待于进一步探索。

肝硬化的饮食调养，应以清淡滋养为宜。所谓清淡，即性平，不过温过凉，或过于辛辣。中医历来主张肝硬化患者忌高脂醇酒之类。至于肝病日久，脾胃多受损伤，亦不可盲目进补。例如肝阴虚病人，一般认为多食甲鱼可以滋阴补肝，但应视具体情况而定，如食欲不振，则不宜进食，否则食欲更差，在病情稳定时，可适当食用，以收养阴软坚之效。又如肝阳虚病人，有多食羊肉以温中补虚之说，但肝硬化虽然气血两虚，却多有湿热未尽，羊肉性大温，热量甚高，最易助湿生热，有害无益，反而加重病情。

由此可见，肝硬化的饮食宜忌非常重要。应当强调，饮食以满足人体正常需要营养成分为度，一定要有节制，做到定时进餐，并纠正偏食，使消化吸收功能正常；饮食定量，每餐不宜过饱，以达七八成为宜；少量多餐，一般以一日五餐为宜；注意饮食宜忌，如不可过食肥甘，并切忌饮酒，以免损伤肝脏，使病情加重。

（二）食疗方

1. 大叶紫珠煎鸡蛋

主料：紫珠200g（干品减半），鸡蛋4个。

制法：将上品同放瓦锅内加清水煮，蛋熟后剥壳再煮1小时，使蛋色发黑。

用法：每次吃1个鸡蛋，日服2次，连服100个为1个疗程。

功效：益气养阴，消炎解毒，收敛止血。

2. 鸡蛋地耳草

主料：鲜地耳草200g（干品100g），鸡蛋2个。

制法：地耳草、鸡蛋同煮，熟后去壳复煮片刻，饮汤食蛋。

用法：每日1次，连服5～7日为1个疗程。

功效：利湿退黄，活血化瘀。

3. 枸杞蒸鸡

主料：母鸡1只，枸杞子30g，清汤250g，料酒10g。

制法：将母鸡开膛，挖去内脏，洗净，将枸杞子装入鸡腹内，然后放入钵内（腹部向上），摆上葱、姜，注入清汤，加盐、料酒、胡椒粉，隔水蒸2小时取出即可。

用法：每日2次，吃肉喝汤。

调料：酱油、白糖、盐、醋、淀粉、花生油适量。

功效：治疗肝炎、肝硬化。

4. 赤皮鲤鱼羹

主料：鲤鱼1条，赤小豆120g，陈皮6g。

制法：上3味共煲烂吃。

用法：吃鱼喝汤，每日2次。

功效：清热解毒，利水消肿，可辅助治疗肝硬化腹水和黄疸型肝炎。

5. 绿豆猪胆汤

主料：绿豆500g，猪胆4个。

制法：用猪胆汁调绿豆面为丸。

用法：每日2次，每次6～9g，服完为止。

功效：利湿退黄。

（三）单味食疗

1. 粳米　粳米即大米，味甘，性平，具有益五脏、壮气力、强肌肉之功，含75%以上的淀粉、8%左右的蛋白质、0.5%～1%的脂肪及氨基酸、少量B族维生素。其煮成的粥饭是肝炎、肝硬化病人的主食，为机体热量的主要来源。

2. 山药　味甘，性平，具有健脾、补肺、固肾益精之功。慢性肝炎、肝硬化而脾虚泄泻、纳呆者，可用山药50g，红枣60g，粳米250g，煮粥食用，有健脾止泻之功。

3. 薏苡仁　薏苡仁即薏米，味甘、淡，性凉，具有利水渗湿、清肺热、健脾止泻之功，含蛋白质、脂肪、碳水化合物、少量维生素B_1、氨基酸等。肝病患者，若见纳呆、泄泻等，可与粳米煮粥服用。肝硬化腹水者，可与冬瓜皮、赤小豆各30g同煎服用，有利水消肿之功。

4. 胡萝卜　胡萝卜味甘，性平，具有健脾化湿之功，含丰富维生素A以及少量维生素B_1等成分，肝炎、肝硬化患者（特别是有维生素A缺乏症患者）可用本品做菜肴。不宜生食。

5. 藕　藕味甘、性寒。生用具有清热生津、凉血散瘀之功；熟用具有健脾开胃、补血、止泻之功。藕含淀粉、蛋白质、天门冬素、维生素C等成分。肝硬化出现消化道出血或齿衄、鼻衄等各种血证，可用生藕汁口服，有止血之效，亦可用藕粉调成甜羹作佐餐用，有健脾开胃之效。

6. 木耳　木耳即黑木耳，味甘，性平，具有凉血止血之功，含蛋白质、脂肪、磷脂酰胆碱、糖、钙、磷、铁、维生素B_1、维生素B_2、烟酸、胡萝卜素等成分，对于有出血者尤宜。

7. 海带　海带味咸，性寒，有软坚化痰、清热利水之功，含粗纤维、蛋白质、脂肪等成分。肝硬化病人可用海带熬汤，有利水软坚之效。因海带不易消化，故有食道静脉曲张者不宜带渣食用。

8. 冬瓜　冬瓜味甘、淡，性凉，具有利水、清热、解毒之功，含蛋白质、糖类、粗纤维、无机盐、钙、磷、铁、胡萝卜素、核黄素、维生素C等成分。可用本品制作菜肴佐餐，作肝硬化腹水辅助治疗。

9. 味精　味精具有补脑镇静、醒神开胃之功效，主要成分为谷氨酸钠。用味精3g/次，每日3次口服，可预防或治疗肝昏迷。

10. 泥鳅　泥鳅（含脂肪酸、蛋白质、钙、铁、维生素B_1、维生素B_2等成分），味甘，性平，具有补中气、祛湿邪之功；其皮肤分泌的黏液味甘，性寒，具有清热、解毒、通淋之功。本品有利胆作用，为肝病患者的食疗上品。如湿热黄疸可用泥鳅焙干，碾粉，每日3次，每次10g，有恢复肝功能的作用。

七、肝硬化调养

肝硬化患者的营养状态是根据皮肤、毛发、皮下脂肪以及肌肉的情况来判断的。其中最简单有效的方法是检查皮下脂肪充实的程度。测量一定时间内体重的变化也可以作为判断营养状况的手段之一。但是对于肝硬化病人而言，由于经常会发生水肿和腹水，采用体重的变化作为判断营养状态的手段有时不准确。对于营养不良的病人，可以见到皮肤干燥、弹性减低，皮下脂肪变薄，肌肉松弛无力，指甲粗糙无光泽，毛发稀疏，有时甚至给人一种"皮包骨头"的感觉。肝硬化病人由于食欲减退，食物摄入减少；肠道功能不良，食物消化吸收能力降低，以及自身存在的营养物质代谢异常等因素的存在，经常会发生营养不良。

（一）顺应天时

要想有一个健康的身体，首先要保证生活规律，起居有节，顺应天时，穿着适宜，寒温适度。这是中医所强调的顺应自然的养生。

（二）饮食合宜

适当的营养对肝硬化的治疗与康复至关重要。饮食可以养人，也可以治病。《黄帝内经》有"毒药攻邪，五谷为养，五果为助，五畜为益，五菜为充，气味合而服之，以补精气"的记载，说明正确的饮食，既可减少药物对人体的损害，又能"补精益气"（补充营养成分），从而提高治疗效果。

肝病患者，要根据不同时期及不同临床表现，给予适当的饮食，不可勉强进食或过量，以免增加肝脏负担。《景岳全书》记载："不欲食，不可强食，强食则助邪；新愈之后，胃气初醒，尤不可纵食。"少吃多餐，是一种调养脾胃的好方法，对于肝病的治疗与康复尤为适宜。饮食调护基本原则是饮食有节制，不可过饥过饱，过饥则气血来源不足、过饱则易伤脾胃之气；进食有规律，三餐定时、定量。进食时细嚼慢咽，食物要新鲜、干净，禁食腐烂变质的食物，注意"忌口"。

1. 饮食有度　肝硬化病人要注意饮食有节，少食多餐，每日餐次以4～5次为宜，大多数病人均有不同程度的食欲减退，进餐要定时定量，荤素搭配要合理。

2. 饮食相宜　对于肝硬化病人来说，饮食宜清淡松软、易消化、蛋白质和维生素含量较高的食物。①肉类：如去刺去骨的鱼类、瘦猪肉、虾以及其他不大油腻的肉类。②奶类、蛋类及豆制品等。③蔬菜类：除洋葱、韭菜等有刺激性以外，一般均可食用，但不宜生食，食管静脉曲张患者可食用菜泥。④水果类：新鲜水果如西瓜、香蕉、柑橘等，必要时可食用果汁。肉类食品必须充分煮烂，与蔬菜、水果一样，必须细嚼慢咽。总之，食物一定要嚼碎、嚼烂，尤其是患有食管或胃底部静脉曲张的病人。

3. 饮食有忌　不应该食用刺激性较大、坚硬、生冷的食物。

（1）忌酒。

（2）忌食辛辣：辣椒、浓咖啡、葱头、大蒜等，味道浓烈的调味品如芥末、胡椒粉、辣椒粉等。

（3）禁食一切硬的和粗糙难消化的食物，高粱、干炒豆类、干果类如花生、核桃、杏仁、瓜子等食物。

（4）尽量少食油炸、油煎等高脂肪类食物。

（5）不要吃韭菜、黄豆等易胀气食物。

（6）适当控制水和盐的摄入。服用利尿剂的病人，根据尿量的情况摄入盐和富含钾的食物，如香蕉、柑类、西瓜等。

4. 肝硬化合并并发症的患者饮食生活中注意事项

（1）肝硬化合并门脉高压、食管胃底静脉曲张（或）和上消化道出血患者：①肝硬化病人大多存在不同程度的食管胃底静脉曲张和门静脉高压性胃病，不适当的选择食物可诱发上消化道出血，所以在饮食上忌生、冷、硬、辛辣刺激性食物，禁用烟酒、咖啡、浓茶、过酸的饮料。②保持正常的进食体位，尽量避免卧位进食，以减少食管内食物贮留而导致食管过度扩张，以至发生食管静脉曲张破裂出血。③一旦出现上消化道出血时，患者应卧床休息，采取舒适体位头偏向一侧并禁食，一般禁食24~48小时，对于门脉高压、食道静脉曲张破裂出血的患者，禁食时间应长。小量出血时可进冰牛奶及流质食物，中性或偏碱性以缓冲胃中的酸性，减少黏膜刺激。出血停止后切忌高蛋白饮食，应在肠道通畅的情况下，适当优质蛋白饮食，以避免肠道产氨过多会吸收入血。另外，出血停止后应高度警惕，以少食多餐为原则，逐渐适当地增加进食量，以营养丰富、易消化的食物为最佳。防止再出血，提高生活质量，最大限度地延长生命。

（2）肝硬化腹水患者：①食盐的摄入量应比健康人有所减少，尤其是出现腹水的病人，尤应注意减少食盐的用量。限制钠盐的摄入可以减轻病人的水钠潴留，产生自发性利尿，对于治疗腹水是必要的，但过度限钠会严重影响病人食欲，对于改善病人营养状态是极其不利的。一般应将每日食盐摄入量限制在2~3g，不超过5g。②顽固性腹水患者为维持正常的总热量，必须供给高糖食物，同时又采用低钠高钾饮食。按照此饮食治疗原则，每日应多吃一些糖及钾含量较高、钠含量低的食物，如粳米、糯米、小米、玉米面、粉丝、冬笋、慈姑、白菜、小白菜、油菜、莴笋、黄瓜、西红柿、鲜蘑菇、香菇、柑橘、梨、桃、草莓、桂圆、枇杷、香蕉、栗子、莲子等。可进食鲤鱼汤、西瓜、水冬瓜等，有利于利尿排水、消肿。

（3）合并肝性脑病的肝硬化病人饮食注意：肝硬化并发肝性脑病时应限制蛋白质摄入，尤其是动物性蛋白质的摄入量。对于有轻度或中度血氨增高而无明显神经系统症状者，每日饮食中蛋白质应控制25g左右，对于有血氨增高同时有神经系统症状者，在开始的48~72小时内给予无动物性蛋白质饮食；在神经系统症状消失后，每日每千克体重供给蛋白质0.2~0.3g；以后逐渐增加饮食中蛋白量，直至每日每千克体重供给蛋白质1g。

在肝性脑病发生的头几日内，病人应该暂时禁食蛋白质，每日供给足够的热量和维生素。热量的供给主要是通过给予大量的糖和淀粉等。对于昏迷不醒的病人，可以考虑经过鼻腔插入胃管，通过胃管供应食物。待病人神志清楚后，可以逐步增加食物中蛋白质的含量，直至每日40~60g。一般认为，肉类蛋白会加重肝性脑病，其次是牛奶中的蛋白，植物蛋白对肝性脑病的影响最小。所以，患有肝性脑病的病人应该多吃一些植物类蛋白质。

（三）注意大便情况，要保持大便通畅

1. 肝硬化病人容易出现出血现象，特别是上消化道出血，所以肝硬化病人要随时注意大便情况，如大便呈"黑色"应特别注意，常提示有门静脉高压性胃黏膜病变、肝硬化并发胃十二指肠溃疡出血及食管胃底静脉曲张破裂出血等。消化道出血量超过5mL时，大便潜血试验就会呈现阳性；而出血量达50～70mL时，大变就会变为黑色，严重者大便有光泽，像"柏油样"，临床上成为"柏油样便"。肝硬化并发胃十二指肠溃疡出血及食管胃底静脉破裂出血是肝硬化并发上消化道出血的最常见原因，其出血量常较多，病情危险，死亡率高，应及时处理。

2. 便秘对肝病病人极为不利。因为粪便在肠道滞留的时间过长，有害物质产生和吸收就会增加，给肝脏解毒功能增加了负担。同时，对肝细胞也会造成损害。所以，肝病病人应适量进食一些富含纤维素的食物，如芹菜等，养成良好的习惯，保持大便通畅。

（四）劳逸结合

肝病患者切勿劳累过度，这是直接关系到能否早日康复的重要因素。临床中常可见到有些肝病患者经治疗后症状缓解，但不注意休息，劳累过度，而致病情急转直下，实在令人惋惜。

过度安逸，终日不劳，同样也是不利于肝病的康复。因为人不活动，就会使人体气血流通不畅，脾胃功能减弱，抵抗力降低，容易继发感染其他疾病。所以，除了在急性期或肝功能严重障碍时外，均可以从事轻微适当的劳动和锻炼，以增强体质和机体免疫力。

根据疾病的不同时期，采取不同的方式，做到劳逸结合。在肝硬化代偿期，应动静结合，培养有规律的生活习惯，循序渐进增加运动量，如打拳、舞剑、慢跑、散步等，但均以不引起疲乏感为原则。一旦肝功能明显异常、合并有肝硬化并发症时则应以卧床休息为主。病重时要绝对卧床，以保证肝脏有充足的血流量，从而利于肝细胞的修复。病情改善时也只能适度床边活动。肝硬化病人最忌讳过度劳累，尤其是通宵达旦地工作或娱乐，以及精神过分紧张，这些都可导致病情加重，甚至诱发并发症的出现。休息地方应注意通风，患者高热出汗时，家属或护理应及时擦身更换内衣裤，长时间使用抗生素的患者可继发真菌感染，所以注意观察口腔黏膜有无霉斑出现，加强口腔、皮肤护理。

（五）调摄心神

中医认为，大凡肝病多起于情志不遂。古人云："气为百病之长。"精神因素对于疾病的发生发展有很大的影响，所以对于肝病患者，要保持心情开朗舒畅，才能顺肝喜疏泄条达之性，有利于肝病的痊愈。临床之许多肝病患者病情加重或复发，往往与精神刺激和心理因素有关。因此，肝病的预后多与患者的情绪和精神状态有直接关系。

肝病的精神调养，还包括平时要注意安心养神，正确对待疾病，保持乐观情绪，树立战胜疾病的信心，即所谓"既来之，则安之"，这是人所共知的养病格言。肝病患者一定要避免不良的情绪，否则会使免疫功能低下，造成病情恶化。

从中医角度来说，肝在病理状态下，其疏泄功能异常，出现"肝失条达"的表现。肝硬化患者的情绪状态、个性性格与肝功能代偿与失代偿、病情的发展与演变、转归和预后都有密切的关系。肝病病人要学会自我调节，正确对待自身疾病，泰然处之。要认识到慢性肝病治疗的长期性和艰巨性，培养自己的耐心，锻炼自己的意志，坚定战胜疾病的信心。

(六)节欲保精

房事过度,性生活不节,最易损伤肝肾。故对于肝病病期和恢复期病人,由于身体虚弱,气血不足,阴阳失调,更宜慎房事,节欲以保精。若病中行房,则损伤机体,使病情恶化。有些患者,经过治疗病情好转后,因房事不节,往往使病情反复发作。

第七节 单方验方

一、肝硬化并发黄疸名医验方

1. 茵陈蒿汤合下瘀血汤(广东,陈一鸣) 茵陈30~60g,栀子12g,大黄6g,土鳖虫5g,桃仁6g,柴胡6g,甘草5g。水煎服,每日1剂,适用于阳黄。
2. 茵陈术附合五苓散加减(中国中医研究院西苑医院,郭士魁) 茵陈12~15g,苍术、白术各10~12g,陈皮10g,生姜6g,炮附片6~10g。气短乏力者加黄芪、党参;胁痛者加柴胡、香附;尿少者加车前子、猪苓。水煎服,每日1剂,适用于阴黄。

二、肝硬化并发上消化道出血单方验方

1. 大黄粉3g,每日2~4次内服。
2. 止血粉(白及、三七、花蕊石),药物组成按4:1:2研末混合,分装每包9g,4~6小时口服1包。
3. 乌军片 海螵蛸(去粗皮)、生大黄等份共研细末,加白糖等量,打成片剂,每用1片,口内噙化,徐徐咽下,1片用完,再噙1片,连用3~5片,血止为度。

三、肝硬化经验方

1. 软肝汤合扶正化瘀胶囊并用治疗肝炎肝硬化 软肝汤合扶正化瘀胶囊并用:丹参20g,藤梨根30g,柴胡10g,当归15g,牡蛎30g,三棱10g,莪术10g,郁金10g,生白芍10g。若蛋白比例低者加薏苡仁、山药、黄芪;转氨酶升高者加垂盘草、五味子、甘草;便溏者加扁豆、便秘者加大黄;黄疸偏高者加茵陈、栀子;出血倾向者加小蓟、白茅根。每日1剂,分2次服用。同时服用扶正化瘀胶囊,每次3粒,每日3次,疗程6个月。
2. 方思远[38]以十枣参芪苍牛汤治疗肝硬化腹水 十枣参芪苍牛汤加减:给予健脾益气、活血行气消水的中药煎剂十枣参芪苍牛汤辨证加减治疗,每日1剂,每剂煎2次,分上、下午半空腹服,10日为1个疗程,连服2个疗程。基本方组成:党参15g,黄芪30g,苍术30g,白术30g,川牛膝30g,怀牛膝30g,防己30g,大腹皮30g。中度和重度腹水者加大枣10枚,甘遂10g,加水煮沸15分钟后去汤食枣10枚,2日1次,5日为1个疗程。加减法:黄疸者加豨莶草30g,茵陈15g,溪黄草15g;胁痛者加地鳖虫6g,三七10g,白芍10g;便溏者加茯苓15g,泽泻15g;肾阳虚者加熟附子6g,巴戟天12g;肾阴亏者加龟板30g,鳖甲15g,女贞子15g,旱莲

草15g。

3. 宋银枝[39]健脾益肾活血利水法治疗失代偿期肝硬化　健脾益肾、活血利水法：黄芪30g，茯苓、山药、丹参各20g，旱莲草、炒白术、女贞子、当归、白芍、大腹皮、桃仁、牛膝、泽兰、鳖甲各15g，柴胡、炙甘草、淫羊藿各10g。湿热明显者去淫羊藿、白术、旱莲草、女贞子，加牡丹皮、栀子各15g，茵陈30g，田基黄20g；肝肾阴虚明显者去淫羊藿、白术，加生地黄、枸杞子；瘀阻胁痛或黑便者加延胡索、三七、白及。每日1剂，水煎，分2次温服。

4. 李海洪[40]实脾饮治疗肝硬化腹水　实脾饮：厚朴、白术、木瓜、木香、草果仁、大腹皮、炮附子、白茯苓、干姜、生姜各6g，甘草3g，大枣1枚。

5. 杨怀书[41]中西医结合治疗乙型肝炎肝硬化腹水　益气活血利水汤：黄芪45g，党参皮30g，白术12g，桃仁10g，三棱10g，莪术10g，丹参20g，鳖甲15g，益母草30g，泽兰15g，大腹皮30g，泽泻20g，茯苓25g，猪苓25g。每日1剂，水煎2次，每次煎至100mL，早晚分服。2组均以4周为1个疗程。

6. 消臌汤治疗肝硬化腹水　消臌汤：柴胡12g，黄芩15g，生首乌15g，当归10g，泽兰30g，炙鳖甲15g（先煎），丹参30g，猪苓15g，茯苓15g，泽泻10g，生黄芪30g，鸡内金15g，生白术30g，赤芍15g。乙型肝炎患者加茵陈30g，虎杖15g，山楂15g；血吸虫患者加槟榔10g，红藤15g，莪术10g；乙型肝炎合并血吸虫病患者加茵陈30g，槟榔10g，山楂15g。服药1个月为1个疗程。

7. 李平等[42]用软坚糖浆（由党参、柴胡、枸杞子、赤芍药、白芍药、三棱、莪术、郁金、牡蛎等组成）治疗肝硬化236例　总有效率79.7%。

8. 樊幼林等[43]用自拟祛瘀消积散治疗肝硬化60例　基本方：黄芪60g，水蛭60g，延胡索20g，当归15g，生大黄15g，三七15g。结果：总有效率91.7%。

9. 李书英等[44]用自拟健活利肝汤治疗肝炎后肝硬化86例　基本方：大青叶30g，茯苓15g，白术15g，赤小豆15g，丹参15g，赤芍药10g，泽兰10g，郁金10g，泽泻10g，鸡内金10g，广木香10g，草豆蔻10g，厚朴10g。结果：总有效率95.3%，与对照组（总有效率78%）比较有显著性差异。

10. 付伟[45]用柴胡鳖甲汤合丹参注射液治疗肝硬化12例　基本方：炙鳖甲15g，鸡骨草15g，茵陈15g，大腹皮15g，佛手15g，牡蛎15g，醋炒柴胡10g，醋炒郁金10g，车前子10g，枳实10g，砂仁10g，槟榔10g，鸡内金10g，薏苡仁30g，广木香6g。每日1剂。丹参注射液20mL加入葡萄糖注射液静脉滴注。结果：总有效率83.4%。

11. 王平军等[46]用自拟蛤蛎软肝汤治疗肝硬化41例　基本方：蛤壳12g，生牡蛎30g，三棱30g，莪术30g，赤芍药15g，柴胡15g。结果：总有效率97.6%。

12. 邵祥稳[47]用自拟保肝丸Ⅱ号治疗肝硬化33例　基本方：黄芪25g，女贞子25g，丹参15g，当归10g，甘草10g，柴胡8g，茯苓8g，白花蛇舌草8g，五味子6g，郁金6g，枳壳6g，三七5g，白术5g，鳖甲10g等，水泛为丸。每次20粒，每日3次口服。结果：总有效率87.88%，与对照组（总有效率63.66%）比较有明显差异。

13. 赵明恩[48]用自拟归芪软肝汤治疗肝炎后肝硬化68例　基本方：当归15g，赤芍15g，醋鳖甲15g，白术15g，茵陈15g，车前子15g，丹参30g，黄芪30g，白花蛇舌草30g，茯苓20g，大腹皮20g，枸杞子12g，淫羊藿10g，柴胡6g，大黄6g，桃仁8g，枳壳9g。结果：总有效率89.7%，与对照组（总有效率60.9%）比较有显著性差异。

14. 王芦群等[49]用鳖甲煎丸加减治疗肝硬化78例　基本方：黄芪、白术、柴胡、黄芩、鳖甲、黑大黄、赤芍药、白芍药、桃仁、䗪虫、丹参、厚朴等，制成水丸。每次10～15g，每日3次。结果：总有效率84.6%。

15. 黄洪沛等[50]用补气活血法治疗肝硬化25例　基本方：生黄芪60g，党参15g，泽兰15g，茜草15g，车前子15g，紫河车12g，当归12g，赤芍药12g，白芍药12g，丝瓜络12g，杏仁10g，鸡内金10g，香附10g，红花10g，桃仁10g，丹参10g，鳖甲（先煎）30g。结果：总有效率84%。

16. 邢练军等[51]用活血软肝汤治疗肝炎后肝硬化50例　基本方：丹参30g，赤芍药30g，苦参30g，炙鳖甲30g，杜仲30g，生牡蛎30g，桑寄生30g，参三七9g，生甘草6g。结果：治疗组症状体征改善、肝功能恢复情况均较对照组明显。

17. 蔚林兰等[52]用虎蓝片治疗肝硬化132例　基本方：虎杖15g，板蓝根15g，川芎12g，茵陈10g，三棱10g，莪术10g，黄芪10g，制成片剂，每片含生药0.5g。每次3片，每日3次口服。结果：总有效率93.9%。

18. 李莹莹等[53]用自拟益气化瘀汤治疗肝炎后肝硬化50例　基本方：黄芪20g，丹参30g，当归12g，白术15g，郁金15g，鳖甲15g，赤芍药15g。结果：总有效率86%，与对照组（总有效率68.9%）比较有显著性差异。

19. 史健[54]用自拟消痞软肝汤合大黄䗪虫丸治疗肝硬化59例　基本方：黄芪15g，白术15g，泽兰15g，枸杞子15g，贝母15g，丹参20g，沙参20g，当归10g，鳖甲10g，龟板10g，姜黄10g。11剂，水煎服。大黄䗪虫丸每次3～6g，每日3次口服。结果：总有效率89.83%，与对照组（总有效率77.78%）比较差异明显。

20. 杨亚峰等[55]用温阳健脾利水法治疗肝炎肝硬化41例　基本方：制附子（先煎）10g，干姜10g，桂枝10g，藿香10g，党参10g，枳壳10g，香附10g，川芎10g，半夏9g，吴茱萸6g，茯苓15g，白术15g，薏苡仁15g。结果：总有效率92.7%。

21. 李武等[56]用肝复乐（党参、白术、鳖甲、柴胡、重楼等）治疗肝炎肝硬化52例　每次6片，每日3次口服。结果：有效率92.31%，与对照组（有效率77.55%）比较有显著性差异（$P<0.05$）。

22. 王士军等[57]用自拟软肝散加通络软肝汤治疗肝硬化23例　软肝散基本方：鳖甲、鸡内金按比例研末，每次3g，每日3次，开水冲服；通络软肝汤基本方：柴胡、桂枝、当归、白花蛇舌草、赤芍药、白芍药、丹参、三棱、莪术、猪苓、虎杖、牡蛎。结果：总有效率91.3%。

23. 毕德忠等[58]用加味佛手散治疗早期肝硬化104例　基本方：当归30～60g，川芎20g，黄芪20g，薏苡仁20g，泽兰叶20g，郁金20g，柴胡10g，三七粉（冲服）3g。每日1剂，水煎服。结果：总有效率91.3%，与对照组（总有效率57.4%）比较有显著性差异。

24. 白玉明等[59]用活血化瘀法为主治疗肝硬化34例　基本方：丹参20g，当归20g，枸杞子15g，川贝母15g，当归10g，鳖甲10g，龟板10g，姜黄10g。大黄䗪虫丸每次3～6g，每日3次口服。结果：治愈13例，显效24例，有效16例，无效6例，总有效率89.83%，与对照组

（总有效率77.78%）比较差异明显（$P<0.05$）。

25. 张义才等[60]用自拟黄芪山甲汤治疗早期肝硬化66例　基本方：生黄芪、莪术、炒白术、炒山药、醋柴胡、地鳖虫、生甘草等。每日1剂，水煎服。结果：总有效率97.0%，与对照组（总有效率56.5%）比较有显著性差异。

26. 梁玉华等[61]用自拟软肝缩脾丸治疗肝硬化381例　基本方：黄芪20g，白术15g，党参15g，炙鳖甲15g，当归15g，桃仁15g，丹参30g，板蓝根30g，茵陈30g，䗪虫10g，炒水蛭10g，柴胡10g，大黄（后下）5g。结果：总有效率91.9%。

27. 王占海等[62]用鳖甲软肝煎治疗肝炎后肝硬化36例　基本方：鳖甲30g，人参20g，桃仁20g，丹参12g，柴胡12g，白芍12g，茯苓20g，虎杖20g，六里雪30g。结果：总有效率88.9%。

28. 陈丽霞等[63]自拟肝脾舒合剂治疗肝硬化100例　基本方：柴胡、生黄芪、白芍、三七、当归、丹参、鸡内金、延胡索、白花蛇舌草等。结果：总有效率94.0%。

29. 王祥民用软肝散结化纤丸对肝硬化患者肝纤维化指标的影响来判断该药对肝硬化的治疗效果方法，对治疗组98例和对照组97例进行对照研究，观察用药前后各项指标变化情况结果：连续用药3个月后治疗组各项观察指标与用药前比较并与对照组检测结果比较，均有显著性差异（$P<0.01$）。提示：本药能迅速改善症状，恢复肝功能，消退腹水，且具有很好的逆转肝纤维化作用。

四、肝硬化灌肠方

1. 生大黄30~60g，加食醋适量，煎成100~200mL，高位保留灌肠，1~2次/d。
2. 生大黄30g，乌梅15g，牡蛎30g，蒲公英30g，煎水100~200mL，保留灌肠。

五、肝硬化常用中成药

1. 对症治疗

（1）肝区疼痛，可选用舒肝丸、定痛五香散、平肝舒络丸等。

（2）脾胃虚弱，食欲不振，可选用人参健脾丸、保和丸等。

（3）消化不良，胃脘胀满，可选用香砂枳术丸、越鞠丸、山楂丸等。

（4）便溏，可选用参苓白术丸、启脾丸、附子理中丸。

（5）倦怠乏力，可选用补中益气丸、四君子丸等。

2. 降酶恢复肝功能的成药

（1）偏于有热而不甚虚者，可选用肝炎灵（山豆根制剂）、益肝灵（水飞蓟制剂）、清开灵注射液、鸡骨草丸。

（2）略偏虚者，可选用灵芝制剂（如云芝糖浆、云芝片、云芝肝泰、肝必舒）及护肝片（五味子、动物胆汁、板蓝根、茵陈、柴胡）。

（3）体虚而略有寒者，可选用五味子制剂（如五仁醇片、五脂片、健肝灵、五灵丹）。

3. 抑制纤维增生作用的药物葫芦素片有抑制纤维增生、提高免疫功能及防癌之作用，齐墩果酸片，除抑制胶原纤维增生外，可减轻肝细胞坏死，对四氯化碳中毒实验性动物有明显降低酶之作用。大黄䗪虫丸用于肝脾肿大患者，该丸用于实验性大鼠慢性肝损伤治疗，可使血清蛋白上升，γ-球蛋白下降。

4. 攻泻腹水之成药　中医对鼓胀之治疗除辨证论治或补或利外，攻泻腹水是其特点之一，所谓"平治于权衡，去菀陈莝"是也。对于实证腹水、利尿反应不好者，可用峻泻法，使水从粪道排出。由于泻下易伤正，故不能久用、多用。常用药：①禹功散（牵牛子120g，小茴香30g，共研细末装入胶囊），每次吞服1.5～3g，每日1～2次；②加味十枣汤（醋制大戟、醋制芫花、醋制甘遂、琥珀、沉香、黑白丑各等份，研末混匀），每次1.5～3g，每日1次；③臌症丸（以醋制甘遂为主），每次0.5～1g，每日可服1～2次。因攻下药，药力峻猛，用时须从小量开始，试增剂量，并隔数日攻泻1次，配合扶正（包括西医支持疗法）使用。

下列情况，不能攻泻：①有出血倾向者；②腹腔感染和并发菌血症败血症者；③有重度心脏并发症，脉芤、浮大者；④攻泻未达泻水效果，腹胀气严重者；⑤药物不良反应严重，如腹痛、呕吐等明显不能耐受者；⑥重度黄疸，肝功能明显损伤，有肝脏明显活动性炎症存在者。

第八节　预　后

一般认为，肝硬化不可能逆转，尤其是肝炎后肝硬化。由于目前无特效的抗病毒治疗方法，肝炎病毒引起肝脏炎症反应持续存在，其结果是肝硬化持续、慢性、隐匿发展。因此，如果肝硬化的病因不能去除，阻断或逆转肝硬化十分困难；如果肝硬化的病因去除后，肝硬化病变可能停止发展，但不可能恢复正常肝脏结构。近来，国内王宝恩等研究发现，中医中药阻断或逆转肝硬化是有希望的。

肝硬化患者的预后与病因、肝脏贮备功能及有无并发症等有关。

一、病因与预后

肝硬化患者的预后与其病因有直接关系。肝炎后肝硬化较非肝炎后肝硬化预后差，肝硬化的病理以肝实质损害为主，其预后比以间质损害为主者差。

二、肝脏贮备功能与预后

肝功能衰竭是肝硬化患者常见的死亡原因。国内钱林学等研究发现，与肝硬化预后有关的几个肝功能指标按其危险度从大到小依次为：清蛋白、肝性脑病、腹水、脾脏肿大、胆红素、凝血酶原活动度。但是，国内外仍采用Child-Pugh分级法。国外一项研究发现，肝硬化Child A、Child B、Child C级患者1年病死率分别为3%、21%、56%，5年病死率分别为9%、53%、83%。

三、并发症与预后

肝硬化患者常存在各种各样的并发症,大部分患者是多种并发症同时存在。与预后有关的并发症:

1. 上消化道出血是肝硬化患者死亡的主要原因,占40%~60%。
2. 自发性腹膜炎其发生率为25%~30%。尽管目前有强效、特异、敏感的抗生素,但其病死率仍高达30%~40%。
3. 肝性脑病是肝硬化患者死亡的常见原因之一,病死率为15%~30%。
4. 肝肾综合征病死率为10%~15%。
5. 水、电解质、酸碱失衡顽固性低钠血症是肝脏功能衰竭的征象,预后极差。

第九节 名家经验与医案分析

一、名家临床经验[64-66]

(一)邓铁涛治疗肝硬化经验

肝硬化腹水,属于中医鼓胀,病属难治,但难治之中亦有治愈者,若身体未至大虚,可用攻逐之法,其法用等量之甘草煎浓汁,浸泡已打碎之甘遂,浸三天三夜,去甘草汁,将甘遂晒干为研细末,每服1~2g,可先从1g开始,用肠溶胶囊装吞,于清晨用米粥送服,1日之内泻下数次至十数次,可泻水几千毫升。本病多虚实夹杂之证,翌日即用健脾益气之剂补之,但用补气健脾之药往往又再泻下。有1例患者,翌日炖服吉林参或高丽参又泻水数次;1例攻逐之后,用补中益气汤,亦继续泻水,连用3天补中益气汤,连泻3天,后因见气上逆,然后补用四君子汤加味治之。攻补之后,往往腹水又增加,约隔1周,又再用甘遂末攻之,攻后又健脾益气,人参或党参或健脾之剂,是比较好的护肝之药,故此时不宜再服其他护肝之药,以免增加肝脏之负担。反复攻补,耐心治疗,有可愈者。

肝硬化患者,维护肝阴很重要,即使出现黄疸亦不能过用茵陈蒿等利湿之剂。凡舌质光红、无苔或少苔,脉又细涩者,多属伤阴,治宜养护肝肾之阴,但养阴之药不宜过于滋腻,以龟板、鳖甲、石斛之类为佳。白蛋白低者,多嘱患者用淮山药20~30g,薏苡仁15g,陈皮少许煮龟汤吃,龟不宜太大,约重500g为宜,可适当加调味之品,或加些瘦肉之类(注意切勿食滞,可少量多餐,不一定1日吃完。每周煮1~2次。龟甲、龟板宜砍碎煮)。

若属脾阳虚之鼓胀,以健脾行气,兼养肝肾,小便日多而腹水消退,则不必攻逐。曾用高丽参9g,陈皮1.5g,炖服,另加四君子加楮实子、菟丝子、丹参、首乌等治1例,收到满意的疗效。

对于消腹水,邓铁涛认为逐水优于利尿,利尿多伤阴,损害肝肾之阴,容易引发肝昏迷或大出血。土壅木郁,攻逐运化,攻补兼施,肝阴不伤,脾得健运,腹水不再起,则以健脾养肝肾,稍加活血之品。可望带病延年,少数或可治愈。

肝硬化往往兼见血瘀之证,有瘀本当祛瘀,但本病用祛瘀药味宜选择,用量宜适度。因肝硬化为肝脾同病，肝藏血、脾统血，本病之所以有瘀，皆由于脾不健运，肝气郁结所致。脾得健运，肝得疏泄，瘀证便消。邓铁涛治此等证，喜用茜草根、三七或郁金，三七亦宜煎服，不宜用生三七末冲服，亦服其温和之意。三者便但选一二味，用量均不超过10g，活血化瘀过峻、过多、过重，对肝脾之藏血与统血不利，容易大出血，正因逐水而减轻门静脉高压。肝硬化腹水患者往往见舌下静脉曲张，经泻水之后，舌下静脉曲张之程度往往减轻，足以为证。

（二）关月波治疗肝硬化经验

此病初患之时，多因湿热毒邪侵害肝胆，殃及脾胃，湿热困于中州，以致脾失健运，湿困日久而热蒸生痰，入于肝经，阻于血络，形成血瘀。脾为后天之本，生化之源，又有统血之功。肝为藏血之脏，性喜条达。但痰血瘀阻，肝脾运化失常，造成后天生化无源，新血不生，恶血不去，三焦阻塞，决渎无权，终成肝硬化腹水。

此病长期反复不愈，多因本身调养失宜及治疗延误。久病则气血大伤，身体自虚。故肝硬化腹水病人以虚证为多，虚实夹杂，后期已有正不抗邪之势。病人有痰血瘀阻，腹水等邪实的一面；又有气血大亏，脾失运化等正虚的一面，正虚为本，邪实为标。此病不能单以治疗腹水为目的，而应以扶正为主，在中焦下工夫，邪正兼顾，全面考虑，方可奏效。至于"舟车丸"等逐水之药，虽有逐邪之功，也有伤正之弊。此辈方药，与今人给以利尿剂大致相同。孤立运用此类方法，不过扬汤止沸，暂缓其胀而徒伤其正，腹水消后旋即复起，愈攻愈烈。对体实的患者，此法尚可一试。攻水之后进而扶正调理，而正气大虚之病人，已如风中残烛，岌岌可危，救恐不及，又安敢伐戮呢？治水如此，化瘀亦然。气为血帅，血为气母，气旺血生，气帅血行。恶血久蓄，正气大伤，血失其帅，焉能自行？况且肝硬化一病乃痰血胶凝所成。脾虚不运，痰湿恣生，如不补气扶正，健脾化痰。而单纯寄希望于活血药物，实难以收效。故化瘀应先补气养血，健脾化痰，而平和之品行血即可，这叫做见水不治水，见血不治血，气旺中则运，无形胜有形。即以无形之气而胜有形之水、血。

基于上述观点。关月波临床常用的基本方药是：生黄芪、当归、白芍、白术、茯苓、杏仁、橘红、木瓜、赤芍、泽兰、丹参、藕节、茵陈、车前、香附、大腹皮、生姜。此方包括了补气养血扶正，健脾利湿化痰，行气活血祛瘀等诸法，临证加减化裁，用之得心应手。

方中当归补血汤为君，白芍、赤芍、泽兰、丹参、香附、藕节佐之。君药中重用生黄芪，取其补气扶正，以帅血行，更能祛湿而消肿，今之药理分析，黄芪有恢复各脏器细胞再生的功能，用量30～150g，未发现不良反应，当归补血汤养血行血而不伤血，对气血大亏而有瘀滞之病人，可称对症之方。佐药中二芍味酸，直接入肝，以缓肝急，为止痛养肝之要药。1味丹参，功同四物，能养能行；泽兰善通肝脾之血脉，活血不伤正，养血不滋腻，药力横向作用，对所云"门静脉循环障碍"确有通达之力；香附、藕节为血中气药，气血兼行，且藕节还兼有开胃之长。实脾运湿，以杏仁、橘红、木瓜、厚朴、大腹皮、茵陈、车前为佐。杏仁、橘红苦辛微温兼芳香之气、辛开苦降，通畅三焦，醒脾开胃，化痰和中，木瓜入肝、脾、胃经，调胃柔肝止痛为调和肝胃之要药，厚朴、大腹皮行气、利水、消胀，茵陈、车前利水祛湿。少量生姜辛温醒脾，为方中之使。此方药性力求平和，无峻猛之品，立意在于"疏其血气，令其条达而致和平。"然而，治疗肝硬化腹水一病，非一方药所能胜任。临床运用，贵在灵活权变，如湿热仍炽，伴有黄疸，舌苔厚腻者，则应先治其标，方中可去生黄芪，易茵陈为君，再伍以清热利湿解毒之品，俟湿热退后再扶其正。但在清下湿热之中，仍不能去活血化瘀之品，经治疗，如腹水顺利消退后，因患病日久，损及下焦肾经者，就应以取中下焦之法，滋补肝肾，健脾和胃，调理气血，以巩固疗效。如还有残毒余热未净者，仍可用清解法以除后患，对于白蛋白与球蛋白比例倒置者，关月波在治疗后期，于方中加用阿胶，鹿角胶，龟板胶及河车大造丸等血肉有情之品，不但能改善白蛋白与球蛋白比例，更有恢复肝功能之效。软坚药物，关月波常选用生牡蛎，炙鳖甲，鸡内金，藕节，桃仁、红花等，至于三棱、莪术、水蛭、虻虫等药，关月波常弃而不用，虑其破血伤正，且有食道静脉出血之虑。

总之，治疗肝硬化腹水一病，应着眼于人之整体，时时顾其仅存之正气，以扶正调理为主，切莫拾标遗正，猛浪从之。

（三）李克绍治疗肝硬化腹水经验

肝硬化而出现腹水，这是本虚而标实。本虚只能缓图，标实则必须急治，所以消水是当务之急，消水之法，淡渗之剂已不起作用，而攻劫之品，如甘遂，大戟、芫花之类，虽有消水之效，但走泄真气，施于肝功将竭之际，嫌有"虚虚"之弊，所以常是初起稍效，继续攻劫则效果不显，最后还是归于不治。至于保肝治本，必须温之养之，疏之导之，所以药物务求和平，目的是希望已硬部分能有所改善，至少是保好其未硬部分。李克绍兼用腐泔猪胆方治愈数人，有的腹水消后数年未见反复。其方如下：鲜苦猪胆1个，豆腐浆1大碗，将豆腐浆加热后，搅入猪胆汁饮之。如无鲜猪胆，用干者置温水中泡开亦可用。豆腐浆即腐泔，系指豆汁用卤水点过后，在筐中轧榨时所滤下的水。《本草纲目补遗》称其能"通便下痰，通癃闭，洗衣去垢腻。"腐泔除有卤水点外，亦有用石膏点者，《药性考》称其俱能清热，李克绍用时，必告病者取用卤水者，这是因为卤碱《本经》称其能"下蛊毒"，《别录》认为能"去五脏肠胃留热结气，心下坚"之故。

胆汁对肝当有亲和之力，加之腐泔兼有卤性者，有行宿水之功，而无攻劫之弊。但腹水消后，并不等于痊愈，还必须考虑治本善后，治本必须养肝，兼以活血化瘀。李克绍用药是这样：养肝不用峻补，而用酸温之品，如乌梅，木瓜等。疏肝不用柴胡而用生麦芽，这是因生麦芽具有甲木生发之气，且有化积软坚的作用。化瘀不用桃红而用生山楂，因为山楂味酸养肝，化瘀而不峻。上述养肝，疏肝，化瘀之中，还必须佐以和胃，盖因益肝病必及土故也。以白扁豆，玉竹和胃，而不用苍术、白术理脾者，以肝喜柔而畏劫故也。此方药量不宜过重，但要多服，因药性和平，故可久服而无弊。因此李克绍常用方（乌梅、木瓜、生麦芽、生山楂、白扁豆、玉竹）以治肝硬化，即迁延性肝炎，用之亦非常有效，且可防止肝炎向硬化发展。

（四）俞长荣治疗早晚期肝硬化经验

中医治疗肝硬化方法甚多，这里只谈俞长荣应用攻补兼施法的点滴体会。

肝硬化晚期出现腹水，多数四肢消瘦，食欲不振，疲乏无力，属虚象；而腹胀大，二便少通，又有实证。此时宜用攻补兼施法。1957年俞长荣在福建省血吸虫病防治所协助临床研究。在一年多的实践中，他观察到十枣汤是消除腹水的较好方药。病者服药后，在12小时内可排稀便4～6次，未见有腹痛，暴泻或泻不止现象，考虑到病属标实本虚，故均以西洋参或当归补血汤与十枣汤交替服用，即第一天服十枣汤，第二天服西洋参6～10g，或补血汤（黄芪30g，当归10g），持续服至腹水消失；这样攻补兼施，既起到逐水目的，又不伤正气，能获得较满意的疗效,如患者翁某,进院时腹围105cm,脐凸出6cm,小便滴沥,大便艰通,坐立困难。采用上法治疗70多天,腹水消失,临床治愈出院,随访3年未复发,并能参加农业生产劳动。

十枣汤作汤剂,对食道有刺激,常可产生麻、涩、恶心等副作用;在饭后或半空腹服药,常引起胃部难受甚至呕吐。我们经过探索,最后做了改进,用原方3味药各等分研细末混匀,每次取3~5g药末入胶囊,以红枣煎汤送服,并在早饭半小时前服,可无不良反应。《伤寒论》所谓"平旦服"是有道理的。

早期肝硬化,颇多病者无明显症状体征,中医无"证"可辨或辨证根据不足,但据现代医学检查(如B型超声波,同位素扫描,血液生化检查等)不能不承认客观存在。这类病人采用西洋参30参,三七30g,鸡内金60g研细末和匀,分30包,每日开水送服1包。此方是在十多年前一次与盛国荣教授交谈时,承其启发唔及,经临床反复应用,确有效果。亦可用于晚期肝硬化轻度腹水或腹水消退好转期。此方3药有益气,祛瘀,消积作用,亦寓"攻补兼施"之意。

(五)陈继明肝硬化腹水证治经验

肝硬化腹水,由于病情复杂多变,预后欠佳。如何在辨证上把握病机,治疗上通常达变,以期逆转病势,并力争治愈,确是临床研究的重要课题。陈继明证治体会如下:

1. 鼓胀病机,责之气血水相因为患 《灵枢·水胀篇》记载:"鼓胀如何?……腹胀身皆大,大与肤胀等也,色苍黄,腹筋起,此其候也。"腹胀属气分病,此则腹壁筋起,血分亦病,可见鼓胀属气分病,此则腹壁筋起,血分亦病,可见鼓胀乃气血同病,所以腹水的形成,实由气病和血病而来,故凡见水治水,并不能使腹水消退,肿势缓减。

张景岳对气与水的关系,有过精辟的论述,他说:"夫气即火也,精即水也,气之与水,本为同类。但在于化与不化耳。故阳旺则化而精能为气,阳衰则不化,而水即为邪"(《类经·脏腑诸胀》)。《素问·阴阳别论》记载:"三阴结谓之水。"指出肺脾功能失常,经气结而不行,势必导致水液失去运化、输布,因而潴留蓄积,但水虽受制于脾而实统于肾,肾开窍于二阴,肾气通则二阴通,二阴闭则腹胀。故《素问·水热穴论》记载:"肾者胃之关也,关门不利,故聚水而从其类也。"气化的动力在于肾,故经又云:"其本在肾,其末在肺,皆聚水也。"一旦肺、脾、肾气化功能障碍,水湿留着,则为肿胀,反之水湿内停,又能阻遏气机。可知气病水必病,气之与水,实不可分。

由于肝硬化腹水的表现是单腹胀急,而腹中乃肝、脾、肾三阴聚集之地,其中脾为三阴之长,乃阴中之至阴,惟脾气虚衰,水邪始得窃踞腹中,故前人多认为鼓胀病根在脾,如沈金承接朱丹溪关于鼓胀"理宜补脾"的论点,指出"鼓胀病根,在脾,由脾阴受伤,胃虽纳谷,脾不运化,或由怒气伤肝,渐蚀其脾,脾虚之极,故阴阳不交,清浊相混,隧道不通,郁而生热,热留为湿,湿热相生,故其腹胀大。"其中脾阴受伤之说,甚为可贵,脾具坤静之德,而有乾健之运,思虑劳倦,湿热久郁,均能耗伤脾阴,然而养阴易于碍湿滞中,补脾阴之难在于此。

肝脾损伤不复,病必传肾。传肾亦有伤阴伤阳两途,一旦肾气大伤,真阴枯竭,则气化功能完全丧失,腹中蓄积之水液无以下泄,瘀阻日甚,病情可急趋直下,迅速恶化,是病不危于胀急而亡于无气也。

再从血与水来说，喻嘉言《医门法律》指出："凡有癥瘕积块，痞块，即是胀病之根，日积月累，腹大如箕，腹大如瓮，是名单腹胀。"叙述了由癥成臌的过程，陈继明认为"瘀结化水"乃是肝硬化腹水的主要病理表现，但并不是本病的实质。前人论鼓胀，有气臌、血臌、水臌、蛊臌之分，只能说明为患各有侧重，而不可截然划分，即以血臌而言，血病则水焉得不病？"癥块，癖积"，近似早期肝硬化的临床表现，肝郁血瘀日久，势必导致肝脏疏泄不利，影响膀胱气化功能，而木郁侮土，亦能损伤脾运，以致水湿潴留，至于乙癸同源，肝体受损，必然累及肾，致使肝肾俱伤。所以鼓胀既成，血之与水，二者难分，张仲景云："血不利则为水。"即此之谓也。

肝硬化的病因是多方面的，如湿热黄疸，水毒，蛊毒，长期饮酒，饥饱失时，营养不良等等，一旦出现腹水，则提示病入晚期，其主要原因，乃脏气大虚之后果。其病位虽在肝，而治疗应重脾肾。从气、血、水的关系来说，虽然气滞和气虚均可导致血瘀，但气滞常是暂时现象；气虚才是疾病的本质，往往是始则病气，继则病血，再则病水，气病则血亦病；血病亦可伤气，血病水亦病，水病则气虚不通。气、血、水之为病，既各有侧重，又相同为患，以气虚为本，血瘀为标，腹水乃标中之标。因气病而水病者，治气即所以治水；因血病而水病者，化瘀即所以行水。明乎此，则不至见胀治胀，舍本逐末矣。

2. 治疗大法，总以养正消积为宜　对鼓胀的治疗，主攻主补。自金元四大家始，历代医家各有见解，张子和在《儒门事亲》中认为："陈坐去而肠胃洁，癥瘕尽而荣卫昌。"力主攻破；朱丹溪在《丹溪心法》中则认为"鼓胀其病胶固，难以治疗……医又不察虚实，急于作效。病者苦于胀急，喜行利药，以求通快，不知宽得一日半日，其肿愈甚，病邪甚矣，真气伤矣。陈继明体会，治疗此证，凡形体壮实，病程未久，尤出血倾向者，可暂用逐水之剂以治其标。若素体虚弱，或病入晚期，即使腹大胀急，亦不可强攻；否则极易导致肝昏迷或大出血而发生突变。只要抓住虚中夹实之病机，治疗方不至本末倒置。朱丹溪曾经指出："苟或气怯，不可补法，气何由行？"在这一思想指导下，陈继明以养正消积作为治疗大法。根据鼓胀病情发展的不同阶段，突出治肝、治脾、治肾的重点。分别采用补肝和血，补脾运中，补肾化气等法，佐以分消、化瘀、行气之品。具体运用如下：

（1）治肝法的临床运用：一般说来，肝硬化腹水，在侧重治肝的阶段，其腹水并不过多，若肝病蚀脾，脾气戕伤，则腹水增重，再发展至肾气大亏，腹水愈为严重。在某种意义上，从腹水的多少，亦可测知肝脾肾三脏的损害程度。治肝着重补肝化瘀，消其症结。补肝有补气和补肝血的不同，在临床上以肝气虚较为多见。肝气虚表示疏泄功能减弱，肝失条达，出现周身倦怠，精神萎靡，胸胁不舒，气短食少，腹部胀大，脐行稀溏，四末不温，脉沉弦细，舌苔腻，舌质淡、暗红等症。治须补肝气，畅肝用，散肝瘀，兼以扶脾，可选用当归补血汤合四逆散为主方。黄芪为补肝气之要药，用量宜大（30～60g），当归有养肝血之功，配合柴胡疏肝以升清阳，枳实行气以降浊阴。白芍柔肝敛阴，甘草缓中补虚，共奏补肝气，助肝用，调升降，解郁通阳之功。肝气虚常为肝阳虚之先导，若阳虚寒凝，则加附子、干姜之类温阳散寒；精血不足，则加紫河车，鹿角胶等峻补精血；食少便溏，加炒白术，鸡内金以补脾助运。由于肝脏生理病理复杂，每多寒热错杂之候，兼夹郁热，则又须适当参用清泄之品。

上述治疗，是从气血关系着眼，务使正气来复，郁滞得开而瘀血徐为消融，肝气疏泄有权，不治水而腹水自消，亦有肝气极虚，不任疏泄，柴、枳当摒弃不用，可选予补气化瘀，陈继明常以黄芪、太子参、山萸肉、枸杞子、丹参、石见穿、生鸡内金、莪术、当归、生山楂肉、泽兰、红花、红参须、糯稻根等出入化裁，颇能应手。

肝血虚的患者，可见眩晕，偏头作痛，两目干涩，周身乏力，手足麻木，胁痛，腹胀，易于齿龈出血或鼻衄，脉象弦细或虚弦，舌质偏红，苔薄黄等见症，在妇女还可见月经不调，或闭经，或崩漏。此症特征是血虚血瘀，邪水不化，治疗重在养血和瘀，滋阴利水，可选用一贯煎合牡蛎泽泻散加减：药如生地黄、北沙参、天冬、麦冬、枸杞子、楮实子、鳖甲、牡蛎、泽泻、海藻之类。其中，牡蛎、海藻既有软坚散结之功，又能祛水气，诚一举两得。若齿龈出血或鼻衄频作，午后低热，舌质红绛，苔薄黄而干，则系湿热伤阴，肝脏郁热较甚，宜用犀角地黄汤合三石汤出入。犀角价昂而不易得，以水牛角代之（每用30～60g），加入生地黄、牡丹皮、白芍、生石膏、寒水石、滑石、金银花、元参、仙鹤草、大蓟、小蓟等，对症用之，多能控制出血，减轻腹水。

（2）治脾法的临床运用：肝病传脾，腹水增重，可见面黄虚浮，倦怠乏力，腹胀如鼓，食欲不振，食后腹胀尤甚，尿少，大便不实，苔薄或腻，边有齿印，脉濡缓或沉迟等症。治当以补脾运中为主。但脾虚有积，补中要寓通意，土虚木贼，补脾毋忘和肝，选方用药，颇费周章。陈继明常以《金匮要略》当归芍药散（当归、芍药、川芎、白术、茯苓、泽泻）为主方，着眼肝脾，兼顾血水，以达扶脾利水、养血和肝之功。方中重用白术（30g）增强补脾作用，再加大剂泽兰（30g），益母草（120g），煎汤代水，共奏化瘀滞，行水气，运脾和肝之效。如腹水不多，则选用香砂六君子汤补脾运中，重加黄芪（30g），以补脾气之虚，复入木瓜之酸以柔肝，更增椒目、防己、姜汁以通阳化水，分消利导，往往获验。

若在上述脾虚鼓胀的见症之外，而舌光无苔、舌上少津，形体枯瘦，大便干结者，则属脾阴亏虚之候，斯期濡养脾阴，不仅阻遏气机，增其腹胀，抑有碍胃阳之旋运，使水湿更难泄化，阴阳乘违，殊属棘手。陈继明认为景岳理阴煎（熟地、当归、甘草、干姜）为此证的对之良方。此方乃理中汤之变方，以地、归易参、术、变温、补脾阳为温理脾阴，熟地配当归，意在甘润和阴，干姜配甘草，旨在辛甘和阳，地得归则滋阴功著，姜得草则无燥烈之弊，地得姜又无泥膈之虑。总之，本方药虽四味，配伍精当，以养阴为主，和阳为佐，滋脾阴之亏，助中宫之运，通阳气，布津液，散水邪，面面俱到，值得引用。

（3）治肾法的临床运用：病由肝脾而传肾，症情进一步恶化，但肾阳每与脾阳虚同时兼见，故当辨其以脾阳虚为主，抑以肾阳虚为主，用药方能切中要害。一般而论。脾阳虚者，在腹水的同时，多可伴见阴黄之候，其时周身泽黄而晦暗，形寒怯冷，腹胀如鼓，朝宽暮急，纳呆便溏，溲黄少，舌质淡，脉沉弦而小滑。其发病机制，责之脾失健运，肾失开合，水湿留注，土虚木郁，胆汁浸淫，外溢为黄，以脾肾阳虚为本，痰浊交阻为标，呈现本虚标实之候。可予《医学心悟》茵陈术附汤（茵陈、白术、附子、干姜、甘草）为主，增入生鸡内金、海金砂，马鞭草等化瘀泄浊之品。方中附子，需重用至10～15g，始能增强温阳泄浊作用。若以肾阳虚为主者，其证见面色㿠白或灰暗，怯冷殊甚，腹中胀大，周身浮肿，尤以下肢为甚，腰腹酸软，大便溏硬不调，小便淡黄而短少不利，舌体胖大，舌质淡，脉沉细等。由于肾阳失于温煦，三焦气化无权，故肿胀之势日增，治疗以温肾化气为主。肾气未复，则中气有所恃，脾气散精，肺气通调，三焦壅塞自解。择其对症方药：以济生肾气丸最佳，此方妙在牛膝、车前子二味，牛膝除益肝肾，补精气以外，有活血利水之功，凡瘀血内结，小便不利者，实为当选之佳品。肝硬化腹水的瘀阻表现，不仅局限于肝，其他脏器亦有瘀滞，方中牛膝配牡丹皮，即能化下焦瘀滞，以利水邪。车前子甘寒滑利，滑可去着，而无耗气伤阴之弊。从临床实践证明，此方治肾阳虚之鼓胀，其疗效较金匮肾气丸为优。

腹水消退以后，陈继明常用"复肝丸"以善其后，此方组成：红参须、柴河车、地鳖虫各60g，生鸡内金、广郁金、片姜黄、参三七各45g。共研细末，水泛为丸。每服3g，1日2次。本方针对肝硬化虚中夹积的病机而设。红参须补气通络，紫河车峻补精血；地鳖虫破宿血积瘀；姜黄、郁金疏肝解郁，理气活血，生鸡内金磨积化瘀，健脾助运，全方寓消于补，养正祛邪，对改善肝功能，纠正白蛋白、球蛋白倒置，有一定疗效。

肝硬化腹水在标实明显时，亦有治标之权宜，如在肝胆湿热壅聚，瘀热互阻之际，当泄湿热，化瘀滞并进，可用龙胆泻肝汤为主，随证参半边莲，漏芦、龙葵、生鸡内金、海金沙等，使邪热不至胶结，对控制病情发展亦所必需。

3. 药随证转，须识知常达变之旨

（1）补下启中法的临床运用：关于补下启中法治疗的鼓胀，始于张景岳，为肾虚鼓胀论治开一大法门。鼓胀发展至肾气大伤，真阴枯竭的阶段，气化无权，腹水特别严重，症见腹大如瓮，脐突尿少，腰痛如折，气短不得卧，下肢浮肿等。此时肾气大伤，不得再破其气，肾水将竭，不可复行其水，攻之则危亡立见，消之亦无济于事，唯有峻补其下以疏启其中，俾能开肾关，泄水邪，减缓肿势，延续生机。《景岳全书》中指出："治水者必先治气，惟下焦真气得行，始能传化，惟下焦真水得位，始能分清。"辩证地看待补肾气、滋肾水两法对气化功能的影响，也提示了补下启中法的用药，有壮阳和填阴的侧重。补真阳行肾气可借鉴《张氏医通》启峻汤，临床常用附子、肉桂、黄芪、党参、仙灵脾、肉苁蓉、熟地黄、山茱萸、山药、茯苓等，务使气得峻补，则上行而启其中，中焦运行，壅滞疏通，中满自消，下虚自实。若真阴枯竭，呈现舌色光泽无苔，二便艰涩不通者，生命垂危，多难挽回。陈继明用大剂熟地配合枸杞子、山萸肉、肉苁蓉、首乌、山药、龟板等厚味滋填育阴化气，常收意外之效。此等方令人玩味者，屡屡用之，并无中满泥膈之弊，于此益信。景岳引王球云："下焦气乏，中焦气壅，欲散其满，则更虚其下，欲补其下，则满甚于中，治不知其本而先攻其满，药入或减，药过依然，乃不知少则资壅，多服则宣通，峻补其下，以疏启其中，则下虚自实，中满自除。"确属经验之谈。总之温补肾阳有补火生土之意，而峻补真阴，亦有濡养脾阴之功。因火衰不能生土者，温肾即所以补脾。因阴伤而脾土迟运者，滋肾亦可以赞化。全在审时度势，灵活运用。

（2）通补奇经法的临床运用：鼓胀一证，其来也渐，其通也迟，而久病肝肾精血交损，未有不累及奇经者。因而通补奇经一法，就有特殊意义。

病及奇经，往往可见形寒乍热，腰酸脊痛，腿膝无力，妇女则经闭不行或崩漏带下，余听鸿治1人"有气从少腹直冲胸膈，腹胀如鼓，坚硬脐突，屡投消导克伐之品，愈服愈胀。"认为系"冲任足三阴肝脾肾阳虚，阴气之所结也……投以东洋参、白术、鹿角、附、桂、茴香、巴戟天、苁蓉、枸杞、菟丝、姜、枣等温补润滑之品。由危转安"（节摘自《诊余集》）。余氏抓住了病变的实质，其获效良非幸致。通补奇经，必须掌握标本虚实，其本质是精血交损，故通变的要义在于栽培精血，燮变阴阳，而水阻、血瘀、气滞、寒凝等均属标病，可适当参用治标之品。

程某，女，48岁，患慢性肝病已5年，出现腹水亦逾半载，叠经中西医药物治疗，腹水时轻时剧，就诊时腹水如鼓，脘胁撑痛，面晦神疲，足胫浮肿，齿龈渗血，经事淋漓半月未净，苔薄舌质暗紫。此病穷及肾，损及奇经之征。遂予通补奇经为主，药用：鹿角胶12g、龟板30g（先煎）、熟地黄60g、牛角胶12g、茜草根12g、贯众炭12g、肉苁蓉12g、杜仲12g、菟丝子12g、黑大豆30g、楮实子30g，连服10剂，漏下已断，腹水亦相应减退，仍以上方出入，共进五十余剂，腹水全消诸症均获改善。

对于奇经实证用药，以疏通经气为主，再辨其水阻、血瘀之异，随证佐药，例如湿热壅阻中焦，腹胀连及带脉，腰围紧束，乃带脉经气不疏，宜在补脾化湿方中，随证参用归须、天仙藤、香附、乌药、泽兰、白薇、马鞭草等，颇有助益。

（3）治络法的临床运用：初病在经，久病入络，乃慢性疾病发展的一般规律，肝硬化腹水亦不例外。由于腹水久羁，常可导致湿邪入络，肝脾络瘀，这一证型，最多见于肝脾损伤阶段。治络法用药轻灵，不伤正气，使用得当，有"轻可去实"之妙。薛瘦吟《医赘》云："鼓胀证湿邪入络居多，销滞利水，徒伤气分，焉能奏效？"立"开郁通络饮"，药用：香橼皮、郁金、炒延胡索、远志、新绛、陈木瓜、蜣螂虫、通草、佛手、丝瓜络、路路通、薏苡仁。选药恰当，用意良深。陈继明在临床上对肝脾络瘀，胁痛腹胀，腹壁青筋显露，二便不爽之证，多效其法，选用炙蜣螂虫、炙地鳖虫各3g（研磨）伍入养肝和脾，化湿通络方中，往往收效甚佳。

肝硬化腹水，从肝、脾、肾三脏论治为多，但若水出高处，腹水兼见胸水，三焦不利，则当温运大气，疏通三焦，可用桂枝去芍药加麻黄附子细辛汤，以破阴气之凝结。类似变法甚多，不再一一列举。

综上所述，肝硬化腹水的病机是气、血、水相因为患，以气虚为本，血瘀为标，腹水为标中之标，其病变以肝脾肾三脏为中心，治疗以养正消积为大法。补肝散瘀，补脾运中，补肾化气诸法，是临证之常，补下启中，通补奇经诸法，是临证之变，治络法可谓临证之巧。知常达变，灵活运用，可谓治病之真谛！

（六）姜春华治疗肝硬化经验

肝硬化，中医认为系肝络壅塞，血瘀气滞，结为痞块。发展至晚期，可成鼓胀（腹水）。明代虞传说，有癥瘕者可致鼓胀，说明前人已见其因果关系。

1. 早期肝硬化的治疗经验　姜春华治疗早期肝硬化，常摸索一些改变肝脏、质地和功能的方法。肝硬化往往带来脾脏肿大，脾机能亢进，通过长期摸索，体验到肝脏硬化可以改变，肝功能可以恢复。而脾肿大和亢进也可以改善。在治疗中除用活血化瘀以治本外，亦当结合临床具体情况加以处理。

治疗以下瘀血汤为主：制大黄9g（生用者会引起便秘），桃仁9g，䗪虫（即地鳖虫）9g。其他活血化瘀软坚药如丹参、赤芍、五灵脂、鳖甲、当归、红花、牡丹皮、可以选加（如腹泻次数多可先煎，或减其量），常服可以改变肝质地。本方可连续服用，无不良后果。

肝炎后至肝硬化过程中，可出现以下各种症候，亦须予以解决。

（1）湿热内蕴（或湿热留滞）：症见黄疸，胸闷，纳呆，口干口苦，小便短赤。生化检查主要表现为转氨酶升高，治疗可以选用下列药物：茵陈、栀子、大黄、黄柏、龙胆草、蒲公英、大叶金钱草、大蓟、小蓟、大青叶、垂盆草、平地木、荷包草、全瓜蒌、牡丹皮、茯苓、白术、砂仁、川朴等。

姜春华经验：其中茵陈及牡丹皮诸药均有不同程度的下降转氨酶作用。其中以垂盆草降酶作用较强，五味子研粉吞服效果亦好，垂盆草一般用于急性实热型，五味子常用于慢性虚热型，虎杖用于湿重，龙胆草用于热重，其顽固持续不降者，可用下瘀血汤。

有其他慢性炎症者，如龋齿、龈炎，往往转氨酶持续不下，用上列药无效，拔去龋齿，消除炎证，转氨酶即直线下降。

（2）脾虚气滞：症见纳少运迟，腹胀便溏，面黄肝软。治疗药物可用党参、白术、黄芪、砂仁、陈皮、枳壳、藿香、紫苏、茯苓等。

（3）气虚：症见疲乏无力，四肢倦怠，声音低怯，面目虚浮，舌肿有齿印，动则气促。治疗药物可用黄芪、党参、人参、白术、茯苓、黄精、黑大豆等。

（4）肝气郁滞：症见胁痛隐隐，似撑似窜，胸闷腹胀。治疗药物可选用枳壳、柴胡、延胡索、郁金、绿萼梅、波罗子、青皮、陈皮、紫苏、广木香等。

（5）肝络血瘀：症见胁肋刺痛，胀痛剧烈时甚至以案角支抵。治疗药物可用生大黄、䗪虫、桃仁、延胡索、五灵脂、赤芍、红花、九香虫、乳香等。

（6）肝经郁热：症见胁痛，舌红，目赤，尿黄口干。治疗药物可用栀子、牡丹皮、连翘、龙胆草、柴胡、延胡索、麦门冬、白茅根、天花粉等。

（7）阴虚内热：症见舌红口干，五心烦热，尿赤便结，治疗药物可用生地、鳖甲、玄参、麦门冬、瓜蒌仁、望江南、石斛、地骨皮、芦根等。

（8）阴虚火旺：症见面红目赤，舌绛口燥，脉细弦数。治疗可用上药再加栀子、牡丹皮、龙胆草、白蒺藜。

（9）脾肾阳虚：症见纳少，便溏，面晦，跗肿，肢冷恶寒，阳痿。药用白术、干姜、益智仁、厚朴、砂仁。

凡肝病见阳痿不壮阳，壮阳则相火动而伤肝阴。肝病必须禁欲。有些患者因有房事而肝病症状加剧。根据临床表现，按情况用药，往往改善了体质、症状。肝功能也有改善。活血化瘀一法始终好用，不过在某些情况突出时，活血化瘀可暂时停用或少用，至突出情况改善再用。根据化验，对锌浊度高的，可加牡丹皮，连翘各9g，对γ球蛋白高者，可加白术9g。倒置者，再加鳖甲15g，蚕蛹9g。脾机能亢进，血小板少者加羊蹄根30g；白细胞低者，加五灵脂9g，胎盘粉3g。衄多者活血化瘀暂停，也可不用止血药，但用益气健脾亦可止衄。大便次数多而溏薄者，生军暂停，先用健脾止泻，如党参、黄芪、山药、神曲、诃子各9g等。

（10）肝心阴虚：症见少寐多梦，心烦懊侬，性情急躁，头昏目花。治疗药物可用柏子仁、枣仁、旱莲草、女贞子、夜交藤、枸杞子、何首乌。

（11）气阴两虚：症见体瘦神乏，眼目无神，面色憔悴，视力衰减，少寐多梦，耳鸣头晕，舌淡而光，脉细而弱。治疗药物可用党参、黄芪、丹参、熟地黄、五味子、柏子仁、枣仁、枸杞子、何首乌。

（12）营血络伤：症见鼻衄，齿衄，目赤，皮下有出血点。治疗药物可用广犀角（用水牛角代），生地黄、牡丹皮、连翘、赤芍、玄参、白茅根、栀子、蒲黄、小蓟草、羊蹄根草。

上药对毛细血管扩张，蜘蛛痣，面额瘀瘭等，亦有改善作用。

2. 晚期肝硬化腹水的治疗经验　腹水的形成可由阳虚寒积（个别主热）和各种因素致脾胃虚弱，不能运化精微，而致精油相混，隧道不通而成。

治疗：本病虽有水臌，气臌，血臌，蛊臌，单腹胀，蜘蛛臌等分别，在治疗上虽各有所侧重，但对腹水这一重要症状的治疗，则不外虚实补泻。从腹水病人来说，虚中夹实，实中兼虚，较为多见。但正虚或邪实也不少见，故治疗上就必须根据具体情况，具体对待，不可偏执。

肝脏因各种致病因素造成肝脏充血郁血而形成壅塞，以致肝功能损害，由此而产生各种症状。其主要矛盾在于"肝血瘀积"。故姜春华采用活血化瘀的下瘀血汤为主方，虚者加入补药，实者加入泻药，热者加入清药，塞者加入温药，治疗方药举例如下：

（1）对于一般轻、中度腹水用下瘀血汤，加入当归、丹参、生地黄、熟地黄、阿胶、白芍、党参（或用人参粉1.5g），黄芪各9g，白术、茯苓各15g，砂仁1.5g，黑大豆60g，鳖甲15g，牡蛎30g，腹中胀气加广木香3g，藿梗、苏梗、枳壳、大腹皮各9g。

（2）对于腹水较多，体质较虚而小便不利者用下瘀血汤加入党参9g，黄芪、白术各15g，黑大豆60g，泽泻、茯苓各15g，西瓜皮、葫芦、玉米须、对坐草各30g。阴虚者加阿胶9g，熟地黄15g，阳虚者加附片、桂枝各9g。

（3）对于体质较实，大量腹水，绷带难堪，小便极少者，用下瘀血汤加商陆9g，大戟15g，芫花1.5g，车前子、赤茯苓、瞿麦各15g，葫芦、对坐草各30g，大腹皮9g。另二丑共3g，研粉冲入药液中服。

亦可先服下列丸散，辅以汤药，或不服汤药，只服下列丸散。

（1）巴漆丸：巴豆霜1.5g，干漆（熬去烟）、陈皮、苍术各9g。共研细末，蜜水为丸如绿豆大（须现制，干陈无效）。每次服1.5g，可渐加至2.1～3g，量大可至4.5g。每日服1～2次。或隔日1次，或数日1次，视病情、体力、耐受程度而定。每日服1次者，可于清晨空腹服，服2次者可于下午3时加服1次（以免深夜起床）。服巴漆丸除泄泻外，无特殊副作用。如腹痛可用阿司匹林1片，如泄泻不止，可停服1～2日。

（2）舟车丸（市售成药）：大戟、大黄、甘遂、牵牛子、芫花、槟榔、轻粉、青皮、陈皮、木香。每次服9g，每日1次，清晨空腹服。

（3）甘遂散：甘遂（煅），研细粉，每次服1.5g，每日1次，清晨空腹服。

凡有肝昏迷之前兆者，或有显著之食道静脉曲张或多次呕血，便血者，或兼有其他合并症，如高热，门静脉血栓形成等，均应列为禁忌。

注意事项：①凡病情极度严重，体力极度衰弱者，或服泻下药不起泻下水分作用，仅大便频仍者，勿再施用泻法。②腹水消退后，仍须汤药调理一段时间，仍以活血化瘀为主，加补气益血药。③治疗期间，根据中医传统结合现代护理，予以无盐饮食，或少油少盐饮食。此外，维生素，葡萄糖等亦可加用。④治疗完毕，体力恢复，有血吸虫病，仍须进行血吸虫病的治疗。⑤有食道静脉曲张者，病程中食物避免骨刺及粗硬食物，腹水退后。体力恢复，可进行相应手术治疗。⑥单用中药效果不显者，可加西药利尿，少量放水等方法，中西医结合治疗。

（七）赵绍琴治疗肝硬化经验

中医对肝硬化的认识散见于胁痛，腹胀，肝气，积聚，鼓胀等诸门病症之中。应当把他作为一种独立的疾病来认识。从肝硬化病人的临床表现来看，大都营养状况不好，面色黧黑，形体消瘦，说明机体正气已虚，阴阳失调；脘胁胀痛，嗳气不舒，是属气郁；心烦易怒，失眠梦多，口疮舌烂，便干便赤，是为火郁；纳呆泛恶，胸闷脘痞，身重困倦，便溏溲少，或有腹水，是为湿郁；食后腹胀不舒，嗳腐矢气，恶闻食臭，舌苔厚垢腻浊，是属食郁积滞，以上种种表现，皆是郁之为病。至若触诊肝脏质硬，痛处不移，腹壁静脉曲张，食道下段及胃底静脉曲张，病程中有呕血黑便史，及蜘蛛痣，肝掌等征，皆属血行瘀滞。肝硬化的临床见证虽然复杂繁多，析之不过三类，一者气、火、湿、食之郁。此为关键，病之生由此，病之甚由此也；二者正虚，阴阳失调，此为诸郁所伤，致脏腑功能失调之后果；三者血瘀结聚，此为诸郁不解发展而来。基于以上的认识，赵绍琴在临床上对肝硬化的治疗，采取疏肝调郁为主，配合活血化瘀，咸寒软坚，调整阴阳，有步骤，分阶段进行治疗，常能收到满意效果。

1. 疏肝调郁法　此法旨在疏调气机以解郁结。药用柴胡、黄芩、赤芍、蝉蜕、僵蚕、片姜黄、杏仁、焦麦芽。本法以调郁为主，必视其郁之所在而调之，郁热当清，郁火当泄，气郁当疏，湿郁当开，食郁当化，郁滞当通。诸郁不同，何以断之？除视其临床见证外，必参以舌脉而定其所在。如热郁、火郁者，舌必质红，苔黄，脉必弦数有力，可加入栀子、牡丹皮之属；气郁者脉多沉弦而滞，当加香附、佛手之类；湿郁者舌白苔腻，脉来濡软，宜加藿香、佩兰之属；食郁积滞者舌苔厚垢而浊腻，脉来滑实见于关上，当加保和丸，焦三仙之类。

2. 活血化瘀法　应用此法，当在调郁之后。诸郁渐得开解，始用活血化瘀之品，以畅血行而消血分瘀滞。然并非纯用化瘀之品，仍当参以调气机，泄肝热。正以气机得畅则血滞易行，肝热得泄则郁不复生也。药用：牡丹皮、栀子、赤白芍、郁金、杏仁、茜草、旋覆花、白头翁、焦三仙。以上诸药：牡丹皮、栀子泄肝热；杏仁、旋覆花调气机，牡丹皮、赤白芍、郁金、茜草、白头翁等活血化瘀，兼能凉血，用焦三仙者，仍取其消导疏通以助运化也。

3. 养血活血兼以软坚化瘀法　此法当继用于上二法之后。诸般郁滞已解，气血渐臻畅和，脏腑的功能渐复，食、眠均趋正常，唯遗肝硬不消，此时宜用此法以养血活血，疏调气机为主，兼以咸寒软坚化瘀，以缓消痞坚而软其肝。药用：鳖甲、牡蛎、当归、生地黄、川芎、白芍、郁金、杏仁、旋覆花、益母草、茜草。此以四物汤养血活血为基础，增入郁金、益母草、茜草以加强活血化瘀之力。复用杏仁，旋覆花调气，鳖甲、牡蛎咸寒软坚，共奏养血活血，软坚消痞之功。临床应用也可配合丸药调治，如鳖甲煎丸之类。

4. 调整阴阳以求平衡　此非具体治法，实乃调治原则，应在以下诸法中体现出来。阳不足者扶其阳，阴不足者顾其阴，气不足者益其气，血不足者养其血，虚者补之，实者泄之，热者寒之，寒者热之。综合色、脉、舌、证而断其所在。例如：脉弦细者血少阴伤，弦数有力即主肝经郁热，濡软无力多是中阳已虚。阴不足者舌瘦而干，阳不足者舌胖而润。形胖面白者虑其阳虚，形瘦面黑者多主火证，如此等等，皆当一一细察，切勿忽之。

（八）吴圣农治疗肝硬化腹水经验

肝硬化腹水，中医属于肝脾癥积所致的鼓胀范畴，历来列为四大危症之一（风、痨、賆、膈)。主要病机在于肝脾癥积内结，血瘀络瘅，水源不能下注膀胱，而致腹脐膨凸，属"血不利而为水"，与湿热下注，气化不达州都，膀胱有尿而不能出之癃闭不同，辨证者为正虚邪实。故治疗原则不外包括活血化瘀在内之攻补兼施，但效果都不能尽如人意，至于猛攻峻逐，幸而有效，也只能是取决于一时。

鼓胀病在水而源在血，血瘀成癥，由于肝失疏泄条达而脏腑气机不利，气不仅为血之帅，凡饮食之精微，转化之糟粕，都是非气不能输布，非气不能排泄。因此，肝腹水化瘀是利水的关键，而行气又是化瘀的关键，但行气必须从上、中、下三焦同时着手，单纯着眼于肝脾是不够的。因肝脾虽为成病之癥结所在，但成病之后的影响所及已决不局限于肝脾了。同时，补气也是重要环节，鼓动无力，则行气不能而活血利水无功，何况正气不支，纵然水去标治而本不治，亦非上策。

吴圣农治疗本病的基本方药是重用黄芪以补中气，重用葶苈子以泻肺气，用三棱、莪术、香附等行气破血，用地鳖虫、蟋蟀等活血利水，以大黄䗪虫丸代目前供应紧张之人参鳖甲煎丸以破血消癥祛瘀通络，又用少量山蘑菇粉吞服，效果还比较理想，血瘀而成癥，则此种瘀血已非植物药物所能化，仲景抵挡丸(汤)，下瘀血汤，大黄䗪虫丸，人参鳖甲汤等为我们树立了楷模。上方组成即师其意而用之，膀胱无尿之癃闭亦非淡渗分利之品所能奏效。故用蝼蛄，蟋蟀等，用量为蝼蛄(干)7~10只，蟋蟀(干)3~4.5g，研粉吞，煎服无效，山蘑菇传说治痈肿疔毒，瘰疬结核等，吴圣农则取其清热解毒，水肿散结的功效而用于本病。因肝之所以硬化，是由于"肿"和"结"(结节)而成的。刘寄奴有行气活血功效而起消胀除满作用，通天草利尿有一定作用，这些药是吴圣农所常用。此外，肝肾阴虚与脾胃不健是治疗过程中必须照顾的。且养阴以柔肝，健脾以化湿与上法又能起相辅相成之效。尤其在腹围缩小到一定程度时，治疗重点当转向养阴与健脾，本虚标实之病，不能只顾急则治标，不顾缓则治本，具体方药，随证而施，牙血，鼻血也很常见，肝失调达，气火有余，血瘀络损等是出血之缘由，盐水炒怀牛膝，青黛拌黑栀子，生蒲黄，粉牡丹皮等同用，吴圣农的体会对止血是有一定效果的。

(九)陈泽霖治疗鼓胀的经验

陈泽霖的先父陈耀堂老中医认为膨胀之成因不外肝郁失疏，脾胃受伤，痰饮结聚，饮食之精华不能转输，浊气在下，营卫凝滞，化为血瘀，清浊相混，隧道壅塞，形成鼓胀。因此他认为肝气郁滞，脾虚失运，痰瘀交阻，水湿逗留为肝硬化腹水的共性。故治疗时宜用疏肝理气，健脾化痰，活血行瘀，渗利水湿以消退腹水，改善肝功能，陈泽霖认为辨证关键在于分虚实，但临床上实证甚少，大多为虚中夹实，故须在"补中去实"。陈泽霖早年喜用下瘀血汤合四君子汤加利水剂以治鼓胀，晚期则常分期论治，在腹水多时，以软坚化瘀，利水消胀为主。常用方为党参12g，白术12g，鳖甲15g，丹参15g，猪苓、茯苓各15g，泽泻15g，地鳖虫9g，桃仁9g，陈葫芦30g，虫笋30g，车前子15g等；腹水退后，腹胀减轻则以补为主，酌加理气活血药，常以下方巩固疗效：黄芪15g，当归12g，鳖甲12g，苍白术各9g，莪术9g，猪苓、赤茯苓各15g，泽泻30g。他认为肝硬化之腹水，与肾炎引起之腹水多属阳虚者不同，肝硬化易于伤阴，故宜在方中酌加生地黄、麦门冬之类，利水而不伤阴。

在临床治疗肝硬化腹水，常用十枣汤泻水，确有不少副作用，但在当时对顽固腹水用各种利尿剂无效时，不失为急救之一法，由于腹水机的应用，可把腹水抽出除钠再把蛋白输回病人，故腹水的治疗，已可不必再用下法。而应发挥中药活血化瘀，疏通经脉，养血保肝，健脾益气之特长。使土能制水，腹水可不再复发，陈泽霖曾观察过一部分病人，在腹水抽空后用中药与不用中药，其复发率完全不一样。因此，陈泽霖曾拟一处方，用黄芪15g，当归12g，白术9g，郁金9g，鳖甲9g，木香9g，桃仁9g。制成浓缩浸膏片，每天3次，每次5片，作为腹水消退后的巩固方，有一定疗效。

在临床上体会肝硬化腹水病人确易伤阴，用双氢克尿塞，速尿等利尿剂，只要一周后即可见舌质转红，舌苔剥脱，停药早可恢复，如继续应用，则易诱发肝昏迷，此点十分重要，宜速用养阴生津，益气活血之生地、首乌、石斛、麦冬、太子参、枸杞子之类，以助恢复。

肝硬化并发之肝昏迷，在早期仅神志昏糊，陈泽霖常用黄连温胆汤加减：有很好的疗效，对较重之肝昏迷，可用犀角地黄汤合安宫牛黄丸，常用方：广犀角3克（用水牛角10~15g代），生地黄15g，赤芍12g，牡丹皮9g，川连3g，胆南星6g，石菖蒲15g，远志9g，加安宫牛黄丸1粒（分吞）。疗效甚好，曾治一例反复发作肝昏迷5次，均以此方救回，其他病例也挽回不少。

对肝硬化并发之反复发热，有些是体内类固醇物质堆积的太多，引起的类固醇性发热，只要在方中加入柴胡9g，白薇9g，地骨皮9g，即可；另一种为肠道细菌由侧支循环进入血液引起的一时性菌血症所致，此种病人常在方中加入红藤，败酱草各30g（因多属革兰氏阴性杆菌），既可治疗，又可预防之。

对肝硬化之肝脾肿大，宜长期服用鳖甲煎丸，常可使巨脾缩小，但近来此药经常缺货，自制一方以代之。鳖甲12g，鼠妇6g，大黄6g，地鳖虫6g，蜣螂6g，莪术9g，柴胡6g，桃仁6g。以上药5倍为末，炼蜜为丸，每服6g，每日2次，有效。

（十）方药中对肝硬化腹水经验

肝硬化腹水在临床上并不少见，许多原因都可以引起，目前对于本病中西医都还没有十分理想的治疗方法，但是从临床实践中的体会看，本病虽然是一个难治的病，但确也有少数患者仍能获得比较满意的效果，说明肝硬化腹水也许并不是不治之症。

对于本病的诊断，中医认为根据本病见单腹胀大，四肢瘦削，大腹青筋，两胁下痞块等临床特点即可诊断，但中医一向认为本病预后极恶，属于不治之症，因此中医有："从来肿胀遍身头面俱肿者尚易治，如是单腹胀则为难治。"（喻嘉言），"鼓胀数年不死者，必非水臌，水臌之病，不得逾于两年"（张景岳）之说。临床上如合并高热或肢厥，腹泻便血，脉率不整等症状时，即为濒死前兆。因此又有："腹胀者死，腹胀寒热如疟者死，腹大胀，四末清，形脱泄甚为逆，腹胀便血，脉时大时绝者死"（李中梓）之说。

对于本病的治疗，中医认识上不甚一致，有的主张用补法，反对用攻法，因此有："凡治胀病而用耗气泻肺泻膀胱诸药者，杀人之事也"（喻嘉言）之说。有的则主张攻，认为非攻水不能取效，因此有："水臌之病，亦土不能克水也，方用牵牛、甘遂各三钱，水煎1服，则大泻水斗余，鼓胀尽消，此则直夺其水势而土得其平成矣"（陈士铎）之说。近年来多数人认为对于本病的治疗单纯补益或单纯攻消均不满意，主张在治疗时攻补兼施，在服药过程中古人今人均一致主张忌盐，提出了："不能忌盐，勿服药，果欲去病，切须忌盐"（危亦林）的嘱咐。

1. **关于预后判断方面的体会**　古人认为本病属于不治之症，预后极恶，但个人临床经验认为不能如此绝对，预后良否仍需根据具体情况具体分析，个人经验：

（1）本病患者如全身情况尚好，精神、面色、言语、呼吸、声音无明显异常，肌肉无明显消瘦，近期预后良好，用药容易取效；反之，精神委顿，面色晦暗发黄，声低气微，肉脱腹大形如蜘蛛，或合并深度黄疸者，预后不良，用药无效。

（2）本病患者，腹形如蛙，形圆，下小上大，近期预后良好，用药容易取效。反之，腹形如宝塔，形圆而尖，下大上小，或腹虽不甚大而紧绷坚满者，腹围虽小，治疗上亦极难取效。

（3）本病患者脉沉细微弱，舌润苔薄者，近期预后良好。反之，脉弦大数急，舌红苔燥者，预后不良，舌色愈红，预后愈坏，治疗上亦极难取效。

2. 关于治疗方面的体会　对于本病的治疗，个人体会是单纯用温补或单纯用攻消均不满意，消补兼施或攻补兼施，以消攻为主才是治疗本病较好的办法。

补的方面，由于本病主要病在肝脾肾三脏，因此以补肝，补脾，补肾为主。补肝方面个人经验以当归、黄精、阿胶等药较好；补脾方面以苍术、白术较好；补肾方面以龟胶、鹿胶等药较好。

消的方面，也由于本病主要在肝脾肾三脏，因此亦以疏肝（包括行气与活血），和胃利水为主，疏肝行气药物方面，个人经验以木香、青皮、槟榔等药物较好，疏肝活血药方面，以川、怀牛膝较好，利水药方面对于本病一般均不太满意，比较好的是防己，其次是大腹皮，但用时要大剂量，每次用量不少于30g。

攻的方面，攻水药中的甘遂、芫花、大戟、黑白二丑、九头狮子草等，均有较强的攻水作用，但个人经验，其中较好的是黑白二丑，服药后反应较小，甘遂次之，其他几种攻水药反应较大。使用上述药物攻水，必须用散剂，煎剂效果很差甚至根本无效，服散剂时必须用糖水调剂，不能直接将药末放在口内用水送，以免刺激口腔和咽部黏膜发生不良后果。

3. 对于本病的治疗步骤和具体治疗方法

（1）一般情况下，无论腹水多少，均是采用助脾疏肝，活血行水法，处方是：苍牛防己汤（自制方）。

苍术、白术各30g，川牛膝、怀牛膝各30g，汉防己30g，上方微火煎1小时，早晚空腹服，每天服1剂，可连服2～3周，服本方如有效，一般在服药后2～3天开始尿量增加，腹水逐渐消退。

（2）如用上方消水无效时则可改用攻水法，常用攻水法有下列几种：①黑白二丑各9g，早晨用生姜红糖水或蜂蜜水调匀空腹服，服后半小时再服50％硫酸镁60mL，每天或隔天服1次。②甘遂3～4.5g研末，早晨空腹用生姜红糖水或蜂蜜水调匀服，或将药末装入胶囊中服，每天或隔天服一次。

（3）舟车丸，早晨空腹服3～6g，用红糖水或蜂蜜水送下，每天或隔天服1次。

上述三种方法，个人经验以黑白二丑加硫酸镁法为最好，药后作用明显而且反应不大，使用上述方法攻水，一般以服药当天大便次数以6～8次水样便为好，如药后大便次数不多，或泻出物非水样便而系黏滞不爽，里急后重，形如下痢，则属无效，应停药。

（4）服上述消水或攻水的同时，应按前述攻补兼施或消补兼施以攻消为主的治疗原则，区别不同患者，同时或交替服温补肝脾肾的方药如：补中益气汤，桂附地黄汤，五子衍宗丸，全鹿丸，阿胶，龟胶，鹿胶等。

（5）服消水攻水药至腹水基本消失或消去大半时，即可撤去消水攻水药物，改用补中益气汤及归芍地黄汤交替服或用加味黄精汤调理。

（6）在服用消水药物或攻水药物时均必须忌盐。

4. 典型病例

病例1：

陈某，男性，48岁，农民。初诊日期：1976年11月23日。

患者1年多来腹胀尿少，近1个月来加重，来诊时腹胀尿少，检查面色灰暗，腹膨隆如鼓，腹壁静脉隐约可见，肝肋下3厘米，质硬，脾肋下7厘米，质硬，腹水征（++++），下肢可凹性浮肿，脉弦细数，舌稍红，苔薄白而润，食道静脉造影提示食道静脉曲张，诊断肝硬化腹水，鼓胀，病在肝脾肾，证属气虚，血瘀，水停，予健脾，舒肝，活血行水法，处方：苍牛防己汤（苍术、白术各30g，川牛膝、怀牛膝各30g，汉防己60g）嘱服6剂，每天1剂，早晚空腹服，忌盐忌碱。

1976年11月30日复诊，自述前方服6剂，药后腹胀明显减轻，小便增多，饮食增进，检查腹转平软，腹水征（++），脉弦细，舌稍红，苔黄腻，根据《黄帝内经》"大积大聚，衰其大半而止"和治病求本原则，改予滋肾养肝合以健脾活血行水法，处方丹鸡黄精汤合苍牛防己汤（丹参30g，鸡血藤30g，黄精24g，当归12g，细生地黄24g，夜交藤30g，苍术、白术各15g，青皮、陈皮各9g，甘草6g，柴胡12g，郁金12g，薄荷3g，川牛膝、怀牛膝各15g，汉防己30g）。

1976年12月7日复诊，自述前方服6剂，药后尿多，腹胀消失，精神、饮食、睡眠均好，已无明显自觉症状，检查腹平软，腹水征（+），舌仍稍赤，苔白腻，脉弦细，拟方仍宗前旨酌加益气利水剂，处方前方加黄芪30g，大腹皮30g。

1976年12月14日复诊，自述服前方6剂，情况好，饮食，睡眠，小大便，精神均好，无任何自觉症状，检查腹水征（-），脉沉细稍弦，舌稍红，苔稍腻，再嘱服前方12剂。

1976年12月28日复诊，患者自述服前方12剂，情况好，无任何自觉症状，检查脉沉细小弦，舌平苔薄白，腹水（-），嘱停药观察，1977年8月15日据其妹反映情况，停药之后情况一直良好，精神、饮食、睡眠，大小便均调，无任何自觉症状，劳动如常。

病例2：

江某，男性，47岁，教师。初诊日期：1972年4月20日。

患者1953年发现肝脾肿大，当时曾被诊为斑替氏病，1967年2月出现腹胀尿少，检查腹水征（+），诊断肝硬化腹水，来我处诊治，予以苍牛防己汤（苍术、白术各30g，川牛膝、怀牛膝各30g，汉防己30g）。服药1周后腹水即迅速消退，以后偶有反复时，再服此方，每次均能迅速恢复，因此患者对于本病未以为意，坚持工作。1971年10月份以后发现常有低热，体温波动在37.4~37.5℃左右，未予重视，1972年3月忽然发热至38.0℃以上，肝区疼痛加重，腹胀尿少，遂于1973年3月9日去某医院住院治疗，住院期间检查肝大质硬，表面高低不平，同位素扫描提示肝占位性病变，碱性磷酸酶大于5.6单位，超声波检查可以除外肝脓肿，经专家会诊，诊断为肝硬化继发肝癌，住院治疗33天，曾用过各种抗生素及中西对症药物，体温始终在39.0℃左右，腹水不退，医院对患者失去治疗信心，因此，患者于4月12日自动出院回家自延中医治疗。4月中旬来我处就诊，初诊时，患者体温39.0℃，腹胀气短不能平卧，左侧第三肋间以下叩浊，呼吸音减弱，肝大质硬，表面凹凸不平，腹水征（++），脉沉、细数无力，舌苔嫩润，舌苔薄白，诊断为肝硬化，不除外继发肝癌，伴胸水及继发感染，水臌类症，病在肝、脾、肾，证属肝郁，脾虚，气滞，血瘀，水停，上凌心肺，拟疏肝，助脾，行水，佐以解毒清热法，予苍牛防己汤（苍术、白术各30g，川牛膝、怀牛膝各30g，汉防己30g）、桃红四物汤（桃仁9g，红花9g，当归12g，川芎9g，细生地黄15g，赤芍15g）、升麻葛根汤（升麻15g，黄粉葛根15g，赤芍15g，甘草6g）复方再加柴胡12g，黄芩9g，雄黄3g，分2次冲服，服此方1剂后，患者即感小便增多，服4剂后，胸水征转阴性，腹水征转为可疑，体温亦降至38.0℃左右，复诊时再予三仁汤（苡仁30g，制杏仁12g，白蔻仁9g，厚朴12g，法夏9g，木通9g，滑石30g，淡竹叶12g）再加升麻15g，葛根15g，桃仁9g，红花9g）6剂，药后体温下降至37.3℃，此时适逢因公离京外出，患者另外延医医治，医改用养阴清热解毒剂，体温又上升至38.0℃以上，腹水又起，7月23日，公毕回京，患者再请续治，患者当时体温38.5℃，腹水征（+），腹舌如前，于是再用苍牛防己汤、三仁汤，同时配用西药氨基比林（现已禁用）0.33g/d，服中药4剂后体温即下降至37.1℃，腹水亦逐渐消退，以后复诊中先后用过补中益气汤合茵陈五苓散及六一散或三仁汤等方，体温始终未超过37.5℃以上，至8月15日以后体温即完全正常。以后予加味黄精汤（黄精30g，当归12g，细生地黄15g，夜交藤30g，苍白术各12g，青皮、陈皮各9g，甘草6g，柴胡12g，广郁金12g，薄荷3g）为主方加减进行调理，同时间断服用人参粉，至1974年春节以前两年多时间，患者体力逐渐好转，疗效巩固，体温正常无波动，腹水未再起，由卧床不起而逐渐至精神、饮食、睡眠、大小便基本恢复正常。此段时间，曾去原住院某医院复查，否认肝癌，1974年春节期间，患者活动较多，春节后又出现低热，腹胀尿少，再去某医院检查腹水少量，诊为肝硬化腹水，否认肝癌，予服药无效，再来我处门诊，就诊时腹水征（+），但脉转弦大有力，舌质转红绛，出现败征，惟全身情况尚好，仍用前述治疗方法治疗，但疗效不如以前明显，腹水始终未全消。1974年3月患者因食欲不振，进食量少，去本单位医院输液，去时系自己步行前往，精神情况尚无特殊，但住院2天后，突然出现肝区剧痛，旋即头晕，心慌，自汗，血压下降，第3天该医院应患者家属要求，请我会诊，当时患者颜面苍白，精神恍惚，腹胀如鼓，腹水征（+++），脉沉微欲绝，舌绛红，苔黄，血压90/60mmHg（12/8kPa），建议腹穿，穿出液为血样液体，诊为肝癌破裂内出血休克，气阴两竭，无法治疗，勉予生脉散，并建议转院，1周后家属来说，患者转院后亦无法治疗，不幸死亡，死后医院仍否认肝癌，家属坚决要求进行尸检，结果确诊肝癌。

（十一）顾丕荣治疗肝硬化经验

1. **肝硬化的病理机制** 肝硬化延至晚期，引起不同程度的腹水，癥结于内，臌形于外，外似有余，内实不足，病机乃肝脾肾三脏俱病，肝病则疏泄失职，脾病则运行呆滞，肾病则开合不利，以致三焦决渎无权，水液内聚成臌。《黄帝内经》所谓"至虚有盛候"，水是病之标，虚乃病之本，又多兼气滞血瘀。

2. **肝硬化的治疗原则** 治疗本病，遵"足太阴虚则鼓胀"之论为辨病依据，肝腹水之形成。根深势笃，难求速效。通过长期临床实践，奉朱丹溪治鼓胀"必用大剂参术"为主臭。因为肝病至腹水，已是失代谢的晚期，元气不支，邪水猖獗，虚难任补，实不堪攻。而欲匡正逐邪，扭转乾坤，计维补脾运中，此不仅能制水消臌，亦即所以荣木疏肝，培根固本，佐之化瘀以消癥，逐水以除菀。注意注而不滞，利而不伐，相辅相成，每获良效。

3. 肝硬化的辨证施治

（1）肝郁脾虚型：肝病既久，必传脾胃，肝郁失于疏泄，脾虚不能制水，脘腹臌大，纳谷难化，溲少便溏。舌体胖，质淡红，苔腻，脉弦缓。丹溪所谓"单腹臌乃脾虚之虚"，当宗"塞因塞用"之旨，敦崇土德，以制泛滥，养肝消癥，以助疏泄，佐之化滞利水。方用：炒党参15~20g，生白术、地骷髅各30~60g，茯苓、大腹皮各12g，当归、炙鳖甲各15g，炒赤白芍各9g，石见穿、陈葫芦、虫笋各30g，大温中丸30g（包煎，上腹胀满改用中满分消丸）。

（2）肝肾阴虚型：肝为刚脏，赖肾阴以涵育，肝病久延，肝耗失柔致硬，穷必汲竭肾精，关门不利，聚水而从其类。腹部臌大，下肢浮肿，面黧色悴，腰酸便短。舌红苔少或光剥，脉细弦，心弱。真水将涸，邪水旺盛，犹如一国遭受涝旱双灾。拟补其真水，逐其邪水，佐以健脾固堤，以防洪泛。药用：生地黄24g，淮山药、泽泻、车前子、车前草各15g，山茱萸10g，当归、茯苓各20g，炒赤白芍各9g，炒党参15~20g，蜜炙白术、地骷髅各30~60g，川牛膝、怀牛膝各12g，滋肾通关丸20g（包煎）。

（3）三阴交亏型：肝病积年不愈，传脾及肾，面晦神疲，形寒怯冷，腹胀便溏，腰酸便少，舌胖淡边有虚齿痕，苔白滑，脉沉迟无力。由于脾阳不振而水湿逗留，肾阳不足而气不化水，肝血久虚而疏泄不及。治当三脏同治，刚柔互济，煦火以行气化，暖土以资卑监，养肝之体，疏肝之络，以补助通，其胀自消。方用：炒党参15~20g，土炒白术、地骷髅各30~60g，茯苓、山药、当归、泽泻、车前子各15g，干姜、淡附片（先煎）各6g，熟地黄20g，山萸肉10g，怀牛膝12g，肉桂3g（后下），丹参30g。

随证加减：行水选加商陆、木通、防己、椒目等。商陆与木通同用，利水有殊功。逐水选加腹水草、葶苈子、黑白丑、舟车丸等，但不宜多用，虽能取悦一时，终属愈出勉强，耗气夺液，易致反复。理气选加木香、莪术、乌药、沉香等，气行则水亦行，化瘀选加三棱、地鳖虫、马鞭草、刘寄奴、泽兰、五灵脂等，张石顽谓："人参与五灵脂同用，最能浚血，为血臌方也。"

临证体会：端为良法；若加花蕊石、参三七于化瘀方中，既能消瘀，又能防止内脏出血，凡瘀凝成积者，用之更验，软坚选加鳖甲、牡蛎、海藻、石见穿等。

4. 典型病例

病例1：

钱某，男54岁，农民。1984年5月6日初诊，腹部膨大2个月。B超示：肝硬化，肝肋下2.5cm；脾肿大，肋下3cm；腹围105cm，施以针药，腹鼓有增无减，近来小便不利，腹部青筋毕露，状如抱瓮。舌质淡暗，苔薄腻少津，脉沉细弦。肝病既久，脾胃必虚，虚入留邪，其病则实。叶天士谓："气分不效，宜治血络，所谓络瘀则胀。"《金匮要略》有云："血不利者为水。"治以健脾疏肝，化瘀行水，佐之理气。处方：党参20g，焦白术40g，茯苓、石见穿各30g，炙鳖甲、地鳖甲、焙鸡内金、制香附各12g，当归、花蕊石、水红子各15g，炒赤芍、白芍各9g，商陆10g，木通6g。

上方加减，连服30剂，腹鼓渐消，胃纳日增，前哲谓："只要精神复得一分，便减一分病象。"遂授自定十补汤（十全大补汤去肉桂、川芎、加山药、山茱萸）以益其虚，佐之消瘀化积，以芟其根，长服善后，越年随访，旧恙未萌。

病例2：

季某，男，60岁，退休工人。1987年9月4日初诊。5年前腹水，今年三春又发，迄今未退。B超示：肝硬化腹水，腹围94.5cm。肝功能检查：谷丙转氨酶62单位，麝浊度18单位，锌浊度16单位，球蛋白34.8%。腰酸耳鸣，面黧口渴，小便短少，腹部膨大，下肢浮肿。脉沉细带数，舌红苔剥少津。以系真阴将涸，而邪水泛滥，乃不足之有余。拟滋养肝肾以复其虚，疏邪行水仍祛其邪，佐之崇土固堤，以防洪泛，处方：

生地黄24g，山药、当归、泽泻、车前子、车前草各15g，山茱萸10g，炒赤芍、白芍各9g，炒党参20g，蜜炙白术40g，地骷髅50g，茯苓、川牛膝、怀牛膝各12g，滋肾通关丸20g（包煎），虫笋30g。

上药连服17剂，腹宽胀消，渴减便利。B超示：腹水已消。继守八珍、六味等方调养，并嘱善自摄生，以防复发。

病例3：

顾某，男，52岁，农民。1986年10月14日初诊。肝病起于10年前，肝功能反复异常，近2月突然腹部臌大，腰酸肢肿。超声波检查示：腹水液平1格，侧卧2格，肝波前段密集高波。肝功能检查异常，白/球蛋白倒置。腹围108cm，面暗神疲，纳逊便溏，舌淡红，体胖，苔白滑，脉沉细而迟。肝病久延，精血暗耗，肝体失柔致硬，初则脾土受克，水湿逗留，久则命火亦衰，水泛无制。拟三阴同治，益精血，煦真火，暖脾土，以补开塞，而消其臌，处方：

炒党参、山药、泽泻、当归、枸杞子、车前草各15g，土炒白术、地骷髅各50g，茯苓、熟地黄各20g，干姜6g，淡附片（先煎）、山茱萸各10g，怀牛膝12g，陈葫芦30g。

服药15剂，膨胀显减，腹围缩为74cm，仍以前方损益，又服15剂，B超复查未见腹水，但形体虚羸，改拟补肝汤，香砂六君子汤，济生肾气丸三方合剂为基础，因肝硬脾肿，酌加三棱、莪术补中寓攻，以鹿角胶、鳖甲胶、冰糖等熬收膏滋，调补百日。翌春检查肝功能及蛋白电泳正常，形健神旺，诸恙告瘥。

按语：肝硬化腹水，证因多端，机制复杂，然探本求源，虚为其本，水乃其标。自订三型调治，执简驭繁，屡收良效。

如例1，系肝郁脾虚型，肝横脾馁，气虚夹瘀，治以补脾益气为主，佐之养肝化瘀行水；例2为肝肾阴虚型，乙癸双涸，而水湿泛滥，治用六味地黄丸扩充，柔肝滋肾以济真水，崇土泄浊以制邪水；例3属三阴亏损型，三阴俱损，阴阳两虚，取法补肝、理中、补肾合方，三阴同治，以补开塞，着眼于补而不废于攻，俾真元有振复之机。邪水得疏逐之路，而收潜移默化之功。

另外，对本病的预后调养，更注重扶正御邪，以杜复发。如例1用大补精气血以收功，例2着重滋肾阴以固本，例3峻补三阴以复元。

顾丕荣治臌，喜重用参术。党参性味甘平，健脾益气，向为首选。张山雷认为：本品

"补脾养胃，润肺生津。健脾，运而不燥，滋胃阴而不滞，润肺而不犯寒凉，养血而不偏滋腻，鼓舞清阳，振动中气，而无刚燥之弊"。尤喜用大剂量白术，白术不唯以健脾称雄，且《唐本草》谓"利小便"。张石顽称"散腰脐间血"（《本草正义》），更赞其"最富脂膏，故虽苦温能燥，而亦滋津液……万无伤阴之虑"。由此可见，白术有利水散血之长，无刚燥劫阴之弊，水臌属脾虚者固宜，肝肾阴虚者亦可用之，大剂投用，斡旋中州而策四运，以补药之体，奏攻药之用，故用白术，轻则30g，重则60g，并于临证验舌以择其炮制；如苔腻者为湿盛，用生白术以刚燥化湿；舌淡、苔薄、边有齿痕者为脾虚，用土炒白术以健脾助运；舌红苔少为阳虚，宜用蜜炙白术以滋润生津，白术配地骨髓，一补一消，此乃《绛囊撮要方》之水臌方，临证收效甚捷。

现代医学认为肝硬化腹水的形成，以血浆白蛋白降低和门脉压力增高为主要环节。用大剂参术结合滋补肝肾以治其本，提高血浆白蛋白，佐之和营通络，消导利水以治其标，改善门静脉压力。参术合用还可明显提高细胞和体液免疫功能。由此可见，重用参术以治肝硬化腹水，是针对病症的形成机制和方药药理作用，兼顾辨证和辨病，故于临床克奏回春之绩。

（十二）吴克潜教授治疗肝硬化经验

腹水，系指腹大有水之证候而言，不少疾病者可以发生腹水，治疗较难。根据腹水的临床症状，可归入中医"鼓胀"、"水肿"范畴，但见腹大如鼓而四肢不肿者，则属"鼓胀"之类，如腹大有水与通体浮肿并见，则属"水肿"之类。这里所称腹胀者，是指以"鼓胀"为主要表现的一类病症。

腹水，是由于脏腑生理失调所致，或因肝郁，或因脾虚，或因肾亏。尤其脾失运化之职，使水液不能通行无阻，水湿之邪停滞不去而积于腹，致腹部日渐胀大而成腹水。

治疗本病的主要原则是：

1. 治本以温阳扶正为主　本病多为虚证，或虚中夹实，治当以温补为主，多采用温中健脾，温肾助阳为主，佐以疏肝理气，渗湿利水，活血化瘀为辅之法。常用温中健脾药有：白术、苍术、干姜、吴茱萸、党参等；温肾助阳药有：附子、肉桂、肉苁蓉、山茱萸、熟地黄等；疏肝理气药有：白芍、柴胡、香附、木香、大腹皮等；渗湿利水药有：车前子、茯苓、猪苓、泽泻、玉米须等；活血化瘀药有：延胡索、郁金、丹参、红花、莪术等。

2. 治标用利尿渗湿药　本病症合并有周身浮肿者，或单用培本法治疗腹水不消者，多宗《金匮要略》"腰以下肿当利小便"之说，采用利尿渗湿之品利水。吴克潜经验：单纯利尿去腹水疗效常不显著，同时加用宣通肺气之药而取效。盖"肺主行水"，"肺为水之上源"，肺气宣通，功能正常，就会促使水液运行恢复正常，腹水也容易消退。常用宣通肺气之药有：桔梗、杏仁、款冬花、桑白皮等。

3. 少用逐水峻药　本病以虚者或虚中夹实者为多，而真正属实者较少，故很少用逐水峻药。朱丹溪曾指出："若喜行快利，不审元气，而用峻剂攻之。殊不知宽得一日半日，其胀转甚，病邪转深，真气愈伤，再不可救，衰哉！"因此，非万不得已不用大戟、甘遂等逐水之品。纵然偶尔用之，亦在用逐水药攻水之前先健脾，以防攻伐太过，大伤元气。

4. 临证突出中医特色　治疗本病，不能单以西医的病名或症名作为治疗的依据，要辨证与辨病相结合。腹水，与脾肾关系最为密切，故腹水之治，或健脾阳，或温肾阳，才能根本解决问题。中医治疗西医诊断过的疾病时，必须始终贯穿"整体观念"与"辨证论治"的中医特色，方能取得较好的疗效。

病例：肝硬化腹水

尹某某，男，55岁。患者于1966年8月自觉疲乏无力，纳呆溲黄，下腹鼓胀，曾在某医院诊断为肝硬化腹水，经治疗，症状有所改善。1968年3月1日，因腹水半年未消，巩膜微黄，再于某医院治疗，服西药无效而改请吴克潜诊治。初诊（1978年4月11日）：腹水历时半年未消，舌胖，苔少，脉弦。治拟养肝和脾扶正为先。处方：南沙参12g，麦门冬12g，制苍术12g，白芍12g，枸杞子12g，大腹皮9g，制香附9g，丹参12g，茵陈15g，女贞子15g，醋炒莪术9g，紫河车12g，7剂。

二诊（4月18日）：服药后腹胀减轻，腹水未除，方拟前方出入。原方去女贞子、加甘遂3g，太子参12g，5剂。

随证，守上方又服30剂，有时配合部分利尿西药，腹水基本退尽。

按语：本例肝硬化腹水，脉症合参，当为肝脾二脏同病。苔少、脉弦，为肝阴亏；舌胖，为脾气虚。肝之阴血不足，营血凝涩，经脉瘀阻，故腹胀。脾失健运，水不受制，加以气机阻塞，脉络瘀阻，故腹大有水。由于病已2年，腹水半年未消，西药利尿攻水无效，万不得已而使用甘遂，但患者虚象也较突出，故用甘遂逐水之前，选用扶正之剂补之。全方，攻水仅甘遂1味，而扶正之药为多；至于用香附、丹参、莪术之属，系活血化瘀使瘀阻消，凝血通，亦为攻水与扶正创造了条件。

（十三）王鸿士教授治疗肝硬化腹水

田某，男，1970年5月27日初诊。患肝硬化1年余，曾于北京某医院住院治疗，无效，故前往我院求治，症见神疲乏力，腹胀满，脐突，两胁痞满，小便短赤，脚肿，苔黄而薄，脉弦细。辨证属肝胆湿热内蕴，水气不化，兼见脾气虚弱。治以清热利湿，健脾益气。方药：茵陈30g，云苓30g，白术15g，生黄芪30g，厚朴10g，通草6g，木瓜15g，陈皮10g，草蔻6g，郁金6g，车前子（包）10g，车前草10g，猪苓15g，党参20g。服药7剂后，腹胀减轻，腿肿消失，脉弦细，苔白腻。继服前方加泽泻15g，服药20余剂而愈。

按语：王鸿士认为，治疗肝硬化腹水绝非单纯使用利水药物所能奏效，临证应审证求因，分清虚实，针对腹水发生的病因、病机辨证论治。气化不行是本病发生、发展的病机，调整气机须以疏气为先，气疏则郁结自散，常用疏肝理气药物。如青皮、陈皮、香附、郁金、延胡索、枳壳、大腹皮、香橼、木香、乌药等。气郁日久，血行不畅，必见气滞血瘀之症，治疗须以活血化瘀或软坚化瘀为主，利水为辅以消除腹水，临证可选用桃仁、鳖甲、生牡蛎、马鞭草、红花、三棱等药，三棱常需用至15g方可见效。肺为水之上源，如肺气闭塞，必须开降，肺气得以宣通，方可通调水道，下输膀胱。麻黄宣肺为主药，一般用药量不超过5g，此药不可多用久用，多用可引起高热。病程日久，可见气血亏虚的证候，治疗当以补益气血为主，临床选用参、芪、术等品，生黄芪补益气血，一般用量20~30g，但对湿热壅盛者不宜应用。王鸿士常少加青皮、陈皮、腹皮、木香等理气药物以疏气化滞，补而不滞。肝肾阴虚者可加用补骨脂、枸杞子等补虚之品。腹水伴有发热的应辨别内外之因，外感所致，宜先解表，然后治里，倘系阴虚（或气阴两虚）所致则以养阴（或益气阴）清热，利水消胀并理。

（十四）常广丰教授治疗水臌症医案

傅某，男，55岁。1977年7月12日来门诊就医，自述肝硬化腹水症已年余，经长期治疗无效。脉沉弦而细，舌质淡，苔薄白，面色晦暗，形体消瘦；腹胀大如鼓有腹水，两腿轻度浮肿；食欲不振，周身无力；脾触不及，肝大约四横指，并称伴有十二指肠球部溃疡多年。

诊断证系肝郁克脾，胃失和降，导致三焦水道不利，断为水臌症，肝硬变腹水。治以疏肝理脾，和胃利水之法。处方：柴胡20g，白芍20g，木香3.5g，苏子10g，槟榔片15g，陈皮20 g，莱菔子20g，川楝子20g，黑白二丑各15g，云苓10g，车前子20g，薏苡仁50g，水煎服2剂。

7月15日复诊：服药后，自觉腹胀减轻，尿量稍减，余症同前，前方继投2剂。

7月18日三诊：自觉心烦腹胀，较前轻松，尿量正常，腹胀渐消，思饮食，上方加麦芽20g，2剂。

7月20日四诊：腹胀渐消，浮肿消除，唯有时打呃，干哕。脉象沉弦而滑，舌质、舌苔同前，现水湿渐利，脾阳渐复，但胃肠和降失调。前方加赭石20g、干姜10g，2剂。

7月23日五诊：腹胀渐消，肝大三横指，前方减赭石，加党参20g，2剂。

7月26日六诊：脉症好转，腹胀消失大半，食欲正常，自觉体力渐复，又继前方4剂。

7月31日七诊：腹胀已消除三分之二，面色暗青而有光泽；肝大减至两横指，前方减川楝，加滑石20g，4剂。

8月7日八诊：腹胀逐渐消除，肝大减至一横指，行动正常，前方减焦黑白二丑，加党参20g，山药20g，继服10剂而愈。

按语：水臌症是临床最常见的一种疾病，按现代医学诊断为肝硬变腹水症。本例按祖国医学四诊八纲辨证，用疏肝理脾，和胃及通利三焦水道法论之，收到满意效果。

（十五）马骥教授治疗单腹胀医案

孙某，男，53岁。初诊，1973年3月6日。1968年曾患肝炎，1972年冬季，出现腹水，日益增多，气息短促，转侧不便。入院治疗4个月，诊为肝硬化，腹水期，疗效不显。现腹胀如鼓，抚之如按水囊，胸膜青筋暴露，肋下坚硬畏按，颈项部可见血痣5、6处。面色苍暗无华，白睛昏黄，血缕纵横，舌质紫暗，苔黄厚燥，四肢瘦削，肌肤苍黄燥涩，下肢与足背浮肿，按之没指不起，手足心灼热甚，欲置冷处，溲短深赤，上浮浊沫。脉象沉弦而滑利，自谓口苦，心烦，频欲太息，矢气尤多。脉证合参，证属气滞血瘀之单腹胀，治应化瘀消癥，行气利水。处方：醋柴胡20g，炙鳖甲25g，郁金15g，泽兰叶25g，丹参20g，汉防己15g，厚朴15g，炒枳壳15g，黄芩15g。上药加水800mL，煎取药汁300mL，去渣，1日分3次温服。

复诊：1973年3月28日，服药至今，尿量增多，腹中松快，肋下痛，显著减轻，但仍有呕恶，进食亦较少。舌质紫暗，较初诊时浅淡，苔已渐薄，但仍白燥，肋下按之已较前柔软，且无痛感。腹水减少，气息调匀，脉细弦有力，治应理气化瘀，健脾利水。处方：醋柴胡20g，陈皮20g，炒枳壳15g，厚朴15g，炙鳖甲25g，丹参20g，牡丹皮20g，桃仁10g，炒麦芽15g，郁金15g，汉防己15g，黄芩10g，服法同前。

三诊：1973年4月20日，呕恶不发，腹部不胀，但尚感精神倦怠，饮食乏味，面色转红活，舌质淡红，苔薄白，按其胁下，虽较常人稍硬，然已毫无痛感，腹水基本消失，腹皮松弛，两下肢浮肿尽消，脉象细弦，仍需益气健脾，化瘀利水。但因病人处于恢复阶段，不宜再投汤剂，故拟与丸方，嘱其配成常服。处方：醋柴胡40g，陈皮30g，炙鳖甲50g，麦芽50 g，泽兰叶40g，红参30g，土鳖虫20g,当归30g,炒干漆20g,丹参40g,牡丹皮40g。

上药碾为细面,炼蜜为丸,每丸16g,每服2丸,1日3次。方中干漆,须微火炒至烟尽,土鳖虫以白酒泡后,焙干用之。服丸药两月未满,效果良好,随访7年未发。

按语:单腹胀一证,论其病因,虽由情志所伤,或饮食劳逸失度渐积而成,但病机却不外乎肝实脾虚。因此,出现气滞、血瘀、水停证候。盖肝主怒,怒则肝伤而气逆,失其调达之用,致使肝血凝泣久壅成瘀;肝盛气实,则必乘脾,中焦失运,纳减而腹胀。故本病初皆胁下膨满,进则全腹尽消而不治,其病久者,虽现形体羸脊之象,然以标本论之,乃属本实标虚,即所谓"大实有羸状"者。因此,宜治以疏肝理气,化瘀消癥,健脾利水诸法。

(十六)赵掖生教授治疗鼓胀医案

佟某,男,52岁。1971年6月17日初诊。发病2年,经某医院确诊为早期肝硬化腹水。多处医治,时轻时重,腹大日增,胁下疼痛加剧。刻下形体消瘦,面色萎黄,表面抑郁,腹胀如鼓,面颊及胸部有蜘蛛痣,呼吸困难。询知有嗜酒习惯,食欲减退。大便干稀不调,小便自利。舌质淡,舌苔白腻,脉弦细而滑。证属肝气抑郁,气血凝滞,肝病及脾,运化失常,湿聚水停之鼓胀。其体尚不甚虚,当本着"结者散之,留者攻之"的原则。拟疏肝理气,逐水散满的治法。处方:柴胡15g,白芍20g,香附15g,郁金15g,青皮10g,槟榔10g,木香10g,草蔻15g,三棱15g,莪术15g,大黄15g,黑白二丑各20g,麦芽50g,3剂,水煎服。

6月21日复诊。服上方1剂后,大便泻下2、3次,自觉腹部轻松,但腹大未消,仍有痛感。余剂坚持服尽,大便日2次,皆呈稀水状。自此腹胀显著减轻,呼吸坐卧自如,舌脉同前。上方去大黄、黑白二丑、三棱、莪术,加神曲20g,莱菔子20g,3剂。

6月24日三诊。大便日1次,转为软便。腹水尽消,腹痛大减,食欲稍增,面色略润。舌质淡红,苔薄白,脉象沉弦而缓。此时虚象露出。继用6月21日方,加党参25g,白术15g。服30剂后,病愈。7年后随诊,未有发作。

按语:本病初为肝脾不和,久则肝气郁滞,疏泄失常,脾虚不运,气阻湿停,湿聚为水而成鼓胀。故治以疏肝理气,逐水散满之法取得了满意效果。

(十七)陈增谭教授治疗肝硬化经验

1. 小建中汤加味治愈慢性肝炎、早期肝硬化1例 易某,女,20岁。初诊:1975年3月17日。

主诉:1969年开始经常牙龈出血,身倦无力。检查血小板减少,最低$3×10^{10}$/L。曾住某医院,经用肾上腺皮质激素治疗,血小板有所上升,后因淋雨感寒,继又下降,多数情况下血小板计数在$(7～9)×10^{10}$/L之间。当时曾查肝功能ALT正常,TTT:7U(正常值6U下),1972年11月因驱蛔虫查血ALT:131kU(金氏单位正常值130以下),TTT:11U,此后ALT逐步上升,至1973年12月ALT上升到500kU以上。曾用葡萄糖等静脉滴注治疗,ALT降至正常,但TTT12U,3个月后ALT又上升至500kU以上。此后屡经中西医药治疗未效,延至1975年3月找陈增谭诊治。来诊前半月在某医院查血ALT:330kU,TTT:12U,乙型肝炎表面抗原(HBsAg)阴性,血红蛋白9.3g%,白细胞$7×10^9$/L,血小板$9.4×10^{10}$/L。

叩诊肝区明显疼痛,身倦、腿软、腹胀、畏吃冷食,大便稀,日1次,尿色浅黄,经常牙龈溢血或鼻衄,易自汗出,四肢清冷,有时下肢浮肿或见紫癜,腰背酸痛。平时带下多,清稀如水,经期后错,经水色淡,杂有黑血块,行经腹痛,有时痛剧伴周身出冷汗,甚而几至虚脱，需到医院急诊。

诊查：体质瘦弱，精神萎靡，慢性病容，面色苍白，唇淡，舌苔薄白，舌质较淡，两脉沉滑细。腹部平软，肝脏肋缘下3.5cm，质地中等偏硬，脾脏左肋缘下3.0cm，质中，下肢无浮肿，皮肤散在陈旧性瘀斑。西医诊为慢性活动性肝炎、早期肝硬化。

辨证：气血两虚，肝郁血瘀，余邪未清。

治法：先是给予益气养血、健脾柔肝兼清湿热之剂，后又考虑行经腹痛，且有血块，肝脾肿大而质地较硬，而予以活血软坚。患者症状渐有好转，但肝功能无明显改善。1975年7月16日查血ALT：358kU，TTT：15U，后以黄芪建中汤为基础加味治之。

处方：生黄芪25g，党参15g，白芍18g，当归12g，鸡血藤30g，白术12g，丹参15g，桂枝5g，女贞子15g，何首乌15g，五味子12g，全虫6g，炙甘草10g，生姜3g，大枣7枚，饴糖30g（烊化冲服）。

用法：每日1剂，水煎2次，兑入饴糖服。

自服上药后食欲增加，日进谷物500g，畏寒减轻，大便转成形。至1975年10月23日查血ALT正常，TTT：7U，血红蛋白12.2g/L，白细胞7.2×10^9/L，血小板13.7×10^{10}/L。舌苔薄白，舌质红润，脉沉滑，肝脾各在肋缘下2.0cm可扪及，质中。其后仍守前方，因易汗出加浮小麦30g，山茱萸12g，或加桑葚子12g，益母草12g养肝肾调经。继续调治半年余，肝功能一直保持正常，血小板$(11\sim12)\times10^{10}$/L，未再发生衄血、紫斑等，月经正常，痛经基本消除，白带减少，肝肋下2.0cm，脾肋下1.5cm，质中。曾做X线食道钡剂造影，未见食道及胃底静脉曲张，恢复全日工作。

1977年8月复查：自觉良好，一直正常工作。检查舌苔薄白，舌质正常，脉沉滑，肝肋缘下1.0cm，质软，脾脏左肋缘下刚可触及，白细胞9×10^9/L，血红蛋白12.7g/L，血小板19.6×10^{10}/L，ALT正常，TTT正常，A/G：5.1/2.5。

按语：本例青年女性，肝功能异常2年多，肝脾肿大，质地较硬，血小板减少，经常出血，为慢性肝炎早期肝硬化。身倦肢凉，面白唇淡，纳少腹胀，便溏溲清，带下多，自汗出，乃一派气血两虚、中气不足、脾胃虚寒之象，故用黄芪建中汤以补气血，以充中气。方中黄芪补气，当归、白芍、首乌补血，党参、白术、炙甘草、饴糖、大枣健脾补气，桂枝温通血脉，生姜散寒健胃，配合丹参、鸡血藤、益母草、全虫以活血散瘀，更益以女贞子、五味子、桑葚子以养肝肾。且方中生姜、大枣并用，姜辛温散寒主卫，枣甘温补血主营，所以张锡纯说："大枣若与生姜并用，为调和营卫之妙品。"大枣不但补脾和胃，益气养血，且有解毒、调和诸药之功。脾胃虚弱，不耐药力者可配以大枣，则可缓药之性不伤正气，如《伤寒论》与《金匮要略》中之十枣汤，张仲景取芫花、甘遂、大戟以破积逐水治悬饮，但三药皆有毒性，故用十枚大枣以制其毒，使患者可耐该药峻猛之性。饴糖甘温，补脾缓急，配伍成小建中汤可治虚寒性腹痛。方中甘草、大枣、饴糖均为甘药，甘与辛（桂枝、生姜）合以生阳，甘得酸（白芍、五味子）助以化阴，阴阳和合，营卫调和，疾病乃愈。

2. 清热解毒、益气养阴、活血利水法治愈鼓胀1例　王某，男，67岁。初诊：1988年9月22日。

主诉：1978年开始腹胀。检查血ALT：360kU（金氏单位正常值130以下），HBsAg1：256，被诊为乙型肝炎。经过中药治疗，渐趋稳定。1988年8月底开始感腹胀，纳呆，乏力，尿黄，查血总胆红素2.83g/L（正常值1.0g/L以下），ALT：167kU（赖氏法正常值40以下），TTT：9U，TFT（+++），A/G：3.83/2.98g/L，HBsAg（+），HBeAg（+），抗HBc（+），AFP＜10ng/mL，血小板$5.1×10^{10}$/L，B型超声示肝脏弥漫性病变，脾脏肿大，脾厚5.0cm，胆囊可见直径1.0cm光团，后方伴声影，X线胸片示慢性支气管炎、肺气肿。

诊查：巩膜、皮肤轻度黄染，舌苔黄厚腻，舌质暗红，脉沉弦滑，肝掌明显，腹部胀满，腹壁肥厚，肝脾难触及，移动性浊音阳性，下肢轻度凹陷性浮肿。西医诊为慢性活动性乙型肝炎，肝硬化失代偿期、黄疸、腹水、胆石症。

辨证：毒热结于肝胆，气阴耗伤，肝郁血瘀，枢机不利，发为鼓胀。

治法：清热解毒，益气养阴，活血利水，疏利枢机。

处方：茵陈15g，蒲公英15g，车前子20g，车前草20g，小蓟15g，生黄芪20g，白芍15g，白茅根30g，水红花子15g，百合30g，何首乌15g，炒酸枣仁15g，牡丹皮12g，丹参15g，白花蛇舌草15g，泽泻12g，半边莲15g。每日1剂，水煎2次，得药液600mL，每次200mL，饭后1~2小时服，每日早、中、晚各1次。

二诊：1989年7月3日，上次诊后回河南郑州家中一直服用上方，自觉症状日趋减轻。尿利，腹胀渐消，黄疸退，食欲增加。至1989年6月27日再次来北京取血化验，ALT正常，TTI正常，TFT（-），血胆红素正常，A/G：4.26/3.61，血清蛋白电泳A60%，γ 22%，AFP（-），血小板$8×10^{10}$/L，HBsAg（+），HBeAg（+），抗HBc（+），B型超声所见基本同前。检查面色正常，精神佳，皮肤巩膜无黄染，舌苔薄黄，舌质暗红，脉沉滑，肝掌减轻，腹壁肥厚，肝脾未触及，无移动性浊音，下肢无浮肿。

因连续服中药汤剂已9个月之久，再者目前病情也已相对稳定，腹水消失，应患者要求，改服膏剂，处方如下：

生黄芪120g，白芍100g，白茅根150g，百合120g，何首乌100g，水红花子120g，山楂100g，蒲公英100g，决明子100g，车前子100g，牡丹皮80g，丹参120g，泽泻100g，黄精100g，炒谷芽100g，炒麦芽100g。

上药水煎2次，混合浓缩后加蜂蜜制成膏剂，每次服20mL，每日3次。

三诊：1990年10月23日。10月12日来京化验ALT正常，TTT正常，TFT（-），A/G：3.8/3.0，血清蛋白电泳A 65.4%，γ 15.4%，HBsAg（-），抗HBs（-），HBsAg（-），抗-HBe（-），抗HBc（+），B型超声检查肝脏呈弥漫性病变，脾脏肿大，脾厚度4.8cm，胆囊壁增厚毛糙，胆囊内可见2个直径分别为0.8cm和3cm小光团，后方伴声影。自觉症状为偶然右胁下不适，饮食二便均正常，舌苔薄白，舌质稍暗，脉沉滑。仍以1989年7月3日处方减去炒谷芽、炒麦芽，加炒酸枣仁100g，金钱草120g，小蓟120g，巴戟天80g水煎浓缩加蜂蜜制成膏剂继服，患者还把此药膏送给别的肝硬化病人服用，据称也见好。

四诊：1991年3月19日，来京复查ALT 42.8U/L（正常值40以下），AST正常，TTT正常，A/G：4.7/3.2。胆固醇196.9g/L，血清蛋白电泳A58.3%~16.1%，AFP（-）。B型超声示肝回声增强不匀，呈斑片状，表面不平，脾脏厚度4.5cm，胆囊结石同前，末梢血白细胞$4.3×10^9$/L，血红蛋白20.9g/L；红细胞$4.56×10^{10}$/L，血小板$8.8×10^{10}$/L。无明显自觉症状，舌脉同前，仍按前方减去巴戟天，加生地100g，制成蜜膏继服。

五诊：1992年2月28日。自觉良好，饮食正常，口干但不苦，大便有时溏不成形。血液化验：ALT正常，AST正常，TTT正常，TFT（－），HBsAg（＋），HBeAg（－），抗HBe（＋），抗HBc（＋）。B型超声示肝回声增强不匀，脾厚度4.3cm，胆囊所见同前，舌苔薄黄微显腻，舌质暗红，脉沉滑。患者要求服水煎剂，处方如下：

金钱草15g，车前子15g，怀牛膝15g，白芍15g，生黄芪15g，白茅根20g，百合15g，制首乌15g，炒酸枣仁15g，水红花子15g，牡丹皮12g，丹参15g，山楂12g，山茱萸15g，泽泻12g，黄精15g，小蓟15g。

每剂水煎2次，得药液600mL，每次服150mL，每日早晚各1次，每剂可服2日。

六诊：1993年3月24日。来京验血ALT正常，AST正常，A/G4.2/3.5g/L，HBsAg（－），抗HBs（－），HBeAg（－），抗HBe（＋），抗HBc（＋），血糖88.3g/L，血清蛋白电泳A63%，γ14.7%，血小板$12×10^{10}$/L。B型超声于肝脏回声均较前好转，脾脏厚度3.5cm，胆囊内可见一个直径1.0cm强光团，后方伴有声影。滋肾柔肝冲剂药物组成：何首乌、山茱萸、黄芪、炒山药、白芍、白茅根、百合、女贞子、板蓝根、小蓟、白花蛇舌草、水红花子等，每次2包（24g），每日早晚各1次。

七诊：1994年4月5日。患者自觉良好，无何不适，化验肝功能各项均正常，A/G：5.6/2.9，血清蛋白电泳A61%，γ17%，HBsAg（－），抗HBs（－），HBeAg（－），抗HBe（＋），抗HBc（＋），血小板$9.7×10^{10}$/L，B型超声示肝脏回声不匀，但未见肝硬化征象，脾脏厚度3.0cm，胆囊结石所见同前。舌苔薄白而滑，舌质略暗，脉沉滑，肝掌轻度，继续给予滋肾柔肝冲剂。

八诊：1995年3月6日，查肝功能正常，A/G：5.03/3.05，血清蛋白电泳A 57.8%，γ19.6%，HBsAg（－），抗HBs（＋），HBeAg（－），抗HBe（－），抗HBc弱阳性，末梢血白细胞$4.8×10^9$/L，血红蛋白16.3g/L，血小板$208×10^9$/L，B型超声肝脏回声未见异常，脾脏厚度3.0cm，胆囊结石同前，心电图检查正常。无何不适，饮食、二便正常，舌苔薄白，舌质略暗，脉沉滑，肝掌不明显。滋肾柔肝冲剂改为每次1包（12g），早晚各1次。

1998年7月16日向其子打听患者目前情况，据说其父一切都好，在老家生活如常人。

按语：本例患者发现乙型肝炎10年后出现肝硬化腹水，服中药汤剂及蜜膏先后6年，腹水消退，肝功能恢复正常，HBsAg、HBeAg转阴，并出现抗HBs，脾脏缩小至正常范围，血清蛋白及血小板达到正常水平，随访观察血清蛋白及血小板达到正常水平。前后随访观察10年，一切均如常人，可认为基本痊愈，可见肝炎发展至肝硬化，也并非不治之症。此例患者出现腹水（鼓胀）乃是初发，治疗及时且能坚持服药，生活起居均很注意，故能收到较满意疗效。

本例病机乃毒热之邪结于肝胆，日久耗伤阴血，肝木失于阴血滋养，则枯萎变硬，胆汁受热邪熬煎，致结为胆石，肝主疏泄的功能失常，气郁血瘀，以致枢机不利，终至腹水出现，发为鼓胀。故方中主以蒲公英、白花蛇舌草、半边莲清热解毒以驱邪。今者热在血分，故配茅根、牡丹皮、小蓟凉血，更益以茵陈、车前子、车前草、泽泻、水红花子活血利水，才能导毒热之邪外出，给邪以出路。在此基础上，关键是补阴，设若体内既已缺乏阴血滋养，又何能利水驱邪。故用百合、白芍、丹参、枣仁、何首乌补阴补血，唯有血充才能尿利。其中百合上补肺金，以金克木，以期抑制肝木邪火，枣仁酸以入肝，补肝血最妙。更为重要的是1味黄芪，补气升阳，唯其清阳升腾，浊阴才得以下泄，肝主藏血之枢，脾司运化之机才得以运行，鼓胀之疾，庶有向愈之望。

（十八）周福生教授治疗肝硬化腹水经验

周福生认为肝硬化病机复杂，病机主要是阴阳失衡，脏腑失调，气血失和导致虚、瘀、痰、湿、水互结而成，本虚标实，虚实夹杂，水、湿、痰、瘀为标，以虚为本。治疗上以调和阴阳、脏腑、气血为要，佐以祛瘀、除湿、化痰，随证治之。补气健脾、活血化瘀、除湿利水乃其重要治法，而活血化瘀应贯穿于全过程。在早期肝硬化，活血化瘀尤为重要，要早用活血药，如丹参、赤芍、桃仁、红花、川芎、田七；中后期攻补兼施更重要。在健脾、补肾、柔肝的基础上，配用健脾渗湿之品，如猪苓、生薏苡仁、云苓、川萆薢、泽泻等，有助于利水消肿。

1. 首创运用"三位一体"模式辨证论治肝硬化腹水　周福生从医数十载，临床经验丰富，擅长治疗疑难杂病，强调中医临证需证、病、症三者结合，并在此基础上创立了"三位一体"的辨证体系，其核心是以证为本，病为枢，症为标。广义的"三位一体"辨证是指"天地一人"的三才全息模式；狭义的"三位一体"辨证是指"辨证、辨病、辨质"相结合的临床思维模式；更狭义的"三位一体"辨证是指"三脏同治"、"二脏一腑"、"三腑同治"及分期调理的辨证模式。周福生运用"三位一体"模式辨证论治肝硬化腹水，在国内首次提出治肝先实脾不忘补肾，三脏同治。

肝硬化腹水是慢性进行性疾病，在疾病发展的不同阶段，其病理证型会发生种种演变。张仲景云："见肝之病，知肝传脾，当先实脾。"由此可见，肝有病脾胃首当其冲。腹水的形成源于精微不得转输，清浊相混，故治疗腹水应分清泌浊，有赖于脾胃健运功能。脾胃健运，精微得以转输，达到水消胀减之目的。同时，肝硬化患者多伴有纳呆、食少、胃脘胀满、腹泻、乏力等脾虚症状。周福生临证注重培补脾胃，据气、血、津液的盛衰，脏腑功能强弱，以调理脾胃并贯穿始终，辅以活血养肝，行水祛湿之法，选用健脾、理脾、醒脾之品，每获佳效。周福生治脾不仅用"补"，更注重"运"，使其灵动，真正起到和胃行津液，发挥运化水湿功能。因此，在调补脾胃时，切忌呆补、纯补，应当补中兼运，寓补于运。在调理脾胃方中，参以运脾理滞之品。常选用党参、茯苓、白术、黄芪、山药、砂仁、木香、大腹皮、陈皮等。肝硬化腹水患者常因脾虚运化功能低下，而致大便秘结，可先用杜必克（乳果糖）灌肠或大黄、毛冬青、崩大碗水煎灌肠通便，再治以健脾补肾、润肠通便，常用白术30～60g以实脾；脾虚气血生化功能失常，加之机体吸收营养物质功能降低，常出现低蛋白血症，极度贫血症（Hb<3g/L），应培补脾土，重建生机，常用黄芪30～60g，五爪龙60～90g，白术15～20g，鸡血藤、山药各20～30g；脾不统血，患者常有自发出血倾向，可加三七10g（或三七末3g）、云南白药活血止血；若脾虚日久，累及肾脏，可在辨证基础上加上楮实子20～30g，杜仲、菟丝子各15～20g；脾肾虚甚，日久失分清泌浊功能致大便稀、次数多。可酌加炒（煨）白扁豆、石榴皮各30g，补骨脂15g，以健脾补肾，涩肠止泄，每收佳效。

从脏象学认为肝硬化腹水与肝、脾、肾三脏关系密切，病性以虚为主，即使有实证的表现，亦多为本虚标实。强调辨治需证、病、症三者结合、三脏同治，应在四诊合参的基础上整体把握病机，圆融活变，三脏补泻有所侧重。他认为肝、脾、肾三脏之间存在着的生克乘侮是非线性的，也不是在同一"通道"中双向传递，而是多通道构成的立体网络，形成多级反馈回路，在内外环境各种扰动因素作用下，体内可产生偏离正常状态的变化。肝、脾、肾三脏属于"二克一生"模式，它们之间存在错综复杂的内在联系，形成一个功能整体，处于相对稳定的动态平衡状态。周福生认为本病多因酒食不节、情志所伤及黄疸、积聚，致肝、脾、肾三脏功能失调，气滞、血瘀、水饮互结，停于腹中而成。肝病常伤及脾土，使脾胃虚弱，脾虚不能运化，而致水湿内停；脾虚又易遭肝木乘克，而成脾虚肝郁之征；脾虚日久，常累及肾阳，终致脾肾两虚。肝、脾、肾三脏相互影响，临床上往往诸症并出，形成虚实相兼，错综复杂的局面，周福生临证注重气、血、津液的盛衰，脏腑功能强弱，提出肝硬化腹水临证需"肝、脾、肾"三脏同治。此外，肝硬化腹水患者，脾虚湿盛是其基本的病机，故治湿应贯穿于整个治疗方案。

2. 衷中参西病症并治　周福生运用"三位一体"辨治肝硬化腹水的核心是"以证为本，病为枢，症为标"，提倡临证应"辨证、辨病、辨质"相结合。认为临证辨治肝硬化腹水不仅要从整体出发辨证施治，而且要重视疾病局部病理变化，衷中参西、取长补短，辨病辨证相结合，发挥各自优势。以中医辨证为主基础上辨病选药，中西互补，提高了肝硬化腹水治疗的疗效。例如，肝硬化腹水常出现低蛋白血症，极度贫血症，从中医辨证分析，此系脾虚失运、肝肾不足所致，应从培补脾土，重建生机、滋养肝肾入手，多选用党参、茯苓、白术、黄芪、五爪龙等健脾益气之品，山药、山茱萸、鸡血藤、枸杞子等滋养肝肾之品，从而纠正低蛋白血症。此外，在肝硬化腹水治疗中，周福生采用滋阴养血与利水并用的治则，养阴为主，利水为辅。养阴不宜过于滋腻，以龟板、鳖甲之类为佳，养阴而不失其利水，二者可软坚散结，平肝消臌。可使肿大之肝脾回缩。从药理学角度分析，二者具有抗肝纤维化的作用。治疗本病的活血化瘀药物，如当归、丹参、赤芍等，从现代药理研究，具有保肝、降门压、抑制肝纤维化的作用。此外，在消除腹水的同时，也要兼顾恢复肝功能，肝功能的恢复不外乎降酶、退黄、改善蛋白质代谢、降脂、抗炎和消除内毒素、抗氧化，促进肝细胞再生等。

治疗肝硬化腹水，周福生还强调临证应细问病因。致病因素是引发疾病的始动因素，是一切病理机制的启动因子，有些病因如血吸虫、肝炎病毒感染、饮酒不节、情志不调等诸因素，还是肝硬化腹水进一步发展的"加速器"和"催化剂"，必须在治疗肝硬化腹水的同时尽早祛除病因。如酒精性肝硬化应早日彻底戒酒，血吸虫性肝硬化应选择合适时机尽快进行病原学治疗，从而在发病的起始环节阻断病情发展的恶性循环。其他方面的病因如能及早消除，亦能有效地延缓肝硬化的病理进程。总之，一切医疗方案的制订以病人身体康复为中心，不必拘泥中医西医孰轻孰重。这样就使中西医有机结合起来，在辨证辨病的指导下用药施治，从而提高了治疗肝硬化腹水的疗效。

3. 久病必瘀，活血化瘀贯穿始终　本病多因酒食不节，情志所伤及黄疸、积聚，致肝、脾、肾三脏功能失调，气滞、血瘀、水饮互结，停于腹中而成。属本虚标实，肝脾癥积内结，血瘀络痹，隧道壅塞，水湿停留，不能下注膀胱而至腹大脐突，属"血不利而为水"，病在水而源在血，久病必瘀。从病理发展先是"气滞"随之"血瘀"，终则水蓄。临床出现胁痛，或胁下痞满，面色晦暗，蛛纹赤掌，肝脾肿大，舌质紫暗或有瘀斑，无一不与瘀血有关。鼓胀治疗过程中，肝郁血瘀，气血运行不畅是水湿停聚主要环节，因此活血化瘀法在肝硬化腹水治疗过程中具有重要意义。活血化瘀以疏通气血，使凝血化散，血脉流畅则痞块、腹水自消。由于肝失疏泄、调达，致脏腑气机不利。《临证指南医案》记载："初病在气，久病必入血，以经脉主气，络脉主血故也。"《医学发明》亦记载："血者，皆肝之所主，恶血必归于肝，不问何经之伤，必留胁下，肝主血故也。"从病理发展先是"气滞"，随之"血瘀"，终则水蓄。气不仅为血之帅，凡饮食之精微、转化之糟粕非气不能输布，非气不能排泄。因此，化瘀是利水关键，而行气又是化瘀关键。周福生治疗肝硬化腹水每一阶段，组方均少不了行气活血、化瘀软坚药物。行气药常选用枳实、枳壳、木香、郁金、香附等；活血化瘀软坚药常选用丹参、赤芍、三七、延胡索、桃仁、红花、鳖甲、土鳖虫等。肝主藏血，峻烈的活血化瘀药可能影响肝主疏泄和肝主藏血的功能而引起动血，致血外溢而出现呕血、便血等危症。对于三棱、莪术、水蛭等破血之品，常弃之不用。

4. 行气利水攻补兼施，殊途同归　腹水是肝硬化失代偿期的主要症状，乃水湿、津液渗漏于腹腔形成的，临床上病人除了腹部胀大如鼓，皮肤绷紧光亮，腹壁静脉怒张，尿少等症状外，还常见口干、心烦、小便短赤、舌红少津、脉细等阴虚表现。这是由于水湿、津液大量渗漏到腹腔后，津液不能输布而停留于中下焦，不能上承的征象。其病机正如喻嘉言在《医门法律·胀病论》中说的"胀病亦不外水裹、气结、血瘀"。周福生认为肝硬化腹水属本虚标实证，本虚只能缓图，标实则应治急。攻邪逐水是治水大法，但应正确处理攻与补的辨证关系，祛邪是为扶正，扶正才能更好祛邪。腹水初起正虚不甚时，则扶正同时不忘攻逐。属脾虚或脾肾两虚治疗当以健脾益气或健脾益肾，佐以渗湿利尿，如用五皮饮、五苓散等攻补兼施。属气滞水湿、湿热蕴结为主，可攻补兼施，侧重于攻，行气、利湿、清热是常用之法，临床每每获效。

（1）健脾利水：周福生常根据病情及利尿效果，选加车前子、玉米须、冬瓜皮等加强利水功效。当出现大量腹水、尿少时，常用黄芪、猪苓、泽泻、牵牛子，必要时可加服甘遂末3g，装胶囊吞服，或甘遂末6～10g，水调敷脐。腹水甚时常阻滞气机运行，患者有不同程度腹胀，若腹胀甚可用吴茱萸20～30g，盐炒敷脐，并保持二便通畅，使水、气有出路，常收较好疗效。周福生认为，用甘遂、大戟、巴豆等逐水药消除腹水，不仅效果差，且常有纳差、呕吐、恶心、腹痛等不良反应，甚至诱发电解质紊乱、上消化道出血、肝昏迷等，需慎用之。

（2）养阴利水：慢性肝炎，邪毒深伏，或湿久化热或因血瘀血热，或久病肝郁失疏泄或疏泄太过，或久服苦寒辛燥之品，均可热耗阴血。肝肾阴虚，津液不能输布，水湿停聚于中下焦，血瘀不行，致腹大胀满，青筋暴露，心烦口燥，齿龈出血，小便短少，舌红绛少津、无苔，脉细数。此为阴虚水湿内停，若过用利水之剂，易使阴更伤，若过于滋阴，则湿恋水蓄。周教授认为此类肝硬化腹水，应采用滋阴养血与利水并用的治则，养阴为主，利水为辅。养阴不宜过于滋腻，以龟板、鳖甲、石斛、白芍、猪苓、泽泻之类为佳，养阴而不失其利水。

周福生在中药口服、敷脐的基础上加用中药保留灌肠，疗效满意，灌肠方：大黄、崩大碗、桃仁各10g，厚朴15g，诸药合用，有除腹胀，推陈致新之功。从现代医学的角度，药物保留灌肠既能发挥药物本身的药理作用，又能通过药液对肠道的直接刺激作用而反射性地改善肠道功能，减少毒性物质在肠道的吸收，并能促进胆红素的排泄，从而达到消退腹水和退黄的目的。此外，中药保留灌肠，消腹水于无形，而无利尿剂致电解质紊乱之虞，因而大大减少了病人发生肝性脑病、肝肾综合征等致命并发症的可能性。肝硬化腹水消退后，病人体质多虚，周福生主张扶正固本，仍应注重"肝—脾—肾"三脏同治。《内经》有"厥阴不治，求之阳明"及厥阴"调其中气，使之和平"之论。肝主疏泄，脾主运化，为气血生化之源。肝之阴血有赖脾之资生，养肝之药需脾之运化吸收，故治肝当以扶脾为先，这也符合"见肝之病，知肝传脾，当先实脾"之旨。实脾就是治肝，一则可使脾气旺盛，杜绝病邪入侵；二则可养肝体，使肝用复常而正胜邪却。肝硬化虽起于肝郁气滞，然"肝体阴而用阳"，忌刚宜柔，肝体受损，阴血已亏，宜柔肝养血，软坚散结，切忌疏肝攻伐之品。同时肾为先天之根，主藏精，肝肾同源，水旺能生养肝木，这又是肝病的治本之图。故腹水消退后，健脾以建筑堤防，补肾以疏下源，以养肝体，调肝以利气机，使"水精四布，五经并行"，腹水焉能再生。

5. 病案举例　冼某，男，58岁，2002年5月6日初诊。患乙肝病20年，曾因耳鸣、牙龈出血7月在某医院诊治。诊断为：肝硬化，脾大，中量腹水。经治疗后效不佳，反觉脘腹胀满，转求周福生治疗。诊见：耳鸣，牙痛，齿龈出血，脘腹胀满，全身皮肤黧黑，精神疲倦，下肢浮肿，大便稀烂，每天3～12次。检查：巩膜轻度黄染，肝掌，蜘蛛痣，腹围82cm，腹壁静脉轻度曲张，肝肋下2cm，质中，脾肋下3cm，质硬，双下肢轻度浮肿。血清总胆红素39.21μmol/L，直接胆红素15.31μmol/L，白蛋白27.8g/L，球蛋白48.5g/L，A/G：0.6。肝脏B超检查示：肝硬化，脾大，中量腹水。舌淡嫩，有齿印、苔少，脉细。诊断：肝硬化腹水。证属脾失健运，肝肾亏虚，肝络血瘀。以健脾补肾，活血化瘀为法。处方：五爪龙、鳖甲（先煎）、太子参各30g，白术、茯苓、萆薢、山药、楮实子、菟丝子各15g，土鳖虫10g，珍珠草12g，甘草6g。辨证加减治疗2月，患者腹胀、耳鸣、牙痛、齿龈出血、下肢浮肿等症状消失，全身皮肤转为常色，肝功能恢复正常。复查B超示：肝脏稍小，腹水（－）。随访1年无复发。

二、民间基层医家肝病医案[67]

（一）孟福厚治疗肝硬化腹水

肝硬化腹水系重症顽疾，病程长，治疗难收速效。但若治疗及时，也能缓解病情，渐至康复。本病主要表现为患者腹渐大，始软渐坚，按之如囊裹水，脘闷纳呆，两胁胀痛，脉络怒张，面色暗黑或黄染，唇色紫褐，烦渴不欲饮，大便秘结或溏薄，小便赤涩难下，或下肢浮肿，舌紫暗有瘀点，苔黄腻，脉弦细或细涩。孟福厚制愈肝汤（丸、片）治之，疗效显著。

药物组成：炙黄芪30g，炒白术15g，炒当归10g，白芍30g，枳实10g，醋炒丹参30g，益母草30g，延胡索10g，桃仁10g，土鳖虫10g，生鳖甲30g（先煎），生牡蛎30g（先煎），牡丹皮15g，茵陈30g，焦栀15g，猪苓15g。随症加减：若泛吐清水呕逆者加半夏、生姜；若胁下刺痛加生蒲黄、郁金；食后脘腹胀满者加砂仁；若气短肢冷喜热食、呕吐清水者加桂枝、制附子；若大便色黑者加参三七、蒲黄炭；若口干喜饮者加石斛、麦门冬；若五心烦热者加银柴胡、地骨皮；若齿、鼻衄血者加仙鹤草、白茅根。

制用方法：全药净选，炮制合格，按处方取，每日1剂，头煎加水500mL，煎30分钟，取汁150mL，二煎加水400mL，煎30分钟，取汁150mL，两煎相合，分两次口服。

典型病例：田某，男，62岁，干部，1992年10月8日求治。患者自述患肝硬化已5年余，近1年来出现腹水,经多方治疗时轻时重,且腹水始终难消。现腹胀隐痛,纳呆,24小时排尿量500~800mL,大便秘结,2~3日1次,黄垢,量少,重度消瘦,面色暗褐,巩膜黄染,舌苔黄腻,脉细涩。呼吸稍促,心肺听诊(-),腹部膨隆如蛙状,腹壁脉络微露,单腹压痛,腹水征(+++),腹围88cm,体重58kg,双下肢凹性浮肿(++)。血检:胆红素、17.1μmol/L,麝浊试验15U,谷丙转氨酶420U,总蛋白60g/L,白蛋白28g/L,球蛋白32g/L,甲胎球蛋白(-),血钾3.6μmol/L,血钠132μmol/L,氯化物102μmol/L。B超检查:①提示肝硬化伴大量腹水;②门静脉高压;③胆囊水肿(与腹水有关);④脾肋下2cm可扪及。此乃气血俱虚,血、气、水互结,肝脾肾同病,邪气胜而正气不支。治应益气健脾,疏肝柔肝,通利三焦,利湿行水。方用愈肝汤。服第3剂后当日尿量增至1 500mL至2 000mL,腹胀明显好转,饮食略增,精神转佳,腹胀、隐痛、纳呆完全缓解,饮食大增,双下肢浮肿消失,腹围70cm,体重47kg。B超检查:腹水(-)。继服3个月,于1992年12月10日复查血检:胆红素正常,麝浊试验9U,谷丙转氨酶32U,总蛋白86g/L,白蛋白46g/L,球蛋白40g/L。当即停服汤剂,改服丸剂,续服3个月停服。服药治疗后4年追访,患者健在,腹水未复发。

(二)唐刚中医秘方治疗肝硬化

肝硬化是内科疑难证之一,多年来,唐刚通过反复临床实践创制了"肝郁解毒散"治疗各类型肝硬化获得了显著疗效。唐刚以为甘草、甘遂有配伍禁忌,但通过黄土与火的煅烧,发生化学变化,中和了药性,并不会出现大的问题。

肝郁解毒散配制方法:选一个大的癞蛤蟆去内脏洗净,用醋泡30分钟,将地牯牛、砂仁、甘遂、甘草、大黄、郁金、香附、精中石(碎)、牡蛎(碎)各等份装入蛤蟆腹内,黄泥封固,用谷壳或油菜籽外壳将其煅烧至黄泥呈褐黄色(千万不要用武火)。同时,喷好醋在黄泥上,每次50mL,使其微微渗透挥发,每个癞蛤蟆喷醋只需2次,然后取出待凉,去泥取出药物研细,装瓶备用。

服用方法:不同证型的肝硬化在采取笔者所提出的九法运用汤药的同时,都以此散剂冲服,每次4~7g,每天3次。

注意事项:戒除烟酒、辛燥刺激食物,忌食高脂肪食物,必要时可配用保肝的西药,节制性欲,保持乐观情绪。

肝郁解毒散分析:本散剂融理气疏肝、化湿、解毒、活血、利水诸法于一体,使邪祛正安。方中癞蛤蟆、砂仁醒脾调胃,专走阳明经以治痞满;地牯牛、甘遂、香附、郁金入肝经破癥利水,活血通脉,疏肝理气;牡蛎咸寒软坚;大黄、甘草、精中石合用共奏解郁疏肝,理气和血,解毒化湿利水之功。九法立方原则:肝硬化临床以肝郁为核心,气机郁滞则气、血、痰、瘀、湿、水、毒难以开化,因此主张以无形之气化有形之邪。临床可采用以下八法治之:①疏肝理气行水法,②疏肝健脾利湿法,③疏肝活血化瘀行水法,④疏肝温脾补肾化水法,⑤疏肝柔肝补肾行水法,⑥疏肝宣肺通利三焦化水法,⑦疏肝决痰利湿法,⑧疏肝补气养血扶正法。

典型病案:邓某,女,38岁,1993年2月10日求诊。B超检查示:肝脏慢性弥漫性病变,肝左叶缩小,肝硬化,肝前腹水,脾大;食道吞钡检查见静脉曲张。治疗上西医以保肝、利尿方法,腹胀减而复加重,后用大剂利尿药而无效。查其脉弦涩,腹大如臌,胁痛胸闷,纳差口干，尿短便结，下肢、睑面浮肿，舌紫暗。诊为肝郁血瘀型水臌。治宜疏肝活血，化瘀行水。处方：郁金、柴胡、香附、丹参、玄参、桃仁各15g，三七、地鳖虫、鳖甲各10g研细冲服，赤芍、大腹皮、泽兰、白通各2 每日1剂，水煎服，并服肝郁解毒散，每次7g，每天3次。如此治疗两个月，B超检查示：腹水消，脾大消失。后服肝郁解毒散并配合汤药（党参、黄芪、丹参、枸杞子各等份煎服），治疗两个月，自觉症状消失，肝功能正常。服药随症2年来，身体健康，一切正常。

按语：唐刚在临床深深体会到，医者如能在参考实验室检查、诊断的同时，辨证施治，灵活应用中医中药，防止滥用药物，注重疏肝解郁，活血化瘀，祛除病毒，密切观察患者正气强弱，加强中西医的有机结合，研究不同类型肝硬化的主方，放弃那种头痛医头、脚痛医脚的庸医作风，立足于整体，因证制宜，将是治疗肝硬化最有效的方法。

（三）胡启兴自拟健脾活血软肝胶囊治疗肝炎后肝硬化

方药组成：黄芪1 000g，党参1 000g，焦白术1 000g，猪苓1 000g，赤芍1 500g，当归1 500g，丹参1 500g，莪术1 500g，郁金1 000g，三棱1 000g，制大黄1 000g，地鳖虫1 000g。

制用方法：上药用粉碎机加工为细粉，然后装入0号胶囊，每粒0.4～0.5g。每次服6～8粒，1日3次，饭前服，2个月为1个疗程。

功用主治：健脾益气，活血化瘀，疏肝通络，消癥散结，软化肝脾，防治腹水。主治癥积、痞块，即肝炎后肝硬化，肝、脾肿大、质硬以及血浆白蛋白降低或白蛋白球蛋白比值倒置。主要用于早期肝硬化及肝硬化腹水消退后的巩固治疗。

治疗效果：1992年以来，使用自拟健脾活血软肝胶囊治疗肝硬化50例，其中代偿期20例，失代偿期30例（已切脾者10例）；男性34例，女性14例；年龄<17岁1例，18～68岁14例；病史1～2年36例，病史大于3年14例；治疗前血浆白蛋白<35g/L 32例，球蛋白>35g/L 38例，白蛋白球蛋白倒置26例。经服健脾活血软肝胶囊治疗2～3个疗程后，肝功能显著改善，血浆白蛋白上升1～5g/L 20例，上升>5g/L 20例，38例球蛋白增高下降36例，26例白蛋白球蛋白倒置纠正，其肝功能改善率为100%。其次治疗前B超检查肝门静脉>1.5cm 47例，脾大长径>12cm 37例，脾厚度>4cm 36例；治疗后肝门静脉宽度下降42例（下降率89.4%），脾长径及厚度的回缩率分别为78.38%和75%。对失代偿期腹水消退后的巩固治疗30例，由于间断服药、劳累、低钠失当等因素导致腹水再起者4例，其复发率为13.33%。在50例肝硬化病人中，并发上消化道出血者1例，其发生率为2%。通过几年来的临床治疗及各种检查动态观察证明，健脾活血软肝胶囊具有改善肝脏血液循环，改善肝脏病理损害，改善肝功能，降低肝门脉压及提高血浆白蛋白，有防治腹水及上消化道出血的功用，但远期疗效尚待进一步观察总结。

典型病例：患者刘某，男，53岁，农民，系江苏省涟水县浅集乡王刘村人。患肝硬化腹水病史已3月余，经中西医结合治疗腹水渐消。本方治疗前肝功能检查，血清胆红素7μmol/L、丙氨酸基转移酶<40U、天冬氨酸氨基转移酶<40U，血清白蛋白77g/L，白蛋白28g/L，球蛋白49g/L，B超检查肝门脉1.5cm，脾长径14.5cm，脾厚度4.5cm。1995年8月16日服用健脾活血软肝胶囊，每次8粒，1日3次，同时辅服西药肌苷、维生素C等保肝药物。追至同年11月19日，复查肝功能，血清胆红素7μmol/L、丙氨酸基转移酶、天冬氨酸氨基转移酶均<40U，血清总蛋白80g/L，白蛋白43g/L，球蛋白37g/L（原白蛋白球蛋白倒置比例纠正）；

B超复查肝门静脉1.3cm，脾大长径12.5cm，厚度3.6cm，食纳、精神俱佳。随访半年病情无变化，并能从事一般家务及轻微的劳动。

注意事项：①忌食硬性食物，严禁饮酒；②对腹水消退的巩固治疗病人尚需低钠饮食3个月以上；③注意休息，增加营养，避免劳累及站立过久；④服药巩固治疗必须持续2个疗程以上，待肝功能改善，B超检查，肝门静脉宽度下降到<1.4cm以下者，可逐步停药。

（四）陈日新三合一方治疗肝硬化腹水

黄某，男，36岁，农民。住院期间经B超检查确诊为肝硬化腹水。近日来病情日益加重，医生建议尽快出院。回家后，家属四处求医，效果甚微。后经朋友介绍，于1986年9月7日邀诊。诊见腹大胀满，青筋暴露，脐突，面色萎黄晦滞，皮肤巩膜微黄，尿少便溏，肢冷过膝，卧床不起，脘闷不食，呻吟声微，舌苔白滑，脉沉细弱。证为肝脾不和，脾肾阳虚，气不化湿。法拟培土抑木，温补脾肾，化气行水。方取四逆汤、茵陈五苓散、黄芪建中汤之意，三合为一，加减施治。

药用：黄芪15g，白术30g，猪苓20g，茯苓30g，桂枝9g，泽泻9g，附子9g，干姜6g，茵陈30g，白芍9g，炙甘草6g，大枣6枚。3剂，每日1剂，水煎饭前服。嘱其以饴糖代盐。9月11日，其家属来人喜告，病见转机，药后精神好转，已思饮食，小便增多，腹胀渐消。药已对症，效不更方，原方守服3剂。

9月15日二诊，皮肤巩膜黄染已退，腹水消已过半，青筋明显减退，纳食有味，四肢转温，已能自行起坐，脉象较前和缓有力。处原方去茵陈加砂仁9g，改桂枝为肉桂6g，继服25剂。

10月14日三诊：腹胀基本平复，纳食大增，大便成形，起居如常，睡眠尚好，余症好转，面带喜色。为巩固疗效，尊脾胃乃后天之本之旨，拟用参苓白术散间断服用月余，以善其后。因其家庭经济状况比较拮据，嘱其用草药火炭母加黄糖煲水当茶常饮，以软坚散结，消除硬化，并嘱继续禁盐3个月。

按语：本案为肝脾不和，脾肾阳虚之鼓胀，故取四逆汤回阳救逆，茵陈五苓散温阳化气、利湿退黄，黄芪建中汤温中补虚，培土抑木，三方合一，急投6剂而显大效。中期易桂枝为肉桂，旨在附子得肉桂以引火归原，连补命门之火，去茵陈加砂仁以加强行气消胀之力。后期拟用参苓白术散调理意在健脾和胃渗湿，巩固前效，防止复发。

在整体治疗过程中，宗仲景"见肝之病，知肝传脾，当先实脾"之训，加重温中补虚，健脾益气之药物。始终贯穿治病必求其本的原则，注重于后天的调养，最终以增强自身抵抗力和免疫力收功告捷。此病人在一年后追访，健如常人，早已参加农村重体力劳动，并经B超复查，肝脾无占位性病变。

（五）尹瑞甫养肝肾、活血、健脾利尿法治疗肝硬变腹水

肝硬变腹水，属中医"鼓胀病"、"水臌"范畴。"鼓胀"即腹大如鼓之意。本病无论是从中医或西医而论都属难治之症。尹瑞甫随当代名医孙伯敬老师多年，学到不少治疗肝硬变腹水、特别是晚期肝硬变腹水的经验，临证诊治颇有疗效。孙老常言："肝硬变患者一旦出现腹水，绝大部分均属失代偿期。中医认为此期主要是肝肾亏损，重在肝肾阴亏。治疗上要抓住一个'养'字、权衡一个'利'字是治疗本病的关键。"由此可见，肝肾阴亏是其本，但血瘀水停在临床上又往往为突出表现。因此必须注重审证求因，采取"急则治其标、缓则治其本"或"标本兼治"的原则进行论治。

本病临床常见五心烦热，午后或夜间潮热，口渴而不欲饮，腹大如鼓，右胁肋隐痛不适，纳差便溏，舌苔少或无苔，舌质红绛或有裂纹，或唇裂而紫红，脉象弦细数。超声波常提示：肝硬变、腹水、脾肿大等。根据临床表现及舌脉分析，属肝肾阴亏、血瘀水停之证。此乃孙伯敬立"养肝肾、活血、健脾利尿法"之据。方选一贯煎、丹参饮、五苓散合方加减治疗，常收到满意的疗效。此举验案2则，供同道参考。

病案1：

邱某，男，50岁。于1990年6月14日以右上腹隐痛不适，腹胀7月，加重7天入院。既往无明确的肝炎、血吸虫等病史。入院时腹部胀满，右上腹隐痛不适，有时痛如针刺，伴纳差，尿少便溏，下肢浮肿，耳鸣咽干。查体：精神差，面色灰暗，舌质红，少苔，脉细弦数，腹部膨隆如鼓，有移动性浊音，腹围88cm，胸腹部可见蜘蛛痣，脾脏因大量腹水扪之不满意，双下肢凹陷性浮肿。检验肝功：麝浊16单位，锌浊18单位，HBsAg阳性。超声波提示肝硬变、大量腹水、脾肿大。西医诊断：肝硬变（失代偿期），腹水。中医辨证：肝肾阴亏，脾失健运，水湿潴留。治则：养肝肾，活血，健脾利尿。拟一贯煎、丹参饮、五苓散合方加减。药用：生地黄24g，当归、丹参、沙参、麦冬、猪苓、茯苓各15g，川楝子、枸杞子各12g，沉香（后下）6g，泽泻、大腹皮、延胡索各10g，红花、五灵脂各9g，车前子18g。配合少量西药如双氢克尿噻、安体舒通，同时给予适当的人体白蛋白静脉滴注。如此配合治疗，药进10余剂，尿量增多，腹胀明显减轻，双下肢浮肿消退，精神、食欲转佳。原方去车前子、大腹皮并停用西药继服40余剂，全身症状好转。经超声波检查，腹水完全消失而出院。

病案2：

邓某，男，56岁，干部。于1990年7月15日以腹胀泄泻伴尿少10余天入院。既往有急性黄疸性肝炎病史。入院时临床表现：腹胀，纳差，泄泻，尿少，失眠，腰膝酸软，舌质红，舌苔薄黄微干，脉弦细数。查体：腹部膨隆，有移动性浊音，脾肋下5厘米，质中，无压痛，双下肢轻度凹陷性浮肿。检查肝功：麝浊10单位，锌浊14单位，脑絮（+），HBsAg阳性。超声波提示肝硬变，脾肿大，中等量腹水。西医诊断：肝炎、肝硬变、腹水。中医辨证：肝肾亏损，脾虚水停。治以养肝肾，活血，健脾利尿。药用：生地黄24g，沙参、麦门冬、枸杞子、当归各12g，鳖甲、猪苓、茯苓、大腹皮、白术各15g，泽泻、延胡索、川楝子、砂仁各10g，薏苡仁20g，炒枣仁18g。配合少量双氢克尿噻。药进20余剂，腹胀明显减轻，纳食增加，泄泻停止。但因失眠不解伴多梦，上方去大腹皮、白术、薏苡仁，加柏子仁、五味子各12g，龙齿60g并停西药。继进20余剂后，复查肝功正常，超声波提示腹水完全消失，诸症好转而出院。

按语：现代医学认为，引起肝硬变腹水的原因，与门静脉压增高、血浆胶体渗透压下降以及激素、水、电解质的代谢紊乱有关。祖国医学认为，病先于肝，后及脾、肾。盖肝气易于郁结，气郁日久，营血凝滞，脉络瘀阻，故脘腹胀满，右胁疼痛；肝失疏泄，侮其所胜，致脾失健运，水谷精微不归正化，水反为湿，谷反为滞，故腹胀便溏，腹水乃作；肝脾俱病，疏泄转运功能失职，津液失其常道而丢失，久则肝阴受损。又因乙癸同源，今肝既不足，肾精必亏，最终进入肝肾两亏、水湿内聚的晚期阶段，治疗颇为困难。若以滋阴法则水湿愈盛，以温化法则内热加剧，更伤肝阴，甚则鼻衄、齿衄、便血交作或阳亢阴脱；以攻下法则更伤正气，邪气益盛，出现烦躁不安，腹胀更剧，常诱发肝昏迷，上消化道大出血，往往危及生命。所以孙伯敬再三强调："治疗肝硬变腹水，特别是晚期肝硬变腹水，应滋补肝肾之阴，佐以活血、健脾利导之法。若不求其本，而图一时之快，妄投攻伐利导之品以治其标，渗泄太过，更伤其本，虽水肿暂时得退，往往出现昏迷、出血，终致不救，故治晚期肝硬变腹水应慎之，切记！"

（六）李顺勤肝硬化治验

罗某，男，39岁。1986年因腹胀纳差，经陕西省勉县医院诊断为乙肝。1993年2月因腿肿腹水病情加重，在汉中传染病医院诊断为肝硬化。1993年12月7日就诊时，患者神志清楚，五官端正，浮肿貌，气短懒言，双下肢水肿黑亮，尿浑黄不清，大便不成形、粗糙，腹胀食减，爪甲枯糙，前1/2处无活血，早晨起来时，满口是血，性欲减退，颈动脉怒张。针对以上症状，选用清热凉血，保肝为主的治疗方法。处方：岩上霜15g，春不见10g，熟地黄30g，砂仁10g，白蔻仁10g，五味子10g，焦白术10g，茵陈15g，丹参15g，柴胡5g。3剂，水煎服。服药后反应较好，症状有所减轻。按上方加附子5g，玉米须10g，紫旱莲10g。10剂研细冲服。45天服完后，牙龈出血消除，大便色黑，饮食见增，精神好转。按上方再服10剂，后经B超复查，见肝有所改变。前方去砂仁、白蔻仁加车前子、灯芯，10剂，研细冲服，45天服完，服药期反应良好。守该方再服20剂，90天服完。患者精神好转，饮食正常，已参加体力劳动。鉴于患者是慢活肝，再处方：春不见15g，岩上霜40g，跑石马10g，龙胆草10g，栀子10g，黄芩10g，太子参10g，半夏10g，白芍15g，川芎10g，枳实10g，枳壳10g，郁金15g，石决明15g，炙甘草3g，5剂，30天服完。服完后反应良好，再守上方加附子3g，30剂，研细冲服。120天服完后改为：熟地黄20g，五味子10g，柴胡10g，五花七30g，玉米须10g，茵陈10g，紫旱莲15g，春不见15g，岩上霜20g，当归5g。80剂，研细冲服。临床诊疗检查后认为，肝正处在恢复期，为了使肝恢复得更快更好，上方重用五味子30g，90天服完。于1996年8月20日B超查见肝硬化已排除，胆也恢复正常。

参考文献

[1] 叶维法，钟振义. 临床肝胆病学二［M］. 2版. 天津：科学技术出版社，1998：756-765.

[2] 夏启荣，何峰. 肝硬化的诊断与治疗［M］. 北京：人民卫生出版社，2002：1-3.

[3] 王正，张淑香，王晓红. 肝纤维化的病因及发生机制［J］. 宁夏医学院学报，2000，22（5）：386-389.

[4] 夏德馨. 扶正为主治疗肝硬化腹水［M］. 上海：上海科技文献出版社，1987：13.

[5] 张定国，李则藩. 治疗肝硬化经验［J］. 吉林中医药，2002，2：7-8.

[6] 朱慧民，程雅君，朱天民. 肝硬化防治机制探讨［J］. 安徽中医临床，2001，13（1）：21-22.

[7] 穆齐金，王著敏. 肝炎后肝硬化临床治疗特点［J］. 上海中医药，2001（4）：21-22.

[8] 蒋建. 养正消积法治疗早期肝硬化的体会［J］. 实用中医内科，1998，12（4）：20.

[9] 漆德芳. 肝硬化［M］. 北京：北京科学技术出版社，2000，301-306.

［10］Wilson J D, et al. 哈里逊内科学［M］// 赵月华主译. 北京：人民卫生出版社，1994.

［11］Main J. L, Bianchi L. Liver Cirrhosis（Falk Symposium 44）［J］. London，1986.

［12］钱又宏，姚光弼. 药物性肝病的病因和临床表现——43例的分析. 中华消化，1997，17（2）：88-90.

［13］夏启荣，何峰. 肝硬化的诊断与治疗［M］. 北京：人民卫生出版社，2002：3.

［14］Karaylannis P, Thomas HS. Hepatitis G Virua：identification, Prevalence and Unanswered Questions［J］. Gut，1997，40：294-296.

［15］叶任高. 内科学第5版. ［M］北京：人民卫生出版社，2000：460.

［16］孙殿兴，齐建民，郜德圣，等. 中西医结合治疗1 126例肝硬化的疗效分析［J］. 上海中医药，1999，4：26-27.

［17］周发洋. 肝硬化诊治心得［J］. 中医，2000，41（10）：588-589.

［18］霍清萍，张延超. 临床研究肝瘀热互结与肝纤维化关系的临床研究［J］. 新中医，1999，31（4）：36-37.

［19］周后全. 中医辨证治疗156例肝硬化临床疗效观察［J］. 中国中西医结合脾胃，2000，8（5）：289.

［20］骆群，张导文. 血清透明质酸含量测定慢性肝炎及肝硬化与中医分型关系［J］. 浙江中西医结合，1997，7（3）：136-137.

［21］汪平，陈新渝，张洪雷. 王希知老中医治疗肝硬化经验［J］. 中国中医急症，1999，8（6）：264.

［22］王尚金. 自拟清化软肝汤辨证治疗肝硬化［J］. 中医研究，2002，15（1）：50-51.

［23］张育轩，危北海. 肝硬化临床诊断中医辨证和疗效评定标准（试行方案）［J］. 中国中西医结合，1994，14（4）：237.

［24］北京中医医院. 关幼波临床经验选［M］. 北京：人民卫生出版社，1979：128.

［25］刘绍能，吕文良. 慢性乙型肝炎肝纤维化辨证分型的研究［J］. 中医药信息，2002，19（5）：51-53.

［26］吴生昌. 肝硬变的辨证治疗刍议［J］. 陕西中医，1992，13（1）：19.

［27］吴嘉赓，张立煌，邓银泉，等. 乙型肝炎肝纤维化的辨证施治及与生化指标改变的关系［J］. 中医，1994，35（7）：416.

［28］王暴魁，谢宁，姜德友. 张琪治疗肝炎后肝硬化经验［J］. 中医，1996，37（4）：202.

［29］卢秉久，刘欣. 王文彦教授治疗鼓胀80例经验总结［J］. 辽宁中医，1998，25（2）：75.

［30］刘敏，苏经格，田茂平，等. 慢性肝炎、肝硬化中医辨证分型与血清肝纤维化四项指标的相关性研究［J］. 北京中医，1999，5：28-29.

［31］朱方石，李登銮，朱梅，等. 肝硬变不同证型对T细胞亚群的影响［J］. 中国医药学报，1994，9（5）：25.

［32］何冠华，朱兰平. 肝硬化辨证分型与ChildPugh分级及并发症关系初探［J］. 辽宁中医，2002，29（1）：12.

[33] 曹家麟, 黄腊平, 祝梅君, 等. 肝炎肝硬化中医证型与肝纤维化指标及病理改变相关性分析 [J]. 中西医结合肝病, 2002, 12 (4): 234-235.

[34] 刘赞姿, 李东良. 肝硬化患者外周血大颗粒淋巴细胞与中医辨证分型的关系 [J]. 中医药研究, 1999, 15 (4): 11.

[35] 程镭, 崔丽安. 肝硬化食道静脉曲张与中医血瘀证的内在联系研究 [J]. 天津中医, 2000, 17 (5): 10.

[36] 吕文哲, 李晓燕. 敷脐散敷脐配合鼓胀汤治疗肝硬化腹水30例临床观察 [J]. 河北中医, 2008, 28 (6): 430-431.

[37] 崔明明. 中药内服外敷治疗肝硬化腹水38例 [J]. 实用中医药, 2008, 24 (8): 498.

[38] 方思远, 方振千. 十枣参芪苍牛汤治疗肝硬化腹水36例 [J]. 中国中医药科技, 2008, 15 (4): 260.

[39] 宋银枝, 彭继东, 宋诵文, 等. 健脾益肾活血利水法治疗失代偿期肝硬化60例临床观察 [J]. 新中医, 2008, 40 (8): 63-65.

[40] 李海洪, 李海军. 实脾饮治疗肝硬化腹水临床观察 [J]. 中国中医药信息, 2008, 15 (4): 72.

[41] 杨怀书, 王改锋, 苏连菊. 中西医结合治疗乙型肝炎肝硬化腹水疗效观察 [J]. 现代中西医结合, 2008, 17 (22): 3443-3444.

[42] 李平, 朱清静. 软坚糖浆治疗肝硬化236例 [J]. 中西医结合肝病, 2001, 11 (2): 101-102.

[43] 樊幼林, 曾宏, 张立. 自拟祛瘀消积散治疗肝硬化60例 [J]. 川北医学院学报, 2001, 16 (1): 60-61.

[44] 李书英, 张青亮, 玄恩余. 健活利肝汤治疗肝炎后肝硬化86例 [J]. 潍坊医学院报, 2000, 22 (4): 319.

[45] 傅伟. 柴胡鳖甲汤合丹参注射液治疗肝硬化12例 [J]. 云南中医中药, 2000, 21 (5): 19-20.

[46] 王平军, 郑修生. 蛤蛎软肝汤治疗肝硬化41例 [J]. 中医研究, 2000, 13 (6): 44-45.

[47] 邵祥稳, 冯晓莉. 自拟保肝丸Ⅱ号治疗肝硬化33例 [J]. 现代中西医结合, 2000, 9 (14): 1370.

[48] 赵明恩. 归芪软肝汤治疗肝炎后肝硬化68例临床观察 [J]. 国医论坛, 2000, 15 (5): 24-25.

[49] 王芦群, 宋学健. 鳖甲煎丸加减治疗慢性活动性肝炎、肝硬化226例 [J]. 河南医药信息, 2000, 8 (7): 57.

[50] 黄洪沛, 黄艺. 补气活血法治疗肝硬化25例 [J]. 实用中医内科, 2001, 15 (2): 27.

[51] 邢练军, 季光, 张玮, 等. 活血软肝汤治疗肝炎后肝硬化临床观察 [J]. 上海中医药, 2001 (10): 21-22.

[52] 蔚林兰，杜发斌. 虎蓝片治疗肝硬化132例疗效观察[J]. 新中医，2002，34（2）：23-24.

[53] 李莹莹. 益气化瘀汤治疗肝炎后肝硬化50例[J]. 山东中医，2002，21（9）：532-533.

[54] 史健. 肝硬化与"瘀血"的相关性临床分析[J]. 中西医结合，2002，31（6）：52-53.

[55] 杨亚蜂，汪红兵. 温阳健脾利水法治疗肝炎肝硬化41例疗效观察[J]. 中国民间疗法，2002，10（4）：54-55.

[56] 李武，黄学惠，唐宝璋，等. 肝复乐治疗肝炎肝硬化52例近期疗效观察[J]. 中西医结合肝病，2001，11（6）：331-332.

[57] 王士军，王莉. 自拟软肝散加通络软肝汤治疗肝硬化23例[J]. 吉林中医药，2002，22（5）：11.

[58] 毕德忠，张博. 加味佛手散治疗104例早期肝硬化的临床观察[J]. 吉林中医药，2001（6）：24.

[59] 白玉明，徐广慧. 活血化瘀法为主治疗肝硬化34例疗效分析[J]. 黑龙江医药，2001，14（6）：476-477.

[60] 张义才，金鸿斌. 黄芪山甲汤治疗早期肝硬化66例[J]. 中医研究，2001，14（5）：26-27.

[61] 梁玉华，梁兰英. 软肝缩脾丸治疗肝硬化381例[J]. 辽宁中医，2001，28（7）：413.

[62] 王占海，邵武，张国峰. 鳖甲软肝煎治疗肝炎后肝硬化36例临床观察[J]. 浙江中西医结合，2003，13（2）：78-79.

[63] 陈丽霞，汪玉锟，刘维明，等. 肝脾舒合剂治疗肝硬化的临床研究[J]. 山东中医，2003，22（5）：268-270.

[64] 王莒生. 名老中医经验集[M]. 北京：中国中医药出版社，2006：263-370.

[65] 程爵棠. 中国当代中医专家临床经验荟萃（一）[M]. 北京：学苑出版社，1997，36-39.

[66] 柯利民. 老中医医案选[M]. 哈尔滨：黑龙江科学技术出版社，1981，1：218-226.

[67] 中国民间中医医药研究开发协会，中药外治专业委员会. 中国特色医疗与专病专方精粹[M]. 北京：中国中医药出版社，1997：75-80.

第五章 肝 癌

第一节 概 述[1-5]

原发性肝癌简称肝癌，是指原发于肝细胞或肝内胆管上皮细胞的恶性肿瘤。在世界范围内的十大恶性肿瘤排名第六名，也是我国常见的恶性肿瘤，其起病隐匿、恶性程度高、病情变化快、生存期短，危害极大。

原发性肝癌各国发病率差别较大，非洲的莫桑比克、津巴布韦、乌干达、南非等为高发地区。亚洲高发国家有东南亚的马来西亚、新加坡、印度、泰国、菲律宾和日本，中国也是全球肝癌高发区，如香港、台湾和大陆沿海一带如江苏启东，上海崇明，福建的同安、莆田，浙江的温州及广西的扶绥、崇左等。北美及北欧、加拿大和澳大利亚是全球肝癌低发区。

在我国肝癌死亡率近年已由第三位上升到第二位，在农村仅次于胃癌，在城市仅次于肺癌。本病的发病男女之比是3∶1，发病年龄主要集中于40～50岁。近年发现本病的发病年龄越来越年轻化，且男性更高发，男女之比已近4∶1。

目前研究发现，乙肝表面抗原（HBsAg）阳性（包括乙肝病毒携带者）、乙型肝炎、丙型肝炎或者有其他类型的肝炎病史在五年以上，尤其是男性及有肝癌家族史者，更要警惕患肝癌的危险。

在祖国医学文献中，无原发性肝癌病名，根据临床表现，相当于中医"肥气"、"息贲"、"癥瘕"、"积聚"、"鼓胀"、"癥癖"、"癖黄"、"痞气"、"脾积"、"肝壅"、"肝积"等范畴。

早在《难经》就有关于"五积"的论述。《难经·五十五难》曰："肝之积名曰肥气，在左胁下，如覆杯，有头足。久不愈，令人发咳逆……肺病传于肝，肝当传脾，脾季夏适王，王者不受邪，肝复欲还肺，肺不肯受，故留结为积。"首次论述了肝癌的病名、病位、病性。《灵枢·邪气脏腑病形》也有"肝脉急甚为恶言，微急为肥气，在胁下若覆杯"记载。汉代华佗《中藏经·积聚癥瘕杂虫论第十八》曰："积聚癥瘕杂虫者，皆五脏六腑真气失而邪气并，遂乃生焉。盖因内外相感，真邪相犯，气血熏搏，交合而成也。积者系于脏也。"认为肝积发病与体内正气亏虚有关，气血交阻为其发病基础。总之，先秦两汉时期，对于本病有了初步的认识，为后世进一步研讨探索本病奠定了基础。

中医认为，恶性肿瘤的发生是在脏腑阴阳气血失调、正气虚弱的基础上，外邪入侵，痰、湿、气、瘀、毒等搏结日久，渐积而成[1]。《灵枢·百病始生》曰："壮人无积，虚则有之。"肝癌亦是在正虚基础上，各种致病因素相合"因加而发"。《诸病源候论》提出了"癥瘕"、"积聚"等病症，其中推之不动者为癥，聚而不散者称积。"积者阴气，五脏所生，始发不离其部，故上下有所穷已。诸脏受邪，初未能为积聚，留滞下去，乃成积聚。"，"虚劳之人，阴阳伤损，血气凝涩，不能宣通经络，故积聚于内也。"，"诊得肝积，脉弦而细，两胁下痛。"[2]不仅提出了虚劳之人易产生积聚的观点，而且提出积病的脉象特点。

宋代《存真图》的绘制,解决了人体脏腑的大体解剖问题,对肝脏位置有了比较清楚的认识。许叔微《普济本事方》有"治胁下风气作块,寒疝发作,连少腹痛,凑心,其积属肝,在右胁下,故病发则右边手足头面昏痛不思食。"[3]在肝积与其他腹腔肿物的鉴别方面,《圣济总录·积聚统论》指出:"胁者为隐见于腹内,按之形证可验也。瘕者为瘕聚,推之流移不定也。癖者,僻侧在于胁肋。结者,沉伏结强于内。"又曰:"然有得之于食,有得之于水,有得之于忧思,有得之于风寒。凡使血气沉滞留结而为病者,治须渐磨溃削,使血气流通,则病可愈矣。"[4]指出了胁、瘕、癖、结各自不同的病症特点,以及所致的病因与治法。《素问·至真要大论》载:"坚者消之","客者除之","结者散之","留者攻之","逸者行之","衰者补之",提出了治疗本病的治疗法则。尤其《素问·六元正纪大论》指出:"大积大聚,其可犯也,衰其大半而止。"这种攻积兼顾其正气的治疗原则,至今仍有效地指导着临床。

第二节 病因病机

一、现代医学认识

现代医学研究至今对肝癌的病因病机尚未完全明了,但是,目前发现肝癌的发生与下列因素密切相关。

(一)病毒感染

主要是肝炎病毒感染。研究发现,在我国肝癌病人中乙型肝炎病毒(HBV)标记阳性的高达85~90%,换句话说,肝癌病人中有近90%有HBV背景,而日本和南欧肝癌病人中丙型肝炎病毒(HCV-Ab)阳性率为76.2%。说明HBV及HCV与原发性肝癌有明显的相关性,既密切又复杂。但目前肝炎病毒致癌的机制仍在进一步研究中。

(二)肝硬化

目前的研究还发现,各种原因引起的肝硬化与原发性肝癌关系密切。统计资料证明,肝癌合并肝硬化的发生率84.6%,而有10%~16%的肝硬化病人可发生癌变。总而言之,肝硬化病人患肝癌的机会比无肝硬化者高数倍甚至十几倍。

(三)黄曲霉毒素

黄曲霉毒素与肝癌的密切关系已有大量的动物实验证明。研究发现,黄曲霉毒素B_1(AFB1)可使80%的实验动物诱发肝癌。AFB_1主要来源于玉米和花生、花生油。

(四)饮水污染

流行病学研究已经发现,饮水污染与肝癌发生密切相关。饮用死水、溏水、宅沟水人群肝癌的发病率高于饮用流动水、井水地区人群。江苏的启东、海门,上海的崇明,广西的扶绥等肝癌高发区的调查报告已证明这点。

(五)其他致癌因素

亚硝胺类化合物中如二乙基亚硝胺是一种强烈的致癌物,营养不良、酗酒和寄生虫感染以及某些微量元素的缺乏均与肝癌的发生密切相关。此外，研究发现肝癌患者中有13%的病人有肝癌家族史，明显高于对照组（5%）。有人还发现肝癌患者中有41.59%的人家族中出现2例以上的肝癌。

肝癌的发病机制仍较复杂且未完全清晰。从目前的研究推测，肝癌是在环境及遗传等多因素的作用下，多基因的突变和异常的积累而引发的，包括基因组的不稳定性，细胞信号传递途径的异常，细胞周期、凋亡和衰老调节的异常，肿瘤新生血管的形成等。

二、中医对肝癌病因病机的认识[6-41]

中医认为肝癌的病因为外感邪毒，情志抑郁，饮食失调，加之脏腑虚损，正气虚弱，气血不足，阴阳失调，痰浊、血瘀、寒凝、热毒相互搏结，日久而成。在原发性肝癌的整个发病过程中，正气虚弱，阴阳失调是发病的根本，所谓"正气存内，邪不可干"，"壮人无积，虚则有之"。

（一）寒邪与肝癌的关系

中医理论认为肿瘤的形成与阳气不足、寒凝瘀滞有关。如《灵枢·百病始生篇》云："积之始生，得寒乃生，厥乃成积矣。"《灵枢·水胀篇》云："寒气客于肠外，与卫气相搏，气不得荣，因有所系，癖而内著，恶气乃起，息肉乃生。"《素问·生气通天论》云："阳气者，若天与日，失其所则折寿而不彰。"《素问·调经论》云："血气者喜温而恶寒，寒则泣而不能流，温则消而去之。"在阴阳的关系中，阳气是主要的，阳气不足，人体卫外功能就下降，百病乃生。在诸多耗伤阳气的因素中，使阳气受损最严重者莫过于寒邪，阳气大伤则易形成阴证、积证。中医认为肝癌等肿瘤之形成与气血瘀滞、痰凝、蓄毒、饮食、体虚等有关，古代医家则更强调寒邪因素。孙秉严[6]从1 000多个肿瘤患者中总结出肿瘤病人寒型体质的占绝大多数，约80%。说明寒邪（包括外寒与内寒）是肿瘤形成的一个主要病理因素之一[7]。

（二）湿邪与肝癌的关系

湿邪是中医六淫之一，既是病理产物，又是致病因素。气候及居处潮湿即可导致外湿侵袭，一旦超越了机体的正常防御能力，则易引发疾患。外湿除单纯气候因素的水湿外，其本质还包括现代医学证实的一定湿度下生长繁殖的细菌、病毒以及物理、化学等多种致病因素。此外，饮食不节，如恣食生冷、酒醴肥甘，或饥饱失常损伤脾胃，脾伤则运化失职，致津液不得运化转输，易导致湿从内生。《素问·至真要大论》曰："诸湿肿满，皆属于脾。"概言之，湿的含义有：一是与气候变化相关的物理、化学因素；二是与气象时令有关的生物性因素；三是一种通过临床证候特性类比而推导的辨证概念[8]。

湿邪的特点有：一是外感性，多从肌表、口鼻侵犯人体；二是季节性，长夏多湿病；三是地区性，东南沿海地区和久居潮湿环境者多湿病；四是相兼性和转化性，湿邪常与风、寒、暑、热等邪气相兼为病；湿邪除具有重浊黏滞、易伤阳气、阻碍气机等性质外，还具有隐匿性[9]，如《沈氏尊生书·卷十六·湿病源流》曰："其熏袭乎人，多有不觉，非若风寒暑热之暴伤，人便觉也。""湿之为病最多，人多不觉湿来，但知避寒避风，而不知避湿者，因其为害最缓最隐，而难以觉察也。"（《医原记略》）湿邪致病，常于不知不觉中起病，一旦察觉或暴露，则湿邪往往缠绵胶结、深陷久积矣。

肝癌的分布有明显的地域特征。就世界范围而言，肝癌高发的国家和地区主要分布在亚洲的东南部和非洲的东南部；在中国主要集中在东南沿海，中国肝癌四大高发区为江苏启东（47.7/10万）、广西扶绥（49.5/10万）、浙江嵊泗（42.4/10万）和福建同安（42.2/10万）。表明沿海高于内地，东南和东北部高于西北、华北和西南部，沿海岛屿和内河入海口又高于沿海其他地区，而云贵高原则属低发区[10]。高发地区气候均具有温暖、潮湿、多雨的特点，湿热相搏，熏蒸弥漫，人体极易感染。明代吴又可《温疫论》云："南方卑湿之地，更遇久雨淋漓，时有感湿者。"清代何梦瑶《医碥·卷六》曰："岭南地卑土薄，土薄则阳气易泄，人居其地，腠理汗出，气多上壅。地卑则潮湿特盛，晨夕昏雾，春夏淫雨，人多中湿。"由此可见，肝癌发病与湿邪密切相关，外湿是肝癌发病的外在因素。

临床流行病学调查研究[11]，肝癌早、中、晚期不同阶段，各期证型出现率以脾虚证、气滞证、血瘀证为多见，说明脾虚、气滞、血瘀是肝癌的根本病机，并贯穿于疾病的始终。因脾虚则生湿，湿阻则气滞，气行则血行，气滞则血瘀，久病必瘀，而湿邪亦贯穿始终。可见，脾胃受损，湿从内生是诱发肝癌的内因之一[12]。而内生之湿则与饮食关系极为密切。

（三）热与肝癌的关系

炎热潮湿的气候地理环境影响着人的体质。当素体正气虚衰，阴阳气血不足脏精功能失调，复感湿热邪毒，内蕴中焦，伏于营血，久则化癌生变；或因七情所伤，肝气郁结，气郁化火，湿热结阻胆管，胆汁溢外，湿热郁滞，出现瘀毒火热之症。或饮食不节伤脾，脾虚湿困，湿毒蕴结阻塞经络，湿郁化热，湿热内生，瘀毒互结，日久而成积聚结块，导致肝积；或因年老肾衰，或生活不节、酒色过度伤肾，或病至晚期"穷必及肾"，肝肾阴虚邪盛正虚，邪毒结聚，气滞血瘀，湿毒蕴结，阻塞经络，日久渐成癌瘤。《医宗金鉴·外科心法痈疽总论》："痈疽原是火毒生，经络阻隔气血凝。"中晚期肝癌患者常出现热毒火郁之症，癌瘤与热毒往往同时存在，出现肝局部灼热疼痛、发热、口渴。肝癌常表现为湿热毒邪壅盛的征象，《丁甘仁医案》有"情志抑郁，郁而生火，郁火夹血瘀凝结，营卫不从"之记载。无论外感之邪或内伤七情，日久均能化火，邪热火意蕴结于内，日久必发。可见热毒内蕴肝癌形成因素之一。

（四）饮食与肝癌的关系

中医认为，饮食不洁，或过饮酒浆、或过食肥甘厚味、生冷食物都可致脾胃虚弱。脾胃损伤，运化失职，水谷不化，湿热凝聚为痰，痰气交阻，血脉壅塞，或痰湿蕴结化热，湿热熏蒸，气血瘀滞，乃成本病。

现代医学在原发性肝癌的病因学研究中，最受关注的有三大因素，即乙型肝炎病毒、黄曲霉毒素和污染的饮用水[13]。此三者与中医的"饮食不洁"极为相关。适宜的温度和湿度有利于病毒和黄曲霉毒素的生长繁殖，有利于蓝绿藻等微生物滋生，饮用水也易造成污染。细菌、病毒感染和流行有一定的季节性，大多数病毒性疾病以春夏多雨季节，且以湿热气候最易流行。因为适宜的湿度是生物病原体繁殖、传播、流行的必要条件[14]，增强细菌、病毒的致病性。动物实验证明，被黄曲霉菌污染产生的霉玉米和霉花生能致肝癌，因黄曲霉菌的代谢产物黄曲霉毒素B1有强烈的致癌作用。黄曲霉毒素B1在多种食物中产生，最适宜其生长繁殖的温度是30℃～38℃，相对湿度为80%。气候温暖潮湿地区，谷物容易发生黄曲霉毒素的污染[15]，并且饮用水也较适宜藻类生长繁殖，饮污染水可使乙肝病毒感染机会增加。

饮酒与原发性肝癌的发生有关[16]。如《圣济总录·卷第七十三》中记有："论曰胃弱之人，因饮酒过多，酒性辛热，善渴而引饮，遇气道痞塞，酒与饮俱不化，停在胁肋，结聚成癖，其状按之有形，或按之有声，胁下弦急胀满，或致痛闷，肌瘦不能食，但因酒得之，故谓之酒癖。"据国外报道，在对14 313名啤酒厂工人（1天内允许随意饮啤酒相当于77.7g乙醇）平均追踪20年的调查中发现，这一群体的肝癌发生率比一般居民高1.5倍[17]。Boutron MC等在对法国Cote市91例原发性肝癌的调查中发现，80%的肝癌患者有嗜酒的习惯，酒龄一般在10年以上，每天饮酒量在250～500g左右[18]。王志瑾等[17]对96例原发性肝癌患者的调查发现，饮酒史与原发性肝癌的关系其P值为0.069 1，接近显著水平。

膳食、营养与癌症关系也甚为密切。梁酉等[19]就荤、素饮食与癌症关系，在两个特殊的人群中做了20年回顾性流行病学调查。荤食组每日每人脂肪提供的热量超过总热量的35.45%，而素食组少于20%。结果是荤食组癌症发病率比素食组高13.2倍。荤食组肺癌、胃癌、肝癌、肠癌占癌症总例数的72.73%。这是由于荤食组高脂肪、高肉类等高能饮食导致胃肠道厌氧菌数目增加，将初级胆汁酸降解为次级胆汁酸，形成胺的机会便增加，毒素吸收也增多。其次，目前家畜的食用饲料大都使用食物添加剂饲料以催肥促长，这也使癌的危险性增加。虽然素食组癌症发病率较荤食组显著降低，但食管癌占素食组患癌总例数的60%、肝癌占40%，究其原因是患者常吃泡菜、咸萝卜干及霉豆腐。东南沿海地区居民喜生吃、醉吃海鲜，有些海鲜已被污染，食后更易致病。浙江省海岛居民肝癌发病与食用被污染甲壳类海产品如虾蛄干、虾蛄、鲜虾皮和螃蟹等有较密切关系[20]。这均符合中医饮食不洁，或过饮酒浆、或过食肥甘厚味、生冷食物致病的理论。

（五）情志与肝癌的关系

原发性肝癌形成与长期情志郁结有一定关联性。临床观察表明，肝癌患者在病发以前，不少人伴有情绪不畅，肝气郁结，若不能及时疏解，日久即可气病及血，导致瘀血的产生。因而情志不和致使气滞血瘀的病理环节不可忽视。而且肝郁气滞又可横逆犯脾，脾失健运，又加重湿热瘀毒的互结。故肝癌的发生与情志致病密切相关。

肝为刚脏，喜条达而恶抑郁，主疏泄，体阴用阳，为风木之脏，其气主升主动。《类证治裁》记载："木性升散，不受遏郁，郁则经气逆。"《杂病源流犀烛》曰："肝其体本柔而刚，直而升，以应乎春，其性条达而不可郁，其气偏于急而激暴易怒，故其为病也，多逆。"肝主疏泄一方面体现在调节情志上。情志的调畅顺达是"阴平阳秘，精神乃治"的保障。如果七情过激，超越了肝脏的调节限度时，就会打破机体内在的平衡状态，出现肝失疏泄、气机逆乱并造成一系列病变。《医碥》有云："郁则不舒，则皆肝木之病矣"。《灵枢·百病始生篇》曰："喜怒不节则伤脏。"又载："若内伤于忧怒则气上逆，气上逆则六输不通，凝血蕴裹而不散……积皆成矣。"总之，七情之病多责之于肝。王清云对肝癌病人病史追问中发现，有80%以上的病人均与情志不和，肝郁气滞有关，或长期抑郁，或暴怒伤肝，或饮食不节、饮酒过量加之心情不舒损伤肝脏，或有慢性肝脏疾病再加之心情不畅等所致。长期情绪压抑，饱受悲观、绝望和低落情绪折磨的人，很容易患癌症和其他疾病，尤其是肝癌[21-22]。

（六）社会因素与肝癌的关系

肝癌是一种贫困疾病。经济状况差是肝癌发病高的原因之一。经济状况差往往卫生条件、卫生习惯比较差，乙肝比例较高，肝癌发病高。其次营养摄入，特别是蛋白质摄入过少。刘颖等[23]认为与经济条件差相比，经济条件好的家庭，其择食主观性好，膳食结构合理，与营养缺陷相关疾病比率低。再者缺乏必要的医疗保健。邹长林等[24]对原发性肝癌社会因素条件Logistic单因素模型分析发现：近一年及五年前的经济状况与肝癌的发生有密切关系。而最终进入Logistic多因素模型只有五年前的经济状况，其OR值为0.585。五年前的经济状况为贫困发生肝癌的可能性是富裕的4.99倍。而十年前的经济状况与肝癌发生影响不大。研究表明，近一年负性生活事件可促使肝癌的发生，其OR值为1.578。负性生活事件可以认为是一种外因，通过某些个性特征（内因）而产生效应，使机体的免疫功能下降，从而使癌症发生[25]。社会因素包含了中医的多重致病因素，但居住环境、卫生习惯、营养失调、负性生活事件等因素均不离中医"三因"的范畴。

（七）脏腑虚实与肝癌的关系

肝癌是在内因和外因共同作用下，长期反复的正邪相争的病理过程，在病变发生发展整个过程中，正虚和邪实并存，其中外邪仅仅是形成肝癌的条件，正气虚损既是原发性肝癌发生发展的内因，又是原发性肝癌发展的必然结果，它是影响肝癌发生发展的内在因素。"正气内存，邪不可干"、"邪之所凑，其气必虚"。肝癌只有当机体正气虚弱，抗病能力低下时，病邪才能乘虚而入，导致疾病的发生。当机体正气旺盛，抗病能力强大时，病邪就无法侵犯人体，疾病也就无从产生。《灵枢·百病始生》有"风雨寒热不得虚，邪不能独伤人"的记载。关于肝癌的发病机制，《灵枢·百病始生》也有"壮人无积，虚则有之"的类似记载。《诸病源候论·积聚病诸候》曰："积聚者，由阴阳不和，脏腑虚弱，受于风邪，搏于脏腑之气所为也。"《景岳全书·论治》说："凡脾肾不足，及虚弱失调之人，多有积聚之病。"《医宗必读·积聚》亦谓："积之成也，正气不足而后邪气踞之。"《景岳全书·积聚》曰："脾肾不足及虚弱失调之人，多有积聚之病。"《证治汇补·腹胁门·积聚》则曰："积之始生，因起居不时，忧恚过度，饮食失节，脾胃亏损，邪正相搏，结于腹中，或因内伤外感气郁误补而致。"可见，古人十分强调正气在癌症发生发展的作用。肝癌是一个全身性的疾病，而肝脏癌肿只不过是全身性疾病中的一个局部表现。从病机看，肝癌是一种因虚致病，因虚致实，本虚标实的疾病，是一种全身性虚，局部性实，在某种意义上局部性实又掩盖全身性虚的疾病。

1. 脾虚与肝癌的关系　肝癌与脾虚有着密切的关系。《难经·五十六难》有记载"脾之积名曰痞气，在胃脘，腹大如盘。久不愈，令人四肢不收，发黄疸，饮食不为肌肤。"从脾积的发病部位和症状看，它与肝癌极为相似。脾积的发病机制是"肝病传脾，脾当传肾，肾以冬适王，王者不受邪，脾复欲还肝，肝不肯受，故留结为积"（同上）。中医认为，五脏的相生相克是五脏正常的生理表现，也是维持脏腑功能平衡、协调的基础。一旦某一个脏亏虚，则必然会受到所不胜之脏的"乘"和所胜之脏的"反侮"而致病。脾积是脾虚状态下，受到肝的"乘"和肾的"侮"而得病。而脾虚导致的"肝乘脾"是脾积主要方面。

历代医家十分强调脾虚在肿瘤（包括肝癌）发生发展中的作用。李东垣在《兰室秘要》中高度概括出："推其百病之源，皆因饮食、劳倦，而胃气、元气解散，不能滋荣百脉，灌溉脏腑，卫护周身之所由致也。"《证治汇补·腹胁门·积聚》有："积之始生，因起居不时，忧恚过度，饮食失节，脾胃亏损，邪正相搏，结于腹中，或因内伤外感气郁误补而致。"

　　脾虚未必均致癌，但癌症者必有脾虚贯穿其中。脾虚既是癌症的因，又是果。而引起脾虚的因素很多，或因起居不慎，感受外界六淫之邪，邪气乘虚而入，留积不散，暑、燥、火邪可导致胃热，寒湿之邪易导致脾虚而出现运化失常的病症。《灵枢·五变》说："寒温不次，邪气稍至，蓄积留止，大聚乃起"；或为饮食生冷、不洁，饥饱无度而伤脾胃。《卫生宝鉴》中说："凡人脾胃虚弱，饮食不节或生冷过度，不能克化，致积聚结块"；或为禀赋不足，素体虚弱或病后失调，出现中气不足、阳气衰微而致脾虚。"壮人无积，虚人则有之"；或为情志所伤，忧愁思虑伤脾，或恼怒气郁伤肝，肝失疏泄，横逆乘脾，胃失和降，脾虚失运而病。《外科正宗·乳痈乳岩论三十三》云："忧郁伤肝、思虑伤脾，积想在心，所愿不得志者，致经络痞涩，聚结成核。"脾虚则运化失健，胃失和降，水谷不化，湿邪内聚，久则气滞血瘀，湿邪瘀毒结于肝脏而发为肝癌，可见脾虚为本病的重要病机。

　　2. 肝脾失调与肝癌的关系　《素问·举痛论》曰："百病皆生于气。"气机失调为肿瘤发病的重要因素之一。肝为木气，脾为土气，脾气健运，血液化源充足，则肝藏血机能旺盛。肝主疏泄，气机条畅，助脾运化，则脾气健运，五脏六腑之气通顺，精血津液畅行无阻。肝脾功能调和，人体气血充盈，则正气旺盛，能御邪于外。若长期过度劳倦，耗伤气血，或思虑过度，损伤脾胃，湿热毒邪乘虚而入，内侵脾胃而留注肝胆，可致肝脾失调。脾失健运，水湿内停，困遏脾阳，可致肝胆疏泄不利。肝气疏泄失职，又可横逆犯脾，导致脾胃虚弱，升降失常，出现肝木乘脾土，脾气之运化、统摄功能失司，日久致肝脾两脏功能失调，气血、脾气虚弱，运化无力，统血无权，累及肝，导致肝血不足。肝病可以传脾，脾病也可以及肝，形成恶性循环，加重肝脾功能的失调，日久积聚而成癥瘕结块等病症。脏腑功能失调导致的正气亏虚在肝癌发生发展中占有重要地位，脏腑失调又以肝脾功能的失调为最。肝病及脾表明肝病的严重性，形成复杂的肝脾同病，这与肝癌形成中肝郁脾虚所致的病理过程一致[26]。

　　结合现代医学理论，可在微观层面得到清晰的认识，脏腑功能失调，则正气亏虚，机体抗邪机能减退，各种外来的致病因素如乙肝病毒、黄曲霉毒素等侵袭人体内，通过作用于机体正常的肝细胞，使细胞逐渐变性，最后引起基因的突变，使正常的肝细胞突变为异常增生的癌细胞；同时机体防御机能减弱，对基因已发生突变的细胞或已形成的癌细胞无法行使其监视、识别、吞噬、歼灭的功能，导致肝癌的发生。一方面，肝脾失调，气血虚弱，机体免疫系统对外来致癌因子作用下出现的癌细胞或癌前细胞无法识别、吞噬，导致肝癌的发生。另一方面，癌肿也会消耗机体大量气血，阴阳气血进一步亏损，从而加重肝脾功能的失调，肝脾两脏的虚损。所以，肝脾功能失调是肝癌发生发展的内在因素。

　　3. 肝肾阴虚与肝癌的关系　肝体阴而用阳，为"将军之官，其性至刚也"，肝主疏泄，故肝气常郁而肝阳常亢，唯阴血常虚。肝阴是肝脏功能的基础。肝肾母子相生，肝阴和肾阴相互滋养。"乙癸同源，肝肾同治"（《医宗必读·乙癸同源论》），肾为先天之本，与细胞染色体相关；肝脏的功能由肝细胞组成，而肝细胞则由功能基因表达从而行使功能，因此，在理论上可以认为肾阴与染色体及基因序列相关，肝阴与肝细胞基因表达有关，在病理条件下，肝肾阴虚可导致肝细胞基因突变、表达异常，致使肝细胞异常增殖，日久引发肝癌[27]。研究也表明，肝肾阴虚是肝癌的基本证型[28-29]。因此，肝肾阴虚是原发性肝癌的发病基础之一。有研究表明，运用滋补肝肾中药有助于原发性肝癌的治疗[30-31]，而且原发性肝癌晚期则肝病及肾，常见肝肾阴虚之象，加之患者多次肝动脉化疗栓塞（TACE）介入治疗，应用化疗药物更易伤及人体气血，加重肝肾之气阴亏虚；或者直接由于热毒之邪内侵，阻于肝胆，而耗伤肝阴，日久肝血亏耗，导致气阴两虚；加之邪毒内蕴，郁久化热，劫血烁阴，肝不藏血，致肝之阴血亏虚；肝肾之阴，相互滋生，肝血不足，肝阳妄动，下劫肾阴，致肾阴不足，肾水枯竭。

（八）痰湿与肝癌的关系

关于痰湿与恶性肿瘤的关系，古人早有认识。《灵枢·刺节真邪》认为"已有所结，气归之，津液留之，邪气中之，凝结日以易甚，连以聚居"而致"昔瘤"。原发性肝癌与痰湿关系亦十分密切。饮食不节、情志失调、劳倦内伤致脏腑功能失调均可导致津液运行失常而痰湿内生，郁久化热；或湿热长期困扰脾胃，则可使脾胃运化水湿无力，加重痰湿内停；或湿热熏蒸肝胆，痰凝聚于胁下，与瘀、毒胶结，引发癌症。肝癌形成之后，痰湿又可成为肝癌的重要病理产物。可见，痰湿对肝癌的发生发展起着重要影响。

（九）瘀与肝癌的关系

气血瘀滞是肿瘤的基本病理之一。在肝癌的病情演变过程中，肝病则气滞，气滞则血瘀；脾虚气血生化无源，气虚亦致血瘀。"久病必瘀"，所以血瘀必贯穿于肝癌发病的进程中。《圣济总录·瘿瘤门》曰："瘤之为义，留滞而不去也。气血流行不失其常，则形体和平，无或余赘，及郁结壅塞，则乘虚投隙，瘤所以生。"《素问·举痛论》曰："血气稽留不得行，故缩昔而成积矣。"《素问·腹中论》说："伏梁……裹大脓血，居肠胃之外。"《外科正宗·痞癖》曰："痞癖皆缘内伤过度，气血横逆，结聚而生。初起腹中觉有小块举动，牵引作痛，久则渐大成形，甚则翕翕内动。"指出积聚、伏梁和痞癖与气血结聚、瘀血有关。清代王清任《医林改错》说："气无形不能结块，结块者，必有形之血也，血受寒则凝结成块，血受热则煎熬成块。"清代唐容川在《血证论·瘀血》中更明确指出："瘀血在经络脏腑之间，则结为癥瘕。"《指迷全方生·诸积篇》云："腹中形成结块，按之不移，拍之不动"，《丹溪心法·积聚痞块》曰："块乃有形之物也……死血而成也。"《医林绳墨·积聚》说："积者……血之积也。"可见，包括肝癌在内的肿瘤均与气血瘀滞相关，而肝癌癌体本质乃血瘀所致。

现代研究表明，由于肿瘤细胞生长速度较快，肿瘤血管的生长跟不上瘤体的生长速度，因此实体瘤中血液循环较差，又由于肿瘤细胞能分泌高凝血因子（CCF），通过抗纤溶、促血小板聚集等途径，可使患者机体处于一种血液高凝状态，故许多肿瘤患者都有瘀血证的存在。林芷英[32]观察33例肝癌多数病人都伴有瘀血。陈健明[33]对440例癌症患者的血液流变学观察，有82.7%的患者呈现不同程度的血液高黏状态，其中肝癌患者[34]血液流变学指标有较明显的变化，表现为红细胞聚集程度增高，血液处于高黏、高凝状态。屠基陶[35]则观察到肝癌患者血浆纤维蛋白原量高于其他肝病与肿瘤。林宗广[36]亦发现肝癌血浆黏度较正常人高。肝癌病发以后，由于癌毒肆虐，以及痰湿等病理产物的产生可进一步阻滞经络气血的运行，产生新的瘀血，而出现胁下癥块、刺痛、舌瘀暗等症。可见，瘀血与痰湿均是肝癌致病因素，同时又是肝癌的重要病理产物。

(十) 毒与肝癌的关系

癌毒是引起恶性肿瘤的一种特殊邪毒，它是恶性肿瘤发生、发展、浸润、转移最根本的因素[37]。外感六淫、内伤七情、饮食劳倦等各种致病因素作用于人体，导致脏腑功能失调，正气亏虚，气血络脉瘀滞，湿热毒邪蕴结于肝，《灵枢·百病始生》曰："温气不行，凝血蕴里而不散，津液涩渗，著而不去，而积皆成矣。" 癌症常因"邪热蕴郁，郁结不化，灼烁脏腑，日久生毒而成肿块所致"。[38]热、湿、痰、瘀积久化毒，进而变生为癌毒。进而所变生的一种强烈的致病物质，癌毒一旦形成，则后果非常严重，其毒力之大，破坏力之强，远非一般之疫毒、热毒、湿毒、痰毒、瘀毒等可比[39]，而是一种特殊邪气，是引起恶性肿瘤的一种特殊邪毒。《中藏经》说："痈疽疮毒之所作也，皆五脏六腑蓄毒不流则生矣，非独因荣卫壅塞而发者也。"指出痈疽疮毒并非都是气血壅滞所致，而是"蓄毒不流"，强调了毒的致病性。宋代杨士瀛《仁斋直指方》则说："癌者，上高下深，岩穴之状，颗颗累垂……毒根深藏，穿孔透里。"首次指出癌疾源于"毒根深藏"，说明癌毒深藏于里，具有隐蔽性的特点，而"穿孔透里"则指出了癌疾具有转移性的特性，它无处不到，具有强烈的穿透性。癌毒具有耗损正气、酿生痰瘀、其性善行、毒恋难清等特点[38-40]。它能迅速导致阴阳气血亏虚，使机体变症蜂起，最后使精气耗竭而死亡。癌毒内生于脏腑，由湿热毒邪郁积肝脏而产生，胶着于脏腑组织之中，是肝癌发生发展的病理基础。

癌毒蓄积、流散是原发性肝癌发展、恶化的基本条件。癌毒其植根于脏腑组织之中，根深蒂固，胶着难清，使脏腑功能失调，气血运行阻滞，水湿痰浊内聚，湿痰瘀毒相互交结，互为因果，加之癌毒不断耗伤正气，使局部瘤块日益增大，并出现浸润与转移，起转移脏腑的功能失调，出现一系列并发症，肝癌既成之后，由于癌毒肆虐，使机体营养成分大量消耗，阴阳气血进一步亏损，脏腑功能更加虚弱，导致"因癥致虚"，故临床出现纳差、乏力、消瘦等恶液质表现，最后使脏腑精气耗竭，阴阳离决而死亡。

对于上述众医家的观点，曾水成等[41]提出了不同观点，认为无论肝郁、血瘀、湿热、热毒，还是脾虚和肝肾阴虚，只体现了"阳气先结，引起后乱"的癌前病变而非癌。而肝癌的发生机制则是在脾虚肝郁、痰瘀互结等病变基础上机体受到一种或多种因素的影响，改变了机体内在环境，使原有的痰、湿、瘀等病理产物发生质变，凝聚为癌毒，留滞于肝，形成"恶肉"，即癌肿。《灵枢·刺节真邪篇》所云："有所结，气归之，津液留之，邪气中之，凝结日以益甚，连以聚居，为昔瘤，以手按之坚。"按《说文·日部》："昔，干肉也。""昔"与"腊"同，肉干则坚。早在两千多年前，中医学已经认识到体内恶性肿瘤是肉质的，且质地坚硬。《灵枢·水胀篇》云："寒气客于肠外，与卫气相搏，气不得荣，因有所系，癖而内著，恶气乃起，息肉乃生。"由此可见癌肿的本质就是"恶肉"而非痰瘀，它与痰瘀有质的区别。

恶肉内生并受气血供养而日渐长大，它对气血的需求是非自限性的。在耗伤气血的同时，长大的恶肉阻滞经络、中焦水道、胆管、血道，使脏腑气血阴阳进一步失调，痰、湿、气、瘀内阻进一步加重，正虚邪实互为因果形成恶性循环而出现胁痛、鼓胀、黄疸、血证等临床表现。与痰、湿、气、瘀等比较，恶肉是肝癌最重要的病理中间产物，恶肉内阻是肝癌的病机中心。肝癌的转移显然无法用"循经传邪"来解释，与其他恶性肿瘤一样，肝癌的转移虽有好发部位，但并无明显规律可循。《外科正宗·流注论》说："流注，夫流者，行也，乃气血之壮，自无停息之机；注者，住也，因气血之衰，是有凝滞之患。"流注即邪毒流窜到哪里，就停止在那里发病的意思。认为癌毒就是以流注的方式扩散并导致肝癌转移的。癌毒可随气血运行周身，当局部气血运行不畅时，癌毒就可能停滞在那里并导致恶肉生长。

第三节 临床表现

一、症状与体征

（一）亚临床期肝癌

亚临床期肝癌是指没有明显肝癌的症状和体征者，通常是采用甲胎蛋白或影像检查所发现。

（二）临床期肝癌

临床期肝癌多属中晚期肝癌，临床表现主要有：

1. 右上腹疼痛　疼痛多呈间歇性或持续性钝痛或刺痛，部分有肝区紧绷感。如腹痛加重或出现急腹症应考虑肝癌破裂。

2. 上腹部包块　右叶肝癌可致肝上界上移，体检肋下肝大但无结节，左叶肝癌表现为剑突下可扪及肿块或左肋下肿块。

3. 可见腹胀、食欲减退等消化系统症状，伴乏力、消瘦、发热，晚期可出现黄疸、腹水，肝癌后期常出现肺、骨等多器官转移。

4. 晚期可伴有出血倾向，腹泻，右肩背痛，双下肢浮肿，皮肤瘙痒以及肝硬化的表现。如脾大，肝掌蜘蛛痣，腹壁静脉曲张。

第四节 诊断与鉴别诊断

一、诊断

（一）实验室检查

1. 甲胎蛋白（AFP）测定　AFP是目前诊断原发性肝细胞癌最特异、最敏感的肿瘤标志物，在肝细胞癌检测中阳性率达70%以上。测定AFP方法主要采用定性和定量检测，有条件者最宜用放射免疫测定法（放免法）或放射火箭电泳自显影法（火箭法）。

AFP是胎儿时期肝脏合成的一种胚胎球蛋白，出生后一周内AFP完全消失，因此成人血清中AFP含量极少，正常值在20μg/L以下。但肝细胞癌患者大多又可重新获得合成AFP的能力。因此，通过检测AFP可以有助于肝细胞癌的诊断，而AFP的浓度与肝癌病灶的大小，病情的发展呈正相关，通过观测AFP浓度的变化，不但可以早期诊断肝细胞癌，还可动态观察肝细胞癌的进展状况。

虽然AFP具有诊断原发性肝癌的特异性，但活动性肝病、妊娠、生殖胚胎癌、心源性肝硬化者也可出现AFP阳性，需除外上述疾病后，AFP的检测结果才更有准确意义。

目前认为AFP＞200μg/L持续8周以上，或者AFP＞400μg/L持续4周以上，除外其他引起AFP增高因素后，结合其他理化检查即可诊断原发性肝癌。

2. 肝功能检查　约90%以上肝癌有肝硬化、肝炎等肝病背景，检测肝功能及乙型肝炎抗原、抗体系统可提示有无肝病基础，对协助诊断有一定帮助。肝功能检查对肝癌诊断无特异性，但可以了解肝脏受损害的程度，对于选择治疗方式和判断预后有重要意义。反复感染迁延性乙肝有较高危险性。

3. 酶学检查　异常凝血酶原（DCP）。肝癌细胞有合成和释放谷氨酸羧化不全的异常凝血酶原的功能，因此，DCP在原发性肝癌患者中阳性率近80%，其敏感性近似于AFP，但在鉴别良性肝病时优于AFP。

γ-谷氨酰转肽酶同工酶Ⅱ（GCT-Ⅱ）。研究发现，在AFP呈低浓度时，GCT-Ⅱ也常表现较高的阳性率，也是肝癌酶标志物，结合AFP检查，对小肝癌的早期诊断有一定意义。

血清岩藻糖苷酶（AFU）。据研究肝细胞癌患者AFU阳性率81%，特异性达93%，在AFU＞110nkat/L可拟诊断原发性肝癌，但是肝硬化及慢性肝炎患者也可以表现AFU的增高。

此外，血清碱性磷酸（AKP）、γ-谷氨酰转肽酶（γ-GT）、5'-核苷酸二酯酶同工酶Ⅴ（5'-NPDase-Ⅴ）、亮氨酸氨肽酶（LAP）、醛缩酶同工酶A（ALD-A）、异柠檬酸脱氢酶（ICD）等酶学及同工铁蛋白（AIF）的测定和研究，对肝癌的诊断和预后判断也有一定意义。

（二）影像学检查

1. 超声显像　B超检查是肝癌诊断中最常用、最有效的定性定位检查方法。可以发现直径＞1cm的占位性病变，观测血流、推断病变性质，判断占位病灶是液性或是实性。同时还可观察病灶与肝静脉及所属分支的关系，发现门静脉主干及其分支内有否癌栓形成。

2. CT扫描　电子计算机X线断层扫描（CT）是目前肝癌定位和定性诊断中最重要的检查项目之一，对明确诊断决定治疗方案有着非常重要的作用，已经成为一种常规检查，阳性率达90%以上，可诊断出直径1cm以上病变，可明确病灶大小、数目及位置、与周围血管关系，判断其邻近组织侵犯情况。通过增强扫描可以给肝血管瘤的鉴别诊断提供依据。

3. 磁共振成像检查（MRI）　MRI是一种非放射检查方法，因此无放射线损害，可以获得横断面、冠状面及矢状面三种图像，对软组织的分辨率优于CT检查，对肝内占位性病变的良、恶性鉴别诊断也高于CT，能清楚显示肝癌的内部结构特征。但价格相对略高于CT检查。

4. 数字减影肝动脉造影（DSA）　是一种血管造影检查，是目前最好的小肝癌定位检查方法，可以清楚显示直径＜2cm的小肝癌。选择性或超选择性肝动脉造影检查对临床怀疑肝癌或AFP阳性，而其他显像阴性者的诊断有一定优势，此法比各种非侵入性显像方法较易于确定占位病变性质。但一般不作为常规检查，因肝动脉化疗栓塞治疗的广泛应用，使得DSA又成为肝癌的重要治疗方法之一。

5. 放射性核素扫描　放射线核素显像是肝癌诊断的重要辅助手段之一，曾是20世纪70年代肝癌定位检查的重要手段，可检出2cm以上病灶，但难以定性。

（三）其他检查

1. 腹腔镜检对诊断亦有一定价值。
2. 腹水细胞学检查。

（四）病理学检查

1. 肝穿刺取肿瘤组织做病理检查。
2. 转移淋巴结活检。

如果有淋巴结肿大，可以行淋巴结活检，或者在超声或CT引导下，用细针作肝结节穿刺，以获得病理证实，是一种有创检查。目前已不作常规使用，肝穿活检的阳性率在80%左右，阴性者也不能完全除外肝癌诊断。现大多用于诊断不清，尤其是AFP阴性的肝内占位性病变患者。

（五）诊断标准

1. 病理诊断

（1）肝组织学检查证实为原发性肝癌。

（2）肝外组织的组织学检查证实为肝细胞癌。

（3）腹水中找到肝癌细胞。

2. 临床诊断

（1）AFP≥400μg/L，能除外妊娠、生殖系胚胎源性肿瘤、活动性肝病及转移性肝癌，并能触及肿大、坚硬及有大结节状肿块的肝脏或影像学检查有肝癌特征的占位性病变者。

（2）AFP<400μg/L，能排除妊娠、生殖系胚胎源性肿瘤、活动性肝病及转移性肝癌，并有两种影像学检查有肝癌特征的占位性病变或有两种肝癌标志物（DCP、GCT-Ⅱ、AFU及CA199等）阳性及一种影像学检查有肝癌特征的占位性病变者。

（3）有肝癌的临床表现并有肯定的肝外转移病灶（包括肉眼可见的血性腹水或在其中发现癌细胞），并能排除转移性肝癌者。

二、鉴别诊断

原发性肝癌要与其他肿瘤如继发性肝癌、腹膜后肿瘤、各种肝血管瘤（最常见肝海绵状血管瘤，其次硬化性血管瘤、血管内皮瘤和毛细血管瘤）、肝硬化、多囊肝、肝脓肿及肝包囊虫病等相鉴别。

（一）继发性肝癌

要点：①常有原发肿瘤病灶。消化系统肿瘤如大肠癌、胃癌及胰腺癌、肺癌、乳腺癌及泌尿生殖系统的肿瘤均常转移到肝脏。②大多无肝病背景且病情发展较慢。③体检时癌结节较硬而肝脏较软。④大多AFP、HBV、HCV呈阴性。⑤超声显像常显示肝内占位病变呈"牛眼征"，且无肝硬化征象。

（二）肝硬化

要点：①有长期慢性肝病史，病情进展缓慢。②肝功能损害较重，AFP阴性或长期反复的AFP轻度增高。③如B超不能确诊，通过CT等影像学检查大多可以鉴别。

（三）肝脓肿

要点：①常有痢疾或化脓性疾病史。②大多无肝病症据。③合并或曾有明显炎症表现。④肝动脉造影无肿瘤血管与染色。⑤肝脓肿病灶未液化或较浓稠时较难鉴别，必要时需肝穿确诊。

（四）肝血管瘤

要点：①症状不明显。②无肝病背景。③女性多见，病程长且发展缓慢。④小于3cm的血管瘤在超声检查时有特异性。⑤CT延时造影示造影剂常呈强填充，并首先自占位周边开始。

三、病理与分型

（一）病理形态大体分型

1. 块状型　块状型临床最多见，占70%左右，病灶直径在5cm以上，超过10cm者称为巨块型，多发生于肝右叶。癌肿周围可有小的卫星结节灶，约80%病例合并肝内或门脉分支及总干处有癌栓形成，本类型病灶生长迅速，容易发生坏死、出血，因此，临床常合并肝破裂大出血等并发症，病情凶险。

2. 结节型　约占总数的20%左右，表现为肝内散在大小不等、数量不等的结节灶，癌灶直径一般不超过5cm。多发生于右叶，单独左叶受累不多。此类型大多伴有较严重肝硬化，手术几率较低。预后欠佳。

3. 弥漫型　肝内散在细小的结节灶，病灶大多如米粒至花生仁大小，肝肿大不明显，或见肝缩小，结缔组织广泛增生，或伴有轻度肝硬化，但肉眼观察不易与肝硬化结节区别，本类型较少见，约占5%左右，预后较差，患者常因肝功能衰竭死亡。

4. 小癌型　此类型最少见，大多数是因体检偶然发现，80%可以手术切除，治疗效果相对较好，预后佳。小癌型病灶直径小于3cm，或相邻两个癌灶直径之和不大于3cm，大多包膜完整，较少合并癌栓形成及肝硬化，即俗称小肝癌。手术切除后患者血清甲胎蛋白（AFP）即可降至正常。

（二）病理组织学分型

1. 肝细胞型肝癌　肝细胞型最常见，约占90%左右，且大多数合并肝硬化，此型癌细胞呈多角形，核大，核仁明显，呈颗粒状，胞质丰富，为嗜酸性，排列成索状或巢状，癌巢间有丰富的血窦，癌细胞有向血窦生长的趋势。根据癌细胞的分化程度可分为Ⅰ、Ⅱ、Ⅲ、Ⅳ共四级，临床上以Ⅱ、Ⅲ级（中分化）多见，Ⅰ级（高分化）和Ⅳ级（低分化）较少见。肝细胞型肝癌多数AFP增高显著。

2. 胆管细胞型肝癌　此类型较少见，约占肝癌的5%左右，此型由胆管上皮细胞发展而来，其癌细胞呈立方或柱状，排列成腺体。以女性多见。由于此型肝癌纤维组织较多，血窦较少。因此病情进展相对缓慢，病程较长，而且临床上大多检测AFP增高不明显或在正常值以下。

3. 混合型　此类型罕见，同一病例中其部分组织形态似肝细胞，部分似胆管细胞，有些细胞呈过渡形态。

四、临床分期

（一）常用临床分型分期

即国内1977年全国肝癌防治研究协作会议制订通过的3型3期法。

1. 单纯型　临床和化验无明显肝硬化表现，肝功能基本正常，病情发展较缓慢。
2. 硬化型　有明显肝硬化临床和化验表现者。
3. 炎症型　病情发展快，伴有持续性癌性高热或谷丙转氨酶持续增高在一倍以上者。

（二）分期

1. Ⅰ期（早期亚临床期）　无明显的肝癌症状和体征。
2. Ⅱ期（中期）　超过Ⅰ期标准而无Ⅲ期证据。
3. Ⅲ期（晚期）　有明显的恶病质、黄疸、腹水或远处转移之一者。

小肝癌定义单个肿瘤最大直径≤3cm（部分学者认为≤5cm）称之为小肝癌。

（三）TNM国际分期（AJCC，2002）

T：原发肿瘤。

T_x：原发肿瘤无法评估。

T_0：没有原发肿瘤的证据。

T_1：孤立肿瘤没有血管侵犯。

T_2：单个肿瘤结节伴血管侵犯或多个肿瘤结节，最大径约≤5cm。

T_3：多个肿瘤结节，最大直径≥5cm或者肿瘤侵犯门静脉或肝静脉的主要分支。

T_4：肿瘤直接侵犯邻近器官（除外胆囊）或者穿透脏层腹膜。

N：区域淋巴结。

N_x：淋巴结转移无法评估。

N_0：无局部淋巴结转移。

N_1：有淋巴结转移。

M：远处转移。

M_x：远处转移不能评估。

M_0：无远处转移。

M_1：有远处转移。

（四）TNM临床分期

Ⅰ期：$T_1N_0M_0$。

Ⅱ期：$T_2N_0M_0$。

ⅢA期：$T_3N_0M_0$。

ⅢB期：$T_4N_0M_0$。

ⅢC期：任何T，N_1M_0。

Ⅳ期：任何T，任何N，M_1。

（五）中国抗癌协会肝癌专业委员会修订的原发性肝癌的临床分期（2001）

Ⅰa：单个肿瘤最大径≤3cm，无癌栓、腹腔淋巴结及远处转移；肝功能分级Child A。

Ⅰb：单个或两个肿瘤最大径之和≤5cm，在半肝，无癌栓、腹腔淋巴结及远处转移；肝功能分级Child A。

Ⅱa：单个或两个肿瘤最大径之和≤10cm，在半肝或两个肿瘤最大径之和≤5cm、在左右两半肝，无癌栓、腹腔淋巴结及远处转移；肝功能分级Child A。

Ⅱb：单个或两个肿瘤最大径之和＞10cm，在半肝或两个肿瘤最大径之和＞5cm、在左右两半肝，或多个肿瘤，无癌栓、腹腔淋巴结及远处转移；肝功能分级Child A。肿瘤情况不论，有门静脉分支、肝静脉或胆管癌栓和（或）肝功能分级Child B。

Ⅲa：肿瘤情况不论有门静脉主干或下腔静脉癌栓、腹腔淋巴结或远处转移之一；肝功能分级Child A或B。

Ⅲb：肿瘤情况不论，癌栓、转移情况不论；肝功能分级Child C。

五、中医对肝癌的认识[42-43]

肝癌早期一般症状不明显，或不典型，呈间歇性，仅在常规体检中被发现。可见腹胀，恶心、呕吐、纳差，右胁隐痛不适或刺痛，皮肤巩膜或见黄染，大便干结或溏泻、小便黄，舌暗红、脉弦等。肝癌出现右胁疼痛时往往已是中晚期。此时多属气滞血阻。因初病常为气结在经，久病血伤入络，肝气郁久，必导致肝络瘀阻。

肝癌中期常表现为腹部积块明显，硬痛不移，面暗消瘦，腹胀，纳减，神疲乏力，时有寒热，舌质暗紫或有瘀点，苔白腻或黄腻，脉细弦或弦滑。此时多为瘀血内结，且脾虚表现明显，是乃肝病及脾的结果。《难经·七十七难》记载："所谓治未病者，见肝之病，则知肝当传之与脾，故先实其脾气，无令得受肝之邪，故曰治未病焉"。脾气虚则肝木乘之，常见气短、纳呆、神疲乏力、便溏、脉弱无力等。

肝癌晚期多为正虚瘀结，由于先天禀赋和体质不同，肾为先天之本，肝肾同源，脾（胃）为后天之本，肾阴肾阳关系到五脏阴阳的盛衰。最终可出现阴虚型（肝肾阴虚或气阴两虚）或阳虚型（脾肾阳虚）。面色晦滞，或见腹大胀满，或见牙龈出血，小便短少，舌质红绛少津，脉弦细数为肝肾阴虚型表现。若皮色苍黄或腹大胀满不舒，脘闷纳呆，神倦怯寒，肢冷或下肢浮肿，小便短少不利，舌质胖淡紫，脉沉弦无力为脾肾阳虚所致。

从肝癌常见腹胀、纳差、恶心、呕吐、乏力、便溏、消瘦等症状均属于脾胃失和，运化失常所致，而肝癌晚期出现黄疸、腹水、肿块疼痛、发热亦是脾虚胃弱的结果。脾胃失健是肝癌进展恶化的关键环节，顾护脾胃是肝癌治疗的关键所在。

（一）肝癌黄疸

通常临床上黄疸以肝胆湿热辨之，认为湿热蕴蒸肝胆而致胆汁不循常道而外溢发为黄疸，可见身、目、尿俱黄之候。而古代医家早已指出黄疸不限于肝胆，脾胃尤可致黄。《伤寒论》之"阳明发黄"，《金匮要略》之五疸，均未提及肝胆，其处方用药亦皆从脾胃立论。《金匮要略》阐明了黄疸的重要病机，"黄家所得，从湿得之"。湿邪外袭易伤脾胃，脾失健运易滋生内湿，湿邪中阻，脾胃升降失调，肝脏疏泄失常，致胆液不循常道，渗入血液，溢于肌肤而发生黄疸。阳黄多因湿热郁蒸；阴黄多因寒湿阻遏，脾阳不振所致。若黄疸日久，瘀积加重，则黄疸日益加深，经久不退，可亦为瘀血发黄，正如《张氏医通·黄疸》所云："有瘀血发黄，大便必黑，腹胁有块或胀。"

（二）肝癌腹水

肝藏血主疏泄，脾统血主运化。两者生理上相互依赖，病理上相互影响。肝病可以传脾，脾病可以传肝，肝脾俱病，疏泄运化功能失常。血气凝聚，清浊相混，气血水停于腹中。久病及肾，肾之开阖失司，气化不利，水湿愈聚愈甚，水湿不化，实者愈实；肝、脾、肾功能失调，气、血、水停于腹中是鼓胀的基本病机。本虚标实，虚实夹杂，以虚为主，尤以中焦脾土衰败为关键。其气滞、血瘀、水结均与脾虚紧密相关，是谓"鼓胀病根在脾"（《沈氏尊生书》）。《内经·至真要大论》曰："诸湿肿满，皆属于脾。"《金匮要略·水气病脉证并治第八》："肝水者，其腹大，不能自转侧，胁下腹痛，时时津液微生，小便续通。""脾水气者，其腹大，四肢苦重，津液不至但苦少气，小便难。"可见下肢浮肿，小便不利，腹水、鼓胀。

（三）肝癌肿块疼痛

肝积疼痛历代医家多从痰、瘀、湿、毒四个方面来论治，而痰、瘀、湿、毒的产生与脾胃密切相关。脾胃虚弱，气血生化不足，血运无力可致瘀，瘀久可以化热。脾虚可以聚湿生痰，痰热瘀结可使脏腑气机不通则胁痛。《脾胃论》有"脾病，当脐有动气，按之牢若痛，动气筑筑然，坚牢如有积，而硬若似痛也，甚则亦大痛，有是则脾虚病也。"《景岳全书·胁肋》说："凡人气血犹源泉也，盛则流畅，少则壅滞，故气血不虚不滞，虚则无有不滞者。"《丹溪心法》说："凡人身上、中、下有块者，多是痰。"脾虚则气滞，气滞则血瘀。气滞血瘀，蕴结不散，经络阻滞，血行不畅则痛。脾虚失于健运，水谷精微失于输布，湿浊不化，或流注肝胆，为肿为痛，或凝聚成痰，结聚为核，可见胁下癌块坚硬如石，推之不移，疼痛难忍。《丹溪心法》说："痰之为物，随气升降，无处不到。"邪气留滞，气滞血瘀，痰凝毒聚，相互搏结而发为肿块疼痛。可见痰、湿、瘀、毒均可导致肝癌肿块疼痛，且四者密切联系，又互为因果，肝癌不同患者不同时期会各有侧重，而使临床表现变化多端，但总以脾虚证候为主。

（四）肝癌发热

肝癌发热有气虚发热、阴虚发热、痰瘀毒热等。但脾虚是气血虚弱及痰瘀发热的基本病机。脾虚气血生化不足，阴火内生，可致发热。李东垣说："胃病，则气短，精神少而生大热。"脾虚气滞，气机怫郁，郁久可以化热；气郁为诸郁之首，血瘀不行，壅而发热。《灵枢·痈疽》曰："营卫稽留于经脉之中，则血泣而不行，不行则卫气从之而不通，壅遏而不得行，故热。"脾虚失运，蕴湿生痰，痰湿郁而化热；食积蕴遏中脘，亦可致发热。李东垣说："有所劳倦，形气衰少，谷气不盛，上焦不行，下脘不通则胃气热，热气熏胸中，故内热。"

脾虚不运，津液不生，或热病日久，或误用、过用温药，耗伤阴液，可致阴精亏虚，阴衰阳盛，水不制火而发热。血本属阴，阴血不中，无以敛阳，亦可引起发热。如李东垣说："四肢发热、肌热、筋痹热、骨髓中热、发困热如燎，扪之烙手，此病多因血虚得之，或胃虚过食冷物，抑遏阳气于脾土，火郁则发之。"

脾虚有气虚、阳虚之别。气损及阳，阳气衰弱，易被寒遏，郁而发热。李东垣说："四肢发热、肌热、筋痹热、骨髓中热、发困热如燎，扪之烙手，此病多因血虚得之，或胃虚过食冷物，抑遏阳气于脾土，火郁则发之。"《丹溪心法·六郁》有云：人身诸病，多生于郁。"脾虚气滞，气机怫郁，郁久可以化热。气郁为诸郁之先导，血瘀不行，瘀血阻滞经络，壅而为热。

综上可见，气、血、阴、阳诸虚，气、血、痰、湿、食诸郁均可导致发热，而临床表现亦是变化多端，有体温正常但患者自感内热或肝区大热者，有体温升高、遍身扪之烙手者，此外也有寒热往来等等。

（五）肝癌传变，诸症四起

癌毒其性善易，如不能及时清除，又可流散他脏，使肿瘤发生转移。如金不克木，肝木反侮肺金，则可使肺部出现转移病灶，而出现咳嗽、咯血等症；若肺失肃降，不能布散津液，通调水道，使水湿内聚胸腔而导致胸腔积液，则每出现胸闷气急、呼吸困难等症。总之，脾胃失健是肝癌进展恶化的关键环节，癌毒蓄积、流散是肝癌发展、恶化的根源。

第五节 辨证施治

一、肝癌的中医辨证分型

目前肝癌的辨证分型繁杂众多，各医家根据自己对肝癌病因病机认识的不同，有分两型，有分三型，也有分五型，甚至有分七、八型的，使得肝癌的中医辨证分型未能统一，也不利于经验的推广应用。

李永健等[44]统计分析近20年来国内公开报道的2 492例肝癌辨证分型，最常见证型依次是，①气滞血瘀型；②肝郁脾虚型；③肝肾阴虚型；④肝郁气滞型；⑤脾胃气虚型，而肝胆湿热型、湿热内蕴型亦为肝癌证型中较常见证型。侯风刚等[45]对267例原发性肝癌患者的中医证候特征进行临床分析，结果表明：Ⅰ期以血瘀、脾气虚两种基本证候出现率较高；Ⅱ期以血瘀、脾气虚、肝胆湿热、肝气郁结4种证候出现率较高；Ⅲ期以血瘀、脾气虚、肝胆湿热、湿阻、肝气郁结、肝阴虚、肾阴虚证候出现率较高。因此认为血瘀、脾气虚、肝胆湿热、肝气郁结、肝阴虚、肾阴虚这6种证候可能是原发性肝癌常见的中医基本证候。

李永健等[46]对2 060例肝癌进行Logistic回归分析与研究表明，①肝郁气滞证：贡献率较大的变量为抑郁、胸闷、胁肋胀痛；②脾气虚证：为食后腹胀、腹水、嗳气、便溏、舌齿痕、脉缓；③湿热证：为肤黄、巩膜黄染、面色橘黄、小便黄赤、口苦、呕恶、苔黄腻、脉滑数；④肝血瘀阻证：为肝掌、肌肤甲错、面色晦暗、胁肋刺痛、口唇暗、舌紫暗、舌体斑瘀；⑤肝肾阴虚证：为潮热、盗汗、目眩、多梦、腰酸膝软、舌红绛、苔剥；⑥脾肾阳虚证：为怕冷、自汗、肢体浮肿、耳鸣、腹水、舌胖大、苔滑、脉弱。

方肇勤等[29]采用严格的临床流行病学调查方案，通过对2 060例原发性肝癌患者证候的临床调查，包括全面收集患者证候，统一辨证标准和资料处理方法，并比较以往有关辨证标准，提出肝癌肝郁气滞型、脾气虚型、肝血瘀阻型、肝胆湿热型、肝肾阴虚型等5种常见基本证型的辨证标准建议。

邵梦扬[47]将肝癌大体分成肝气郁结、气滞血瘀、湿热结毒、肝阴亏虚4个基本证型，①肝气郁结证：症见两胁痛，右胁胀痛、坠痛，胸闷不舒，生气后加重，纳差不欲食，肝大有块，舌苔薄白，脉弦。肝主疏泄，性喜条达，肝气不疏，阻于胁络，故见胁胀痛；疏泄失常，气机不畅而胸闷不舒；木郁乘土，脾运失司，故纳差不欲食；气滞则血瘀，故见胁部肿块。②气滞血瘀证：症见胁下痞块，胁痛如刺，痛引腰背，固着不移，入夜更剧。舌质紫暗，有瘀点、瘀斑，脉沉细或涩。气郁日久必生瘀血，阻于肝络，不通则痛，故肿块日大，胁痛加剧，痛处不移；肝藏血，血为阴，入夜则阴主令，故瘀血入夜则剧痛。舌质紫暗，有瘀斑点，脉沉细或涩皆为瘀血阻滞之表现。③湿热结毒证：症见痛势较剧，发热出汗，心烦易怒，咽干口苦，身黄目黄，胁肋刺痛，腹胀痞满，恶心纳少，便干尿赤，舌质红绛而暗，舌苔黄腻，脉弦滑或滑数。肝郁气滞日久，化热化火，扰乱心神，湿热结阻胆道，胆汁溢外，湿热郁滞，中焦气逆则出现上述症状舌质红绛而暗，舌苔黄腻，脉弦滑或滑数均显瘀毒火热之症。④肝阴亏虚证：症见胁肋隐痛，绵绵不休，纳差消瘦，低热盗汗，五心烦热，头晕目眩，黄疸尿赤，或腹胀如鼓青筋暴露，呕血，便血，皮下出血，舌红少苔，脉虚细而数。毒热之邪属阳，阻于肝胆易于耗伤肝阴，日久肝血亏虚，气阴两伤，故胁肋隐痛；阴虚内热，兼以邪毒蕴内，故见烦热、低热、黄疸及出血诸症；肝气横逆，则脾虚不运，水湿不化，清浊不分，停滞腹内，致腹胀如鼓，肢肿；舌红少苔、脉虚细而数皆阴虚内热之明征。

陈台勇[48]认为临床上肝癌大致可以分为两大类型，①邪盛正虚型：原发性或继发性肝癌，未经手术切除或化疗，其症见面目俱黄，黄色晦暗或黧黑，肌肉瘦削，上腹胀痛，痛连胸胁腰背，按之右肋骨下或剑突下有肿块，质坚硬，疼痛拒按，饮食渐减，四肢乏力，便秘或便溏，小便短赤，口不渴或渴喜热饮，舌质淡红或青紫，脉弦细或弦滑。②邪衰正虚型：由于肝肿瘤已经切除或经化疗后消失、抑制，邪气已衰，正气受损，故见邪衰正虚征象。以气虚为主，症见头晕目眩，神疲乏力，纳减气短；或见面浮肢肿，食入不适，或完谷不化，苔薄白或薄腻，舌质淡而胖，脉细；或可见肝经余热未尽之象，症见面色微黄，肌肉瘦削，上腹隐痛，饮食减少，便溏溲赤，舌质淡红，苔薄腻，脉弦细。虽然只分为邪盛正虚和邪衰正虚两大类型，但在临床上常常是气虚与邪盛并见，当分别主次，辨证用药。治疗原则是扶正与祛邪相结合，增强患者机体的抵抗力，以达到消除恶性肿瘤，清除手术或化疗后的遗留症，积极预防肝癌的复发或转移。

二、辨证论治

原发性肝癌是我国最常见的恶性肿瘤之一，我国每年新发病例约占全球病例的45%，已成为世界上肝癌发病最集中的国家。原发性肝癌是指肝细胞或肝内胆管细胞发生的癌肿，包括肝细胞癌、胆管细胞癌和混合癌。

本病相当于中医的"肝积"，亦属于"鼓胀"、"癥瘕"、"积聚"、"胁痛"、"黄疸"等病范畴。本病的形成有内、外因两个方面。外因湿热毒邪熏蒸，内因脏腑内虚，气滞血瘀，终蕴结成积。肝癌早期与气滞、湿阻有关，随病情发展，可出现气滞、血瘀、湿热、热毒的表现。到后期常见阴虚、津亏的证候。腹水、黄疸的出现，使虚实夹杂的局面更为复杂。转移出现后，更可出现肺、胆、脾、肾诸脏征象。

目前对肝癌的治疗，首选手术切除，术后再配合中医药整体调理善后，巩固疗效，防止复发及转移。对于失去手术机会的中晚期原发性肝癌患者，或患者由于各种原因不愿/不能手术，此时配合中医药辨证施治，往往也可以控制或延缓病情进展，让患者长期带瘤生存。长期的临床实践发现，许多中晚期原发性肝癌病人经中医药治疗后仍相对健康存活，甚至病灶消失。

有学者根据对国内期刊上发表的978篇中医药治疗肝癌的论文进行统计分析后，发现排在前十位用得最多的中药是：茯苓、黄芪、白术、白花蛇舌草、当归、柴胡、党参、丹参、半枝莲、甘草。

常用的经方、名方是：一贯煎、逍遥散、茵陈蒿汤、四君子汤、龙胆泻肝汤、膈下逐瘀汤、香砂六君子汤、柴胡疏肝散。

由于肝癌发展阶段的不同，辨证随之而异。主要需分清气、血、寒、热、虚、实，在气者多见两胁胀满，时而隐痛；在血者多见腹部刺痛，痛有定处，按之痛甚，舌质紫暗，有瘀斑；寒者喜暖怕凉，四肢不温，舌淡苔薄白；热者多属肝火旺，口干而苦，烦躁易怒，便干尿赤，舌质红苔黄；实者，多见肝滞夹湿，肝区剧痛，黄疸，口苦舌干，脉滑，苔黄腻；虚者，多见阴虚，阴虚则内热，口渴咽燥，骨蒸潮热，盗汗，日渐消瘦，舌赤少苔或光红苔剥。治疗上大体分为扶正、祛邪两类。一般来说，早期以祛邪为主兼顾扶正，中期宜攻补兼施，晚期以扶正为主。

肝癌的中医辨证分型目前国内尚未有统一权威方案，因此分型繁杂。根据我们对近十年来国内326篇有较大价值的文献发表的原发性肝癌中医证候分布规律分析，结合我们数十年的临床实践，原发性肝癌病位在肝，其本在脾。可以归纳为以下五个证型：气滞血瘀证、脾虚肝郁证、肝胆湿热证、肝肾阴虚证、热毒蕴积证，并按此五个证型予辨证论治。

（一）气滞血瘀证

症状：胸胁刺痛固定，拒按，可见赤缕红丝，肝掌，腹胀闷痛，面色晦暗，食少纳呆，舌暗或见瘀点、瘀斑，脉弦细或涩。

分析：肝主血，肝血瘀阻则胁下肿块，或可见赤缕红丝，肝掌，两胁刺痛；舌质暗边有瘀斑，脉细涩为肝血瘀阻之象。

治法：理气活血，化瘀软坚。

方药：膈下逐瘀汤、鳖甲煎丸。

组成：鳖甲30g、赤芍15g、丹参20g、红花10g、郁金12g、柴胡10g、八月札30g、牡蛎30g、牡丹皮12g、木香15g、大黄10g、川楝子10g、地鳖虫10g。

（二）肝郁脾虚证

症状：腹部痞块，胁痛隐隐，胸闷不舒，生气后加重，腹胀，食欲缺乏，舌淡苔白，脉弦无力。

分析：肝失疏泄，气机不利，故胁痛隐隐，胸闷不舒，生气后加重；气滞血瘀，肝血瘀阻故腹部痞块；肝病及脾，脾失健运则腹胀，食欲缺乏；气血不足，舌淡苔白，脉弦无力为肝郁脾虚之象。

治法：疏肝健脾。

方药：逍遥散（《太平惠民和剂局方》）加减。

组成：柴胡10g、白芍15g、当归15g、白术15g、茯苓15g、甘草6g、薄荷6g、煨姜6g、丹参20g、郁金12g、八月札10g、地鳖虫10g。

倘若脾虚证明显者，以食少纳呆，食后腹胀满，胸闷不舒，有时肝区胀痛，或见恶心，少气懒言，神疲乏力，舌淡苔白或白厚，脉弦细。则当以健脾益气为主，辅以舒肝理气。方药则以香砂六君子汤、参苓白术散等加味：党参15g、黄芪30g、白术12g、茯苓15g、山药50g、薏苡仁50g、柴胡10g、陈皮10g、半夏12g、砂仁10g、郁金10g、川楝子10g、枳壳10g。

（三）肝胆湿热证

症状：胁痛口苦，胸闷，腹胀恶心，或身目发黄，小便黄或如浓茶，或身热不扬，舌红苔黄厚或腻，脉弦滑数。

分析：肝癌属于肝积范畴，血瘀聚积于内，络脉瘀阻故胁下痞硬有块，胀满疼痛；瘀血日久，化为湿热，熏蒸肝胆，以致胆液外泄，透发于外而为皮肤面目发黄；湿热下注故小便黄或短少；热与宿食相结则大便秘结或不爽；舌红，舌苔黄腻，脉弦数乃湿热蕴结之象。

治法：疏肝利胆，清热利湿。

方药：茵陈蒿汤、龙胆泻肝汤。

组成：茵陈蒿30g、龙胆草20g、栀子10g、黄芩10g、柴胡10g、大黄10g、黄芩10g、车前子20g、泽泻15g、金钱草20g、川楝子10g。

（四）肝肾阴虚证

症状：腹胀如鼓，青筋暴露，胁肋隐隐作痛，口干低热，低热盗汗，或五心烦热，眩晕耳鸣多梦，食少消瘦，或呕血便血，皮下出血，腰酸脚软，舌红少苔，脉弦细或细数。

分析：肝癌日久，耗伤肝肾阴液，血液枯涸停滞，则腹胀如鼓，青筋暴露，胁痛隐隐；虚热上扰，则烦热口干，低热盗汗，纳少消瘦，头晕目眩；伤及血络则呕血便血，皮下出血；阴血不足，舌红少苔或光剥有裂纹，脉道失却充盈故脉细小，虚热于内则脉弦数。

治法：滋补肝肾，解毒化瘀。

方药：一贯煎、杞菊地黄丸等。

组成：生地黄15g、沙参30g、麦冬30g、枸杞子10g、川楝子6g、熟地黄15g、茯苓15g、泽泻10g、八月札30g、鳖甲30g、白芍20g、牡丹皮10g、山药30g。

（五）热毒蕴积证

症状：高热烦渴，口苦口干，胁下剧痛，黄疸加深，嗜睡，甚至神志不清，大便秘结，小便短赤，有出血倾向如牙龈出血、大便下血等，舌质红绛，舌苔黄腻，脉弦数或洪大而数。

分析：本证多见于肝癌肝昏迷阶段。邪毒内陷，深入营血，则嗜睡，甚至神志不清；邪热亢甚，高热烦渴，口苦口干，大便秘结，小便短赤；热伤动血则有出血倾向如牙龈出血、大便下血等；癌肿于内，血脉瘀阻，湿热熏蒸，则胁下剧痛，黄疸加深；舌质红绛，舌苔黄腻，脉弦数或洪大而数为热毒蕴积之象。

治法：泻火解毒，清热利湿。

方药：黄连解毒汤（《外台秘要》引崔氏方）加减。

组成：黄连10g，黄芩10g，黄柏15g，栀子10g，大黄10g，生地黄15g，牡丹皮15g，茵陈30g。

（六）各证型加减：

1. 腹胁痛选加延胡索10g，香附10g，佛手15g，木香10g。

2. 黄疸选加茵陈蒿30~60g，栀子10g，田基黄30g，溪黄草30g，金钱草20g。

3. 恶心呕吐选加姜半夏10g，柿蒂10g，竹茹6~10g，旋覆花10g。

4. 纳呆加山楂10~20g，鸡内金6~10g，神曲10~20g等。

5. 腹胀加砂仁6~10g，莱菔子10~15g，厚朴10g。

6. 腹水选加大腹皮15g，车前子15g，猪苓15g，茯苓皮15g等。

7. 低热或骨蒸潮热选加银柴胡10g，白薇10g，地骨皮10~15g，青蒿15g，胡黄连6g。

8. 大便秘结选加枳实15g，大黄10g，火麻仁15g。

9. 湿重加苍术10g，薏苡仁30g，或加藿香10g，佩兰10g，白蔻仁5g。

10. 瘀血选加丹参20g，赤芍10g，红花6g；瘀血明显，体质甚者加三棱10g、莪术10g。

11. 出血选加三七末3g，蒲黄炭6g，仙鹤草15g；吐血或黑便重加云南白药0.5g冲服。

12. 阴虚加沙参20g，麦冬20g，生地黄15g。

13. 气虚明显，加党参20g、黄芪30g。

14. 下肢水肿加车前子30g、赤小豆30g。

15. 加强抗肿瘤：重楼15g、白花蛇舌草30g、半枝莲30g、猫爪草30g、蜈蚣10g、全蝎10g。

第六节 单方验方

方一：

药物组成：鲜鸡蛋1个，斑蝥2只。

用法：在鸡蛋壳上开1小孔，先将斑蝥与糯米炒后去头、足、翅，再放入蛋中，用纸封口，外包烂泥如皮蛋状，置火上或火内烘烤至干。去斑蝥，吃鸡蛋，每日或隔日1次，连用5日，休息5日后再用，两个月为1疗程。

适应证：中、晚期原发肝癌

注意事项：偶有轻微尿道刺激症状，可服绿豆汤或用甘草泡茶饮。

方二：

处方组成：半枝莲30g，白花蛇舌草30g，党参9g，黄芪9g，当归9g，白术9g，枳实9g，三棱9g，莪术9g，炙䗪虫9g，炙鳖甲（先煎）30g，大枣7枚。

用法：水煎，每日1剂，分2次服。

适应证：原发性肝癌。

注意事项：偏阴虚者，可配合服用六味地黄丸、杞菊地黄丸；偏脾虚者，可配合服用香砂六君子丸；肝郁脾虚、纳呆者，可配合服用逍遥丸。

方三：

处方组成：生地黄30g，炙鳖甲（先煎）30g，白芍12g，太子参15g，白花蛇舌草30g，当归12g，党参12g，郁金12g，夏枯草15g，海藻15g，海带15g，白英15g。

用法：水煎，每日1剂，分2次服。

适应证：中、晚期肝癌。

加减：清热化湿，加茵陈30g、平地木10g；理气止痛，加川楝子10g、延胡索10g、制香附12g；活血化瘀，加漏芦10g；清热解毒，加铁树叶12g、牡蛎（先煎）20g。

处方来源：《辽宁中医杂志》1984，4：33。

方四：

处方组成：姜黄30g，枳壳30g，桂心30g，当归30g，红藤30g，厚朴30g，蜈蚣30g，郁金30g，柴胡30g，丹参30g，制南星18g，半夏18g，大黄18g，芍药60g，炙甘草12g。

用法：上药共研细末，制成散剂；另用白参（蒸兑）6g，白术9g，生姜6g，茯苓9g，桃仁9g，大枣9枚，煎水送服上述散剂，每次12～16g，每日3次。

适应证：原发性肝癌疼痛者。

方五：

处方组成：延胡索30g，川楝子10g，枳壳5g，厚朴5g，党参15g，白术10g，茯苓15g，生山楂15g，炒谷芽15g，炒麦芽15g，炙鳖甲（先煎）30g，八月札30g，广木香5g。

用法：水煎，每日1剂，分2次服。

适应证：原发性肝癌气滞血瘀致胀痛者。

方六：

处方组成：

1. 太子参15g，薏苡仁30g，当归12g，红花9g，佛手9g，白英30g，柴胡9g，木香9g，紫草根9g，夏枯草15g，野菊花30g。

2. 八月札9g，柴胡9g，木香9g，莪术15g，当归12g，丹参24g，生牡蛎（先煎）60g，白花蛇舌草30g，半枝莲30g，平地木30g，党参15g，炒白术9g，炙甘草9g。

3. 党参9g，黄芪12g，生地黄9g，当归18g，白芍9g，鳖甲（先煎）15g，龟甲（先煎）15g，白术9g，茯苓9g，陈皮9g，泽泻9g，白花蛇舌草30g，重楼30g。

用法：水煎，每日1剂，分2次服。

适应证：方1适用于中、晚期肝癌肝郁血瘀者；方2适用于中、晚期肝癌脾虚肝郁、瘀毒内结者；方3适用于中、晚期肝癌气血两虚兼湿热内蕴者。

疗效：55例患者中，1年以上生存率45.5%（25/55），2年以上生存率为27.3%（15/55）；3年以上生存率为10.9%（6/55）；4年以上生存率为3.6%（2/55）。

方七：

处方组成：生代赭石（先煎）15g，太子参15g，麦冬15g，山药12g，天花粉15g，鳖甲（先煎）15g，夏枯草15g，杭芍药10g，金钱草30g，八月札10g，猪苓15g，泽泻30g，莪术10g，三棱10g，龙葵30g，焦山楂10g，麦芽10g，谷芽10g，生黄芪30g，三七粉（冲服）3g，神曲10g。

用法：水煎，每日1剂，分2次服。

适应证：肝癌属肝郁气滞、气滞血瘀、湿热内蕴、气阴双亏者。

方八：

处方组成：

1. 山茱萸10g，生地黄10g，石菖蒲10g，陈皮10g，天花粉15g，牡丹皮15g，茯苓15g，延胡索15g，山慈菇15g，桑葚子15g，厚朴15g，地骨皮20g，鳖甲（先煎）20g，虎杖20g，白芍30g，石见穿30g，菝葜30g，猪苓30g。

2. 重楼100g，守宫100g，蟑螂100g，八角莲80g，山苦瓜50g，山乌龟50g。

3. 石上柏60g，大枣15g，冰糖10g。

4. 马钱子50g，山慈菇200g，苏木150g，浙贝母150g，山乌龟100g，僵蚕100g，延胡索100g，威灵仙100g，桃仁100g，漏芦100g，法夏100g，姜黄100g，莪术100g，丹参100g，天南星50g，冰片50g，陈皮50g，全蝎50g，樟脑50g。

用法：4方同时使用。方1内服，水煎，每日1剂，分2次服。方2将药焙干共研细末，装瓶备用，每次取药粉3～5克，放入鲜鸡蛋内，以纸封口，外包黄泥煨熟，每日1剂，1～2个月为疗程，酌情服用1～3疗程。方3水煎取汤，送服方2药蛋，每日1剂。方4为外用药，除马钱子、冰片、樟脑外，余药均焙干研细末后再加马钱子末、冰片、樟脑，充分拌匀密封，用时根据病变部位的面积，取药粉适量，加桐油放微火上加热，调成软膏状，平涂于敷料上，外敷患处，每3日换药1次。

适应证：原发性肝癌。

方九：

处方组成：蟾酥10g，蜈蚣、儿茶各50g，白英、龙葵、山豆根、丹参、三七各500g，共为细末。

用法：每次1g，每日3次。

适应证：原发性肝癌热毒瘀结者。

方十：

处方组成：（癌痛散）山柰、乳香、没药、大黄、姜黄、栀子、白芷、黄芩各20g，小茴香，公丁香、赤芍、木香、黄柏各15g，蓖麻仁20粒，共研细末。

用法：上药末加鸡蛋清适量，和匀成糊状，敷于期门穴，6～12小时换药1次，配合内眼中药汤剂。

适应证：适用于肝癌疼痛者。

方十一：

处方组成：（抵癌散）炙马钱子3g，生黄芪10g，半边莲、凌霄花、钩藤、佛手花、炒苍术、广陈皮、代赭石各15g，生香附、生牡蛎、制乳没各20g，生白芍30g，北沙参、炙鳖甲、赤练蛇粉各45g，炙全蝎60g，炙露蜂房120g，上药共研细末。

用法：每次3g，每日2次。

适应证：原发性肝癌气血两虚，瘀血内结者。

方十二：

处方组成：紫金锭6g，青黛、牛黄各12g，野菊花60g，共研细末。

用法：每次3g，每日3次。

适应证：适用于原发性肝癌热毒蕴结者。

方十三：

处方组成：郁金9g，丹参、八月札、平地木、金钱草各15g，石见穿、半枝莲、白花蛇舌草各30g。

用法：水煎，每日1剂，分2次服。

适应证：适用于原发性肝癌黄疸、肝区胀痛者。

方十四：

处方组成：全蝎、水蛭、蜣螂、守宫、蜈蚣、五灵脂、僵蚕，上药等份为末。

用法：每次3g，每日2次。

适应证：适用于原发性肝癌痰瘀互结，肝风内动者。

方十五：

处方组成：生南星、乳香、没药、冰片各20g，雄黄30g，大黄、黄柏、姜黄、皮硝、芙蓉叶各50g，天花粉100g，共研细末备用。

用法：治疗时加饴糖，调成厚糊状，摊于油纸上，厚3～5mm，周径大于肿块，敷于肝区肿块上或疼痛处，隔日换药1次，2次为1个疗程。

适应证：适用于原发性肝癌表现肝气郁结，气郁化火之疼痛者。

方十六：

处方组成：蟾酥、麝香各2g，制乳香、制没药、生南星、白僵蚕、制半夏、朴硝各10g，甘遂15g，红芽大戟20g，蜈蚣、山甲珠各30g，酌加少量铜绿、阿魏，共为细末。

用法：瓷瓶收贮。视肿块大小，取药粉调凡士林摊于纱布上，贴敷肿块部位用胶布固定，1日1换。

适应证：适用于原发性肝癌聚块疼痛者。

方十七：

处方组成：黑矾、水蛭各60g，蟾酥、白英、马钱子、五倍子、全蝎、蜈蚣各100g，明矾120g，乳香、没药各150g，大黄180g，夏枯草、黄丹、冰片各200g，石膏250g，紫草、黑白二丑、甘遂各300g，青黛500g，共研细末，制成膏药。

用法：外敷肝区，7日1换。

适应证：适用于原发性肝癌表现湿热蕴结，瘀血积聚而见有腹水者。

方十八：

处方组成：龙胆草、铅丹、冰片、公丁香、雄黄、细辛各15g，生南星20g，制乳香、制没药、干蟾皮、密陀僧各30g，大黄、姜黄各50g，煅寒水石60g，各为细末，和匀。

用法：用时酌量取药粉调入凡士林内，摊于纱布上，贴敷肝硬块部位，隔日1换。如局部出现丘疹或水泡则停止使用，待皮肤正常后再用。

适应证：原发性肝癌表现右上腹癥块疼痛者。

第七节 其他疗法

肝癌治疗的最主要目标是根治，其次是改善生活质量，延长生存期，因此肝癌主要治疗的方法有：手术切除和相当于切除的其他办法（如立体放射微创微波治疗、激光气化、冷冻治疗等）、常规放射治疗、肝动脉介入栓塞治疗、插管化疗、全身化疗、无水酒精局部瘤体注射。支持机体的方法主要：生物治疗、中药治疗、高营养治疗等。

治疗方法的选择要强调个体化，视病期和全身情况决定，方法选择要经讨论决定以避片面。

一、肝癌的手术治疗

肝切除术是目前早期肝癌或局部小范围复发性肝癌疗效最好的治疗手段。平均术后5年生存率约为28.4%，小肝癌（直径≤5cm）的术后5年生存率约为63.7%。

（一）手术适应证

1. 全身情况好，无明显黄疸、腹水，无远处转移。
2. 肝功能代偿好，转氨酶，凝血酶原时间正常，或接近正常，血浆总蛋白在6g/L左右，白蛋白≥3g/L，出凝血时间正常，无严重的肝硬化。
3. 心、肺、肾功能无严重损害，能耐受手术。
4. 病变局限于肝的一叶或半肝，未侵及第一二肝门和下腔静脉。
5. 普查中AFP动态升高或B超，CT发现为小肝癌。
6. 手术后复发，病变局限于肝的一侧。
7. 经过介入治疗、聚能刀治疗、光动力治疗、乙醇注射治疗等包块缩小估计有可能切除者。

（二）手术禁忌证

明显黄疸、血性腹水、白蛋白30g/L以下、白、球蛋白倒置、有肝外转移，身体状况太差，不能耐受手术等均为手术禁忌证。

（三）术式的选择

术式选择取决于全身状况、肿块大小、位置、肝硬化程度、肝功能代偿能力等。

主要有以下几种：肝叶切除包括左外叶切除、方叶切除、右前叶、右后叶切除或肝段切除；半肝切除（左半肝、右半肝切除）；中肝切除；肝三叶切除术即右三叶肝计量切除术；肝不规则切除术；肿瘤摘除术；肝动脉结扎术（HAL）术中肝动脉超选择栓塞；微波固化治疗。

当肝组织基本正常或有轻度肝硬化时可允许切除肝的70%～80%，中度以上肝硬化者切除不宜超过50%，特别是右肝。肝切除的关键在于术中控制出血，方法有间歇阻断肝门、微波固化后切肝、低温切肝、氩气刀的使用和超声刀切肝等。

二、非切除肝癌的外科治疗

（一）适应证

肝动脉结扎术加插管灌注化疗（HAL+HAI）和（或）栓塞治疗（HAE）适应证：

1. 适于不能切除肝癌的姑息治疗，复发性肝癌不能切除者；肿瘤虽限于半肝，但因伴有中度以上肝硬化，估计肝切除肝功能不能代偿；有远处转移的肝癌；主瘤切除后断面或余肝有残留癌结节者；肝癌并发破裂出血，而病变不能切除出血难以控制时，可结扎患侧肝动脉支。
2. 作为肝切除的准备。巨大肝癌一期切除有困难者，可先结扎患侧肝动脉支，待病变缩小后二期切除。
3. 肝癌切除后余肝或切端有残癌，或肿瘤多发，估计复发可能性较大者。
4. 无黄疸，谷丙转氨酶（ALT）<80U/L，白/球蛋白比例>1，凝血酶原时间大于正常值的50%，无其他脏器的严重性病变。

（二）禁忌证

1. 门静脉主干有癌栓形成或阻塞征象。
2. 严重肝硬化或肝功能明显损害，有黄疸、腹水或恶病质。
3. 肿瘤已超过全肝70%。
4. 肾功能明显障碍。
5. 严重器质性疾病或严重代谢紊乱，如低血糖，电解质紊乱。

术中肝动脉插管术，其目的是为术后经导管做抗癌药物灌注。肝动脉插管灌注化疗与肝动脉结扎合并使用可明显提高疗效

三、高功率激光治疗

激光术的高热效应和压力效应能使蛋白质变性、凝固坏死，或使生物组织炭化或汽化。

（一）适应证

肝癌多发性结节，合并中度以上肝硬化的小肝癌，激光可做部分切除或固化以保留较多的肝组织。

（二）禁忌证

1. 肝功能严重损害，有黄疸，腹水恶病质。
2. 严重器质性疾病，心、肾功能不全。
3. 癌瘤较大或埋于肝实质深部，癌瘤紧贴大血管，大肝管。

四、其他

术中无水酒精瘤内注射，液氮冷冻治疗，微波固化治疗。适用于较浅表的肿瘤，包括生长位置紧靠第一二肝门或下腔静脉常规手术不能切除及术后复发，残留的肿瘤。

五、肝癌的非手术治疗

（一）放射治疗

对大多数无手术指征的中晚期肝癌，或伴有肝硬化不宜做肝叶切除术的患者，放射治疗（简称放疗）仍是值得选择的治疗手段之一。放疗适应证较广，不受解剖部位限制，也可做较大体积的放疗或全肝放疗，故也不受肿瘤是多个或弥漫病灶的限制。

1. 放疗的适应证

（1）一般情况较好，能耐受放射反应，无严重肝功能损害，肝功能失代偿表现，肿瘤发展相对较慢，较局限，无远处转移。

（2）肿瘤已有肝内播散，但仍局限于肝脏，一般情况好，无肝功失代偿表现可试以全肝放疗。

（3）经B超、CT或MRI检查肿瘤大小在10cm×10cm以内，无液化者效果更好。

（4）肿瘤位于第一肝门区，压迫肝门所引起的黄疸和腹水（在支架或非引流胆汁术后更好）也可试行放疗，以缓解症状。

炎症型肝癌病情危险，发展迅速，放疗恐有害无益不宜进行。

2. 放疗的禁忌证

（1）全身状态差，Karnofsky评分在50以下。

（2）有较严重的肝硬化者。

（3）肝功能严重损害者。

（4）大量腹水或腹腔广泛转移者。

（5）并发肝昏迷或消化道出血者。

3. 放疗的原则

（1）肝癌的放疗是姑息治疗性质，放射只包括局部肿瘤，不必包括肝的淋巴引流区。

（2）巨块型肝癌，只做局部治疗，若放射野＞200cm²可用移动条照射技术。

（3）巨块型伴有肝内播散可先作局部肿块照射，如局部肿瘤对放射有反应，肿瘤消退，则可使用全肝照射。

（4）对弥漫型病灶，全肝照射，可用移动条照射技术或两个相对大照射。需注意保护肾脏等重要器官。

（5）肝门区受肿瘤压迫而引起黄疸腹水者，可先试用支架解除压迫或引流胆汁后，照射肝门区以缓解症状。

4. 放疗方案选择

（1）放射源：选用加速器高能X线和⁶⁰钴。

（2）放射方式：外放射和内放射或两者结合，国内多采用外放射。近年立体放射治疗的开展，可使肿瘤获得更高剂量。

（3）放射剂量：局部小野常规照射150～200CGY/次，常规外照射肿瘤剂量为4 000～6 000CGY。大照射100～150CGY/次。全肝移动条照射150～200CGY/次。剂量为2 400～3 000CGY。

如治疗期间，病人一般情况恶化，肿瘤增大，AFP上升者，应停止放疗。

（二）经皮肝动脉栓塞化疗（介入栓塞、化疗）

俗称介入治疗，介入治疗全称介入放射学治疗，1967年由Margulis正式提出了介入放射学治疗一词，其可分为血管性介入放射学和非血管性介入放射学治疗。血管性介入诊疗技术大多源于1953年Seldinger首创的经皮血管穿刺技术，故被称为Seldinger技术。1971年Lang首先报道了经肾动脉栓塞疗法治疗肾癌获得成功。1979年山田及Aronsen等也相继报道了肝肿瘤介入治疗的成功经验。1981年加滕哲郎又提出了化疗栓塞的概念。介入放射学的应用在我国起步较晚，比国外约迟了10年。1973年上海第一医学院附属中山医院首先采用经皮穿刺股动脉插管进行冠状动脉造影。1980年赵伟鹏报道采用固定硫化硅橡胶作栓塞剂，应用于肾肿瘤手术前治疗以避免手术大量出血并获得成功。1986年，中华放射学会在山东潍坊举办了我国首届介入放射学全国学术会议。

包括经导管肝动脉灌注化疗，简称为TAI或TAIC或HAI。指由动脉内注入化疗药物，使肿瘤区域内药物浓度高于正常组织数倍至数十倍以上，延长了药物与病灶的接触时间，而相对全身的药物浓度降低，从而提高了临床疗效，减轻了药物的毒副作用。经导管肝动脉栓塞术，常简称为TAE。通过导管，选择性地将栓塞剂注入肝肿瘤供血动脉，使肝肿瘤供血中断。栓塞治疗的原则是尽可能的彻底栓塞肿瘤血管床以造成肿瘤最大限度的缺血、坏死。虽然肝癌介入治疗方法主要分为动脉灌注疗法和动脉栓塞疗法两种，但同属于导管内治疗，技术相同，目标也是一致的。实际临床上两种方法常常联合使用以取得协同作用，被称为化疗栓塞，简称为TACE。经皮肝动脉栓塞化疗（介入栓塞、化疗）最常用的是Seldinger技术。

由此看来，TAI、TAE、TACE又称为"内科切除法"，即将肿瘤置于高浓度的药物和碘化油栓塞剂之中，使肿瘤缩小、包膜形成、减少癌栓，乃至肿瘤坏死。治疗的目的是尽量延长患者的生存期并争取二期手术切除，治疗的效果取决于对肝癌的杀灭和保护正常肝组织两个方面，所以先行DSA（数字式减法血管描记法）了解肿瘤的供血和范围，再确定用药和用碘化油的量，尽可能将肿瘤血管完全填充，即用微导管技术尽力做到超选。

目前认为介入治疗是不宜手术切除肝癌的最佳、首选、保守治疗方法。

1. 适应证

（1）不能切除的肝癌或肿瘤虽可切除但估计不能耐受手术。

（2）反复性肝癌无法手术切除。

（3）肝癌破裂紧急肝动脉栓塞以利于止血。

2. 禁忌证

（1）肿瘤体积＞70％肝实质。

（2）门脉主干癌栓阻塞，有门脉瘤栓为介入禁忌。

（3）严重肝硬化伴失代偿，或严重活动性肝病。

（4）多发性弥漫型肝癌。

3. 介入治疗用药

（1）化疗药：常用的化疗药有氟尿嘧啶（5-FU）、氟尿苷（氟尿脱氧核苷）、多柔比星（阿霉素）、表柔比星（表阿霉素）、卡铂、顺铂、丝裂霉素、平阳霉素、平阳星、吉西他滨（健择）等。

（2）栓塞剂：主要用40％碘化油、明胶海绵微粒、TH凝胶、肌肉浆、聚乙烯颗粒（PVA）等。方法：经股动脉或锁骨下动脉穿刺、进导丝、导管、超选到肿瘤血管，高压泵注入造影剂定位后注入碘化油和化疗药，包括单药+碘化油，多药+碘化油，多药联合如氟尿嘧啶、表柔比星、卡铂+碘化油，单药氟尿嘧啶或单药吉西他滨+碘化油。有报道吉西他滨介入有止痛效果。

肝动脉栓塞化疗仍属姑息治疗手段，反复多次介入治疗也难以完全杀灭所有癌细胞，远期疗效还不尽如人意，因此，当肝癌经介入治疗缩小到一定程度后，应不失时机争取二期手术切除。

（三）肝癌的全身化疗

肝癌患者都可能需要接受全身治疗，其前提条件是肝功能、造血功能必须好。有效的全身治疗可以改善晚期患者的生存质量和生存期，而且有二期手术的可能性。

全身化疗主要用于患者有门脉癌栓或有远处转移而不适合做肝动脉栓塞或局部治疗者，也可用于部分手术切除后的辅助化疗。

常用的化疗药：主要有5-FU、FUDR、Vp-16、ADM、EADM、MMC、CBP、吉西他

滨、三氧化二砷As_2O_3（砒霜）等。

全身化疗被认为疗效较差，骨髓造血功能严重低下及重要器官功能障碍者禁用。

（四）肝移植

原发性肝细胞性肝癌是最常见的原发于肝脏的恶性肿瘤，也是肝移植治疗恶性肝肿瘤最常见的手术指征。

（五）其他治疗（局部治疗）

1. 经皮瘤内无水酒精注射术　无水酒精注射术始于20世纪80年代，与介入治疗相配合曾是非手术治疗肝癌的两大手段，对缩小肿瘤具有明显效果。在影像学介导下，经皮做肝肿瘤穿刺，于瘤内注入无水酒精，适用于不宜手术切除的肝癌（癌结节<5cm）或肝动脉栓塞化疗后的补充治疗。

2. 肝癌的热疗　细胞适宜的生存温度为37℃，当处于41～43℃时正常组织可以耐受，而癌细胞很快死亡。因为在43℃以上时癌细胞膜流动性增高，膜结构破坏，线粒体膜、溶酶体膜破裂，酸性水解酶大量释放，导致癌细胞破裂、胞浆外溢而死亡。在热状态下也有利于化疗药物进入癌细胞内，肝癌的热疗效果更佳。

经DSA在肝动脉内置入球囊导管，灌注45～60℃的抗癌药加热盐水，如5-FU、紫杉醇、多柔比星、顺铂等，或灌注80～100℃碘化油+顺铂的混悬乳剂。由于高温，碘化油的黏度降低，容易通过肝癌组织进入瘤周门静脉，达到肝癌供应动脉和门静脉双重栓塞的效果。灌注保持时间为20～40分钟。

3. 射频热能消融治疗　又称多弹头射频治疗或聚能刀治疗，由于治疗设备比较简单，方便可移动，成为微创伤性治疗肝癌手段之一。此项治疗设备有一个发展过程，早先为单极治疗，以后为双极，现今为多极，故称为"多弹头射频消融治疗"。射频热能消融治疗的原理是交流电激活射频电极靶周围组织的离子，离子相互碰撞、摩擦产生热量，局部温度可达95～110℃，热融效应引起组织细胞发生干燥脱水及凝固性坏死。热融效应仅发生在针尖局部，针柄无热量产生，故对正常组织损害极少。射频电极可使3.5cm直径内的肿瘤组织发生凝固性坏死，如病灶超过5cm时，需要再次或多次消融治疗。射频热能消融治疗属微创伤性治疗，要求在局麻与无菌条件下进行，B超或CT监视。射频治疗后次日常伴发热和局部疼痛加剧，对症处理可缓解。

4. 氩氦刀治疗　氩氦刀是从美国引进的新技术，利用氩气和氦气温差聚变性能，通过超导技术作用到肿瘤局部，使靶区肿瘤细胞融解、坏死。具体操作方法：根据临床与病理学资料明确诊断，B超或CT影像条件下定位，局麻、常规消毒和无菌操作程序将氩氦超导治疗系统在B超监视下经皮穿刺到肝癌病灶靶区，氩气通过超导装置输入刀尖处，以刀尖为中心，迅速冷冻达零下140℃左右，局部形成圆形冰球，然后输入氦气升温解溶，冷冻和解溶如此反复2～3次，肿瘤细胞在骤冷骤热温差作用下，发生破裂、坏死，可使肿瘤组织变软、缩小，肿瘤与正常组织形成明显分界。此项治疗可控性较强，治疗效果优于无水乙醇注射。

5. 超声聚焦刀　又称"高强度聚焦超声"肿瘤治疗系统。高频发生器可将电能转变为超声波，以聚焦装置将超声波束聚在肿瘤靶区部位，超声波刀头在电子计算机调控系统监控下，对肿瘤靶区范围进行规律性立体扫描，局部聚焦，靶区温度瞬间升到65～100℃，肿瘤细胞在空化效应和高热效应作用下发生凝固性坏死。聚集超声穿透肋骨困难，易发生反射，要注意选择合适病例。

6. 瘤内激光治疗（LT） 利用激光的热效应、压力效应和电磁场效应，使肝肿瘤凝固坏死；可使受热区中央温度达60℃以上。一般认为激光治疗优于瘤内乙醇注射，激光治疗形成组织凝固的范围较小，故适用于小肝癌，该法操作简便、安全。

7. 电化学治疗（ECT） 又称直流电治疗。在B超导引下经皮穿刺或剖腹将铂电极插至瘤内，通以20V以下的低电压，通过电解、电离、电泳、电渗作用，改变肿瘤组织内环境，达到杀灭肿瘤的作用。由于单纯ECT难以完全杀灭肿瘤，尤其在肿瘤周边常有癌细胞残留，故远期疗效并不理想，结合其他方法能提高疗效。但是方法简便，费用低廉，适合基层推广。

（六）肝癌的生物治疗

生物治疗在肿瘤治疗中发挥着越来越重要的作用，有希望成为攻克肿瘤的治疗方法。尤其是近年来，生物治疗、分子靶向治疗、生物化疗的进展等正在改变着肿瘤的传统治疗模式，被认为是继手术、化疗、放疗之后第四种肿瘤治疗模式。目前用于临床有非特异性主动免疫治疗，过继免疫治疗，导向治疗等，但也有专家认为疗效尚有待进一步探讨。

第八节 预　　后

以往对原发性肝癌的认识认为其是一种"急性癌"，其实肝癌有一个相对较长的自然病程，但由于这一时期（1年半左右）大多数患者没有明显的不适，起病隐匿，当感觉不适时才到医院就诊。资料显示一旦临床确诊为肝癌大多已是中晚期，预后凶险，约90%患者在4～6个月死亡，因此，民间有"癌中之王"俗称。

根据美国既往（20世纪末）的统计资料，原发性肝癌5年生存率20世纪60年代约是2%，70年代约是3%左右，80年代约5%，而我国的资料似乎乐观得多。上海医科大学肝癌研究所报道，能切除的肝癌5年生存率达43.1%，姑息性外科治疗者仅为13.9%，保守治疗与未治疗者无生存5年者。其中小肝癌切除者的5年生存率最高，达到66.3%，大肝癌切除者仅为31.2%，根治性切除预后极显著高于姑息性切除者，提示外科手术切除仍是目前肝癌的最佳治疗方法。

肝癌的预后与临床分期密切相关，有资料显示3年生存率Ⅰ期为88.2%，Ⅱ为60%，Ⅲ期为28.0%，Ⅳa期为12.1%。AFP≤5 000μg/L者预后优于AFP＞5 000μg/L者。而单个癌结节预后显著优于多个癌结节者；癌结节包膜完整者显著优于包膜不完整或无包膜者，肿瘤病灶≤5cm者显著优于＞5cm者；资料显示肿瘤直径越大、数目越多预后越差，无论手术还是非手术治疗小肝癌的疗效明显好于大肝癌，癌的面积＞10cm^2，1年生存率为37.5%；癌的面积＜10cm^2，病理上肿瘤为透明细胞癌、纤维板层型癌生长较慢，预后好，而门静脉有癌栓者预后明显不如无癌栓者；门静脉内已有癌栓形成者，5年存活率为4.8%，无癌栓形成者5年存活率为50%。

此外，合并肝硬化肝癌切除后的预后较无肝硬化者差。如果肝功能的恶化，即使TACE综合治疗预后也差。非手术治疗患者，5年存活为20%；实行肝动脉化疗栓塞与放疗方法结合，3年存活率可达60%；肝移植术后无淋巴系统转移的患者，5年存活率可达60%，但有转移者仅为15%。

总而言之，原发性肝癌的预后转归最主要取决于病期的早晚，治疗方案的选择，机体的免疫功能，肝功能的状态、肿瘤大小、数目和类型、血管侵犯和癌栓和围手术期输血等，因此，肝癌早期诊断及早期治疗对改善肝癌预后及其重要。如能争取手术切除可以提高肝癌5年生存率，而不能手术者，通过积极的综合治疗，尤其是介入放射学治疗的推广应用，使得许多患者肝癌病灶缩小后能争取二期手术，同样可以明显提高5年生存率。对于晚期或不能手术治疗的原发性肝癌患者，采用包括中医药治疗的综合治疗方法，同样取得一定疗效，改善患者生存质量，提高生存期。

第九节　名家经验与病案分析

一、名家临床经验

（一）钱伯文治疗经验

钱伯文认为肝癌的发生与肝气抑郁、气血瘀滞、脾虚湿聚、热毒内蕴等有关，故临床常以疏肝解郁、益气健脾宽中等法为主治疗，佐以活血化瘀、理气散结等法，用血腑逐瘀汤、桂枝茯苓丸、越鞠丸等加减治之；用黄连解毒汤、龙胆泻肝汤、当归茯苓丸、五苓散、五皮饮等加减治之。

钱伯文在临床施治中尤其注重以下几点：①辨证用药时首先分清正与邪的主次关系；②在准确辨证的基础上，据病情而选用疏肝解郁、理气散结、清热利湿、益气养阴等不同治疗方法和不同方药；谨慎合理使用活血化瘀之剂，有些肝癌患者虽有明显的瘀象，但也不宜多用久用活血化瘀之品，以免引起出血倾向；④遣方用药中应酌加一些归经或引经药，如柴胡、橘叶等，有利于整方药效的发挥。

（二）段凤舞治疗经验

段凤舞认为肝癌既有毒瘀之实，又有气血亏损之虚。当以参赭培气汤及逍遥散二方。若患者体质较强，以肝脾失调，气滞血瘀为主，则用逍遥散加桃红四物汤加减。此外，随症选用活血化瘀和解毒抗癌之品是必要的，如八月札、延胡索、郁金、丹参、龙葵、蛇莓、半枝莲、白英、白花蛇舌草等，这是辨证与辨病相结合。若肿块明显而体质较强者，多加用三棱、莪术；偏阴虚者则用鳖甲；痛甚则加川椒、细辛，或选用敷贴止痛外用药；有黄疸者加茵陈、金钱草、虎杖等；有腹水者则配伍用五苓散；有衄血、呕血者加白茅根、仙鹤草、三七粉；有消化不良者加焦三仙等；肝肾两亏，重用枸杞子、女贞子；肝癌发热，辨明上中下三焦，分别用黄芩、黄连、黄柏；热甚者，可用白虎汤。

（三）于尔辛治疗经验

于尔辛认为，中医治病，重在辨证。而肝癌辨证，重在脾胃。

肝癌患者的证候大致可分为以下几类：①表现为消化道的症状；②与肝癌肿块发展相关的症状；③疼痛的症状，包括肝区疼痛、腰背疼痛、右肩部疼痛等；④全身性的症状。从而创立健脾理气佐以消导之法治疗肝癌，其实质就是理顺脾胃之纳与化、升与降的正常关系，理气与疏肝系两个不同的概念，在肝癌辨证之中尤当明辨。木香、枳实消痞，疏肝当推柴胡，其气横行，仲景小柴胡汤证，按病论位，在胸胁而非腹部也。肝癌包块不作为血瘀辨证的学术观点。

（四）吕继端治疗经验

吕继端将肝癌分两型论治：①痰热瘀滞型：治宜化痰清热，化痰散结，但辨证需分清痰瘀二者孰轻孰重。用小陷胸汤加味，用旋覆花、枳实、香附、延胡索、丹参、白芍、茜草疏肝理气、活血止痛；配伍金刚藤、八月札以清热解毒、活血止痛。同时不忘健脾扶正，临证选用黄芪、茯苓、白术，使"脾旺不受邪"，加强软坚散血，但忌用三棱、莪术、水蛭、虻虫等破血之品，以防扩散、转移，或引起消化道出血。处方中还善用射干、白茅根两味药，认为射干降火解毒，散血消痰，利其气分之结，有"消瘀、破癥结"的作用；白茅根凉血止血，清热利尿，使邪毒有下行之路，对肝癌症状有改善作用。②肝肾阴虚瘀血阻络型：治宜滋补肝肾，以一贯煎加减化裁。方中用鸡内金为化瘀消坚健脾肾之妙品，又加青皮疏肝化滞破气，治在泻肝经积气。

二、病案

病案1

李某，男，43岁，浙江省温州市郊龟桥区农民。

现代医学检查：温州市医院肝活体穿刺检查，抽出豆腐渣样坏死组织，病理检查见癌细胞。

诊断：原发性肝癌。

临床证候：患者因中上腹偏右隐痛，伴大便溏泄。2周后腹痛增剧，向右肩放射，大汗淋漓，呻吟蜷缩，无恶寒发热、呕恶、黄疸等，二便无殊，形体肥胖，面部及体表蜘蛛痣满布，肝肋下1.5cm可扪及，压痛明显，腹无移动性浊音，未触及肿大淋巴结。面色晦暗，困倦无力，食欲极差，肝区胀痛，质硬压痛，大便溏薄，舌淡，苔黄滑，脉弦细。

辨证：脾失健运，气滞血瘀，癥积内聚。

治法：立健脾和中，调气活血，化瘀消癥之法。

方药：青皮、黄连各3g，香附、郁金、白术各6g，丹参、党参、白芍各9g，当归4.5g，鳖甲12g，水煎服，大黄䗪虫丸9g（吞服），每日1剂。

服5剂后，肝区疼痛显减，压痛亦不明显，纳增，大便溏。转用方：川芎、砂仁各3g，白术、当归、神曲各6g，白芍、党参、茯苓、香附各9g，丹参、鳖甲各12g，水煎服，大黄䗪虫丸9g（吞服），每日1剂。

继续服药40余剂，肝区疼痛已瘥，纳谷大增，大便正常，食后稍感饱闷，蜘蛛痣除胸前可隐约找到一颗外，余均消退，一个半月后出院。治后存活2年7个月，后因劳累复发，病情急剧恶化，治疗无效死亡。

病案2

金某，女，33岁，温州市城南小学教师。

现代医学检查：上海瑞金医院肝超声波提示：肝硬化及肝癌。该院同位素[198]Au示：肝脏扫描图显影清晰，肝位置向下向左移位，边缘清楚，外形极不规则；右叶顶部10～10cm大小之放射性缺损区域，下叶下部代偿性增大，并与脾扫描影相连；肝上界在第5肋间，下界在锁骨中线肋缘下8.5cm，剑突下10.5cm。脾扫描影巨大，右侧与肝左侧相连，下缘在锁骨中线肋下8cm，面积7～17cm2。提示：①肝右叶顶部占位性病变，肝癌不能排除；②脾功能亢进。肝右叶顶部缺损区肝穿刺活检：肝癌（上海瑞金医院病历号：190303）。

临床证候：患者左上腹发现痞块5年，右上腹发现肿块且迅速增大约3个月，伴黑便呕血，肝区疼痛，经上海瑞金医院确诊肝癌。

初诊形体消瘦，面色苍白，精神萎靡，体怠无力，嗜卧懒动，夜寐不安，头目昏晕，颜面虚浮，白睛青暗，肌肤甲错，纳谷极差，停经4月余。舌淡，苔薄黄中剥，脉弦细而数。扪肝肋下8cm，质较硬，表面高低不平，有压痛；脾肋下8cm，质中等，压痛不明显。实验室检血红细胞269万/mm³（2.69×10¹²/L，血红蛋白7.8克（78g/L），白细胞3 000/mm³（3.0×10⁹/L），血小板76 000/mm³（76×10⁹/L），肝功能及尿常规正常。

辨证：心脾久伤，气血耗损，肝气郁结，气阻血瘀，经隧阻滞，癥积乃成。

治法：立疏肝解郁，健脾补中，调气和血，化瘀消癥之法。

方药：柴胡、炙甘草各4.5g，鳖甲12g，白芍、丹参、党参、酸枣仁各9g，香附、白术各6g。水煎服，每日1剂，另：大黄䗪虫丸4.5g，每日分2次服。服20剂，诸症有所改善，精神逐渐好转，脐腹钝痛，肠鸣，大便溏薄，日2～3次，苔脉如前，施以：孩儿参、茯苓、白芍、丹参各9g，白术、香附各6g，川芎、砂仁各3g，当归、陈皮、大黄䗪虫丸各4.5g。水煎服，每日1剂。服20剂，精神体力转佳，面容改善，白睛由青转淡，食欲亦增，体重增4kg，肝脾显著缩小，无痛觉，体查肝肋下1.5cm，质硬，压痛不显著，脾肋下7.5cm，质硬。后方去陈皮，加肉桂1.5g，木香3g，神曲6g，水煎服之。

再服25剂，胃脘舒适，食欲良好，腹胀减轻，大便转正，舌质红，苔薄，脉缓有神。上方去木香、神曲，加沉香曲6g，继服半年，肝超声波复查示：肝肋下0.5～1cm，肝波前端密集中小波，偶见复波，未见典型之癌波。

临床症状消除，肿块消失，精神体力日趋正常。痊愈，恢复教学工作。

两年后去上海瑞金医院行脾摘除术，术中作肝组织活体复查，癌细胞未见。但七年后又自觉肝区隐痛，肝脏肿大肋下3cm，去上海瑞金医院复查，甲胎蛋白试验阳性，诊断为肝癌复发，经3个月中西医结合治疗，无明显变化，遂回温州，仍用原法治疗6月余（未服大黄䗪虫丸），后突感肝区剧痛，急送上海抢救无效死亡，治后存活9年1个月。

按语：此两例是温州卫校许国华主任医师主治，两则证治相同，许国华均用柴胡、香附或青皮、郁金疏肝理气，香砂六君汤或四君汤以健脾补中。肝体阴而用阳，故佐以当归、白芍、枣仁、丹参、鳖甲养血柔肝而濡肝体之阴，敛风木易动之肝用之阳，则恢复肝木柔和之气，以行疏泄之功。此为治肝疏养并用之法。再以大黄䗪虫丸祛瘀消癥，而肿块消失，分别获存活9年和2年的疗效。

三、名家医案，妙方解析

（一）胡安邦治疗肝癌验案

1. 华某，男，59岁。1976年10月8日初诊。因肝癌伴轻度黄疸、腹水而入院。

9月27日起老年性慢性支气管炎发作，咳嗽、气喘、痰多，继而全身水肿，腹水少量，面目萎黄，体温37.8℃，形热恶寒，口渴喜热饮，溺少色赤，神疲，四肢酸饮，脉细，舌苔淡黄厚腻而浮，拟麻黄附子细辛汤合五皮饮加减。

处方：麻黄、附子、陈皮、桑白皮、大腹皮各9g，细辛3g，茯苓皮30g，生姜3片。

服药3剂后体温正常，小便畅，面脚水肿已退，咳嗽减轻，仍守原方出入，至10月17日除肝区略痛外，其余良好。

按语：本案为肝癌患者出现黄疸、腹水，因伴见神疲、四肢酸软、口渴喜热饮、脉细，此为阳虚寒湿，不可妄投茵陈蒿汤类清泄肝胆以退黄疸；患者因老年性慢性支气管炎发作，肺失宣降，水道不通而出现全身水肿；胡安邦方中以附子、细辛、干姜温阳散寒；以麻黄、桑白皮、大腹皮宣降肺气，以陈皮、茯苓健脾以助运化水湿，方药对证，故获效迅速。

2. 姜某，男，43岁。1975年9月13日初诊。肝癌，肝区胀痛剧烈，腹水肿胀，腹围78cm，两足轻度水肿，小便灼热而少，大便次数多，发热，上身烘热，下肢冷，脉弦紧而数，舌干绛，苔花剥，拟犀角地黄汤合通关丸加减。

处方：水牛角4.5g，生地黄、车前子、仙鹤草、茅根、芦根各30g，牡丹皮、肉桂各6g，知母、黄柏各15g，木香、大腹皮各9g。

服药3剂后肝区胀痛减轻，尿量增多，两足较温，水肿减。守原方7剂，体温、大便已正常，脉转缓软，舌色赤绛渐淡，肝区胀痛大减，两足水肿消退。又4剂，小便亦正常，腹围70cm，精神好转。

按语：患者肝区胀痛剧烈，发热不退，舌绛，脉弦紧数，为热毒燔灼血分，随时有迫血妄行之变，胡氏予犀角地黄汤合仙鹤草、茅根以凉血解毒、清心导热。又因患者腹水肿胀、小便灼热而少，予通关丸滋肾利水；上身灼热而下肢冷，此为上下水火失济，在大队寒凉药中，倍用肉桂，使水邪得肉桂之温而蒸化上腾，浮火得水气济助而下降，则水火可济。

（二）关幼波治疗肝癌验案

1. 王某，男，2岁。其母代诉：1981年8月患儿11个月时，发现其上腹部有一包块而来就诊。当时症见：面色萎黄，精神倦怠，食欲缺乏，二便正常，无黄疸、发热、呕吐等症状。

查体：体温36.7℃，脉搏90次/分，体重9kg，轻度贫血征，巩膜、皮肤无黄染，浅表淋巴结未见肿大，无颈静脉怒张，心肺（-），剑突下肝体可触及一包块5cm×6cm，边界清，质硬，表面不光滑，稍可移动，触之不哭闹，右肋下可触及肝脏1cm，质软，叩诊肝上界位于右锁骨中线第5肋间，脾脏可扪及边缘，余未见异常。

实验室检查：血红蛋白108 g/L，红细胞$2.9×10^6$/L，白细胞$6.35×10^{12}$/L，肝功能正常；甲胎蛋白（对流电泳法）阳性；B超探查发现肝左叶占位性病变，疑肝左叶肿瘤。1981年9月9日在全麻下行剖腹探查术。术中见肿瘤位于肝脏左外叶（7cm×5cm×5cm），肝右叶正常，肝门及胃周围未见肿大淋巴结。行肝左叶切除术，病理报告：胚胎型肝母细胞瘤。

患儿术后情况良好，但于手术5个月后B型超声复查时又发现肝右叶有新的占位性病变，回声特点与1981年8月26日肝左叶特点相同，经多次定期B超复诊，根据肝母细胞瘤发病特点，结合病虫考虑，诊断肝母细胞瘤复发是有根据的。患儿不适宜进行第2次手术，故进行保守治疗。虽用中西药治疗半年余，病情不见好转，1982年9月27日B超复查肝右叶锁骨中线附近可见2.8cm×2.4cm及1.6cm×1.6cm占位性病变两处。于1982年10月8日请关幼波会诊。

主症：患儿发育正常，精神欠佳，面色萎黄少光泽，精神倦怠，食欲缺乏。

舌象：苔薄而微黄。

脉象：沉弦。

西医诊断：肝母细胞瘤（复发）。

中医辨证：气虚血滞，毒热未清。

治法：宜先活血解毒，再以扶正祛邪。

处方：草河车10g，山慈姑6g，全瓜蒌10g，野菊花10g，焦白术10g，酒黄芩10g，赤芍10g，白芍10g，全当归10g，泽兰10g，香附10g，生牡蛎10g，鸡内金10g，鳖甲10g。

1983年1月17日二诊：患儿于11月初开始服药，服5剂后，食量增加，精神好转，服药20剂后，饮食正常，精神饱满，苔薄黄腻，两脉弦。B超复查：肝右叶较大，回声欠匀。继以活血解毒，佐以扶正之品。

1983年3月1日三诊：服药25剂，精神及食欲均已正常，但时有低热，苔薄黄，两脉弦滑。患儿毒热内蕴，气阴受损，经祛邪扶正治疗，体内阴阳正处在消长之中，低热是客观反映，故治法不变，稍佐解肌退热之品，以促进阴平阳秘，气血调和。上方去酒黄芩、全当归，加丹参10g，牡丹皮10g，醋柴胡3g。

服药2剂后，患儿时有轻度腹泻，清水样便，每日3～5次。服药5剂后，腹泻次数明显增加，甚至达每日10次以上，患儿精神及饮食均正常，毫无疲倦体乏之征象，低热也有明显减退，服药则泻，停药则当日即止。关幼波指出：患儿虽日泻10余次，但精神、饮食、活动均正常，低热也有减退，说明胃气未伐，正气未损。腹泻是由于瘀血散，毒邪去所致，因此继服10剂观察。患儿服药5剂后，腹泻次数逐日减少，服药9剂时腹泻已止。

1983年3月27日四诊：患儿虚热退，腹泻止，纳食佳，精神好，舌苔薄黄，两脉弦滑。患儿正气已复，瘀邪已散，治法应以益气扶正为主，软坚化瘀辅之。

处方：生黄芪15g，炒苍术10g，炒白术10g，青皮10g，陈皮10g，藿香5g，茯苓10g，瓜蒌10g，赤芍10g，白芍10g，泽兰10g，香附10g，山慈姑5g，鳖甲10g，山药10g，生姜3g。

1983年4月26日五诊：服药20剂，精神及食欲甚佳，舌苔薄白，脉沉滑。B超复查：肝内未见占位性病变，宗前法以巩固疗效。

1983年6月15日六诊：经过8个月治疗，患儿自觉症状消失，精神及饮食甚佳，体重明显增加，舌苔薄白，脉沉滑。B超复查：肝内未见占位性病变，回声正常。治疗同前。

1983年10月10日复查：患儿无所苦，发育良好，精神、体力甚佳，纳食正常。B超复查：肝内未见占位性病变。

按语：肝母细胞瘤多发生于2岁以下患儿，是婴幼儿原发于肝脏的胚胎性实质性肿瘤。临床上基本采取手术治疗，而胚胎型肝母细胞瘤，由于分化程度低，恶性程度高，手术预后甚差。目前，尚未见到中医治疗本病的报道。本患儿为2岁幼儿，手术后半年又复发，证属气血瘀滞，毒热未清。治疗中以扶正为主，一方面以生黄芪、当归、二芍、泽兰、丹参等益气养血，兼以行血祛瘀；另一方面以鸡内金、藿香、茯苓、炒苍术、炒白术、山药等健脾利湿，调理脾胃。方中香附为血中气药，青皮、陈皮、藕节行气醒脾，疏肝解郁，调畅气机。通过健脾益气，养血活血，正气得充而邪实可却。以祛邪为辅，方中山慈姑、瓜蒌、草河车等清热解毒化痰散结，佐以鳖甲、生牡蛎等软坚消痞。综观全方，既无过于滋补之品，又无过于攻伐之过，而在治病求本。患者经过5个月治疗，正气早复，肝脏肿瘤消失，半年后随访，患儿一直稳定，体重增加，未再复发。

关幼波认为，小儿体质与成人不同，脏腑娇嫩，气血未充，经脉未盛，精气不足，是谓稚阴稚阳，更不可攻下无度；小儿又系纯阳之体，生机蓬勃，故又不可温补无节，而宜扶正固本为主，化瘀攻坚为辅，充分体现了中医的整体观念。

2. 李某，男，67岁，初诊日期：1993年12月4日。主诉：右胁不适，乏力半年。

现病史：半年前患者觉乏力，右胁不适，3个月后到某院检查：HBsAg（－），HBeAg（－），抗-HBc（＋）；肝功能正常，甲胎蛋白416μg/L。B超：肝右叶可见11cm×l2cm巨型肿块，CT扫描可见11.5cm×l2.4cm低密度区，经西医化疗，输液等支持疗法未见明显效果，11月20日B超检查肝右叶肿块11.5cm×13cm，有增大趋向。患者心情焦虑，于12月4日请关幼波诊治。

现症：面色萎黄，精神疲惫，情绪低沉，身体瘦弱，纳食不甘，入睡难，多梦，乏力气短，右胁隐约不适，腰酸腿软，二便自调。B超、CT检查同上。

舌苔：舌苔白，舌质稍暗。

脉象：沉滑。

既往史：15年前患有肝病史，经治1年后肝功能正常，无烟酒嗜好。

西医诊断：原发性肝癌（巨块型）。

中医诊断：积聚。

中医辨证：气虚血滞，痰瘀互结，日久成积。

治法：补气扶正，活血化痰，软坚消积。

处方：生黄芪30g，党参10g，白术10g，首乌藤30g，当归10g，香附10g，生地黄10g，夏枯草10g，白芍15g，砂仁6g，泽兰15g，山慈姑10g，川续断10g，杏仁10g，旋覆花10g，生代赭石10g。

上方服用1个月，患者入睡安好，纳食有增，乏力气短均见好转，CT扫描肝右叶肿块为10cm×11cm，甲胎蛋白降至30μg/L，舌苔稍白，脉沉滑。上方去首乌藤、旋覆花、生代赭石，加橘红10g，生黄芪改为50g，党参改为15g，以加强益气活血、化痰散瘀之效。

3月4日，继服上药2个月后，患者除右胁偶有隐约不适、腰酸软外，无明显不适，面色萎黄亦已消失。舌苔薄白，脉象沉滑。

处方：生黄芪40g，党参10g，白术10g，当归10g，泽兰15g，生牡蛎15g，山慈姑10g，夏枯草10g，川续断10g，黄精10g，生薏苡仁10g，桑寄生30g，鸡内金10g，草河车10g，鳖甲10g。

患者3月1日，B超示：肝右叶肿块缩小至7cm×9cm。现仍在服药治疗中。

按语：本案患者，由于发现了肝癌，思想压力很大，虽经西医治疗，而肿瘤仍有发展。关幼波在思想上为其树立信心，在治疗上，凡恶性肿瘤者，皆正气已虚，盘根错节，进展迅速，不可贪求速效而拾末遗本，贻误病情，应以扶正为本，祛邪为辅。究其原因，痰瘀互结，日久成积，又当活血化瘀、软坚散结，视其证而取其药。方中黄芪、党参、白术、砂仁益气健脾而扶正。首乌藤、当归、生地黄、白芍、泽兰养血活血，祛瘀通络。生代赭石、旋覆花、杏仁、橘红、夏枯草平肝理气、化痰散结。川续断、桑寄生伍以上述养血之品，以滋补肝肾，仍为扶正之法。鸡内金、生牡蛎、鳖甲、生薏苡仁健脾利湿，软坚消痞。香附疏肝气，行血气，黄精补而不腻，治久病体虚。仅以山慈姑、草河车清热解毒为辅。服药1个月后肿块缩小，服药3个月后肿块再渐缩小，至肿瘤发现止，已半年，至今精神状态良好。

（三）高辉远治疗肝癌验案

李某，男，45岁，1988年2月12日会诊。

患者于1986年9月发现右上腹包块，伴全身乏力，消瘦，包块进行性增大，经某医院确诊为"肝癌"，2年来一直延请高师诊治，症情趋于稳定。近因白睛轻度黄染，左锁骨下淋巴结肿大而再次入院。症见腹部胀满，右上腹可触及肿大肝脏，右肋下10cm，剑突下12cm，表面不平，质硬，活动度差，无明显触痛。纳减，尿黄，口干不喜饮。舌质暗红，苔白腻，脉弦数。证属脾虚肝瘀，阻滞运化之机，治宜健脾益气，消癥化积，方用异功散加味。

处方：太子参10g，白术10g，茯苓10g，陈皮8g，炙甘草5g，赤芍10g，柴胡10g，三棱10g，莪术10g，白花蛇舌草15g，薏苡仁15g，天门冬10g，土茯苓15g，肉苁蓉10g，生黄芪10g。

服6剂药后，腹胀满稍缓，仍口乏味而欲食，B超复查示：多发性肝癌。治守上方加建神曲10g，和胃消食。又进6剂药，患者白睛黄染消退，胃纳渐增，苔白腻渐化，上方继服6剂。患者腹胀好转，纳谷、睡眠已复常，舌苔薄白，守上法重拟方药。

处方：黄芪15g，太子参10g，白术10g，陈皮8g，炙甘草5g，茯苓15g，菟丝子15g，天门冬15g，薏苡仁15g，三棱10g，莪术10g，鸡血藤10g，阿胶10g，神曲10g。

守此方化裁调治，延长患者生命至1989年夏季。

按语：本案患者肝脏肿大，质硬，活动度差，属癌症晚期，高氏方中自始至终均以异功散合黄芪、建神曲等健脾益气药为主，因为脾为后天之本，有胃气则有生机，脾胃健运则正气得生，同时佐以三棱、莪术活血消癥，白花蛇舌草、土茯苓解毒，高氏处方可谓攻补兼施，遏制病势的发展，延长患者的生命。

（《高辉远临证验案精选》）

（四）叶景华治疗肝癌验案

患者男性，65岁，干部。

有肝炎史已20余年，肝功能一直不正常，但经常间断服中药治疗，能坚持工作。1986年12月测定甲胎蛋白（AFP）>1 000μg/L，后至某医院剖腹探查，证实为肝癌，已不能切除，只做了动脉插管化疗。1个疗程后出院休养，甲胎蛋白测定已降低，但肝功能仍异常，麝香草酚浊度20U，锌浊度20U，谷丙转氨酶62U。蛋白电泳：白蛋白0.45g，α_1-球蛋白0.055，α_2-球蛋白0.069，β-球蛋白0.097，γ-球蛋白0.321。请中医诊治。

患者一般情况尚可，但感乏力，稍有咳嗽少痰，肝区无明显疼痛，纳可，大小便正常，舌苔薄、质暗红，脉弦。辨证为虚中夹实，治以扶正为主，佐以活血化瘀消癥。

处方：太子参15g，北沙参15g，黄芪30g，黄精15g，三棱10g，莪术10g，人参30g，生薏苡仁30g，桃仁10g，丹参30g，铁树叶30g，石见穿30g，平地木10g，广郁金10g，枳壳10g，并加服葫芦素片。

长期服药至1989年，感觉口干引饮。化验血糖偏高，加生地黄30g，天花粉30g至1989年

12月28日，复查肝功能有所好转，甲胎蛋白测定不高，麝香草酚浊度6U，锌浊度20U，碱性磷酸酶14U/L，谷丙转氨酶40U/L以下。蛋白电泳：白蛋白0.588，α_1-球蛋白0.19，α_2-球蛋白0.24，β-球蛋白0.082，γ-球蛋白0.263。肝脏触诊有肿块扪及，一般情况尚好，继续服上方治疗。

至1991年1月患者诉乏力，一般情况如前。后来患者至他处诊治3个月后出现黄疸、腹水，继而呕血、便血、昏迷，经抢救无效于1991年5月30日死亡。

按语：本案患者肝炎病史已20余年，肝功能一直不正常，经剖腹探查确诊为肝癌晚期，无法手术切除，患者的病程较长，又年过六旬及手术创伤，正气亏虚，然虚中夹实，邪毒内蕴，气滞血瘀是主要病变，而患者已不能耐受攻伐，故叶氏治疗以太子参、北沙参、黄芪、黄精扶助正气为主，以三棱、莪术、桃仁、丹参活血化瘀消癥，以郁金、枳壳疏理肝气，虽未能使肿块缩小，然对延长生存期起了一定的效果。

（五）钱伯文治疗肝癌验案

张某，男，72岁。乏力、纳呆，继则肝区疼痛，B超提示肝内占位病变，经CT证实，肝右叶后段癌8mm×30mm。因年老未行手术，改用中药治疗。症见肝区疼痛，乏力，脘胀，烦热，失眠，苔黄腻、质偏红，脉弦细。肝失疏泄，湿热阻滞，治拟兼顾。

处方：香附12g，郁金12g，八月札12g，绿萼梅6g，枸橘梨12g，田基黄15g，平地木24g，水线草30g，土茯苓30g，猪苓15g，白扁豆15g，杭白芍24g，天花粉24g，石斛12g，合欢皮12g。

上方辨证加减服用1个月后，胁痛缓和，乏力等症减轻，苔腻化，AFP与CEA开始下降。然后更方以益气养阴、疏肝解郁为主，佐以清热利湿之品，连续治疗1年半，病灶稳定。

按语：以手术、放疗、化疗等手段治疗肝癌，按祖国医学的观点属于"攻法"范畴，本案患者年老，体质不能耐受强烈的攻伐，故以中医药治疗。刻诊，患者无明显的虚证，而肝癌的发生多由于肝失条达，气滞血阻，湿热郁遏，故见肝区疼痛，烦热，苔黄腻；木郁土壅，脾失健运，则乏力、脘胀。治疗上，钱伯文以香附、郁金、八月札疏肝理气，活血止痛；以绿萼梅、枸橘梨疏肝和胃，以田基黄清热利湿；土茯苓、猪苓利水使湿从小便去；平地木、水线草解毒；白扁豆顾护脾胃；杭白芍养血柔肝，缓急止痛；天花粉、石斛养阴生津，扶助正气。服药后胁痛缓和，诸症减轻，又以益气养阴、疏肝解郁之品继续稳定病情。

（六）李真喜治疗肝癌验案

某男，48岁，个体户。

患者于1987年6月起因肝区疼痛，食欲减，同年10月在广东省人民医院经CT检查示肝右叶巨块型肝癌，肿物直径13.08cm×8.69cm，同期B超示肝右叶实性光团13.0cm×9.0cm，AFP＞400μg/L。同年10月6日患者坐轮椅来诊。查体：被动体位，呼吸稍促，无黄疸，锁骨上淋巴结未扪及，心肺听诊正常，腹部稍膨隆，右侧肋下可触及5.7cm大小肿物，质地硬，表面欠光滑，脾在肋下仅触及，腹部有移动性浊音。诊断为原发性肝癌。中医症见肝区痛，上腹胀，纳少，乏力，眠差，腹水，大便干结，尿短黄，舌质淡，脉弦细。辨为脾虚肝郁瘀滞。

处方：柴胡20g，莪术15g，白术15g，大黄9g，鳖甲（先煎）30g，鸡内金15g，水蛭6g，半边莲30g，枳实12g，黄芪20g，生晒参9g，干姜6g，黄芩15g，白花蛇舌草50g。

服上药60余剂，腹胀肝痛明显减轻，腹水消退。1988年6月B超复查示肝肿物比前缩小。

右肝实性光团5.5 cm×3.3cm。AFP＜25μg/L。此后宗方略有加减，一直用中药治疗2年，1990年1月B超复查肝内未见占位性病变。随访8年肝肿物无复发，已恢复正常劳动。

按语：此例临床确诊晚期肝癌，中医辨证正确，组方合理，患者能坚持服药，故有奇迹出现。肝癌之成，正气内虚，且因肝之积聚而损肝之用，脾运失常，则腹胀、腹水诸症可见。方中以柴胡、枳实、鳖甲以疏肝除满，以大黄、水蛭、莪术以消癥散结，干姜合黄芩辛开苦降，宣通中焦积滞，有助癥积消散；以黄芪、白术、生晒参、鸡内金益气健脾，"执中央以运四旁"；以白花蛇舌草、半边莲以利水解毒。全方集消癥、扶正、解毒三法于一体，肝内癌灶渐磨溃消而病愈矣。

（七）刘嘉湘治疗肝癌验案

梁某，女，47岁。患慢性肝炎病史11年，肝区隐痛时作，因肝区胀痛逐渐加剧半月，肝脏进行性增大，1972年1月20日经某院检查：肝在肋下5.5cm，剑突下6cm，质硬，有结节感；甲胎蛋白（AFP）阳性，碱性磷酸酶17.3U/L；超声波及核素扫描均提示：肝右叶占位性病变；X线胸片示：右侧横膈有局限性膨隆。诊为原发性肝癌。1972年2月1日来我院就诊。肝区胀痛，腰痛，口干，舌质暗红，脉弦细。证属肝肾阴虚，气血瘀滞。治宜滋阴柔肝为主，佐以理气化瘀，清热解毒。

处方：生地黄、北沙参各30g，麦门冬9g，生鳖甲12g，八月札、川郁金各15g，川楝子12g，莪术15g，赤芍、白芍各12g，延胡索15g，漏芦、半枝莲、白花蛇舌草各30g，夏枯草12g，生牡蛎30g，西洋参9g（煎汤代茶）。每日1剂，水煎汤，分3次服。

服药后肝区胀痛逐渐减轻，口干明显减轻，坚持服药。1973年4月15日检查：肝脏缩小至肋下刚触及，剑突下4.5cm，AFP阴性，核素扫描及超声波检查，均未见明显占位性病变，全身情况良好，药已奏效，原方续服，并已恢复工作。以后多次检查，均未发现肝癌复发和转移征象。1975年进行免疫测定，巨噬细胞吞噬率由28%（吞噬指数0.39）升高至43%（吞噬指数0.84），治疗迄今已存活20多年，获得显著疗效。

按语：本案患者慢性肝炎病史11年，来诊时确诊为原发性肝癌，瘀毒阻于肝胆，耗伤肝阴，或肝郁化火，自伤阴津，故见肝区胀痛，口干；肝喜疏泄条达而恶抑郁，患者病史较长，肝之气机失疏，久郁故出现血瘀征象，刘嘉湘在治疗时，以滋阴柔肝为主，佐以理气化瘀，清热解毒为法。《黄帝内经》云："肝欲酸，急食酸以补之。"故方中以白芍酸以补益肝体，同时配以甘寒生津之品，生地黄、北沙参、麦冬，酸甘合法，两济其阴，从而使肝体得柔，肝急之症得以缓解。八月札、郁金、川楝子、延胡索共奏疏肝理气止痛之功效；莪术、赤芍活血化瘀，理气与活血药合用以复肝之疏畅条达的正常生理之态，诚如《素问·至真要大论篇》所云："疏其气血，令其条达，而致和平。"在补肝体之不足的同时，刘嘉湘还注重泻肝用之有余，方中以漏芦、半枝莲、白花蛇舌草、夏枯草清热利湿解毒，以鳖甲、牡蛎软坚散结。因此，肝癌证治，需明辨标本，分清缓急，主次有序，治疗上泾渭分明，依据肝脏的生理、病理特点，抓住疾病的主要病机变化，施以相应的药物，才能取得良好疗效。

（八）高三民治疗肝癌验案

霍某，女，53岁，1985年8月28日初诊。患者1个月前因劳累生气感胃脘胀痛，呕吐不止，寒战高热不退，右上腹渐进性包块增大，先后在西安市中心医院、省红十字会医院等多方检查。B超提示：肝右叶可见8.5cm×4cm回声减弱异常光团，轮廓不整、光点不均。诊断：肝右叶占位性病变；CT扫描示：肝右叶大片放射缺损，诊断为肝占位病变。劝其回家休养，家人邀余诊之。诊查：精神萎靡，形体消瘦，面色晦暗水肿，痛苦面容，双脚肿胀，右上腹持续性疼痛，呈阵发性加剧，痛彻响背，夜间尤甚，恶心，纳差，小便短赤，时感发热，辗转反侧，舌绛有瘀斑，剥脱苔，脉弦细数。辨证为气滞血瘀，病机为瘀血内结，正气亏虚。治以活血化瘀，软坚散结。

处方：香附12g，陈皮、半夏各8g，枳壳、莪术、土鳖虫、郁金、白术、乌梢蛇各10g，柴胡、猪苓、炙鳖甲各15g，黄芪20g。

服药4剂后，热退痛缓，食欲有所增加，效不更方。再进10剂后，精神好转，剧痛止，可以平卧，舌红有薄白苔，脉弦。此方加减连续用65剂，临床症状缓解，继以自制化积丹，用党参小米粥送服3个月，患者精神好转，饮食正常。B超示：包块较前缩小一半。病人知患癌症停止汤药治疗。用抗瘤煎水丸与化积丹同时服用3个月后生活能够自理。12年后，死于肺源性心脏病。

按语：本案患者确诊为肝癌，属中医"癥瘕积聚"范畴，"内有形之积，不通则痛"，故右上腹持续性疼痛，呈阵发性加剧，痛彻响背；积之久气血运行不畅，表现为面色晦暗、舌绛有瘀斑等气滞血瘀之象；正气大伤，虚衰至极故见精神萎靡，形体消瘦；肝病传脾，脾失健运，则恶心纳差，水湿不运故双脚肿胀。高三民以活血化瘀、软坚散结为法，以现代研究证明有抗癌作用的莪术、土鳖虫、乌梢蛇、炙鳖甲、猪苓、郁金等拟为抗瘤煎；以香附、枳壳、柴胡疏理肝气，引诸药归肝经；以半夏、陈皮和胃；以黄芪扶助正气。诸药合用，标本兼顾。药后患者症状改善，效不更方，继续服药，患者病情稳定，效果满意。

（九）唐辰龙治疗肝癌验案

沈某，女，49岁。1995年3月19日B超发现肝右前叶实质占位病变。4月1日CT示：肝右前叶2.8cm×2.8cm×2.5cm实质占位，伴少量腹水，AFP 680μg/L，诊为原发性肝癌。患者有先天性心脏病病史，1968年曾行房缺修补术。近查彩超示：右房右室增大伴三尖瓣重度反流，中度肺动脉高压，故不能进行手术切除。同年7月13日行剖腹探查术，发现肝右后叶有约2.5cm×2.5cm肿瘤2个，左外叶有约3cm×3cm肿瘤1个，肿瘤穿刺病理证实为肝细胞肝癌。肝固有动脉插管结扎术后行5个疗程小剂量化疗，化疗方案为CD-DP 40mg+5-FU 500mg；CD-DP 20mg+MMC 10mg；MMC 10mg+碘化油10mL；化疗后反应甚剧，严重贫血，胸腔积液，腹水，患者不能耐受继续化疗，乃到唐辰龙处服中药治疗。患者一般状况尚好，面色萎黄，神疲乏力，胃纳差，胸闷，心慌心烦，右上腹胀，下肢水肿，少尿，失眠多梦，盗汗，舌淡暗有瘀斑边有齿痕，苔薄白腻，脉弦细。治以健脾益气，滋阴养血，佐以活血清热。

处方：太子参18g，炒白术、生薏苡仁、熟薏苡仁、白花蛇舌草、生黄芪、煅瓦楞子各30g，当归、佛手、赤芍、白芍各12g，地鳖虫10g，炙鸡内金、鸡血藤、茯苓、炙鳖甲、仙鹤草、菟丝子各15g。

患者坚持服中药治疗，随症加减淫羊藿、补骨脂、土茯苓、酸枣仁、平地木、马鞭草、田基黄、石见穿、泽泻、芡实、厚朴、山茱萸、郁金、焦山楂等。1999年7月5日，B超复查示：肝脏瘀血，少量腹水，35mm×35mm液性暗区。2000年12月B超复查未发现实质性占位病变，腹水（-）。

按语：肝癌的病因病机复杂，多由情志抑郁，气滞血瘀，痰湿凝滞，瘀毒胶结日久而成，治疗不可急功近利，穷攻猛伐。肝为刚脏，"宜补肝，不宜伐肝。"养肝则肝气平而血有所归，伐之则肝虚不能藏血，而致肝血虚、肝血瘀，敢当顺其性而治之。《石室秘录·软治》云："痞有坚劲而不肯轻易散者，当用软治。"唐辰龙将"软治"释为"以柔克刚"，这与"肝体阴而用阳，忌刚喜柔"之性甚符。柔为用药阴柔，唐辰龙以健脾益气，滋阴养血，佐以活血清热为法，方中太子参、白术、薏苡仁、黄芪、鸡内金、茯苓健脾益气，当归、白芍、菟丝子滋阴养血，白花蛇舌草、赤芍、地鳖虫、鸡血藤、仙鹤草活血清热，煅瓦楞子、鳖甲软坚散结。中医治疗肝癌善于扶正祛邪并施，综合调理，通过调节人体阴阳、气血、脏腑等的功能状态，使之达到整体水平的平衡与协调，从而使疾病向愈。患者坚持服药治疗，病情稳定。

（十）林盛毅治疗肝癌验案

姚某，男，61岁。1997年8月27日在本市某医院行肝右叶肝癌根除术，术后病理诊断为肝细胞肝癌，预后良好，未行放化疗进一步治疗。1998年7月8日，腹部CT检查提示肝右叶后段2个低密度灶，约12 cm×12cm×12cm及10cm×10cm×20cm。为肝癌术后复发。遂于1998年8月14日、11月8日先后两次在某医院行介入化疗。期间转移病灶虽曾一度缩小，然不久又见复发，且因患者难以忍受化疗之毒副反应，故当医生第3次要求其行介入化疗时遭患者拒绝，并于1999年2月22日始到本院服中药治疗。为保证检查结果的可靠性、连续性，在治疗期间仍要求患者去某医院行检查以便比较病变客观情况。就诊时，以胁下疼痛胀闷不舒为主，面色萎黄，胸腹胀满，食后更甚，情绪低落，胃纳不佳，时有恶心，大便溏薄，舌暗红、苔薄白腻，脉弦细。1999年2月1日某医院B超见肝右后叶可见18cm×18cm低回声区，边界欠清。考虑为肝右后叶肝癌。根据症舌脉之表现，辨其证为脾胃亏虚，肝气郁结。治拟健脾疏肝，扶正散结。

处方：柴胡、郁金、党参、黄芪、茯苓、白术、白芍、夏枯草、陈皮、八月札、金铃子、山慈姑、莪术、三棱、桃仁、红花等，并随症加减。

经过治疗，临床症状渐趋好转且稳定。查B超：1999年10月11日提示肝硬化，脾大；1999年12月27日提示肝硬化；2000年3月6日提示肝未见占位性病变。CT结论：1999年5月20日提示肝右后叶肝癌术后改变，病灶与前比较大小相仿；2000年3月10日提示对照1999年5月19日片未见明显病灶复发等异常变化。实验室检查：AFP、CA19-9治疗前后均属正常范围，CEA由治疗前1999年3月3日74μg/L（74ng/mL）降至1999年12月27日29μg/L（29ng/mL）。

按语：肝癌因其病情复杂，虚实互见，来势急剧，变化多端而成为难治重症，通常疗效不佳，生存期短，生活质量低。中晚期肝癌多正气亏损，体质衰弱，甚至出现恶病质状态，且得此病者多情绪绝望。前人有"养正则积消"，"结者散之，留者攻之"之论。林盛毅以健脾疏肝、扶正散结之法治疗中晚期肝癌。方中柴胡合郁金疏肝解郁，党参、黄芪益气扶正，茯苓、白术、白芍健脾和胃，陈皮、八月札、金铃子理气散结止痛，夏枯草、山慈姑化痰软坚，莪术、三棱、桃仁、红花活血散瘀。诸药合用取得了较为令人满意的疗效。

（十一）魏琳治疗肝癌验案

刘某，男性，61岁。患者以右胁隐痛反复发作半年，伴右腿痛，于1998年12月7日入我院治疗。当年7月在西安医科大学某附属医院CT扫描示：肝左叶原发性肝癌。肝脏穿刺后病理结果：肝细胞癌。ECT提示：右侧髋关节转移癌。入院后B超提示：肝左叶探及3/3cm×4/3cm等回声包块，胆囊继发改变。血清学检查：AFP 70.56μg/L（70.56ng/mL），AKP 330μg/L。西医诊断：原发性肝癌骨转移。中医辨证为肝郁脾虚，瘀毒内阻证，用健脾益气，祛瘀解毒之剂。

处方：枳朴六君子汤加土鳖虫、水蛭各10g，白头翁、薏苡仁各30g，蜈蚣2条。

口服平消片，每次8片，每日3次；龙慈仙胶囊，每次5粒，每日3次。静脉点滴康莱特注射液，每次100mL，每日1次。

治疗1个月后，临床症状消失，AFP正常，AKP 180μg/L，B超示：肝脏包块无明显变化。此后患者每年住院治疗1~2次，每次住院30~40天，平素口服平消片、龙慈仙胶囊，生存时间已超过3年。

按语：原发性肝癌属于中医学中"肝积"、"鼓胀"、"肥气"、"积聚"等病范畴，近年发病率有所升高，在我国发病率高达10/10万人口。根据中医理论，肝癌的病因病机主要是正气虚损，肝郁脾虚，毒邪内蕴，结而成积。晚期病人脾气虚弱者颇为多见，《医宗必读·积聚》云："积之成也，正气不足而后邪气居之。"《脾胃论》亦云："百病皆由脾胃衰而生也。"《金匮要略》首篇提出"四季脾旺不受邪"的观点。魏琳方中枳朴六君子汤健脾益气，固护后天之本；蜈蚣、水蛭、土鳖虫攻积散结，祛瘀解毒；白头翁清热解毒。内服中成药平消片等，均有不同程度的提高免疫力，抑癌抗瘤之效；中药抗癌注射液为中药精制提取，故效专力宏，吸收快。以上诸药扶正与攻邪共用，同收扶正抗癌之功，从而延长患者的生存期。

（十二）邵金阶治疗肝癌验案

朱某，男，34岁，1996年2月1日初诊。1995年11月底始觉右胁胀痛不适，后症状加重。B超、CT检查示：肝内占位性病变。甲胎蛋白试验阳性。确诊为原发性肝癌，因不能坚持化疗而要求中药治疗。刻诊：形体较瘦，肢软乏力，右胁肋胀痛，胃脘胀满不适，纳呆食少，食后胃胀加重；肝大平脐，质硬，表面凹凸不平；舌淡紫，苔薄黄，脉弦细。证属癥积。

处方：黄芪20g，太子参、赤芍各18g，白花蛇舌草、半枝莲、麦芽、生牡蛎各30g，柴胡、莪术、五灵脂、延胡索、当归各10g。每日1剂，水煎3次，取液800mL，每日2次分服。

患者服药20天后，疼痛减轻，饮食稍增，精神转好。后多次复诊，宗前方加减共进110剂。

1997年11月9日来诊：右胁肿块局限、质硬，痛轻微，饮食恢复正常，精神转佳，体重增加2.5kg，舌质淡紫，少苔，脉弦细。B超探查：肝上界右5肋间，下界平右脐，表面被膜光带不平坦，见驼峰征，切面内光点分布不均，见多个大小不等光团，密布全肝，可见部分不规则小液暗区，以左内侧叶内者为大，约为7.6cm×6.5cm×8cm。提示肝内占位性病变。前方加丹参18g，鳖甲20g（醋制），嘱间断服药，加强调养。后复诊多次，病情稳定。患者带瘤生存5年后死亡。

按语：肝癌属中医"癥积"范畴。《灵枢·百病始生》云："卒然外中于寒，若内伤于忧怒，则气上逆，气上逆则六输不通，湿气不行，凝邪蕴里而不散，津液涩渗，著而不去，而积皆成矣。"肝癌的发病原因多由肝气郁结，湿热毒邪蕴结，致气血瘀滞，损伤正气，久而积聚成结。邵金阶治疗肝癌，以黄芪、太子参扶正固本，提高自身抗癌能力，以麦芽健脾醒胃。《黄帝内经》云："大积大聚，衰其大半而止"，罗天益认为："满实中有积气，大毒之剂，尚不可太过，况虚中有积乎？"肝癌多为虚中夹实证，故攻伐不可太过，邵金阶方中以赤芍、生牡蛎、莪术、五灵脂活血化瘀，消积软坚；以白花蛇舌草、半枝莲解毒抗癌；以柴胡、延胡索疏肝理气。诸药合用，扶正与祛邪兼施，患者坚持服药，使病情稳定。

参考文献

［1］田德禄. 中医内科学［M］. 北京：人民卫生出版社，2002.

［2］南京中医学院校释. 诸病源候论校释［M］. 上册. 北京：北京出版社，1980：576-580.

［3］许叔微. 普济本事方［M］. 上海科学技术出版社，1978：99.

［4］赵佶，等. 圣济总录［M］. 北京：北京出版社，1962：1262.

［5］李东涛，李富玉，李军艳，等. 中医治疗肝癌的历史沿革［J］. 光明中医，2008，23（1）：8-10.

［6］孙秉严，孙丽赢. 孙秉严治癌40例经验集［M］. 北京：华龄出版社，1997.

［7］李永健，方肇勤. 温阳法在肿瘤治疗中的应用与思考［J］. 中医药学报，2001，29（2）：1-3.

［8］方药中，邓铁涛，李克光，等. 实用中医内科学［M］. 上海：上海科学技术出版社，1996：9.

［9］韩文. 论湿邪的隐匿性［J］. 青海医学院学报，1992，13（2）：101.

［10］肖开银. 原发性肝癌流行病学研究进展［J］. 中国普外基础与临床，2000，7（4）：272.

［11］李永健，方肇勤，唐辰龙. 2 060例原发性肝癌中医证候分布规律临床流行病学调查研究［J］. 中国医药学报，2003，18（3）：144.

［12］吕书勤，凌昌全. 浅析肝癌与"湿"［J］. 天津中医药，2004，21（2）：134-136.

［13］张新民，俞顺章，黄乃发. 潜在影响系数在肝癌一级预防措施远期潜在教育评价中的应用［J］. 肿瘤，1994，14（1）：1-4.

［14］王枢群. 医院感染学［M］. 重庆：科学技术文献出版社，1990：470.

［15］李修延. 原发性肝癌的流行病学［J］. 预防医学情报，1989，5（1）：1.

［16］汤钊猷. 原发性肝癌［M］. 上海：上海科学技术出版社，1979，55-82.

［17］王志瑾，周元平，程兵，等. 广东省顺德市原发性肝癌危险因素流行病学研究［J］. 中华流行病学，1996，17（3）：141-144.

［18］陈建国，朱源荣. 肝癌的流行病学与预防战略—高发区的研究及效果初评［J］. 中国肿瘤，1994，3（5）：18-20.

［19］梁酉，罗国银，黄太秀，等. 荤素膳食与癌症的流行病学的调查［J］. 中国肿瘤，1994，3（7）：22-23.

［20］张扬，许朝宗，朱益民. 海岛居民饮食方式与肝癌关系的病例对照研究［J］. 中国公

共卫生，1999，15（5）：404.

[21] 倪红梅，徐燎宇. 中医对原发性肝癌发病机制的认识及治疗[J]. 贵阳中医学院学报，2002，2：50.

[22] 王清云. 肝癌与情志关系[J]. 吉林中医药，2004，24（8）：47.

[23] 刘颖，孔繁淑，关民良，等. 城区营养状况、营养行为与社会经济因素的相关分析[J]. 中国行为医学科学，1994，3（3）：132-133.

[24] 邹长林，陈哲京，金文扬，等. 肝癌发病与社会因素关系的病例对照研究[J]. 中国行为医学科学，2003，12（2）：181-182.

[25] 张宗卫. 社会心理与肿瘤[J]. 中国慢性病预防与控制，1995，3（5）：238.

[26] 倪红梅. 疏肝理气法在原发性肝癌治疗及预防中的应用[J]. 新中医，2003，35（3）：77.

[27] 胡兵，安红梅，沈克平. 肝肾阴虚是原发性肝癌的发病基础[J]. 中国中医药信息，2009，16（2）：93.

[28] 侯风刚，凌昌全，赵钢，等. 原发性肝癌中医基本证候临床分布状况调查分析[J]. 上海中医药，2005，39（2）：22-23.

[29] 方肇勤，李永健，管冬元，等. 原发性肝癌中医辨证标准的建议[J]. 上海中医药，2003，37（5）：11-13.

[30] Zhang M, Chen H, Huang J, et al. Effect of Lycium Barbarum Polysaccha-ride on Human Hepatoma QGY7703 cells: Inhibition of Proliferation and Induction of Apoptosis [J]. Life Sci, 2005, 76 (18): 2115-2124.

[31] 何彦丽，应逸，许艳丽，等. 枸杞多糖对荷瘤小鼠肿瘤微环境T淋巴细胞亚群及树突状细胞的影响[J]. 中西医结合学报，2005，3（5）：374-377.

[32] 林芷英. 原发性肝癌血瘀患者的血瘀流变学及微循环变化[M]. 上海市肿瘤基础理论学术交流会资料汇编（临床专辑），1982.

[33] 陈健民. 癌症患者血液高黏状态与活血化瘀治疗[J]. 中西医结合，1985，5（2）：89.

[34] 杨晓静，展凤霞. 肝癌患者血液流变学指标的研究[J]. 微循环学，2002，12（2）：27-28.

[35] 屠基陶. 血浆纤维蛋白原测定对肝癌诊断价值的探讨[J]. 中华内科，1976，（1）：42.

[36] 林宗广. 以中医辨证为主，结合抗癌针剂穴位注入治疗原发性肝癌的初步研究. 第二次全国中西医结合防治肿瘤研究协作会议资料，1981.

[37] 华海清. 原发性肝癌病机特点探讨[J]. 中国中医基础医学，2004，10（2）：38-29、44.

[38] 纪钧，曹杰. 中医治癌经验精华[M]. 南京：江苏科学技术出版社，1998：7-8.

[39] 王锦鸿. 中医在治疗恶性肿瘤中的地位和作用[J]. 江苏中医，2001，22（11）：1.

[40] 张成铭，徐荷芬. 恶性肿瘤病机初探[J]. 辽宁中医，1988，12：9.

[41] 曾水成，吴小玲. 肝癌的中医诊治再思考[J]. 中医研究，1997，10（6）：5-7.

［42］吴薏婷. 肝癌从虚论治体会［J］. 浙江中医学院学报，2005，29（2）：3-4.

［43］董秀丽，李长华，李炜. 原发性肝癌从脾虚论治探讨［J］. 山东中医，2001，20（8）：459-461.

［44］李永健，方肇勤，邸若虹，等. 2492例肝癌辨证分型临床报道的统计分析［J］. 中国中医基础医学，2001，7（6）：69-71.

［45］侯风刚，凌昌全，赵钢，等. 原发性肝癌中医基本证候临床分布状况调查分析［J］. 上海中医药，2005，39（2）：22-23.

［46］李永健，方肇勤，唐辰龙，等. 154例原发性肝癌临床症状多元Logistic回归分析［J］. 中国中医基础医学，2003，9（8）：59-60、62.

［47］邵梦扬. 肝癌临床辨治体会［J］. 江苏中医药，2008，40（9）：4.

［48］陈台勇. 600例肝癌的中医治疗探讨［J］. 中国中医药，2005，3（6）：761-762.

［49］汤钊猷. 现代肿瘤学［M］. 上海：上海医科大学出版社，1993.

［50］罗荣城，韩焕兴. 肿瘤综合诊疗新进展［M］. 北京：人民军医出版社，2003.

［51］中华医学会. 临床诊疗指南（肿瘤分册）［M］. 北京：人民卫生出版社，2005.

［52］贾英杰. 中西医结合肿瘤学［M］. 武汉：华中科技大学出版社，2009.

［53］李佩文. 中西医临床肿瘤学［M］. 北京：中国中医药出版社，1996.

［54］潘敏求. 中华肿瘤治疗大成［M］. 河北：河北科学技术出版社，1996.

［55］李家庚. 屈松柏. 中医肿瘤防治大全［M］. 北京：科学技术文献出版社，1994.

［56］李济仁. 名老中医肿瘤验案辑按［M］. 上海：上海科学技术出版社，1990.

［57］王发渭. 高辉远临证验案精选［M］. 北京：学苑出版社，1995：107.

［58］赵伯智. 关幼波肝病医案解读［M］. 北京：人民军医出版社，2006：161.

第六章 常见抗病毒中药

第一节 中药抗乙肝病毒研究现状

乙型肝炎病毒（HBV）感染呈世界性流行，不同地区HBV感染的流行强度差异很大。据中国疾病预防控制中心（CDC）2008年数据显示，我国一般人群的HBsAg阳性率为7.18%，当前我国属HBV感染流行区[1]。每年因慢性乙型肝炎（CHB）（或因其继发的肝硬化、肝细胞癌）导致5 000~12 000例患者死亡，是全球第十大主要导致死亡的病因。HBV感染是乙肝发生的根本原因，持续高水平的乙肝病毒复制，是慢性乙肝发展成为肝硬化和肝癌的高危因素，因此持久抑制并最终清除乙型肝炎病毒是慢性乙型肝炎治疗的根本目标。但是，至今尚未发现较为理想的抗乙肝病毒特效药物和特效疗法。目前使用的干扰素和核苷（酸）类似物是国际公认的疗效较好的抗乙肝病毒药物，但因其价格昂贵、停药后可能存在病毒复燃、长期治疗后病毒易产生变异和耐药性以及一些非适应证的原因，使其临床应用受到很大的限制。以植物药为主的传统中药在调节机体免疫方面有着特殊的优势，且副作用相对较小，逐渐受到国内外学者的重视。中药是我国传统医学的宝贵财富，蕴藏着不可估量的医学潜力。中医学虽无病毒之名称，但有关病毒感染性疾病的治疗早有记载，并在数千年的临床应用中积累了丰富的经验。现有的研究已发现了许多具有抗HBV作用的单味中药或复方，如叶下珠、苦参等药已为国际同行所认可，应用于临床也取得了较好的疗效。

近些年来，随着药学研究的不断深入与扩大，证实一些中药具有较强的抗乙肝病毒活性。从传统功效来看，以清热解毒祛湿、活血化瘀、健脾益气药最多，如叶下珠、苦参、黄芩、赤芍、黄芪等。从有效成分分布来看，有生物碱（如黄连、苦参），黄酮（如黄芩），有机酸（如金银花），挥发油（如连翘），多糖类（如猪苓）等，尚有含有蛋白质、酚、醛、氨基酸等有效成分的药物，在临床使用中证实有一定的抗病毒作用。

一、单味中药或中药单体

中药治疗乙肝进行了大量的体外及体内的试验研究，体外用反向被动血凝抑制（RPHI）试验、酶联免疫吸附试验（ELISA）、2.2.15细胞株（人体肝癌细胞株）体外培养法，体内采用灵长类动物乙肝病毒感染法、鸭乙肝病毒试验、小白鼠乙肝病毒及其他动物乙肝病毒体内试验对中药进行筛选，尤其是中草药对乙肝病毒血清标志物，如HBsAg、HBeAg、HBV-DNA转阴作用进行了大量的实验研究和临床实践，筛选出了上百种对乙肝病毒有抑制作用、对肝细胞有保护作用的药物[2]。

早在20世纪80年代，我国就有学者从事抗病毒中草药的筛选研究[3]。通过体外实验发现有抗肝炎病毒作用的药物有：大青叶、板蓝根、虎杖、石榴皮、胡黄连、鱼腥草、胡麻仁、大黄、黄柏、菊苣、木瓜、野菊花、大蓟、仙鹤草、夏枯草、紫参、地榆、贯众、紫草、蚕砂、白矾、蜂房、黄芩、秦皮、白头翁、山豆根、栀子、败酱草、蒲公英、牡丹皮、赤芍、金银花、连翘、金钱草、龙胆草、白花蛇舌草、重楼、苍耳子等。这些药物在实验室试验中对HBV都有一定的抑制作用，可以配伍选用。

郑民实等[4]用反向被动血凝抑制试验和酶联免疫检测了近200种中草药的抗HBsAg活性，其中反向被动血凝抑制试验法检测提示具有8倍抑制的高效药物为草果、知母、紫金牛、绵茵陈、黄芪、喜果树、云实、贯众、柿蒂、连翘、木通、地耳草、旋覆花、昆布、荔枝核、淡竹叶、桑寄生、海金沙、过路黄、巴戟天、赤小豆、虎杖、生地黄、大黄等。高效药物复筛后综合价药效指数，10种最佳药物顺序为：云实（100）、酸浆（94）、地耳草（92）、桑寄生（86）、马尾松（86）、木通（84）、过路黄（76）、知母（72）、柿蒂（72）、连翘（68）。用酶联免疫法检测250种中草药水提物，共筛出有效药物10种，按5种剂量，2种浓度和3种接触时间的P/N比值综合评价有效指数，其排序为山楂叶（1.34）、辣蓼（1.37）、贯众（1.64）、橄榄（2.62）、苎麻根（2.49）、马齿苋（2.50）、苦荞头（2.69）、石吊兰（2.73）、赶山鞭（3.45）和木通（3.51）。

杨鉴英等[5]对常用于治疗肝炎的80种中药，进行了体外抑制HBV-DNA的实验研究，研究结果发现在80种治疗肝炎常用中药中，有66种（占83.8%）的四种不同的浓度，均对HBV-DNA有抑制作用。说明临床应用这类中药取得的疗效，至少一部分与其抑制HBV-DNA复制。上述66种对HBV-DNA有抑制作用的中药中以重楼、北山豆根、虎杖、白英、大黄、丹参、赤芍、何首乌最强。该研究结果表明对HBV-DNA有抑制作用的中药不仅是清热解毒类，而且活血类、补益类药也都有一定作用。重楼、丹参等8种中药多性味苦寒（何首乌微温），而乙型肝炎患者多有湿热蕴结，缠绵不化之征，临床用之也符合"热者寒之"的治疗原则。

1988年印度和美国学者[6]联合报道珍珠草具有抗HBV作用，能使59%HBV携带者HBsAg转阴，引起了国内外的广泛关注，随后各地开展了广泛的实验研究和临床验证，关于珍珠草抗病毒作用的报道越来越多。徐贵丽等[7]采用鸭乙肝模型及体外反相血凝法对珍珠草抗乙肝病毒的作用进行研究，实验结果表明珠子草有抑制鸭乙肝病毒及在体外反相血凝实验中降低乙肝表面抗原4倍血凝单位的作用。程延安等[8]通过珍珠草抗病毒治疗慢性乙型肝炎140例疗效分析显示珍珠草具有抗乙肝病毒的作用，起效慢，初期应答率低，但一旦有效，疗效持久。其中珍珠草治疗有效的患者，HBeAg阳性阴转率、HBV-DNA阴转率高，停药后病毒反弹率、复发率低，远期疗效好。广西医科大学的一项国家科研课题"从中草药中筛选抗乙肝病毒中药"研究结果发现珍珠草具有抗乙肝病毒作用。目前，珍珠草已被认为是抗乙肝病毒最有希望的中药，我国对珍珠草的研究先后被列入"八五"、"九五"中医药科技攻关项目。研究学者已在秦岭地区成功筛选出最有效的珍珠草品种，并通过实验验证其复方制剂治疗乙肝更有效，相关科研成果珍珠草乙肝舒康胶囊已问世并投入临床。

苦参素（氧化苦参碱）系我国学者从中药苦豆子中提取已制成静脉内和肌肉内注射剂及口服制剂，主要成分为苦参碱、氧化苦参碱、槐角碱等。研究发现，苦参能明显诱导脾细胞产生干扰素，并能对抗氢化可的松对干扰素产生抑制，提示苦参可能通过诱干扰素的产生而发挥其抗病毒作用[9]。近年来的许多研究也表明苦参素制剂有较好的抗HBV效果[10]，从而被广泛应用临床。郑卫东等[11]应用苦参素注射液治疗慢性乙型肝炎，对其疗效与中医证型的关系作了初步的探讨，并与采用干扰素治疗作了比较。研究结果发现苦参素注射液有较好的抗HBV疗效；湿热中阻型、肝郁脾虚型慢性乙型肝炎患者适合用苦参素注射液进行抗病毒治疗。临床研究表明，本药具有改善肝脏生化学指标及一定的抗HBV作用，但其抗HBV的确切疗效尚需进一步扩大病例数，进行严格的多中心随机对照临床试验加以验证。

猪苓多糖是从猪苓中提取的多糖物质，可提高细胞免疫功能。高耀华[12]观察了猪苓多糖和抗乙肝免疫核糖核酸对乙肝病毒标志物的影响，结果发现：猪苓多糖组HBeAg和HBV-DNA的阴转率是32.5%，抗乙免疫核糖核酸组是35%，两组没有显著差异，都具有明显的抗乙肝病毒的作用。

二、中药复方

中药复方是在中医辨证论治思想的指导下，依据机体整体功能状态的综合变化，通过运用不同中药的有机配伍，在宏观上从多靶点、多途径抑杀乙肝病毒，同时又能改善机体的免疫机能和调整机体的免疫状态，发挥中医药对机体的整体调控和综合调节作用，从而达到"祛邪"、"扶正"之目的。辨证与辨病相结合的辨证论治贯串于中医治病的全过程以及各个方面，临床使用抗乙肝病毒中药也必须建立在辨证的基础之上，单纯的只靠抗病毒药物的罗列组方是很难奏效的，甚至会伤害到人体正气，反而不利于抗病毒的治疗。只有在辨证施治的基础上结合抗病毒中药的药效特性，适当的酌加几味抗病毒作用明显的药物组方才是临床取效的关键。根据慢性乙肝的临床证型，目前主要的治法有清热解毒、活血化瘀、疏肝理气、健脾祛湿、益气养阴、滋补肝肾等。这些治法的基本原则都是通过扶正祛邪达到清除或抑制乙肝病毒的目的。而其选方或是在辨证论治的基础上使用古方加减，或使用个人经验方治疗，但临床报道各有不同。

李妍等[13]采用在对照组常规治疗方法（甘利欣、草仙乙肝胶囊）的基础上加用抗乙肝病毒汤（蛇舌草、苦参、半枝莲、虎杖、茵陈、栀子、黄芪、白术、党参、女贞子）治疗慢性乙型肝炎120例，结果显示，在临床疗效、肝功能改善及HBV-DNA下降方面，治疗组均明显优于对照组。

金文群等[14]采用健脾养肝、清热利湿解毒法，自拟芪苓柴虎汤（黄芪、茯苓、柴胡、虎杖、山药、女贞子、丹参、茵陈、贯仲、甘草）治疗慢性乙型肝炎，并与干扰素和常规护肝组进行了对比。芪苓柴虎汤组患者HBeAg阴转率是56.5%，HBV-DNA阴转率是33.3%，均显著高于常规护肝组（分别是9.3%和11.1%），而与干扰素疗效基本一致。

吴清和等[15]用血清药理学的方法研究了三黄乙肝胶囊对HBsAg的体外抑制作用。三黄乙肝胶囊由黄芩、柴胡、黄芪、五味子、大黄、甘草等药组成，具有清热疏肝、益气活血功效。通过酶联免疫吸附测定（ELISA）发现含三黄乙肝胶囊的家兔血清对HBsAg具有明显的抑制作用，随血清中药浓度的升高、作用时间的延长而增强，随HBsAg浓度的升高而减弱，三黄乙肝胶囊粗制剂对HBsAg的直接抑制作用更强于含药血清。

上海瑞金医院采用中药八角莲和叶下珠联合治疗慢性乙型肝炎，在改善肝功能、临床症状及抗病毒方面取得了一定的疗效，在此基础上开发了中药复方抗乙肝病毒胶囊[16]。

张建军等[17]联合使用叶下珠合剂（含茵陈、生黄芪、赤芍等）与拉米呋定治疗慢性乙肝患者40例，与单用拉米呋定组30例对比观察。结果表明叶下珠合剂联用拉米呋定能提高疗效，有明显协同作用。

刘建平等[18]采用Cochrane系统评价设计对中草药治疗CHB随机对照试验进行系统评价，评价其疗效和安全性，结果表明：中草药可能对血清HBV标志物清除、转氨酶正常化和改善症状与体征具有一定效果。中医药的抗病毒、保肝、降酶作用得到了学界的认可。从总体来看，抗病毒方剂和中成药的研究，即复方整体抗病毒作用的现代研究，远不如单味药研究广泛，这也与复方的复杂性有关。

目前，中药抗乙肝病毒的作用机制尚未能得到明确的阐释，但从现有的研究资料分析，其抗病毒机制一般认为有如下几点：一是直接杀灭抑制乙肝病毒。二是抑制和阻止乙肝病毒的复制。目前发现的大多数中药其抗病毒作用主要是直接抑制病毒在细胞内的复制、杀伤病毒而实现抗病毒作用。三是保护肝细胞，延缓病毒所引起的细胞病变。四是调节宿主机体免疫功能，加强抵抗病毒能力。五是诱生干扰素和加强干扰素诱导作用。另外因为中药多是复方制剂使用，其化学成分多元化，抗病毒机制也可能是综合作用的结果。

三、问题与展望

综上所述，作为一类抗乙肝病毒的药物，中药具有安全、有效、价廉等特点，在抑制病毒复制和清除病毒方面具有较大优势，因此也受到了国内外学者的普遍关注。但是，目前中药抗乙肝病毒治疗的应用与研究还存在不少尚待解决的问题：一是就大部分药物而言，其抗病毒作用的有效成分尚不十分明确，部分药物有效成分研究又常常与复方配伍作用研究相脱节。二是临床使用证明有抗病毒作用的药物，动物实验效果却并不满意，也有的药物实验研究表明有抗病毒活性而未能在临床实践中进行验证或应用。三是病毒性肝炎引起的一系列免疫反应非常复杂，抗病毒药物进入人体都需要通过免疫系统发挥作用，在体内是否真正有抗病毒作用尚不明确。作用机制明了，将有助于开发出高效的抗HBV中药。目前中药对乙肝病毒抑制作用这方面的研究很多，但研究的重点主要集中在评价和筛选抗病毒中药上，且多采用的是在体外药理作用研究。对于中药抗HBV作用的具体机制研究较少，缺乏药代动力学的研究，即对抗病毒药物在体内的代谢过程、量效关系、构效关系研究不够。四是基于辨证论治基础上的中药复方是临床应用最广泛的形式，但目前对其抗病毒机制尚缺乏深入研究，多停留在临床疗效观察，且缺乏统一的疗效评价标准。如何将现代化研究方法与传统中医理论相结合，对抗乙肝病毒中药的作用机制进行深入探讨，找到中药抗乙肝病毒作用的物质基础，进而研制出有效的中药制剂，也将是一个长期而又艰巨的任务。

第二节 中药抗乙肝病毒治疗的优势

抗病毒治疗贯穿于病毒性肝炎治疗的始终，但由于西药抗病毒治疗如干扰素和核苷（酸）类似物存在价格昂贵、长期治疗后病毒易产生变异和耐药性等因素的影响，使其临床应用受到很大的限制。传统中草药是天然药物，具无污染，低毒副反应、价廉效尤等特点，因此成为抗HBV药物研究的热点。近年来的研究已发现了许多具有抗HBV的单味中药或复方。中药抗病毒治疗不但疗效显著，而且由于其自身的药物特性，表现出在治疗病毒感染性疾病方面不同于西药的一些特点和优势，主要表现为以下几个方面。

一、多靶点、多途径

相比抗病毒西药，中药具有多途径、多靶点治疗的特点。中药是多组分的复合体，一味中药可能会含有多种抗病毒成分，而其化学成分的多样化，对病毒以及病毒引起的病理反应能多途径、多方位起作用。部分具有"祛邪"、"扶正"功效的中药能够抑杀病毒，从而促进肝细胞恢复、保护肝细胞膜和提高人体免疫机能[19]。中药复方具有成分复杂、作用靶点多的特点，抗病毒机制也不尽相同

二、调整机体免疫功能

中药在抗病毒同时，部分药物兼有增强机体免疫功能，阻止病毒进入细胞组织引起病理反应的作用。健康的人体对细菌和病毒都有天然的抵抗力，只有在人体器官出现功能失调的情况下，细菌或病毒才能入侵而导致发病。因此，试图单纯通过用一种生物药或化学药就永久杀灭病原体的想法不现实，只要机体的免疫力仍然低下，就不断有病原体侵袭。中医可以从整体上调节脏腑的功能，扶助人体的"正气"，依靠提高免疫力的方法消灭病毒，在治疗病毒性疾病方面有一定的优势。抗病毒中药可以刺激机体的免疫系统产生白细胞介素、干扰素等细胞因子，降低毒素对机体的损害，通过免疫细胞识别和吞噬病毒而双向调节机体免疫系统，从而达到抑制病毒的作用[20]。特别是中药复方，更具有杀伤病毒、促进机体功能恢复的作用，和西药相比优势更明显。如人参、党参、灵芝等具有免疫促进作用，能增强网状内皮系统和巨噬细胞的吞噬功能，促进淋巴细胞转化，诱导干扰素的生成增加。

三、辨证施治，个体化治疗

中药采取的是个体化的治疗，对病情更具有针对性，更能做到有的放矢。把抗病毒和整体调节有机结合起来，把使用抗病毒药物和使用其他相关药物结合起来。这种着眼于整体观念的治疗方法，既有利于控制病情，也有利于对病毒性疾病的根治；既有利于抗病毒疗效的发挥，也有利于调动机体内在积极因素，从而显著提高疗效。中药方剂可因症、因病的不同而加减，治疗疾病的范围也较广。

四、不易产生耐药性

中药抗病毒治疗的最大特点是不易产生耐药性。由于中药有效成分的多元化，病毒对其也很少产生抗药性。可以通过长期服用中药，渐进性地降低病毒载量，以达到抗病毒的作用。

五、毒副作用小

与西药相比，中药具有毒副作用小的优势，在抗病毒同时，一般很少伤害正常组织细胞。全身用药无明显的组织细胞毒性，无致畸、致突变作用，无免疫抑制、骨髓抑制作用。

中药有效成分的多元化，病毒难以对其产生抗药性，使得中药在抗乙肝病毒方面具有明显的优势，临床使用前景广阔。但需要注意的是，虽然中药具有以上诸多优势，但中药也并非绝对安全，用得不好，同样会带来药源性疾病。临床抗病毒还是要遵循辨证论治的根本原则，在此基础上辨证与辨病相结合，酌加抗乙肝病毒作用明显的中药以提高疗效。

第三节 抗乙肝病毒中药

近年来，国内外学者对有关抗病毒中药的研究日益增多，用现代中药药理研究方法筛选出了一些具有发展前景的单味中药和中药有效成分，现简要介绍如下：

一、珍珠草

（一）化学成分

珍珠草主要含黄酮类、木脂素类、生物碱类、鞣质等多种成分。包括正十八烷、甲氧基糠花酸、丁二酸、胡萝卜苷、山茶素、阿魏酸、木脂素、槲皮素、短叶苏木酸、柯里拉京、黄酮、去氢诃子次酸、糠质、生物碱、芸香苷、糠料云实素、短叶苏木酸乙酯、短叶苏木酸甲脂、老鹳草素、没食子酸、短叶苏木酚酸和去氢诃子次酸三甲脂等新化合物[22]。

（二）药理作用

药理研究表明珍珠草有良好的抗乙肝病毒、免疫调节、抗癌变等作用。

1. 抗乙肝病毒作用 体内外大量的研究结果表明珍珠草有较强的抗乙肝病毒作用[23-24]。苦味叶下珠、叶下珠水或醇提取物体外均能抑制HBV、WHBV、DHBV多聚酶活性，能够抑制DHBsAg、WHBsAg、HBsAg与其相应抗体的结合。LD50为250-350μg/mL时能抑制鸭肝原代培养细胞中DHBV-DNA复制，其抑制活性呈剂量依赖关系。动物体内及临床抗病毒效果目前存在较大争议，总体来看可使部分实验动物血清HBsAg滴度下降或使20%~40%血清DHCV-DNA阴转。贺浪冲等[25]报告了陕西省产的珍珠草对HBV抗原有较强的灭活作用，对HBsAg灭活作用最强。

应用人工感染麻鸭动物模型[26]，进行21种中药抗乙肝病毒筛选，发现用广西珍珠草、苦参治疗2周可使DHBV-DNA滴度下降，而其余大多数体外实验认为抗乙肝病毒作用的中药，动物实验并未证实。

2. 保护肝脏作用 珍珠草对化学性肝损伤和免疫性肝损伤都具有保护作用。动物实验研究显示[27-28]，珍珠草及其复方制剂对四氯化碳引起的小鼠肝损伤具有明显的保护作用，其机制可能与其抗脂质过氧化和膜保护有关。

3. 调节免疫作用 应用珍珠草片对E-花结的形成影响和动物免疫器官胸腺增重影响两

项试验结果表明珍珠草对动物的免疫功能有明显的增强作用,提高了机体抗病毒的能力。徐培平[29]通过研究发现,珍珠草复方对免疫系统具有调节作用,对小鼠体液免疫功能呈抑制作用,能增强小鼠网状内皮系统的吞噬功能。

4. 抗癌变作用　张建军等[30]观察珍珠草对人肝癌细胞Bel-7402诱导分化的影响,发现珍珠草能够诱导人肝癌细胞株向正常方向分化,具有预防原发性肝癌发生的作用。

（三）临床应用

长期以来国内外均有文献报道其治疗乙肝、抗病毒效果明显。

梁秉中等[31]选用由经验方组方研制而成的乙肝解毒胶囊（珍珠草、黄芪、白花蛇舌草、板蓝根、虎杖、柴胡、五味子等）治疗慢性乙型肝炎,结果显示6个月后,治疗组HBeAg、HBV-DNA阴转率及HBeAg/HBeAb转换率比对照组（当飞利肝宁）有明显改善。

程延安等[8]通过珍珠草抗病毒治疗慢性乙型肝炎140例疗效分析显示珍珠草具有抗乙肝病毒的作用,起效慢,初期应答率低,但一旦有效,疗效持久。其中珍珠草治疗有效的患者,HBeAg阳性阴转率、HBV-DNA阴转率高,停药后病毒反弹率、复发率低,远期疗效好。

复方珍珠草片经国内10家大医院临床应用治疗慢性乙型肝炎,HBeAg阴转率达42.85%,HBV-DNA阴转率达46%,明显高于对照组（$P<0.05$）。

研究学者已在秦岭地区成功筛选出最有效的珍珠草品种,并通过实验验证其复方制剂治疗乙肝更有效,相关科研成果珍珠草乙肝舒康胶囊已问世并投入临床。

二、苦参

（一）化学成分

其主要有效成分是生物碱类。根中含生物碱:苦参碱,氧化苦参碱,N-氧化槐根碱、槐定碱,槐花醇,右旋别苦参碱,右旋异苦参碱,左旋槐根碱。根中还含多种黄酮类化合物:苦参新醇A、苦参新醇B、苦参新醇C、苦参新醇D、苦参新醇E、苦参新醇F、苦参新醇G、苦参新醇H、苦参新醇I、苦参新醇J、苦参新醇K、苦参新醇L、苦参新醇M、苦参新醇N、苦参新醇O,苦参查耳酮,苦参查耳酮醇,降苦参酮,苦参醇,新苦参醇,降苦参醇,异苦参酮等。苦参亦含有多种氨基酸、脂肪酸、挥发油等。

（二）药理作用

苦参的有效成分苦参碱可减轻肝细胞的变性、坏死,促进肝细胞的再生和修复,具有明显的保肝作用,能迅速降低谷丙转氨酶,提高血清白蛋白,降低球蛋白,对乙型肝炎病毒的复制有一定的抑制作用。

1. 保肝降脂利胆退黄作用　苦参素有减轻肝脏炎性活动度、抑制肝内胶原合成及抗肝纤维化的作用。苦参明显降低实验性高血脂症大鼠的血清甘油三酯,减轻肝脂肪病变等,对多种实验性肝损伤模型均有修复作用[32]。

2. 抗乙肝病毒作用　体外细胞培养表明[33],氧化苦参碱具有直接抗HBV活性的作用。苦参素能降低乙型肝炎病毒转基因小鼠肝脏内HBsAg和HBcAg的含量,有抗乙型肝炎病毒的作用。苦参可以抑制乙型肝炎病毒的复制,同时还对感染后免疫系统具有双向调节作用,对各种肝损伤有一定的保护作用[34]。

3. 抗肝纤维化作用　研究表明，苦参中提取的苦参碱类成分具有抗肝纤维化功能，而其抗肝纤维化作用的机制是全面且广泛的，主要包括抗炎、抗病毒、保护HC，抑制ECM合成，促进ECM降解，减少ECM沉积，以及综合作用机制等。苦参碱抑制肝组织炎症与肝纤维化的机制，可能与下调血清TNF-α水平与抑制巨噬细胞和肝KC分泌TNF-α、IL-1和IL-6有关。体内外实验表明[35]，苦参素可抑制肝星状细胞增殖和Ⅰ型胶原的合成。苦参碱对大鼠贮脂细胞（HSC）细胞增殖有明显的抑制作用，且作用呈剂量依赖性，并且能够诱导凋亡，可能是其抗肝纤维化机制之一。

（三）临床应用

秦守杰等[36]用苦参素治疗乙肝，并与干扰素对照，结果显示：两组临床症状、体征改善、ACT复常率和HBeAg转阴率等比较均无显著差异，但苦参素治疗有副作用少、安全性好、价格适中等优势。干扰素联合苦参素治疗慢性乙肝比单纯用干扰素疗效好。

焦建中等[37]报告了苦参碱和拉米夫定联合应用治疗活动性肝硬化有明显的临床疗效，是抗肝纤维化、抗病毒的有效药物。

三、猪苓

（一）化学成分

猪苓聚糖、麦角甾醇、α-羟基廿四碳酸、糖类、粗蛋白等。

（二）药理作用

猪苓的有效成分猪苓多糖具有减轻肝损伤，促进肝功恢复，提高机体免疫功能并能抑制HBV的免疫耐受状态，抑制HBV的复制和促进机体对HBV的清除作用[38]。

（三）临床应用

高耀华[12]观察了猪苓多糖和抗乙肝免疫核糖核酸对乙肝病毒标志物的影响。结果发现：猪苓多糖组HBeAg和HBV-DNA的阴转率是32.5%，抗乙免疫核糖核酸组是35%，两组没有显著差异，都具有明显的抗乙肝病毒的作用。

汪友永[39]等用猪苓多糖注射液治疗慢性病毒性肝炎538例（治疗组359例，对照组179例），通过严格的随机双盲配对法验证40对，对改善自觉症状，SGPT恢复正常等验证均有显著性差异，对HBsAg滴度下降及HBeAg抗原转阴率达35.4%~38.6%均优于对照组，具有高度显著性差异。

覃宗坦等[40]采用抗病毒药物无环鸟苷与猪苓多糖联用对慢性HBV感染者进行了抗病毒临床疗效观察。在疗程结束时HBeAg、HBV-DNA阴转例数以及HBeAg和HBV-DNA同时阴转例数均显著优于对照组，说明无环鸟苷与猪苓多糖联用具有较好的抗HBV作用。

任敏等[41]采用猪苓多糖合并大剂量乙肝疫苗治疗128例慢性乙肝患者及HBV携带者，取得了较满意的疗效。

彭远武等[42]通过猪苓多糖联合乙肝疫苗在抗HBV的治疗发现，其对于HBsAg的阴转效果不明显。但对于HBeAg的阴转，无论近远期都是有效的。

四、黄芪

（一）化学成分

膜荚黄芪含香豆素、黄酮类化合物、皂甙、微量叶酸、胆碱、甜菜碱及氨基酸等。蒙古黄芩含槲皮素、异鼠李素、鼠李果素等。从膜荚黄芪和蒙古黄芪中可分得β-谷甾醇、亚油酸、亚麻酸，以及几种结晶成分、21种氨基酸和D-β-天冬素，以及黄芪多糖。

（二）药理作用

1. 抗菌抗病毒作用　药理研究证明[43]，小剂量黄芪具有抗菌抗病毒作用。黄芪所含氨基酸、生物碱和黄酮类具有抗病毒，促进抗体形成，延长细胞体外存活等作用。体外实验证明，黄芪水煎剂口服或静脉滴注对小鼠I型副流感病毒感染有一定保护作用。黄芪能诱发机体产生干扰素，提高细胞对干扰素的敏感性，加强抗病毒能力。黄芪总苷和黄芪多糖在体外有抗HBV和抑制HepG2-2.2.15细胞增殖的作用，且黄芪总苷优于黄芪多糖[44]。

吴晓蔓等[45]通过黄芪抗乙型肝炎病毒的体外实验研究表明，黄芪在体外细胞培养中对HBsAg及HBeAg的分泌有较好的抑制作用。

2. 调节免疫作用　黄芪对免疫系统包括非特异性免疫功能、体液免疫、细胞免疫，以及对自然杀伤细胞都有重要的影响，并且黄芪还有一定的造血功能和抗病毒及抗肿瘤作用。

（三）临床应用

吴晓蔓等[46]观察40例住院或门诊慢性乙型肝炎患者发现黄芪可改善CHB患者Th1/Th2功能失衡状态，使CHB患者Th2优势应答状态部分得到矫正，促进CHB患者T细胞介导的特异性免疫活性，增强免疫功能，有利于病毒的清除和机体的恢复。有研究表明黄芪能降低乙型肝炎表面抗原（HBsAg）的滴度或使之转阴，可用于各类型肝炎病人，尤其适用于细胞免疫功能低下的慢性迁延性肝炎（CPH）和慢性活动性肝炎（CAH）患者[47]。

黄芪口服液对慢性乙型肝炎疗效确切，可改善临床症状，降低血清ALT[48]。

五、白芍

（一）化学成分

含芍药甙、牡丹酚、芍药花甙，尚含苯甲酸、挥发油、脂肪油、树脂、鞣质、糖分、淀粉、黏液质、蛋白质、β-谷甾醇和三萜类等。

（二）药理作用

1. 免疫调节作用　白芍总甙对小鼠免疫功能增高或降低呈反向调节作用[49]。本品5mg/（kg·d）灌胃连续5~8日，对环磷酰胺降低的小鼠迟发型超敏反应有恢复作用。同时，对环磷酰胺增高的小鼠迟发型超敏反应则有抑制作用。说明白芍总甙对免疫反应有双向调节作用。

2. 护肝作用　白芍总甙20mg/（kg·d）灌胃连续7日预防给药可明显对抗D-半乳糖胺或四氯化碳所致小鼠肝损伤后血清谷丙转氨酶升高，血清白蛋白的下降及肝糖原含量降低，并使形态学上的肝细胞变性和坏死得到明显的改善和恢复。同时超微结构上肝细胞内线粒体的肿胀、内浆网的空泡变性、溶酶体脱落也得到明显改善[50]。

（三）临床应用

魏伟等[51]用白芍总苷治疗乙型肝炎55例发现，与对照组相比治疗组有22例药前主诉有食欲减退，治疗后11例食欲增加，占50%，两组同差异有显著性（P<0.05）；治疗组在用药前有24例主诉有乏力，治疗后13例乏力消失或好转，占54.2%，两组间差异有显著性（P<0.01）。

白芍总苷对HBeAg、抗-HBc IgM、HBV-DNAP等乙肝病毒复制标记物均有较好的阴转效果，尤其对HbeAg的阴转疗效较稳定，表明其对HBV复制有一定的抑制作用[52]。50%左右的患者在服药后主诉食欲增加，乏力消失或好转，故白芍总苷治疗病毒性肝炎可能有较好的前景。

六、赤芍

（一）化学成分

含芍药苷，此外还含芍药内酯苷、羟基芍药苷、苯甲酰芍药苷；另含苯甲酸，鞣质。

（二）药理作用

应用云南赤芍抗乙型肝炎病毒的体外实验研究发现：药物直接作用于细胞时，对HBsAg、HBeAg均有不同程度的抑制，TI分别为>24.68、>7.13，表明药物对两抗原具有很好的抑制作用。TI HBsAg较HBeAg大，表现出显著差异，转染细胞株与自然感染HBV的肝癌细胞株不同，前者较易产生HBeAg，后者很少或不产生HBeAg。药物直接体外实验的结果会受多种因素影响。本实验虽初步发现云南赤芍能抑制HBsAg、HBeAg的分泌。

（三）临床应用

陈枝俏等[53]用大剂量赤芍治疗淤胆型肝炎25例结果显示：治疗组总有效率为88.0%，与对照组相比P<0.05，表明大剂量赤芍治疗淤胆型肝炎效果明显。

解从君等[54]将60例胆汁淤积型肝炎住院病人随机分为2组治疗，比较其治疗效果，发现治疗组总有效率高于对照组，表明赤芍退黄汤治疗胆汁淤积型肝炎有确切疗效。

七、垂盆草

（一）化学成分

全草含氰苷类、黄酮类、甾醇类、三萜类、糖类等有效成分。主要为垂盆草苷、含N-甲基异石榴皮碱、二氢-N-甲基异石榴皮碱、景天庚酮糖、氨基酸、甘露醇、葡萄糖、果糖、蔗糖等。

（二）药理作用

1. 保肝降酶作用　垂盆草苷为抗肝炎活性成分，具有降低血清谷丙转氨酶的作用。
2. 抑制肝癌细胞增殖作用　垂盆草生物碱粗提物对肝癌细胞具有抗增殖作用，对肝癌细胞具有抑制作用，可通过抑制其增殖来延长肝癌患者生命。

（三）临床应用

垂盆草作为保肝的中药被用于各种治疗肝炎的制剂中，临床应用表明其能够显著降低患者血清谷丙转氨酶，且无副作用。

吴敦煌等[55]垂盆草冲剂治疗慢性乙肝患者血清谷丙转酶持续不降或反复升高，治疗组有效率达89%，并与对照组有显著性差异（P<0.05）。垂盆草清热利湿，可抑制炎性渗出从而使肝细胞修复，具有降酶保肝作用，在治疗过程中未有明显不良反应，值得在临床推广应用。

用垂盆草10~30克代茶饮，其性甘淡，微酸凉，归肝、胆、小肠经，可清热解毒利湿，用于湿热黄疸，小便不利之证，对转氨酶和血清胆红素升高的患者有良好效果，并可使口苦、胃纳不佳、小便黄赤等湿热之证缓解和消除。

八、薏苡仁

（一）化学成分

种仁含薏苡仁酯，粗蛋白13%~14%，脂类2%~8%。脂类中三酰甘油61%~64%，二酰甘油6%~7%，一酰甘油4%，甾醇酯9%，游离脂肪酸17%~18%。在三酰甘油中亚油酸含量可达25%~28%，在游离脂肪酸中亚油酸含量为27%~28%，游离脂肪酸还有棕榈酸，硬脂酸，顺-8-十八碳烯酸即油酸等。一酰甘油中有具抗肿瘤作用的α-单油酸甘油酯，甾醇酯中有具促排卵作用的顺-、反-阿魏酰豆甾醇和顺、反-阿魏酰菜油甾醇等。种仁还含抗补体作用的葡聚糖和酸性多糖CA-1、CA-2及降血糖作用的薏苡多糖A、薏苡多糖B、薏苡多糖C。种子挥发油含69种成分，其中主要的有已醛，乙酸，2-乙基-3-羟基丁酸已酯，γ-壬内酯，壬酸，辛酸，棕榈酸乙酯，亚油酸甲酯，香草醛及亚油酸乙酯等。

（二）药理作用

1. 镇痛抗炎作用　研究发现薏苡仁具有温和的镇痛抗炎作用，还具有抗动脉血栓形成和抗凝血作用[56]。由于不延长凝血酶原时间和部分凝血活酶时间，推测其抗凝血作用点可能不凝血酶原和部分凝血活酶的激活阶段。

2. 提高免疫功能　苗明三等[57]将应用环磷酰胺复制出的免疫低下小鼠模型分为4组，分别灌服大、小剂量薏苡仁多糖水溶液，香菇多糖片混悬液及同体积蒸馏水，每天给药1次，连续7天。结果发现薏苡仁多糖可显著提高免疫低下小鼠腹腔巨噬细胞的吞噬百分率和吞噬指数，促进溶血素及溶血空斑形成，促进淋巴细胞转化。

（三）临床应用

薏苡仁既是药品又是食疗的佳品。作为常用的中药其用途越来越广泛，特别是近几年薏苡仁被大量地应用于肝炎的治疗中，均取得了较好效果。通过以后对薏苡仁不断深入的研究，其单方和复方制剂在肝炎的治疗方面会发挥更大的作用。

九、重楼

（一）化学成分

主要有效成分为甾体皂苷如重楼皂苷Ⅰ、重楼皂苷Ⅱ、薯蓣皂苷及C-羟基-原薯蓣皂苷等，并含有蜕皮激素、氨基酸、甾酮、黄酮苷等多种物。其中皂苷占总化合物的80%以上。

(二)药理作用

现代药理研究表明,重楼具有抗菌、抗病毒、止血、镇静、镇痛、止咳平喘、抗肿瘤、免疫调节等作用等。

1. 抗乙肝病毒作用　对于其抗病毒作用的研究,国外有资料显示[58],重楼体外有抑制乙型肝炎患者血清中HBsAg的作用,国内有人报道重楼水煎液有抑制血清中HBV-DNA复制作用[59]。另有实验研究表明[60],重楼、何首乌、赤芍组成的复方对HBsAg、HBeAg的表达有明显的抑制作用,并且复方作用优于单味药物的作用,且细胞毒性明显减小。可能的解释原因是复方中各药物存在协同效应,使得药物效果大于单方之和。此外毒性反应减轻可能是各种药物间反应后,使有毒物质结构改变,毒性下降。

2. 免疫调节作用　重楼皂苷Ⅰ~Ⅲ在小鼠成纤维细胞L-929培养基中可引起ConA诱导小鼠淋巴细胞增殖效应,并能促进小鼠粒/巨噬细胞克隆形成细胞(GM-CFC)增殖。重楼皂苷Ⅱ对PHA诱导的人外周全血细胞有促有丝分裂作用,体内试验能增强C3H/He N小鼠的自然杀伤细胞活性,诱导干扰素产生,并可抑制S-抗原诱导的豚鼠自身免疫性眼色素层炎(EAU)的发生和发展。

(三)临床应用

重楼含多种甾体皂苷,主要功能为清热解毒、消肿止痛。因此,运用于乙型病毒性肝炎具有较好的临床疗效。但因其有小毒,用量不宜过大。在辨证论治的基础上与何首乌、赤芍等其他药物配伍疗效更佳。

重楼常被组成方剂用于癌症的治疗。如以重楼为主组成的止痛抗癌丸对癌症晚期有较好的止痛效果。治疗食管癌,以重楼、山豆根、夏枯草等量共研细末,炼蜜为丸。每次服2g,每日服3次,能改善吞咽困难症状,肿痛消失,有效率达50%。

十、郁金

(一)化学成分

含挥发油、酚性成分、有机酸等。挥发油成分中含有姜黄酮、芳姜黄酮、大牻牛儿酮、姜烯、松油烯、芳姜黄烯、姜黄烯、α-蒎烯和β-蒎烯、桉油素、樟脑、莰烯、酸性姜黄素、去甲氧基姜黄素、双去甲氧基姜黄素等。

(二)药理作用

中毒性肝炎小鼠溶血素含量较正常小鼠明显增高,而且PFC也相应增高,说明中毒性肝炎小鼠的体液免疫功能亢进,但非特异性吞噬功能则无明显的改变。当应用郁金挥发油制剂对中毒性肝炎小鼠治疗后,其溶血素含量明显降低,脾细胞PFC也降低,证明郁金挥发油具有抑制抗体生成细胞和抑制特异性抗体产生的作用,可见郁金挥发油具有明显的免疫抑制作用,它对缓解肝内损伤性免疫反应具有重要意义[61]。实验为临床应用该制剂治疗药物性肝炎、慢性活动性肝炎提供了免疫学实验依据。

(三)临床运用

姜宏伟等[62]用郁金治疗90例淤胆型肝炎发现郁金与其他中药均可降低血清总胆红素水

平，大剂量郁金较常规量效果好，大剂量郁金与其他中药合用疗效最好，而且两者有协同作用。

十一、龙胆草

（一）化学成分

根及根茎含有龙胆苦味素类及生物碱类。龙胆苦味素类主要是裂环烯醚萜甙类，如龙胆苦甙、龙胆甙及三花龙胆甙，存在于龙胆及三花龙胆，当药苦甙存在于三花龙胆。甙类从结构来看与黄酮性质相近，主要以甙类形式存在于龙胆属等植物中。生物碱类主要是单萜类生物碱，坚龙胆含龙胆宁碱、龙胆次碱，龙胆含龙胆黄碱等。

（二）药理作用

研究龙胆草水提取物对大鼠急性肝损伤的保护作用发现：龙胆草水提物明显降低D-半乳糖所致急性肝损伤大鼠血清ALT、AST的升高（P<0.05或P<0.01）。龙胆草水提物对D-半乳糖所致大鼠血清ALT、AST的升高有明显降低作用，给药组大鼠血清SOD、GSH-PX较模型组显著升高，而MDA含量显著降低，这说明龙胆草水提物的保肝机制与其对抗自由基脂质过氧化密切相关[63-66]。

（三）临床应用

用龙胆草等治疗190例慢性乙型肝炎患者，46例急性甲型病毒性肝炎均临床治愈，其基本治愈率达100%。乙型慢性病毒性肝炎显效93例，有效24例，无效12例，其总有效率为90.7%。9例肝炎后肝硬化者均无效。其他肝炎（脂肪肝、酒精性肝炎等）6例，显效4例，有效1例，无效1例，有效率为83.30%。从疗效分析看，龙胆草等对急性甲型病毒性肝炎及慢性肝炎湿热偏重的患者疗效明显[67]。

十二、山豆根

（一）化学成分

苦参碱、氧化苦参碱、臭豆碱、和甲基金雀花碱、山豆根水提多糖、山豆根碱提多糖、柔枝槐酮、柔枝槐素、柔枝槐酮色烯、柔枝槐酮色烯查耳酮、紫檀素、染料木素、山槐素、红车轴草根甙、谷甾醇、蛇麻脂醇[68-70]。

（二）药理作用

张昌菊等[71]观察山豆根注射液对正常和免疫学抑小鼠免疫功能的影响发现山豆根治疗慢性活动性肝炎获得明显疗效，可能是山豆根作为一种免疫抑制剂调整机体的免疫功能而发挥作用。

（三）临床应用

戴兆云等[72]用山豆根醋浸液治疗非酒精性脂肪性肝炎20例，提示山豆根醋浸液治疗脂肪性肝炎，在降低ALT、AST及降低TG方面，有一定的初步疗效。

殷骁勇等[73]用山豆根治疗慢性乙型肝炎，研究发现，山豆根是治疗慢性乙型肝炎一个有效的药物。于慢性迁延性肝炎中对照观察结果，山豆根疗效优于常用肝炎药物，于慢性活动性肝炎的疗效在75%以上。应用山豆根治疗的患者多数植物血凝素皮试反应增强，说明可提高细胞免疫功能，从而有利于肝炎的恢复。另外，血清C及多种免疫球蛋白都无变化，提示对患者的体液免疫似无明显影响。山豆根由于口服给药方便、疗效较好，且无副作用，故值得临床上推广应用。

十三、栀子

（一）化学成分

含多种环烯醚萜甙类，有栀子甙（京尼平甙）、京尼平-I-β-D-龙胆双糖甙、栀子甙和栀子新甙等，另含少量藏红花素及两种色素成分，果皮中含有熊果酸。

（二）药理作用

陈明等[74]观察栀子提取物对小鼠保肝利胆作用的实验研究发现栀子提取物可能通过促进动物体内磷酸尿苷的生物合成，或者抑制D-GlaN与尿苷的结合，同时通过促进胆汁的排泄而对肝组织起保护作用。

贾俊清等[75]观察茵栀黄注射液对小鼠急性肝损伤保护作用研究发现，茵栀黄注射液对四氯化碳诱导肝损伤的保护作用可能是通过抗四氯化碳的毒性，减轻肝细胞的损伤、坏死，而保护肝细胞的作用。

那莎等[76]观察栀子总皂苷对肝郁脾虚型慢性肝炎大鼠血液流变学的影响发现，栀子具有降低肝郁脾虚型慢性肝炎大鼠血液高黏、高凝、高聚的状态及减轻肝损伤的作用，能够改善微循环而防止瘀血的形成，保护肝组织，这对临床上防治肝郁脾虚型慢性肝炎具有十分积极的意义。

（三）临床应用

徐倩等[77]用栀子等中西医结合治疗重症肝炎32例，观察发现：两组分别显效（症状、体征）明显改善；肝功能复常）19例、14例，有效10例、9例，无效3例、9例，总有效率91.67%、71.87%（$P<0.05$）。

易超文等[78]用茵陈蒿汤重用栀子，大黄治疗急性病毒性肝炎高胆红素血症，研究表明重用栀子、大黄，以茵陈蒿汤为主治疗急性病毒性肝炎高胆红素血症，对黄疸有明显效果，该疗法对缩短病程，提高临床治愈率，减少慢性肝炎及重症肝炎的发生有一定价值。

十四、鱼腥草

（一）化学成分

鱼腥草地上部分含挥发油、内含抗菌有效成分癸酰乙醛，月桂醛，α-蒎烯和芳樟醇，前两者并有特异臭气。还含甲基正壬基甲酮，樟烯，月桂烯，柠檬烯，醋酸龙脑酯，丁香烯。通常所说的鱼腥草素指的是癸酸乙醛的亚硫酸氢钠的加成物。另含阿福甙，金丝桃甙，芸香甙，绿原酸以及β-谷甾醇，硬脂酸，油酸，亚油酸。叶含槲皮甙，花和果穗含异槲皮甙。

（二）药理作用

1. 免疫增强作用 鱼腥草素能明显提高小鼠腹腔巨噬细胞的吞噬功能，增强超敏反应强度,提高外周血淋巴细胞ANAE阳性百分率,提高血清溶血系水平及增加小鼠淋巴结中淋巴细胞数目[79]。

2. 抗炎抗病毒作用　应用高浓度鱼腥草药液,其有效成分直接而持久地作用于病变组织。对进入人体内的病毒有较强烈的杀灭作用。据现代药理研究,其具有抗炎抗病毒作用。鱼腥草制剂对亚洲甲型病毒68-1、孤儿病(ECHO11)、流感病毒、出血热病毒(EHFV)感染有明显预防作用。鱼腥草在细胞水平有显著的抗鼠肝炎病毒3型(MHV-3)的作用,并且鱼腥草的有效成分对MHV-3病毒的抑制作用存在明显的量效反应关系[80]。

3. 抗肝炎作用

(三)临床应用

应用高浓度鱼腥草药液,其有效成分直接而持久地作用于病变组织。对进入人体内的病毒有较强烈的杀灭作用。

十五、茵陈

(一)化学成分

百里酚、p-红没药烯、2-异丙基-4-甲基-1-甲氧基苯、异百里酚、2-特丁基-4(2,4,4-三甲基戊基)苯酚、B-杜松烯、蒿属香豆素、色原酮类、黄酮类、绿原酸等[81]。

(二)药理作用

茵陈是中医治疗黄疸的有效药物。茵陈蒿的利胆成分经分离和鉴定的有10多种,报道较多的为6,7-二甲氧基香豆素、对羟基苯乙酮和氯原酸、8-蒎烯、茵陈酮、叶酸等也有明显的利胆作用。药理研究表明,茵陈能加速胆汁排泄,改善胆汁郁结,在增加胆汁分泌的同时,也能增加胆汁中的固体物、胆酸和胆红素的排出量。茵陈煎剂、热水提取物、水浸剂、去挥发油水浸剂、挥发油、挥发油中的茵陈二炔、茵陈二炔酮和茵陈炔内酯、醇提取物等也有促进胆汁分泌和排泄的作用。实验研究亦证实其挥发油能增加大鼠的胆汁分泌。茵陈中的茵陈色原酮是强利胆成分,其能抑制B-BD活性,从而使葡萄糖醛酸不被分解,加强肝脏解毒作用[82-83]。

(三)临床应用

茵陈具有清湿热、退黄疸的功效。茵陈蒿在新的药理研究下,除了用于防治肝炎及肝损伤外,还用来降血脂,抗动脉粥样硬化,防治高脂蛋白血症等。茵陈为常用中药,价格低廉,中医应用茵陈蒿泡水代茶饮预防和治疗肝胆疾病有显效,长期服用无毒副作用[84-85]。

十六、五味子

(一)化学成分

木脂素是五味子的主要有效成分[86],其总含量为2%～8%,按其结构类型进行分类,共分为联苯环辛二烯类(104个)、螺苯骈呋喃联苯环辛二烯类(25个)、4-芳基四氢萘类(9个)、2,3-二甲基-1,4-二芳基丁烷类(7个)、四氢呋喃类(5个)四大类150个成分,而常用作检测的成分是五味子甲素、五味子乙素、五味子醇甲、五味子醇乙、五味子酯甲、五味子酯乙等。还含有挥发油，主要成分为β-月桂烯、γ-杜松烯、δ-杜松烯、橙花叔醇、δ-杜松醇等。此外，还含有少量的多糖，脂肪油、氨基酸、色素、鞣质，柠檬酸、苹果酸、酒石酸等多种有机酸。

（二）药理作用

药理研究发现，五味子能增强抗体对非特异性刺激的防御能力，能增强细胞的免疫功能，使肝、脾脏在SOD活性明显增强，具有保护肝脏、调节免疫、抗疲劳、抗氧化及抗衰老等多方面作用。其中，五味子粗多糖保肝利胆，对四氯化碳中毒小鼠肝中丙二醛含量具有明显降低作用，也能抑制小鼠肝匀浆脂质过氧化反应，能促进正常小鼠的胆汁分泌和部分肝切除后的肝再生。五味子醇提物和从五味子中分离出的五味子甲素、乙素、丙素、醇甲、醇乙、酯甲和酯乙对化学毒物引起动物肝细胞损伤有明显的保护作用，可抑制转氨酶的释放，使ALT活性降低，能明显诱导小鼠和大鼠肝微粒体细胞色素P-450活性，增加肝脏解毒能力[87-88]。

（三）临床应用

五味子能降低转氨酶，临床上用五味子制剂治疗急性、迁延性或慢性肝炎，取得满意的疗效。

五酯胶囊（由五味子中提取的木酯素衍生物精致而成，含有五味子甲素、乙素）治疗慢性乙型肝炎，轻度、中度患者能够改善症状，部分患者肿大的肝脏、脾脏有不同程度的回缩。肝功能明显改善，ALT和TBIL复常率达88.23%和94.1%，HbeAg和HBV-DNA转阴率为20.4%。同时，五酯胶囊能增强搞病毒作用和机体免疫力，抑制肝脏炎症介质产生[89]。

内服治疗急慢性肝炎引起的GPT升高确有疗效，但注意停药后易形成反跳现象，续服仍然有效，故在GPT值恢复正常后仍需用药1~2周，用量递减[90]。

十七、黄柏

（一）化学成分

黄檗树皮含有生物碱类：小檗碱，并含有少量黄柏碱，木兰花碱，药根碱，掌叶防己碱等；此外，尚含有柠檬苦素即黄柏内酯，黄柏酮酸，白鲜交脂等。而黄柏树的树皮含有生物碱类：小檗碱，木兰花碱，黄柏碱，内酯，甾醇等[91-93]。

（二）药理作用

1. **免疫抑制作用** 有文献报导[94]黄柏水煎液显著抑制二硝基氟苯（DNFD）诱导的小鼠DTH，其可能机制为降低血清α-干扰素（IFN-α）、白介素-1（IL-1）、肿瘤坏死因子-α（TNF-α）和白介素-2（IL-2）等细胞因子的产生和分秘，从而抑制免疫反应，减轻炎症损伤。

2. **解热和抗炎症作用** 黄柏具有一定的退热作用。对微生物感染引起的发热，除具有抗菌作用消除病因而退热外，也与其本身具有的解热作用有关。黄柏所含的小檗碱有明显的抗腹泻和抗炎作用。研究发现，防己黄柏凝胶（主要成分防己、黄柏、冰片）有明显的镇痛和抗炎作用[95]。

3. **抗肝炎作用** 黄柏煎剂6.25-100%体外试验，对乙型肝炎抗原有抑制作用。黄柏碱对慢性肝炎有一定作用。

4. 对免疫功能的影响　黄柏煎剂，100%浓度，0.3mL/只灌胃，连续7天，能增加小鼠脾空斑形成细胞数。黄柏能增强单核巨噬细胞的吞噬功能，提高机体的非特异性免疫力。

（三）临床应用

黄柏具有清肝胆湿热之功效，因此运用于传染性黄疸型肝炎的防治有一定的疗效[96]。取黄柏60g、栀子30g、生甘草15g，共研成细末。每次3～6g，以米汤调服，每日3次。

十八、乌梅

（一）化学成分

丁二酸，琥珀酸，十六（碳）酸，延胡索酸，苄醇，苯甲醇，苯甲醛等。

（二）药理作用

乌梅提取物体外具有抑凝血抗纤溶活性、抗衰老和保肝等作用。体外抗炎实验证实，乌梅所含有机酸的抑制作用确实强于有机酸盐，但从乌梅水溶液总的作用来看，乌梅的总酸度只是影响抗炎作用的一个方面，可能还有别的化学成分相协同，如5-羟基-2-呋喃醛、苦味酸等[97-98]。

（三）临床应用

张保伟等[99]研究乌梅对大鼠肝脏的作用。实验结果显示乌梅能够抑制TGF-β mRNA转录，减少细胞因子TGF-β的形成，促进ECM的降解，从而实现对肝脏的保护，对肝纤维化的治疗作用优于秋水仙碱和小柴胡汤。故乌梅对肝保护、减轻炎症反应，抗肝纤维化。主治肝硬化形成的机制，以恢复肝脏功能，消除肝纤维化、肝硬化诱发因素，从而抑制胶原纤维增生和促进胶原纤维降解密切相关。乌梅丸为临床治疗肝炎肝硬化开辟了新的思路[100]。

十九、田基黄

（一）化学成分

小叶枇杷素-1，紫花杜鹃素丙，槲皮甙，田基黄灵素，田基黄绵马素A，田基黄棱素A等[101]。

（二）药理作用

林久茂等[102]观察田基黄对小鼠急性肝损伤的防治作用发现，田基黄能明显抑制四氯化碳引起的小鼠血清ALT，AST活性的升高，增强机体抗氧化能力，加速自由基的清除，抑制NO，TNF和IL-6的过量分泌，抑制NO的细胞毒作用，并对细胞因子介导的免疫性炎症反应性损伤具有保护作用，可保护和修复肝细胞病理学损伤，从而保护肝脏的结构和功能。

李沛波等[103]观察田基黄对大鼠急性肝损伤的保护作用发现：田基黄提取液对四氯化碳及D-Gal所致大鼠急性肝损伤具有明显的保护作用，效果优于阳性药田基黄注射液[104]。

（三）临床应用

吴士康等[105]自拟田基黄鳖甲汤治疗肝硬化32例疗效观察发现显效9例，占28.2%，有效

17例，占53.1%，无效6例，占18.7%，总有效率为81.3%。田基黄治疗肝炎、肝硬化有广泛的前景和推广应用价值。

二十、白花蛇舌草

（一）化学成分

主要含有蒽醌类、萜类、黄酮类、甾醇类、烷烃类、有机酸类、多糖类等成分；蒽醌类：2-甲基-3-羟基蒽醌、2-甲基-3-甲氧基蒽醌、2-甲基-3-羟基-4-甲氧基蒽；萜类：车叶草苷、车叶草苷酸、去乙酰基车叶草苷酸；黄酮和黄酮醇苷类：槲皮素、槲皮素-3-O-吡喃葡萄糖苷；甾醇类：β-谷甾醇、β-谷甾醇-β-D-葡萄糖苷、豆甾醇等；尚含有三十一烷、对香豆酸、多糖等。

（二）药理作用

1. 免疫调节及抗病毒作用　动物实验证明[106]，白花蛇舌草含有黄酮等多种化学成分，具有增强机体特异性免疫功能和非特异性免疫功能的作用。它能增强吞噬细胞活力，可有效地清除被乙肝病毒侵害了的肝细胞，并使机体其他部位的网状内皮系统活力被激活，使侵害到其他部位的乙肝病毒也被吞噬细胞所包埋。

2. 抗化学诱变作用　染色体突变试验显示，白花蛇舌草具有明显诱变活性，对黄曲霉素B1（AFB1）及苯并芘引起的沙门菌属TA100的染色体突变的回复有明显抑制作用，并能抑制AFB1与DNA结合，抑制AFB1及BaP的生物转化，并且其抗诱变作用有一定量效关系[107]。

（三）临床应用

（1）徐利民[108]以白花蛇舌草为主，配合丹参、黄芪代茶饮治疗慢性乙型肝炎取得较为满意的疗效。曾治12例，均为HBsAg（+），抗-HBc（+），肝功能无明显异常。其中8例HBsAg和抗-HBc均转阴，2例抗-HBc转阴，2例除自觉症状减轻外化验结果无变化。

（2）临床及药理研究证明[109]，具有清热解毒、健脾利湿功效的草仙乙肝胶囊（由虎杖、川楝子、山豆根、白花蛇舌草、猪苓、当归等21味中药组成）具有明显的抗炎保肝和一定的抗HBV作用。虽然草仙乙肝胶囊在抑制HBV-DNA复制方面疗效逊于拉米呋定，但HBeAg和/或HBeAg阴转率和ALT复常率等方面高于拉米呋定[110]。

（3）白花蛇舌草具有较强的抗乙肝病毒作用，并且用大剂量（30g）优于用小剂量（15g）[111]。

二十一、半枝莲

（一）化学成分

含生物碱、黄酮甙、酚类、甾类等。半枝莲含有多种化学成分，主要成分为黄酮类化合物和二萜类化合物，还含有生物碱、甾体、多糖等成分。黄酮类化合物是半枝莲主要成分之一。从半枝莲中亦可分离出茚黄芩素、野黄芩苷、红花素、异红花素、汉黄芩素、柚皮素、芹菜素、半枝莲素、5,7-二羟基-8-甲氧基黄酮等成分。

(二)药理作用

1. 抗病毒作用 体外实验表明[112],半枝莲水提取物对乙型肝炎病毒有中度抑制作用。

2. 护肝作用 半枝莲具有保肝降酶作用,其醚提取物能够明显降低四氯化碳引起的小鼠急性肝损伤所致ALT升高。复方半枝莲注射液能有效降低小鼠血液中Bsp的潴留量,对四氯化碳所致肝损伤的大鼠的血清谷丙转氨酶有抑制其升高的作用[113]。

3. 免疫调节作用 半枝莲多糖可促进刀豆素A(ConA)诱导的小鼠淋巴细胞增殖。半枝莲多糖在体外可促进刀豆素ConA诱导的小鼠脾淋巴细胞转化,皮下注射给药中小剂量半枝莲多糖一周可明显提高小鼠外周血淋巴细胞酯酶的染色阳性率,也可促进二硝基苯(DNSB)诱导的迟发型变态反应,但大剂量注射半枝莲多糖可抑制小鼠胸腺指数,而对脾指数无影响[114]。

4. 抗癌作用 体外抑制癌细胞生长实验证明,半枝莲多糖对S-180肉瘤及腹水肝癌细胞表现出一定的抑制作用。半枝莲醇提物对移植性肿瘤(肉瘤S_{180}和肝癌H_{22})具有显著的抑制作用,而对小鼠脾细胞的增殖具有促进作用,并有较好的剂量依赖关系。

5. 抗氧化作用 半枝莲水提物在体外对H_2O_2有一定的清除作用,并呈量效关系,表明半枝莲具有一定的抗氧化能力[115]。半枝莲多糖不仅可清除负氧自由基,还具有抗脂质过氧化功能,在抗衰老方面有着潜在的应用价值。

(三)临床应用

复方半枝莲胶囊具有明显的抗肿瘤作用[116]。复方半枝莲胶囊在体外实验对人肝癌细胞、人胃癌细胞均有明显的抑瘤作用。而在体内其对S_{180}及HEPS实体瘤亦有明显的抑制作用。

复方半枝莲合剂(由半枝莲、半边莲、蛇舌草、石上柏、丹参、红花、桃仁、内金、黄芪等多味中药煎制而成)治疗30例慢性乙型肝炎患者,结果表明,观察组患者治疗3个月后,肝功能及肝纤维化指标与对照组相比差异均有显著性意义($P<0.01\sim0.05$),说明复方半枝莲合剂对肝炎肝纤维化有较好的疗效。既能保护肝细胞,减少其坏死,减少纤维形成,又能促进已形成的肝纤维降解,从而起到减轻肝脏炎症及抗肝纤维化作用[117]。

半枝莲常与白花蛇舌草、半边莲配伍治疗癌症与肝炎等疾病,取得较好的疗效。

二十二、荔枝核

(一)化学成分

种子含皂甙(1.12%),鞣质(3.43%)和α-亚甲基环丙基甘氨酸。并分离出微量的挥发油,其中含3-羟基丁酮,2,3-丁二醇,咕烯,顺-丁香烯,别香橙烯,葎草烯,δ-荜澄茄烯,菖蒲烯,喇叭茶醇,黄根醇和棕榈酸等[118]。

(二)药理作用

1. 荔枝核具有降血糖、调血脂、抗氧化、保肝和抗肿瘤等作用[119-120]。

2. 抗乙肝病毒作用 研究显示,荔枝核总黄酮(TFL)在体外实验对HBsAg、HBeAg、HBV-DNA均有明显的抑制作用。对小鼠免疫性肝炎亦有明显的抗炎、保肝作用。在体外,荔枝核总皂苷具有和拉米呋定相似的抑制HBV的作用[121-123]。

(三) 临床应用

(1) 将新鲜的荔枝核洗干净、晒干，捣碎，配红糖煎成汤，代茶饮，早晚各一次。具有理气止痛，驱寒散滞的功效。适用于慢性乙型病毒性肝炎患者。

(2) 慢性乙型肝炎患者用肝泰乐、肌苷、维生素等护肝治疗的基础上加用荔枝核治疗6个月，观察其对肝功能、肝纤维化、肝脾B超等影响。结果显示荔枝核治疗慢性乙型肝炎有较好疗效，有降酶、退黄、改善肝蛋白的代谢和抗肝纤维化作用[124]。

二十三、山楂

(一) 化学成分

含左旋表儿茶素，绿原酸，枸橼酸，枸橼酸单甲酯，枸橼酸二甲酯，咖啡酸、山楂酸、槲皮素、熊果酸、白桦脂醇、齐墩果酸、金丝桃苷、牡荆素、Vc、VB2、胡萝卜素、十六烷酸二十八烷醇酯、正三十一烷、二十九烷醇-10等。

(二) 药理作用

1. **助消化作用**　山楂能增加胃消化酶的分泌，促进胃肠消化功能。其对胃肠功能具有一定的双向调节作用，对活动亢进的兔十二指肠平滑肌呈抑制作用，而对松弛的大鼠胃平滑肌有轻度增强收缩的作用。山楂醇提液对受刺激兔、鼠离体胃肠平滑肌收缩具有明显的抑制作用[125]。

2. **降脂作用**　山楂及山楂黄酮可通过调节大鼠肝脏LDLR转录水平和提高抗氧化能力，从而抑制脂质过氧化物，预防脂质代谢紊乱。山楂不同提取部分对不同动物造成的各种高脂模型均有较肯定的降脂作用。山楂及山楂黄酮提取物能明显的降低实验性高脂血症的家兔和孔幼大鼠的血脂，并对实验性动脉粥样硬化有治疗作用[126]。

3. **护肝作用**　大果山楂黄酮提取物预防给药能降低CCl_4所致大鼠血清中异常增高的ALT、AST；升高CCl_4所致大鼠血清中异常降低的A/G比值，其对大鼠实验性肝损伤具有一定程度的预防作用和抗肝纤维化作用。山楂叶总黄酮能调节脂质代谢紊乱，对高脂饮食诱导的大鼠非酒精性脂肪性肝炎有较好的防治作用[127]。

4. **防癌作用**　山楂的丙酮提取液经对致癌剂黄曲霉素B1诱导的TA98移码型、TA100碱基置换突变株回复突变抑制作用试验表明：山楂对黄曲霉素B1的致突变作用有显著抑制作用，说明山楂可能对预防肝癌有意义。

(三) 临床应用

万锦梅[128]用菊花、双花、山楂5：5：4配方代茶饮治疗血流变学异常的高脂性高血压病人、动脉硬化症患者，总有效率达95%。

张淑娥[129]应用降脂冲剂（草决明、生山楂、郁金等药物，服用2个月）治疗原发性高脂血症患者50例，结果用药前后血清总胆固醇（CHO）、甘油三酯（TG）、低密度脂蛋白（LDL-C）、极低密度脂蛋白（VLDL-C）水平变化有显著性差异，说明其有较好的降脂作用。

丁喜贵[130]用自拟黄精山楂茵陈汤（黄精、山楂、茵陈、猪苓、茯苓、当归、白芍、柴胡、板蓝根、甘草等）治疗各类型肝炎的过程中和一些理化因素对肝脏损害而致使ALT

（GPT）和TTT异常者52例，总有效率为96.15%。

陶小萍等[131]用山楂茶叶汤（生山楂、茶叶各15g，荷叶、白术各10g，大黄10g，丹参15g，当归尾、香附、郁金各10g，决明子15g等）治疗酒精肝病108例，总有效率为93.5%，表明该方有较好的消除症状体征、退黄、降酶、改善蛋白代谢等作用。

二十四、桑寄生

（一）化学成分

槲皮甙、槲皮素、萹蓄甙、槲皮素-3-α-L-阿拉伯糖甙、3,5,7,3',4'-五羟基黄酮等。

（二）药理作用

桑寄生提取物0.15～2.5mg（生药）/50μL与乙型肝炎病毒表面抗原（HBsAg）（8个血凝单位）接触4小时后，显示8倍抑制活性。

现代药理研究表明，桑寄生煎剂在体外（猴肾单层上皮细胞组织培养）对脊髓灰质炎病毒和其他肠道病毒（E-CHD6.9，Coxsackie、B4、B5型病毒）有显著的抑制作用。

（三）临床应用

陈智铭等[133]用中药桑寄生对乙型肝炎病毒感染者进行转阴治疗研究中，发现桑寄生能影响感染者的免疫功能。

二十五、昆布

（一）化学成分

海带富含多糖类成分藻胶酸和昆布素、甘露醇、无机盐。干品中20%～35%是无机物，水溶性盐中含氧化钾可到40%、碘0.27%～0.72%、钙约1.06%、钴约22μg%、氟$1.89×10^{-6}$，又含胡萝卜素0.042%～0.77%（干品）、1.229%～1.710%（鲜品）、核黄素810μg%、940μg%（二份干品），尚含维生素C、蛋白质、脯氨酸等氨基酸。昆布含藻胶酸25.6%、粗蛋白9.97%、甘露醇7.21%、灰分26.03%、钾4.92%、碘0.28%。

（二）药理作用

海带多糖具有抗HIV的作用。从海带中水提得到的多糖以作用于HIV，并与淋巴细胞温育3日，则不存在抗原阳性的细胞，病毒的逆转录酶活性被多糖强烈抑制。而褐藻糖胶则具有抗RNA和DNA病毒的作用，实验表明，它对脊髓灰质炎病毒Ⅲ型，柯萨奇B3和A16型病毒，腺病毒Ⅲ型，埃可Ⅳ型病毒有明显的抑制作用[134-135]。

李凡等[136]观察了由海带中提取得褐藻糖胶体外抗病毒作用，结果表明FCD对脊髓灰喷炎病毒Ⅲ型、柯萨奇B3和A16型病毒、腺病毒Ⅲ型、埃可Ⅵ型病毒有明显的抑制作用，表现为显著抑制细胞病变（CPE）的发生，使组织培养细胞得到保护。

（三）临床应用

昆布作为一种药食兼用的植物，有广泛的药理活性。随着科学研究的深入，人们发现，经常食用昆布对困扰现代人的肝炎病有良好的防治作用。

二十六、金银花

(一)化学成分

含绿原酸、异绿原酸、木樨草黄素、肌醇、挥发油等。

(二)药理作用

胡成穆等[137-138]研究金银花总黄酮对免疫性肝损伤小鼠的影响发现金银花总黄酮能提高免疫性肝损伤小鼠肝、脾脏器指数,改善免疫性肝损伤小鼠肝脏组织学改变,降低肝匀浆中NO、iNOS的水平,UTF也能降低免疫性肝损伤小鼠TNF-α在肝脏中的强烈表达。表明金银花总黄酮可以减少炎症介质的释放,对免疫性肝损伤小鼠有保护作用。银花总黄酮能降低免疫性肝损伤小鼠血清中升高的ALT、AST含量,降低肝匀浆中MDA水平,同时升高其低下的SOD水平,UTF也能降低免疫性肝损伤小鼠TNF和NF-κB p65在肝脏中的强烈表达。结论:UTF对免疫性肝损伤小鼠有保护作用,机制与减少自由基的产生、抑制细胞膜脂质过氧化、减少炎症介质的释放有关。

(三)临床应用

金银花具有清热解毒、凉风散热、抗病毒、保肝利胆的功能,应用于临床已有千年历史。何国兴用金银花治疗肝炎、慢性骨髓炎、急性泌尿道感染等效果显著[139]。

二十七、黄药子

(一)化学成分

二氢薯蓣碱、4,6-二羟基-2-O-(4'-羟丁基)苯乙酮、D-山梨糖醇、2,4,6,7-四羟基-9,10-二氢菲。

(二)药理作用

徐以珍等[140]人进行了黄独乙醇浸膏管内抑制灭活病毒的研究,发现黄独乙醇浸膏在低浓度(0.017mg/mL)时仅能抑制DNA及RNA病毒,而在高浓度(0.034mg/mL)时可以灭活病毒。并且灭活病毒后的细胞或药物对照细胞仍能继续分裂传代,说明此药无毒而有效。

(三)临床应用

黄药子的药理作用十分广泛,临床应用前景广阔,尤其是目前许多抗生素均出现了程度不同的耐药性,病毒性疾病发病率和死亡率上升,而黄药子抑菌、抗病毒效果十分明显[141]。黄药子在我国的资源非常丰富,因此有可能成为一种新型抗菌药物,如加强其化学成分研究,明确其构效关系,则有希望制成一类高效低毒的抗病毒药物,为人类健康作出贡献。

二十八、虎杖

(一)化学成分

根和根茎含游离蒽醌及蒽配甙,主要为大黄素,大黄素甲醚,大黄酚,蒽甙A即大黄素甲醚,蒽甙B即大黄素8-O-β-D-葡萄糖甙,迷人醇,6-羟基芦荟大黄素,大黄素-8-甲醚,6-羟基芦荟大黄素-8-甲醚、黄葵内酯、β-谷甾醇、齐墩果酸、香豆素和2-乙氧基-8-乙酰基-1，4-萘醌等。还含芪类化合物：白藜芦醇即是3，4'，5-三羟基芪，虎杖甙即白藜芦醇3-O-β-D-葡萄糖甙，又含原儿茶酸，右旋儿茶精，2，5-二甲基-7-羟基色酮，7-羟基-4-甲氧基-5-甲基香豆精，2-甲氧基-6-乙酰基-7-甲基胡桃配，决明蒽酮-8-葡萄糖甙，β-谷甾醇葡萄糖甙以及葡萄糖，鼠李糖，多糖等[142-143]。

（二）药理作用

1. **抗肝损伤作用** 虎杖所含蒽醌类物质可不同程度地降低肝损伤时血清ALT的水平，对过氧化脂质亦具有一定的清除能力，且对肝细胞具有保护作用。虎杖煎剂具有改善肝组织微循环，抑制白细胞及血小板与肝脏内皮细胞的黏附，促进肝细胞再生及修复作用。白藜芦醇苷具有抗氧化、抗自由基活性、降血脂、抗癌、抗诱变、抗衰老的作用，其还有非常好的抗菌消炎、保护肝脏的作用，对脂质过氧化有抑制作用，可抑制脂类氧化物在肝脏内的堆积，从而减轻肝损伤，起到保护肝脏的作用[144-145]。

2. **抗肝炎病毒作用** 虎杖能抑制乙型肝炎抗原阳性，与其所含蒽醌类物质有关。20%虎杖液对乙型肝炎表面抗原（HBsAg）有明显抑制作用[144-145]。米志宝等[146]对叶下珠等21种中草药进行抗乙肝病毒药物研究，通过体外及体内逐步筛选发现，虎杖提取物对鸭乙型肝炎病毒（DHBV）及乙型肝炎病毒（HBV）均有较好的抑制效果，但剂量反应关系不明显。

（三）临床应用

虎杖具有清热解毒，利湿退黄的功效，并对HbsAg有抑制作用，因此被广泛用于肝炎的辅助治疗。虎杖的清热解毒及抑制HbsAg作用对缩短急性黄疸型肝炎病程起重要影响[147]。

陈晓莉等[148]观察虎杖片治疗慢性乙型活动性肝炎早期肝纤维化的临床疗效，总有效率93.54%，高于注射胸腺肽的对照组（80%），认为虎杖片能明显改善肝脏血液循环，减少脂质过氧化在肝脏蓄积，抑制肝纤维化过程，对肝脏组织细胞起到一定的保护作用。

陆汉军等[149]运用自拟虎杖解毒汤（虎杖、金钱草各30g，败酱草20g，半枝莲、白花蛇舌草各10g，丹参、泽兰各15g，郁金、益母草各10g）并随证加减治疗急性乙型病毒性肝炎128例，在改善症状、体征及肝功能方面有效率达100%，其中116例乙肝两对半转阴且随访1年无复发。

实验表明采用拉米呋定联合扶正健肝胶囊（黄芪、黄精、仙灵脾、桑寄生、薏苡仁、丹参、水红花子、虎杖、蒲公英、柴胡等）治疗慢性乙型肝炎HBeAg转阴率及ALT复常率明显高于单用干扰素组，而且在转阴患者中未发现有HBV前C区变异株，但联合用药是否真有此功效，还需进一步研究[150]。

二十九、红藤

（一）化学成分

二氢愈创木脂酸、丁香树脂酚二葡萄糖甙、大黄素、大黄素-6-甲醚、大黄根酸[151]。

（二）药理作用

近年来国内外一些学者研究发现[152]，三萜皂甙具有抗病毒作用，如牛痘病毒、带状疱疹病毒、流感病毒、肝炎病毒、日本脑炎病毒、HIV及HSV-1等。

红藤中的三萜皂甙可以增强细胞免疫功能。促进抗体和补促进某些细胞因子的分泌。活化免疫细胞，增强机体抗病毒、抗衰老、抗疲劳能力，对脑皮层神经元损伤亦有保护作用。三萜皂甙作为免疫佐剂已经用于疫苗的研制（如口蹄疫疫苗、伪狂犬疫苗、HIV疫苗等）。

（三）临床应用

近年来，许多学者对红藤及其制剂进行了较深入的临床观察，但对其化学成分及药理方面尚显不足，应进一步开展对其化学成分及药理的研究，探讨其更深层的有效成分及作用机制，以便更进一步地开发利用。

三十、贯众

（一）化学成分

根茎含绿三叉蕨素Bp. PP、绵马酸、白三叉蕨素、黄三叉蕨酸。

（二）药理作用

贯众具有治病和防病的双重功效，特别是对多种病毒有强大的抑制作用，贯众对流感病毒（流感原甲型PR8株、亚洲甲型病毒）在鸡胚试验上有强烈抑制作用，在小鼠（滴鼻法）试验上也有效，但作用较弱。此抗病毒作用与其所含鞣酸有关（含14.5%）。在用人胚肾原代单层细胞的组织培养上，也证明贯众对479号腺病毒3型、72号脊髓灰质炎Ⅱ型、44号爱可9型、柯萨奇A9型、柯萨奇B5型、乙型脑炎（京卫研1株）、140号单纯疱疹等七种有代表性病毒株有较强的抗病毒作用。欧绵马的水煎剂也有抗单纯疱疹病毒的作用。

贯众具有延长白血病L-615鼠生存的作用，可降低DNA的非整倍体率及S期细胞的比例，作用于细胞水平的药物。对白血病细胞较敏感而对正常造血细胞没有明显杀伤作用，提高有选择性地杀伤白血病细胞的作用[153]。

（三）临床应用

贯众具有清热解毒和杀三虫的功效，故自古以来就有人把它作为预防药物，以避秽疫，而且获得比较满意的效果。现代医学证实，贯众却有抑制多种细菌和某些病毒繁殖的作用，临床上用来治疗乙型肝炎疗效明显。刘启哲等[154]用复方贯众注射液（由贯众、土茯苓、牡丹皮、野菊花组成）静滴治疗乙型肝炎90例，对乙型肝炎有肯定疗效，未见毒副反应，使乙型肝炎病人升高的转氨酶下降，并使HBsAg转阴，临床症状明显改善。

贯众有效成分能使SG-PT血清蛋白恢复正常，能明显提高肝糖原的含量，对临床治疗病毒性肝炎选择药物提供依据[155]。

三十一、丹参

（一）化学成分

根含菲醌类化合物，如丹参酮Ⅰ、丹参酮ⅡA、丹参酮ⅡB、隐丹参酮、丹参酮甲酯、异丹参酮Ⅰ、异丹参酮Ⅱ、异隐丹参酮、丹参新酮，此外，尚含鼠尾草酚、二氢丹参酮Ⅰ、丹参新醌甲、丹参新醌乙和丹参新醌丙及儿茶醛等。

（二）药理作用

白晶等[156]发现丹参酮可以促进肝内胶原蛋白的降解，加速肝纤维化组织的重吸收，增加肝脏对HA、PCIII及IN的摄取和分解，使其含量下降，改善肝纤维化程度。

（三）临床应用

为了探讨联合抗病毒治疗慢性乙型肝炎的疗效，黄雪媛[157]按随机对照原则选择56例HBV-DNA、HBEAg阳性的慢性乙型肝炎患者，随机分配进入治疗组（A组）和对照组（B组）。结果治疗过程中HBV-DNA定量明显下降，联合治疗组下降更明显。结论α-干扰素联合黄芪、复方丹参注射液治疗慢性乙型肝炎不良反应少，疗效优于单一用药组。

文睿等[158]用复方丹参注射液治疗慢性乙肝，发现除退黄降酶保肝作用外，亦产生抗乙肝病毒（HBV）疗效，且无不良反应。

三十二、大黄

（一）化学成分

蒽类衍生物是大黄中主要的活性成分[159]。蒽类衍生物包括蒽醌类大黄素、大黄酸、大黄酚、大黄素甲醚、芦荟大黄素和土大黄素等有效成分；大黄还含有大黄蒽类衍生物与葡萄糖结合成的苷类和蒽酮类如番茄苷A、番茄苷B、番茄苷C、番茄苷D、番茄苷E、番茄苷F等，以及其他苷类、鞣质、多糖化合物、有机化合物和无机物等。

（二）药理作用

1. 保肝利胆作用　芦荟大黄素对CCl_4所致的小鼠急性肝损害有保护作用[160]，不仅能阻止肝细胞的死亡，而且对脂质过氧化引起的炎症反应也有保护作用。大黄素能使血清透明质酸及层粘连蛋白显著降低，肝组织胶原蛋白含量明显减少，肝组织纤维化程度明显改善，肝细胞损伤减轻。大黄不仅可以增加胆汁流量，而且能松弛奥狄括约肌，促进胆汁的排泄。

2. 抗病毒作用　大黄抗病毒作用广泛，对流感病毒、乙肝病毒，灰髓炎病毒，单纯性疱疹病毒等有明显的抑制作用。目前认为大黄治疗病毒性肝炎的机制是：促进人体产生干扰素，抑制病毒合成，减少病原体的生成，从而消除炎症反应；促进胆管舒张，胆管和胆小管内胆汁淤积得到改善，胆汁分泌增强，使胆红素和胆汁酸含量也增加，肝脏血循环得到改善，保护和促进肝细胞功能的恢复。

3. 抗菌作用　大黄的主要成分3-羟基大黄酸、羟基芦荟大黄素、羟基大黄素有广谱抑菌作用。

4. 免疫调节作用　大黄可增强细胞免疫，具有免疫调控作用，并可刺激机体产生干扰素，提高机体抗病能力。

（三）临床应用

近年来，用单味大黄或复方制剂治疗急性胆囊炎、黄疸性肝炎、急性重症肝炎等，均获较好的良效[161]。

（1）以大黄为主药的苦黄注射液和苦黄颗粒剂（大黄、苦参、柴胡、茵陈、大青叶）用于治疗黄疸型病毒性肝炎的临床疗效确切，结果显示其具有退黄疸、降酶、改善症状及体征等作用[162]。

（2）对重度黄疸且持续时间较长的肝炎患者，在常规保肝治疗的基础上，加服大黄粉10~20g，每日3次，温开水送服，具有较好的退黄降酶的疗效[163]。

三十三、柴胡

（一）化学成分

主要含柴胡皂苷，植物甾醇，侧金盏花醇，挥发油（柴胡醇、丁香酚等），脂肪油（油酸、亚麻油酸、棕榈酸、硬脂酸等）和多糖等。此外，尚含有生物碱、黄酮类、葡萄糖、氨基酸等。

（二）药理作用

其有效成分柴胡皂苷有抗炎作用，降低血清胆固醇作用，抗脂肪肝、抗肝损伤、利胆、降低转氨酶，兴奋肠平滑肌，抑制胃酸分泌。

1. 护肝作用　柴胡皂苷对肝细胞具有保护作用，其作用机制主要表现在以下几个方面[164-165]：①降低细胞色素P450的活性，保护肝细胞坏死，促肝细胞再生；②刺激垂体肾上腺皮质系统，使内原性糖皮质激素分泌增加；③降低脱氢酶的辅酶细胞色素C还原酶的活性，降低激素样副作用的反应；④可以使巨细胞活性化，促进抗体干扰素的产生；⑤促进蛋白合成，增加肝糖原，降低过氧化脂质，促进肝细胞再生；⑥增强NK细胞和LAK的活性。试验研究发现，其保肝活性主要表现为对相应实验组HC内DNA含量内呈上升趋势；胶原蛋白总量及Ⅰ型、Ⅲ型、Ⅳ型胶原和FN含量及其合成受到抑制，从而抑制了HC对ECM的合成。试验证明柴胡亦可抑制小鼠肝细胞的凋亡[166]。

2. 免疫调节作用　柴胡皂苷对机体特异性免疫功能及非特异性免疫功能均有一定的调节作用。柴胡多糖也是柴胡具有免疫调节作用的主要成分之一。小鼠腹腔注射柴胡多糖可显著增加脾系数、腹腔巨噬细胞百分数及吞噬指数和流感病毒血清中的抗体滴度。

（三）临床应用

柴胡用于治疗病毒性肝炎、脂肪肝、急慢性胆囊炎、胰腺炎等引起的转氨酶增高。

小柴胡汤具有抗炎、抗肝纤维化，使用安全，服用方便，价格低廉等优点。小柴胡汤治疗病毒性肝炎的疗效已为大量研究所证实，被广泛用于临床。小柴胡汤的体外研究发现能增加白介素-1β、白介素6、α-干扰素、肿瘤坏死因子和粒细胞-巨噬细胞集落刺激因子的生成。

小柴胡汤全方不同剂量对DHBV的复制均有一定的抑制作用，而以20倍剂量组的抑制作用为最佳；小柴胡汤不同药味对DHBV均有一定的抑制作用，而全方组作用较半方组及单味柴胡组为优，其抑制作用弱于西药无环鸟苷，但较为持久，停药后无反跳，而无环鸟苷停药后即恢复到给药前水平[167]。小柴胡汤的作用机制在于扶正祛邪、增强或调节机体的免疫机能，达到治疗慢性乙型肝炎的目的[168]。

三十四、蚕砂

（一）化学成分

脱镁叶绿素α、脱镁叶绿素b、13,2-羟基（13,2-R，S）脱镁叶绿素α、13,2-羟基

（13，2-R，S）脱镁叶绿素b、10-羟基脱镁叶绿素α等。

（二）药理作用

早在1951年，Mcloskey等[169]在四氯化碳所致大鼠肝损伤模型中，证实叶绿素铜钠可以减轻肝损伤程度。叶绿素铜钠是有效的抗氧化剂，通过抑制脂质过氧化作用来保护线粒体对抗反应氧所引起的细胞膜损伤，有加速受损肝细胞修复与再生的作用。

姚建忠等[170-171]将蚕砂叶绿素粗品，经酸、碱降解及醋酸锌络合反应，制成锌二氢卟吩，实验表明它对硫代乙酰胺或四氯化碳致小鼠急性肝损伤有防治作用。

实验表明，以100mg/kg，于染毒前16小时，染毒后2小时、8小时能显著降低小鼠硫代乙酰胺或四氯化碳急性肝损伤后升高SGPT活性。

（三）临床应用

由蚕砂制备的叶绿素铁钠盐在预防性给药时急性肝损害引起的ALT、AST活性增高有显著抑制作用，而且对急性肝中毒后立即给药，也有良好的治疗作用，起到保护肝脏，促进和加速肝功能恢复的作用。

三十五、板蓝根

（一）化学成分

含靛蓝，靛玉红，蒽醌类、β-谷甾醇，γ-谷甾醇以及多种氨基酸：精氨酸，谷氨酸，酪氨酸，脯氨酸，缬氨酸，γ-氨基丁酸。还含黑芥子甙，靛甙，色胺酮，1-硫氰酸-2-羟基丁-3-烯，伊春，腺甙，棕榈酸，蔗糖和含有12%氨基酸的蛋白多糖。

（二）药理作用

1. 抗病毒作用　对板蓝根注射液作抗病毒实验的结果表明其对甲型流感病毒、乙型脑炎病毒、腮腺炎病毒、流感病毒有抑制感染并用抑制增殖作用。同时，板蓝根及地上部分（大青叶）均有有抑制HBsAg活性的作用，在体内胆红素单位时间排出量明显增加，为其临床抗病毒治疗提供了依据[172-173]。

2. 对免疫系统的作用　现已证明板蓝根多糖对特异性及非特异性、体液免疫、细胞免疫均起到一定的促进作用。有研究从板蓝根提取液中分离得到一个低级性流分及其亚急性流分，发现其具有双向免疫活性，在低浓度时具有激活作用，在高浓度时有抑制作用；而后又分离出板蓝根组酸，发现其对人多形和细胞氧化作用和化学发光有激活作用[174-175]。

（三）临床应用

（1）研究表明，应用人白细胞干扰素（HuIFN-α）联合板蓝根注射液（INR）方案离体处理16例乙型肝炎病人外周血淋巴细胞，可以降低其SCE平均频率，具有诱导乙型肝炎病人DNA损伤修复的作用[176]。

（2）有报道治疗传染性肝炎用板蓝根50g，每日1剂煎服；或用板蓝根3 000g、蒲公英1 500g，糖适量，制成煎剂1 000mL，每日服2次，每次50mL，15～20日为1个疗程。单味煎剂治疗8例均获效果，症状消失平均时间为6日，肝功能恢复为15.7日，肝脏缩小为13日。疗效优于茵陈蒿汤对照组。复方煎剂治疗50例，经1个疗程后有50%病例肝功能恢复正常，第一、第二疗程累计肝功能恢复正常者达92%。

（3）自拟方肝复宁治疗病毒性肝炎亦有较好的疗效。方药组成：茵陈30g、板蓝根20g、白花蛇舌草30g、露蜂房10g、白矾3g、山豆根3g、紫草10g、大黄6g、生芪30g、鹿寿草30g。本方具有清热利湿，解毒活血。

三十六、败酱草

（一）化学成分

硫酸败酱皂贰I，硫酸败酱皂贰II，马栗树皮素，秦皮乙素，马钱子贰，无患子皂贰元，常春藤皂贰元等。

（二）药理作用

研究显示败酱草的最低抑菌浓度（MIC），金黄色葡萄球菌（13/27）、表皮葡萄球菌（18/22）的MIC≤3.13mg/mL，普通变形杆菌（2/2），淋病奈瑟氏菌（2/2）的MIC≤0.78mg/mL。其主要成分为败酱烯和异败酱烯。有研究显示败酱草能明显抑制脂多糖（LPS）刺激枯否氏细胞（KC）分泌粒细胞-巨噬细胞集落刺激因子（GM-CSF），还能明显增加KC分泌前列腺素E（PGE）的含量，具有抗菌抗炎作用[177]。

（三）临床运用

柯新桥等[178]用败酱草等中西医结合治疗慢性乙型肝炎顽固性ALT不降38例，显效（ALT及TBiL复常；症状消失，肝脾肿大回缩或无变化）21例，有效12例，无效5例，总有效率86.84%。ALT、TBiL分别复常29例、19例。

姜卓等[179]用健脾解毒活血汤治疗慢性乙型肝炎46例，取得良好的疗效。痊愈6例，占13.04%；显效24例，占52.17%；有效9例，占19.57%；无效7例，占15.22%。总有效率为84.78%。观察发现败酱草具有消炎、降低血清转氨酶和较强的抗乙肝病毒作用。

参考文献

[1] 张引强，唐旭东，刘燕玲，等. 中医药对慢性乙型肝炎保肝降酶作用若干问题的思考[J]. 中西医结合肝病，2009，19（6）：377-379.

[2] 蒋成全. 中药抗病毒作用及其应用[J]. 中国医药导报，2007，4（15）：8-9.

[3] 谢旭善. 肝胆病中医诊疗[M]. 北京：中国古籍出版社，1999：122-124.

[4] 郑民实. 中草药抗HBsAg的实验研究[J]. 中国医院药学杂志，1988，8（3）：1

[5] 杨鉴英，刘燕玲，刘锡莹. 中药抗乙型肝炎病毒的实验研究[J]. 中西医结合，1989，9（8）：494-495.

[6] Thyagarajan S P, Subramanian S, Thirunalasundari T. Effect of Phyllanthus Amarus on Chronic Carriers of Hepatitis B Virus [J]. Thc. Lancet, 1988, 1: 764.

[7] 徐贵丽，邹静，于茵，等. 珠子草抗乙型肝炎病毒的初步实验研究[J]. 军队医药，2000，10（2）：17-18.

[8] 程延安，王顺达，党双锁，等. 叶下珠抗病毒治疗慢性乙型肝炎140例疗效分析[J].

中西医结合肝病，2009，19（4）：195-197.

[9] 郑亚江，王灵台. 中药抗乙肝病毒的研究进展［J］. 实用中医内科，2005，19（4）：304-305.

[10] 张红梅，陈晓明. 苦参素的药学研究进展［J］. 中国药业，2007，16（16）：63-64.

[11] 郑卫东，马晓军，吴剑华，等. 苦参素注射液抗乙肝病毒疗效及与中医证型关系的临床研究［J］. 中西医结合肝病，2008，18（2）：77-79.

[12] 高耀华. 猪苓等多糖及基因乙肝疫苗抗乙肝病毒疗效观察［J］. 实用中医药，2003，19（2）：66.

[13] 李妍，崔丽萍，辛晓丽，等. 抗乙肝病毒汤治疗慢性乙型肝炎120例［J］. 实用中医内科，2006，20（3）：284.

[14] 金文群，叶晓光，唐正运，等. 芪苓柴虎汤治疗慢性乙型肝炎的临床研究［J］. 中西医结合肝病，2002，12（5）：268-269.

[15] 吴清和，容向路，黄萍. 三黄乙肝胶囊对HBsAg抑制作用的血清药理学研究［J］. 中药药理与临床，2000，16（1）：27-28.

[16] 翟青，许蓓，卞晓岚，等. 中药复方抗乙肝病毒胶囊的开发与研制［J］. 中国药师，2007，10（10）：945-947.

[17] 张建军，王洪东，张红. 叶下珠合剂与拉米呋定联合治疗慢性乙型肝炎40例［J］. 山东中医药大学学报，2001，25（6）：438-439.

[18] 刘建平，林辉. 中草药治疗慢性乙型肝炎随机对照试验的系统评价［J］. 中国循证医学，2001，1（1）：16-24.

[19] 褚秀玲，苏建青，韦旭斌. 中药抗病毒最新研究进展［J］. 中国兽医医药，2009，（1）：26-28.

[20] 王玮，高永翔. 中药抗病毒研究进展［J］. 现代中西医结合，2008，17（17）：2753-2754.

[21] 南京中医药大学. 中药大辞典［M］. 上海：上海科学技术出版社，2006.

[22] 陈鸿珊，黄正明，杨新波. 抗肝炎中药现代研究与应用［M］. 郑州：郑州大学出版社，2006.

[23] 王志宝，陈鸿珊. 用嗜肝DNA病毒模型筛选抗病毒中草药［J］. 中国中药，1997，22（1）：43.

[24] 任进余，秦存林. 苦味叶下珠、叶下珠的药理作用及其作用机制［J］. 国外医学·中医中药分册，1999，21（2）：3-7.

[25] 贺浪冲. 陕西叶下珠药用开发研究［J］. 西北药学，1996，11（1）：11.

[26] 米志高，张习垣，陈鸿珊，等. 中草药抗鸭乙型肝炎病毒的效果［J］. 中西医结合肝病，1994，4（4）：24-25.

[27] 周世文，徐传福，周宁，等. 叶下珠对肝细胞损伤的保护作用［J］. 华西药学，1996，11（4）：209-111.

[28] 周世文，徐传福，周宁，等. 叶下珠抗肝细胞损伤作用机制［J］. 中国中药，1997，22（2）：109-111.

[29] 徐培平. 叶下珠复方抗慢性乙型肝炎的免疫药效学研究 [D]. 广州：广州中医药大学，2001.

[30] 张建军，黄育华，晏雪生，等. 叶下珠药物血清对人肝癌细胞株的诱导分化作用的实验研究 [J]. 中国中医药科技，2002，9（5）：289-291.

[31] 梁秉中，陈力元，方月婵，等. 乙肝解毒胶囊治疗慢性乙型肝炎随机双盲阳性对照临床研究 [J]. 中西医结合肝病，2008，18（4）：196-199.

[32] 李继强，陈紫暄，曾民德，等. 氧化苦参碱抗乙型肝炎病毒的体外实验研究 [J]. 中华消化，2001，21（9）：55.

[33] 陈小松，王国俊，蔡雄，等. 氧化苦参碱对乙型肝炎病毒转基因小鼠乙肝抗原表达的影响 [J]. 第二军医大学学报，1999，20（10）：74.

[34] 蔡雄. 氧化苦参碱注射液治疗慢性乙型肝炎疗效观察 [J]. 第二军医大学学报，1997，18（1）：47.

[35] 田雄英，翁山耕，林永垒，等. 苦参碱对大鼠肝星状细胞增殖和凋亡的影响 [J]. 肝脏，2005，10（2）：95-97.

[36] 秦守杰. 苦参素治疗慢性乙型肝炎90例疗效观察 [J]. 郑州大学学报（医学版），2003，38（5）：829.

[37] 焦建中，聂青和，赵夏夏，等. 苦参碱与拉米呋定联合治疗活动性肝硬化的临床疗效观察 [J]. 胃肠病学和肝病学，2005，14（1）：95-97.

[38] 王林丽，吴寒寅，罗桂芳. 猪苓的药理作用及临床应用 [J]. 中国药业，2000，9（10）：58-59.

[39] 汪友永. 抗乙肝新药——猪苓多糖注射液 [J]. 中国医院药学，1992，12（10）：477-478.

[40] 覃宗坦，邹杰，张常然. 无环鸟苷与猪苓多糖联用抗慢性乙型肝炎病毒感染的临床观察 [J]. 中华实验和临床病毒学，1998，12（1）：10-11.

[41] 任敏，黄涛. 猪苓多糖合并乙肝疫苗对乙肝病毒疗效观察 [J]. 黑龙江医学，2002，26（8）：622.

[42] 彭远武，郑华福. 猪苓多糖联合乙肝疫苗抗乙肝病毒的近远期疗效观察 [J]. 现代中西医结合，2000，9（20）：1992-1993.

[43] 张娟，陈建宗，张金平，等. 黄芪甲贰体外抗乙型肝炎病毒的作用 [J]. 第四军医大学学报，2007，28（24）：2291-2293.

[44] 邹宇宏，杨雁，吴强，等. 黄芪提取物的体外抗乙肝病毒作用 [J]. 安徽医科大学学报，2003，38（4）：267-269.

[45] 吴晓蔓，袁文声. 黄芪抗乙型肝炎病毒的体外实验研究 [J]. 广东医学，2008，（1）：37-38.

[46] 吴晓蔓，袁文声. 黄芪对慢性乙型肝炎患者外周血Th1/Th2功能平衡的影响 [J]. 热带医学，2007，7（11）：1088-1090.

[47] 张清仲. 黄芪在肝炎治疗中的应用 [J]. 时珍国医国药，2007，18（8）：2037-2038.

[48] 蒋成全. 中药抗病毒作用及其应用 [J]. 中国医药导报, 2007, 4 (15): 8-9.

[49] 王银燕, 孔刚, 孙静. 白芍总甙的药理作用与临床应用 [J]. 中华综合临床医学 (山东), 2003, 5 (9): 72-73.

[50] 陈象青, 王钦茂. 白芍总苷与当归提取物合用对实验性肝炎的保护作用 [J]. 安徽中医学院学报, 2002, 21 (3): 44-47.

[51] 魏伟, 刘家骏. 白芍总苷对乙型肝炎的治疗作用及其前景 [J]. 中国药理学通报, 2000, 16 (5): 597-598.

[52] 戴俐明, 陈学广. 白芍总甙对实验性肝炎的保护作用 [J]. 中国药理学通报, 1993, 9 (6): 449-453.

[53] 陈枝俏, 陈黎, 林海. 大剂量赤芍治疗淤胆型肝炎25例 [J]. 甘肃中医, 2007, 20 (4): 41-42.

[54] 解从君, 马文波, 李瑞池, 等. 赤芍退黄汤治疗胆汁淤积型肝炎60例研究 [J]. 首都医药, 2008, 15 (12): 49-49.

[55] 吴敦煌, 周虎珍. 垂盆草冲剂治疗慢性乙肝ALT反复升高疗效观察 [J]. 现代中西医结合, 2004, 13 (6): 759.

[56] 张明发, 沈雅琴, 朱自平, 等. 薏苡仁镇痛抗炎抗血栓形成作用的研究 [J]. 第三军医大学学报, 2000, 22 (6): 578.

[57] 苗明三. 薏苡仁多糖对环磷酰胺致免疫抑制小鼠免疫功能的影响 [J]. 中医药学报, 2002, 30 (5): 49.

[58] Zheng M, Zheng Y. Experimental Studies on the Inhibition Effect of 1 000 Chinese Medical Herbs on the Surface Antigen of Hepatitis B Viras [J]. Tradit Chin Med, 1992, 12 (3):193-195.

[59] 刘鉴英, 刘燕玲. 中药抗乙型肝炎病毒的实验研究 [J]. 中西医结合, 1989, 9 (8): 494-495.

[60] 陈晓宇, 宗云奎. 三种中草药及其复方体外对HBsAg、HBeAg分泌的抑制 [J]. 中国药物与临床, 2002, 2 (1): 46-48.

[61] 贾宽, 杨保华. 郁金挥发油对小鼠中毒性肝炎模型免疫功能的影响 [J]. 中国免疫学, 1989, 5 (2): 121-122.

[62] 姜宏伟, 叶虹. 郁金治疗淤胆型肝炎的研究 [J]. 现代中西医结合, 2006, 15 (4): 433-434.

[63] 朴龙, 金英淑 金艳华. 龙胆草提取物对D-半乳糖致肝损伤的保护作用 [J]. 中华综合临床医学 (山东), 2004, 6 (4): 9-10.

[64] 崔长旭, 柳明洙, 李天洙, 等. 龙胆草水提取物对大鼠急性肝损伤的保护作用 [J]. 延边大学医学学报, 2005, 28 (1): 20-22.

[65] 张学武, 崔长旭. 龙胆草水提物对大鼠肝损伤的保护作用 [J]. 四川中医, 2005, 23 (5): 18-19.

[66] 崔长旭, 柳明洙, 李天洙, 等. 龙胆草水提物对D-半乳糖中毒大鼠急性肝损伤的保护作用 [J]. 山东中医, 2006, 25 (1): 54-56.

[67] 王育群, 王灵台. 茵胆平肝胶囊治疗病毒性肝炎的临床观察[J]. 上海中医药, 1994, (5): 29-30.

[68] 凌征柱. 山豆根栽培及其化学成分与药理研究概况[J]. 时珍国医国药, 2008, 19(7): 1783-1784.

[69] 丁佩兰, 陈道峰. 中药山豆根及其制剂的药理作用、临床应用与不良反应[J]. 中国临床药学, 2003, 12(5): 315-318.

[70] 范健, 吕建峰. 山豆根的化学成分与药理研究进展[J]. 实用医技, 2003, 10(11): 1254-1255.

[71] 张昌菊, 叶醒民. 山豆根注射液对正常和免疫学抑小鼠免疫功能的影响[J]. 中国实验临床免疫学, 1990, 2(6): 35-37.

[72] 戴兆云, 顾翔宇, 吴一新. 山豆根醋浸液治疗非酒精性脂肪性肝炎疗效初步观察[J]. 中国中西医结合, 2005, 25(5): 407-407.

[73] 殷骁勇, 侯世荣. 山豆根治疗慢性乙型肝炎的疗效观察[J]. 长春中医学院学报, 1996, 12(1): 24-25.

[74] 陈明, 龙子江, 王靓. 栀子提取物保肝利胆作用的实验研究[J]. 中医药临床, 2006, 18(6): 610-612.

[75] 贾俊清, 贾俊英. 茵栀黄注射液对小鼠急性肝损伤保护作用的量效关系[J]. 中国误诊学, 2006, 6(10): 1887-1888.

[76] 那莎, 龙子江, 王宗殿, 等. 栀子总皂苷对肝郁脾虚型慢性肝炎大鼠血液流变学的影响[J]. 江苏中医药, 2005, 26(1): 52-54.

[77] 徐倩. 中西医结合治疗重症肝炎32例[J]. 中华实用中西医, 2004, 17(8): 1147.

[78] 易超文, 易林桂. 茵陈蒿汤重用栀子、大黄治疗急性病毒性肝炎高胆红素血症疗效分析[J]. 新中医, 1991, 23(8): 24-25.

[79] 郑宣鹤. 青蒿素等4种中草药抑制出血热病毒的实验研究[J]. 湖南医科大学学报, 1993, 18(2): 165-167.

[80] 易文龙, 方峰, 宁琴, 等. 双黄连、鱼腥草注射液抗鼠肝炎病毒3型的体外实验研究[J]. 东南大学学报: 医学版, 2006, 25(4): 228-231.

[81] 董岩, 王新芳, 崔长军, 等. 茵陈蒿的化学成分和药理作用研究进展[J]. 时珍国医国药, 2008, 19(4): 874-876.

[82] 谢韬, 梁敬钰, 刘净. 茵陈化学成分和药理作用研究进展[J]. 海峡药学, 2004, 16(1): 8-13.

[83] 谢田, 牛孝壳, 刘占滨. 茵陈的药理作用及临床应用进展[J]. 黑龙江中医药, 2004, (4): 50-52.

[84] 古颖娴, 谭海荣, 温预关. 茵陈蒿及组成方剂防治肝损伤和消化系统疾病的药理研究[J]. 中国临床医药研究, 2003, 9(1): 65-67.

[85] 张林丽. 茵陈的药理研究和临床应用近况[J]. 广西医学, 2003, 25(11): 2184-2185.

[86] 陈业高, 秦国伟, 谢毓元. 五味子科植物的木脂素成分[J]. 武汉植物学研究, 2001, 19 (2): 158.

[87] 高普军, 朴云峰, 郭晓林, 等. 北五味粗多糖保肝作用的机制[J]. 白求恩医科大学学报, 1996, 22 (1): 23.

[88] 包天桐. 五味子的研究Ⅲ; 五味子乙素的某些药理作用[J]. 中华医学, 1975, 55 (7): 49.

[89] 郑永光. 五酯胶囊治疗慢性乙型肝炎60例临床疗效观察[J]. 中国临床医药研究, 2007, 1: 15-16.

[90] 林先珍, 刘绍安. 浅谈中西医结合治疗乙肝护肝降酶的方法与药物[J]. 中国中医药, 2004, 11 (2): 484-485.

[91] 杜雪, 张小荣, 徐柏三. 黄柏的化学成分及质量控制研究进展[J]. 中华实用中西医, 2007, 20 (22): 2018-2021.

[92] 梁龙, 李光玉. 秃叶黄皮树化学成分研究[J]. 中药材, 1995, 18 (2): 85-86.

[93] 秦民坚, 王衡奇. 黄皮树树皮的化学成分研究[J]. 林产化学与工业, 2003, 23 (4): 42-46.

[94] 吕燕, 邱全瑛. 黄柏对小鼠DTH及件内几种细胞因子的影响[J]. 北京中医药大学学报, 1999, 22 (6): 48-50.

[95] 宋雅梅, 李智. 防己黄柏凝胶镇痛抗炎药理作用研究[J]. 辽宁中医学院学报, 2006, 8 (3): 7-8.

[96] 宋捍东. 黄柏的临床应用[J]. 中国民间疗法, 2004, 12 (10): 41.

[97] 阮毅铭. 乌梅的化学成分及药理作用概述[J]. 中国医药导刊, 2008, 10 (5): 793-794.

[98] 张飞, 李劲松. 乌梅的研究进展[J]. 海峡药学, 2006, 18 (4): 21-24.

[99] 张保伟, 李爱峰, 赵志敏. 乌梅丸对免疫损伤性肝纤维化大鼠肝组织细胞因子TGF-β$_1$及其mRNA的影响[J]. 中国中医急症, 2007, 16 (5): 585-586.

[100] 李岭森, 贾德兴. 以综合治疗为主配合乌梅大黄合剂保留灌肠治疗重型病毒性肝炎[J]. 中国中西医结合, 1996, 16 (6): 366.

[101] 吕洁, 孔令义. 田基黄的化学成分研究[J]. 中国现代中药, 2007, 9 (11): 12-14.

[102] 林久茂, 赵锦燕, 周建衡, 等. 田基黄对小鼠急性肝损伤的防治作用[J]. 时珍国医国药, 2008, 19 (3): 550-551.

[103] 李沛波, 唐西, 杨立伟, 等. 田基黄对大鼠急性肝损伤的保护作用[J]. 中药材, 2006, 29 (1): 55-56.

[104] 苏娟, 傅芃, 张卫东, 等. 田基黄提取物保肝作用的实验研究[J]. 药学实践, 2005, 23 (6): 342-344.

[105] 吴士康 刘伟平. 自拟田基黄鳖甲汤治疗肝硬化32例疗效观察[J]. 华夏医药, 2005, 9 (4): 317-318.

[106] 黄建荣, 刘咏海, 喻志标, 等. 白花蛇舌草化学成分和药理活性研究进展[J]. 中

成药，2005，27（11）：1329-1331.

[107] 巫朝伦，刘珊，马福家，等. 白花蛇舌草的化学成分及药理作用［J］. 中华国际医药，2002，1（3）：200-201.

[108] 徐利民. 白花蛇舌草治疗慢性肝炎［J］. 中医杂志，2007，48（6）：535-536.

[109] 郑美淑，姜钟求，允相永. 草仙乙肝胶囊抗病毒作用的实验研究［J］. 中华传染病，2002，20：178-179.

[110] 朴红心，尹明实，太永日，等. 草仙乙肝胶囊治疗慢性乙型肝炎30例［J］. 中华传染病，2003，21：361-363.

[111] 肖典军. 白花蛇舌草为主治疗乙型病毒性肝炎［J］. 湖北中医，2002，24（5）：29.

[112] 杨鉴英，刘燕玲，刘锡莹. 中药抗乙型肝炎病毒的实验研究［J］. 中西医结合，1989；9（8）：494.

[113] 卞益民，棣晓梅，金燕辛. 复方半枝莲注射液药效学实验研究［J］. 首都医药，2000；7（9）：32.

[114] 陆平成，许益民. 半枝莲多糖对细胞免疫的调节作用［J］. 南京中医学院学报，1989；（2）：32.

[115] 龙盛京，罗佩卓，覃汗昌. 17种清热中药抗氧化作用的研究［J］. 中草药，1999，30（1）：40-43.

[116] 吴东风，林明宝，舒虹，等. 复方半枝莲胶囊抗肿瘤作用的实验研究［J］. 实用中西医结合临床，2006，6（6）：79-80.

[117] 吕红，张扬立. 复方半枝莲合剂在慢性乙型肝炎抗纤维化治疗中的作用［J］. 华北煤炭医学院学报，2005，7（4）：417-418.

[118] 潘竞锵，郭洁文. 荔枝核的药理实验研究［J］. 中国新药，2000，9（1）：14-16.

[119] 肖柳英，潘竞锵，饶卫农，等. 荔枝核对小鼠免疫性肝炎的实验研究［J］. 中国新医药，2004；3（6）：7-8.

[120] 肖柳英，张丹，冯昭明，等. 荔枝核对小鼠抗肿瘤作用研究［J］. 中药材，2004，27（7）：517-518.

[121] 杨燕，义祥辉，陈全斌，等. 荔枝核对HBsAg和HBeAg的体外抑制作用［J］. 化工时刊，2001，15（7）：24-26.

[122] 徐庆，陈全斌，义祥辉，等. 荔枝核提取物对HepG2.2.15细胞系HBsAg与HBeAg表达的影响［J］. 中国医院药学，2004，24（7）：393-395.

[123] 徐庆，宋芸娟，陈全斌，等. 荔枝核黄酮类化合物对HepG2.2.15细胞系HBsAg与HBeAg表达及HBV-DNA含量的影响［J］. 第四军医大学学报，2004，25（20）：1862-1866.

[124] 肖柳英，曾文铤，马佩球，等. 荔枝核颗粒剂治疗慢性乙型肝炎临床疗效研究［J］. 中华中医药，2005，20（7）：444-445.

[125] 李义奎. 中药药理学［M］. 北京：中国中医药出版社，1992：126-126.

[126] 陈芝芸，严茂祥，何蓓晖. 山楂叶总黄酮防治非酒精性脂肪性肝炎的研究［J］. 浙江中医药大学学报，2007，31（6）：686-689.

[127] 潘莹, 张林丽. 大果山楂黄酮提取物对四氯化碳致大鼠慢性肝损伤的保护作用 [J]. 时珍国医国药, 2008, 19 (2): 318-319.

[128] 万锦梅. 菊花、双花、山楂饮对血流变学的影响 [J]. 现代中西医结合, 2001, 10 (6): 509-509.

[129] 张淑娥. 降脂冲剂治疗原发性高脂血症的临床观察 [J]. 北京医科大学学报, 1998, 30 (1): 81.

[130] 丁喜贵, 张润芬. 自拟黄精山楂茵陈汤对肝功能ALT（GPT）和TTT异常52例疗效观察 [J]. 中医药研究, 1993, 6: 19-20.

[131] 陶小萍, 夏正. 山楂茶叶汤治疗酒精性肝病的疗效观察 [J]. 辽宁中医, 2001, 28 (2): 86.

[132] 邓建惠. 桑寄生是治疗病毒性肝炎的良药 [J]. 中医杂志, 2002, 43 (11): 811-812.

[133] 陈智铭, 吴琳, 董芪, 等. 桑寄生对乙型肝炎病毒感染者免疫功能的影响 [J]. 中国药理学通报, 1986, (6): 19.

[134] 曾祥丽, 丁安伟. 昆布的药理研究进展 [J]. 中医药通报, 2007, 6 (4): 63-66.

[135] 刘圣. 昆布药理作用与临床应用概况 [J]. 中国中医药信息, 1998, 5 (3): 24-25、33.

[136] 李凡, 田同春, 石艳春, 等. 褐藻糖胶体外抗病毒作用研究 [J]. 白求恩医科大学学报, 1995, 21 (3): 255-257.

[137] 胡成穆, 姜辉, 刘洪峰, 等. 金银花总黄酮对免疫性肝损伤小鼠的影响 [J]. 安徽医药, 2008, 12 (4): 295-297.

[138] 胡成穆, 姜辉, 刘洪峰, 等. 金银花总黄酮对小鼠免疫性肝损伤的保护作用 [J]. 中药药理与临床, 2007, 23 (5): 85-88.

[139] 何国兴. 金银花验方 [J]. 家庭医学, 2006 (17): 59-59.

[140] 徐以珍, 白翠贤, 周琪, 等. 黄药子乙醇提膏管内抑制灭活病毒的研究 [J]. 药学通报, 1988, 23 (9): 535.

[141] 朱芬兰, 贾黎. 黄药子的研究进展 [J]. 时珍国医国药, 2006, 17 (5): 851-851、853.

[142] 金雪梅, 金光洙. 虎杖的化学成分研究 [J]. 中草药, 2007, 38 (10): 1446-1448.

[143] 肖凯, 宣利江, 徐来明, 等. 虎杖的水溶性成分研究 [J]. 中草药, 2003, 34 (6): 496.

[144] 陈志春. 健肝胶囊保肝降酶及抗鸭乙肝病毒保肝作用的研究 [J]. 中成药品, 1997, 8 (3): 147.

[145] 洪照友, 高毅, 詹兴海. 中药虎杖对大鼠肝脏缺血性损伤保护的形态学观察 [J]. 世界华人消化, 2008, 8 (2): 162-164.

[146] 米志高, 张习垣, 陈鸿珊, 等. 中草药抗鸭乙型肝炎病毒的效果 [J]. 中西医结合肝病, 1994, 4 (4): 24-25.

[147] 杨溪琳. 虎杖的临床应用探析 [J]. 云南中医中药, 2007, 28 (10): 48-49.

[148] 陈晓莉,陈建宗,周光英. 虎杖片治疗慢性乙型活动性肝炎早期肝纤维化的疗效观察[J]. 成都中医药大学学报,2003,26(2):6.

[149] 陆汉军,白凝凝. 虎杖解毒汤治疗急性乙型病毒性肝炎128例[J]. 辽宁中医,2001,28(7):415.

[150] 刘宇宁,张仁衍,宋卫国. 拉米呋定与扶正健肝胶囊联合治疗慢性乙型肝炎疗效观察[J]. 实用中西医结合临床,2002,2(5):12.

[151] 苗抗立,张建中. 红藤化学成分的研究[J]. 中草药,1995,26(4):171-173.

[152] 蒋洪,刘乐乐. 中药红藤化学成分及临床作用的研究进展[J]. 内蒙古科技与经济,2002,(3):120.

[153] 韩秀荣,马军,王乙忠,等. 砒霜、斑蝥等10味中草药抗白血病作用的体内外实验研究[J]. 中国中医药科技,1996,3(6):15-18.

[154] 刘启哲,胡少明,余南才. 复方贯众注射液静脉点滴治疗乙型肝炎90例疗效报告[J]. 新中医,1984,(1):34-35.

[155] 刘郁达,焦杨. 贯众有效组分对实验性肝损伤的药理研究[J]. 天津药学,1995,7(2):19-21.

[156] 白晶,白艳. 参酮对慢性乙型肝炎肝纤维化指标的影响[J]. 中国基层医药,2007,14(1):24.

[157] 黄雪媛. α-2b干扰素联合黄芪、复方丹参注射治疗慢性乙型肝炎[J]. 中国医药指南·学术版,2008,6(4):203-204.

[158] 文睿,徐乾,王坚. 肝炎灵、复方丹参注射液穴位注射对HBeAg定量及HBV-DNA影响的临床疗效观察[J]. 中华实用中西医,2002,(2):203-204.

[159] 黄泰康. 常用中药成分与药理手册[M]. 北京:中国医药科技出版社,1994:227.

[160] 展玉涛,李定国. 大黄素对大鼠肝纤维化形成的影响[J]. 中国中西医结合,2000,20(4):276-278.

[161] 张国境,普英杰,谢怀龙,等. 大黄应用研究概况[J]. 军队医药,2002,12(3):57-59.

[162] 沈玲,赵伟,舒伟平,等. 苦黄颗粒治疗黄疸型病毒性肝炎的临床疗效分析[J]. 东南大学学报·医学版,2005,24(4):237-239.

[163] 马建民,孔宪牛,薛桂芹. 大黄粉治疗重度黄疸型肝炎46例. 中国中西医结合消化,2001,9(5):301-302.

[164] 谢东浩,蔡宝昌,安益强,等. 柴胡皂苷类化学成分及药理作用研究进展[J]. 南京中医药大学学报,2007,23(1):63-65.

[165] 陈爽,贲长恩,杨美娟. 柴胡皂甙对肝细胞增殖及基质合成的实验研究[J]. 中国中医基础医学,1999,5(5):21-25.

[166] 陈东鸿,李平. 柴胡及甘草酸对小鼠肝细胞凋亡的影响[J]. 第四军医大学学报,1998,19(3):279.

[167] 刘中景,熊曼琪,张洪来. 小柴胡汤抗鸭乙肝病毒的实验研究[J]. 中国中西医结合,2000,20(11):853-855.

[168] 闻集鲁，姚昌俊，王伯祥. 日本对小柴胡汤治疗慢性肝病的研究 [J]. 中西医结合，2004，14（6）：378-379.

[169] Jayashree PK, Krutin KB, Thomas PA, et a1. Chloro-phyllin as an effective antioxidant against membrane damage in vitro and ex vivo [J]. Biochimicaet Biophysica Acta, 2000, 1487: 113-127.

[170] 姚建忠，刘建飞，张万年，等. 二氢卟吩e4锌的制备及对急性肝损伤的保护作用和实验性抗溃疡活性 [J]. 中国医药工业，2001，32（6）：256-258.

[171] 姚建忠，刘建飞，张万年，等. 锌二氢卟吩e6的合成及初步抗溃疡活性和对急性肝损伤的保护作用 [J]. 药学学报，2001，36（3）：188-191.

[172] 齐尚斌，杨珍珠，胡志军，等. 50种治疗肝炎中草药与制剂体外抑制HBsAg活性的比较 [J]. 现代应用药学，1992，9（5）：208.

[173] 刘云海. 板蓝根抗内毒素作用研究 [J]. 中国药科大学学报，1995，26（5）：297-299.

[174] 秦箐，贺海平. 板蓝根低级性流分的分离及其免疫活性 [J]. 中国临床药学，2001，10（1）：29-31.

[175] 秦箐，贺海平. 板蓝根中高级不饱和脂肪酸的分离鉴定及其免疫活性的研究 [J]. 中国现代医学，2001，11（1）：105-106.

[176] 陈在春，王培林，丛书英，等. 人白细胞干扰素联合中草药对乙型肝炎病人离体培养外周血淋巴细胞SCE频率的影响 [J]. 青岛医学院学报，1994，30（2）：87-90.

[177] 陈平，王飞，陈海燕. 败酱草研究进展 [J]. 实用中医药，2004，20（12）：728-729.

[178] 柯新桥. 中西医结合治疗慢性乙型肝炎顽固性ALT不降38例 [J]. 中华实用中西医，2003，16（6）：831-831.

[179] 姜卓. 健脾解毒活血汤治疗慢性乙型肝炎46例临床观察 [J]. 吉林中医药，2001，21（5）：16.

第七章　肝病常用中药与中成药

第一节　肝病常用中药[1-3]

一、茵陈[4-9]

（一）化学成分

茵陈含蒿香豆精、绿原酸、咖啡酸。其精油含β-蒎烯、茵陈炔酮、茵陈烯酮、茵陈炔、茵陈素。其脂肪酸为硬脂酸、棕榈酸、油酸、亚油酸、花生酸、褐煤酸。

（二）药理作用

1. 护肝作用　茵陈可保护肝细胞膜、防止肝细胞坏死，促进肝细胞再生及改善肝脏微循环，抑制葡萄糖醛酸酶活性，增强肝脏解毒功能，茵陈煎剂能使大鼠肝细胞肿胀、脂肪变、坏死、转氨酶活性升高等肝损害减轻。茵陈对于妊娠期肝内胆汁淤积症肝脏功能的改善有一定的效果，可能是通过调节肝脏组织细胞间黏附分子-1（ICAM-1）的表达发挥其治疗作用。

2. 抗肝纤维化作用　茵陈对实验性肝纤维化大鼠肝细胞具有保护作用，茵陈能降低血清转氨酶活性、升高血清白蛋白，降低白蛋白/球蛋白比例并使之接近正常，减轻肝小叶结构破坏，减轻肝脏胶原纤维增生、变窄纤维条索疏松。

3. 利胆作用　茵陈煎剂、去挥发油水浸剂、水浸剂、醇提取物、挥发油均有促进胆汁分泌和排泄作用，对四氯化碳（CCl_4）引起的肝损害动物也能增加胆汁分泌。茵陈主要作用于毛细胆管上皮细胞，促进肝脏胆汁的分泌。茵陈能加速胆汁排泄，改善胆汁郁结，在增加胆汁分泌的同时，也能增加胆汁中的固体物、胆酸和胆红素的排出量。

4. 调脂作用　茵陈提取物能明显提高超氧物歧化酶（SOD）活性和降低丙二醛（MDA）含量，降低血浆甘油三酯（TG）、总胆固醇、游离脂肪酸、低密度脂蛋白水平，升高血浆高密度脂蛋白水平，同时明显降低血清天门冬氨酸氨基转移酶（AST）和丙氨酸氨基转移酶（ALT）活性和转移生长因子水平，改善肝脏脂肪病变。茵陈提取物对胰岛素抵抗合并脂肪肝具有调解血脂和保肝作用，其作用机制可能与其提高抗氧化能力，恢复胰岛素敏感性和降低转移生长因子水平有关。

5. 对胃肠道作用　茵陈煎剂和醇浸剂对离体兔肠略有兴奋作用，水浸剂能抑制犬在体和兔离体肠肌活动，挥发油能降低蛙及兔离体肠的运动与张力。茵陈水煎液能使胃底和胃体纵行平滑肌条张力增强，并且使胃体收缩波平均振幅增大，但频率无明显变化，显示出对胃平滑肌有兴奋作用。茵陈具有减弱胃攻击因子的作用，这有助于消化性溃疡的修复。

6. 对免疫系统作用　茵陈煎剂灌服能明显增强移植肿瘤小鼠T细胞的免疫活性，参与机体的免疫调节和诱生干扰素等作用，从多方面提高机体免疫功能。

7. 利尿作用　茵陈煎剂、挥发油等都有不同程度的利尿作用。

8. 抗病原微生物及抗肿瘤作用　茵陈能通过直接杀伤肿瘤而发挥抗肿瘤作用，对射线和氮芥损伤均有良好的保护作用，对致癌物质环磷酰胺也表现出良好的解毒效果。

（三）临床应用

茵陈常用于治疗急性黄疸型肝炎和急性非黄疸型肝炎、慢性肝炎、肝硬化、胆管感染、胆管蛔虫症、高脂血症、巨细胞病毒性肝炎及妊娠期肝内胆汁淤积症，预防新生儿高胆红素血症等。茵陈与大黄、栀子配伍，如茵陈蒿汤，治疗目黄身黄，发热烦渴，小便短赤，大便秘结，舌苔黄腻；茵陈蒿与茯苓、白术、泽泻等配伍，如茵陈五苓散，治疗湿重于热，症见发热身困，脘痞呕恶，舌苔白腻；茵陈与大黄、朴硝、大青叶、栀子配伍，如茵陈蒿散，治疗热毒炽盛之急黄，症见高热烦躁，身黄如金，甚则神错谵语；茵陈与黄芩、柴胡、金银花、败酱草等相伍，治疗胆囊炎；茵陈与金钱草、海金沙、滑石同服，治疗胆囊结石；茵陈与郁金、香附、延胡索相配，治疗胁肋胀痛。

二、大黄

（一）化学成分

含大黄酚、大黄素、芦荟大黄素、大黄酸和大黄素甲醚。大黄又含大黄鞣酸及其相关物质，以及脂肪酸、草酸钙、葡萄糖、果糖和大量淀粉等。

（二）药理作用

1. 护肝利胆作用　大黄能使实验性肝损害兔死亡率、肝脏显著坏死的动物数减少，降低CCl_4所致大鼠血清ALT升高的作用，使肝细胞坏死程度、变性程度减轻，显著逆转肝组织的纤维化。此外，大黄能促进犬的胆汁分泌，使胆红素和胆汁酸的含量增加。

2. 对消化系统作用　大黄能抑制胃酸分泌、降低胃蛋白酶活性，防治消化性溃疡，明显减轻出血程度；大黄煎剂能使胃壁平滑肌电活动明显增强且胃电节律亦趋于规整；各种大黄制剂具有显著促胰腺分泌作用，对胰蛋白酶、脂肪酶和淀粉酶的活性有明显抑制作用。

3. 对血液系统作用　大黄提取成分能显著增加纤维蛋白原活性，使出血时间和凝血时间明显缩短，降低血管通透性，改善血管脆性，起到止血作用。服用大黄的病人血液黏滞度、红细胞比容和全血黏滞度均下降。

4. 抗病原微生物及抗肿瘤作用。

（三）临床应用

治疗急性肝炎、慢性肝炎、肝硬化、肝性脑病、肝脾肿大、上消化道出血、急性胆囊炎、胆石症、胆管蛔虫、脂肪肝、急性胰腺炎、急性肠炎、菌痢、便秘、术后肠麻痹、急性肠梗阻等。大黄与茵陈、栀子等配伍，如茵陈蒿汤，治疗湿热蕴结肝胆，黄疸胁痛，身热尿黄；大黄与芒硝、甘遂配伍，如大陷胸汤，治疗邪热与水饮结于胸腹，大便燥结，心下至少腹硬满而不可近；大黄与黄连、黄芩配伍，如泻心汤，治疗吐血、衄血、咯血；大黄与䗪虫、鳖甲等配伍，如大黄䗪虫丸，治疗干血内结，肌肤甲错；大黄与鳖甲、牛膝、干漆配伍，如大黄煎，亦可配伍三棱、莪术，治疗瘀血内结日久之癥瘕积聚。

三、栀子[10]

(一)化学成分

含黄酮类栀子素、果胶、鞣质、藏红花素、藏红花酸、D-甘露醇、廿九烷、β-谷甾醇。另含多种具环臭蚁醛结构的苷：栀子苷、去羟栀子苷、格尼泊素-1-β-D-龙胆二糖苷及少量的栀子苷。

(二)药理作用

1. 护肝作用　栀子具有较好的护肝作用，栀子提取物可减轻CCl_4或D-Gal引起的大鼠肝脏毒性损害，降低异常升高的血清ALT、AST、碱性磷酸酶、胆红素等，阻止因D-Gal引起的暴发性肝炎。栀子中的栀子黄色素可抑制CCl_4引起的小鼠血清ALT、AST及肝脏MDA含量和肝脏指数的升高，减轻CCl_4引起的肝小叶内灶性坏死。其机制可能为藏红花素和栀子苷具有淬灭自由基的作用，保护肝细胞膜结构与功能的完整性，阻止肝细胞对酶的释放而保护受CCl_4损伤的肝脏；也可能与其阻止CCl_4在肝微粒体内的代谢活化。

2. 利胆作用　栀子所含环烯醚萜苷类成分均有利胆作用，栀子醇提取物使胆汁量增加，促进胆红素排出，其中由茵陈、栀子、大黄组成的方剂，利胆作用最强。口服栀子煎剂并作胆囊造影，胆囊明显收缩，胆汁排泄增加。

3. 对胃肠作用　能抑制幽门结扎大鼠的胃酸分泌，使胃液总酸减少，pH值上升。栀子提取物对小鼠还有显著的泻下作用。

(三)临床应用

治疗急性黄疸型肝炎、肝硬化、肝昏迷、胆囊炎、胆管感染、胃炎、消化性溃疡等。栀子与茵陈、大黄、黄柏配伍，如茵陈蒿汤、栀子柏皮汤，治疗肝胆湿热所致黄疸、发热、小便短赤等证，现代多用于治疗急性传染性肝炎及胆管感染引起的黄疸；栀子与茅根、生地、黄芩同用，有凉血止血作用，用于血热妄行的吐血、尿血等；栀子与柴胡、龙胆草配伍，如泻肝汤，治疗肝火上炎，头痛，目赤肿痛。

四、虎杖[11]

(一)化学成分

虎杖含游离蒽醌及蒽醌苷，主要为大黄素、大黄素甲醚、大黄酚、蒽苷A、蒽苷B等。

(二)药理作用

1. 抗病毒作用　虎杖有抑制乙型肝炎表面抗原(HBsAg)的作用。

2. 护肝利胆作用　虎杖能明显增加胆汁分泌和松弛肝胰壶腹括约肌，对过氧化脂质具有清除作用。虎杖水提液可以显著地降低非酒精性脂肪肝病大鼠脂肪组织的肿瘤坏死因子mRNA水平，也可以降低大鼠肝组织甘油三酯、总胆固醇和葡萄糖的含量，在调节肝脂、肝糖代谢和改善肝细胞脂肪变性具有一定效果。虎杖能显著降低CCl_4肝损伤小鼠的ALT和AST，减轻肝组织变性、坏死程度，缓解肝脏病理改变，虎杖对CCl_4所致小鼠肝损伤具有保护作用。虎杖煎剂具有改善损伤肝组织的微循环，抑制白细胞、血小板与肝脏内皮细胞的黏附，促进肝细胞再生、修复损伤的作用。

3. 对胃肠道作用 虎杖所含大黄素低浓度时能引起肠管平滑肌张力短时间增高,振幅增大,在高浓度时则使肠肌松弛。

4. 对血液系统作用 虎杖苷在体内外都能抑制血小板聚集,能明显抑制血栓烷A_2的产生。

5. 抗肿瘤作用。

(三)临床应用

治疗急性黄疸型肝炎、慢性乙型肝炎、丙型肝炎、肝硬化、急性上消化道出血、胆管感染、胆囊结石、新生儿黄疸等。虎杖与三棱、莪术相佐,破瘀消癥,用于癥瘕积聚;虎杖与茵陈、栀子等同用,加强清热利湿退黄,用于湿热黄疸。

五、黄芩[12-14]

(一)化学成分

黄芩根含黄芩苷元、黄芩、汉黄芩素、汉黄芩苷和黄芩新素,还含苯甲酸、β-谷甾醇等。茎叶中含黄芩素苷。

(二)药理作用

1. 护肝作用 黄芩醇提取物对异硫氰酸萘酸引起的大鼠肝损害有保护作用,能抑制血清胆红素的增加。黄芩苷可显著降低因CCl_4、D-Gal所致急性肝损伤大鼠血清ALT和AST的升高,对急性肝损伤大鼠血清SOD的活性有明显的升高作用及降低MDA的含量。黄芩苷能显著降低异烟肼和利福霉素钠肝损伤小鼠血清ALT和AST活性,并使肝损伤小鼠的肝指数降低。通过对小鼠肝脏病理形态学观察,可见黄芩苷组小鼠肝细胞的变性和坏死程度均明显减轻。黄芩苷与致肝损伤抗原卡介苗同时给予动物,可显著地减轻免疫性肝损伤小鼠ALT与AST的升高;病理观察也显示黄芩苷可促进肝枯否氏细胞增生,减轻肝细胞的坏死,促进肝细胞的增生,促进修复,并能显著减轻肝脂质过氧化损伤。

2. 利胆作用 黄芩煎剂和乙醇提取液能增加犬、兔胆汁排泄量,黄芩苷兔静脉注射可降低实验性血胆红素的含量。

3. 对胃肠作用 黄芩煎剂与酊剂对在位犬小肠有抑制作用,酊剂可对抗毛果芸香碱引起的小肠兴奋反应。黄芩煎剂对离体兔小肠运动有抑制作用,汉黄芩素有解痉作用,而黄芩苷元无效。

4. 利尿作用 黄芩的水提取物、醇提取物、汉黄芩苷静脉注射均能使麻醉兔尿量增多。

5. 抗肿瘤作用 黄芩甙能明显诱导肝癌细胞凋亡,抑制侵袭力及运动能力,黄芩甙处理组细胞形态较圆,伪足数目较少,并发现凋亡细胞。其机制可能与直接抑制细胞迁移运动、抑制RhoC和ROCK-1表达有关,与RhoA表达无关。

6. 抗病原微生物作用 黄芩抗菌范围较广,体外试验证明,其煎剂对多种革兰氏阳性菌、革兰氏阴性菌及螺旋体等均有抑制作用。

(三)临床应用

治疗各型肝炎、肝硬化、肝昏迷、胆管感染、慢性胆囊炎等。常与茵陈、栀子、龙胆草等配伍，如黄芩汤，治疗湿热内蕴肝胆之黄疸，症见目黄，身黄，小便黄赤；黄芩配伍滑石、通草、白蔻仁等，如黄芩滑石汤，治疗湿温发热、胸闷、苔腻。

六、黄连[15-17]

（一）化学成分

黄连含小檗碱、黄连碱、甲基黄连碱、掌叶防己碱、非洲防己碱等生物碱，尚含黄柏酮、黄柏内酯。

（二）药理作用

1. 抗病毒作用　黄连煎剂对乙型肝炎病毒脱氧核糖核酸（HBV DNA）有抑制作用。

2. 护肝作用　黄连素可使血中TG，LDL含量及ALT，AST活性下降，呈良好的剂量依赖关系，对HDL无明显作用，能显著抑制肝组织中NO的生成；黄连素可保护高脂饮食所致的肝损伤，可显著上调抗凋亡基因的表达，提示黄连素可能通过抗肝细胞凋亡保护高脂饮食引起的肝细胞损伤。黄连所含小檗碱有利胆作用，能促进胆汁分泌。小檗碱具有明显的调血脂作用。

3. 对胃肠作用　黄连醇提取物对盐酸乙醇所致的胃黏膜损伤呈显著抑制作用。小檗碱皮下注射能抑制胃液分泌，并使胃黏膜组织中对胃液分泌起重要作用的组胺游离、耗竭。小檗碱能抑制硫酸镁引起的肠腔内液体潴留，抑制自发性回肠电解质分泌亢进，拮抗新斯的明促进肠分泌。小檗碱还能降低大鼠腹泻的发生率及严重程度，其抗腹泻作用与其抗炎作用有关。

4. 抗肿瘤作用　黄连提取物组对肝癌细胞肝细胞生长因子受体具有不同程度的抑制作用，其高、中2个剂量组对肝癌细胞具有明显的抑制作用，其抑制强度与5-氟尿嘧啶基本相当。进一步研究发现，黄连提取物通过抑制肝细胞生长因子细胞内的酪氨酸残疾的磷酸化，进一步阻断肝细胞生长因子受体介导的信号转导通路发挥抑制细胞生长作用。此外，黄连有抗炎、促进细胞免疫作用，小檗碱及其衍生物具有很强的抗细菌、真菌、病毒等作用。

（三）临床应用

治疗急性肝炎、慢性乙型肝炎、丙型肝炎、酒精性肝病、肝癌、慢性胆囊炎、消化性溃疡等。黄连与吴茱萸配伍，即左金丸，治疗肝火或胃热呕吐；黄连与大黄、黄芩同用，治疗火热内盛，迫血妄行的吐血、便血等。

七、黄柏

（一）化学成分

树皮含小檗碱、药根碱、木兰花碱、黄柏碱、N-甲基大麦芽碱、掌叶防己碱、蝙蝠葛碱等生物碱。另含黄柏酮、黄柏内酯、白鲜交酯、黄柏酮酸、青萤光酸、7-脱氢豆甾醇、β-谷甾醇、菜油甾醇。

（二）药理作用

1. 对消化系统作用　黄柏所含去小檗碱提取物能抑制胃液量、总酸度和胃蛋白酶的活性，对多种实验性胃溃疡均有显著抑制作用。黄柏所含的黄柏酮及小檗碱能增强兔离体肠管的收缩，使收缩幅度增加。

2. 抗病原微生物作用　黄柏有广谱抗菌作用，其抗菌有效成分为小檗碱。黄柏对HBsAg具有明显的选择性抑制作用。

（三）临床应用

用于急性肝炎、慢性肝炎、肝硬化的治疗。黄柏与栀子、甘草配伍，即栀子柏皮汤，治疗湿热黄疸。

八、龙胆草

（一）化学成分

龙胆草含龙胆宁碱，根中含龙胆苦苷及龙胆三糖。

（二）药理作用

1. 护肝作用　龙胆草水提取物对CCl_4、硫代乙酰胺所致的小鼠肝损伤，有降低血清ALT和AST的作用，龙胆苦苷能显著降低CCl_4所致小鼠肝脏脂质过氧化的升高。龙胆草水提物显著降低因D-Gal所致急性肝损伤大鼠血清ALT的升高，明显升高急性肝损伤大鼠血清SOD的活性，可降低MDA的含量。龙胆草水提物对半乳糖所致大鼠急性肝损伤有保护作用。

2. 对消化系统作用　龙胆苦苷能直接作用于胃，增加胃瘘犬的胃液和游离酸的分泌。龙胆草注射液对健康及肝损伤大鼠、健康犬均有显著利胆作用。龙胆苦苷能增加大鼠的胆汁分泌，促进胆囊收缩。

3. 抗病原微生物作用。

（三）临床应用

治疗急性黄疸型肝炎、慢性肝炎、急性胆囊炎等。龙胆草与茵陈、大黄、栀子、黄芩配伍，用于湿热黄疸；龙胆草与栀子、黄芩、柴胡等配伍，如龙胆泻肝汤，用于肝胆实热所致的胁痛、头痛、口苦、目赤等证。

九、苦参[18-21]

（一）化学成分

苦参根含多种生物碱：d-苦参碱、d-氧化苦参碱、槐花醇、ι-臭豆碱、ι-甲基金雀花碱。还含黄酮类：黄腐醇、异黄腐醇、3，4'，5-三羟-7-甲氧-8-异戊烯基黄酮、8-异戊烯基山柰酚等。

（二）药理作用

1. 护肝抗肝纤作用　苦参中所含的苦参碱能显著减轻大鼠肝细胞变性、坏死及纤维组织的形成，同时能降低不同试验阶段大鼠血清AST、透明质酸（HA）以及肝组织中羟脯氨酸含量。苦参碱可通过抑制肝星状细胞（HSC）细胞增殖及细胞外基质（ECM）的合成，发挥抗肝纤维化的作用。苦参碱对贮脂细胞株HSC-T6增殖、胶原及HA合成的抑制率随药物浓度增加而升高,并呈浓度依赖关系。苦参碱能降低CCl_4所致慢性肝损伤肝纤维化大鼠的金属蛋白酶组织抑制剂(TIMP-1)的含量,通过抑制细胞中TIMP-1的表达来抑制肝纤维化。

2. 抗肝炎病毒作用　氧化苦参碱能明显降低细胞胞质核心颗粒HBV-DNA水平,对HBV基因表达有直接的抑制作用。氧化苦参生物碱还能明显降低人丙型肝炎细胞内HCV RNA的水平,并且随着氧化苦参碱浓度的升高,抑制作用不断增强,呈一定的量效关系。

3. 抗肿瘤作用　苦参碱对人肝癌细胞有明显的抑制作用,并存在着明显地浓度依赖关系;苦参碱可能是通过将人肝癌细胞周期阻滞在$G_0 \sim G_1$期,抑制其增殖。通过诱导人肝癌细胞发生凋亡等,发挥其抗肝癌作用。许多研究发现苦参是通过多方面发挥其抗肿瘤作用,如抑制细胞周期进程、调控细胞信号转导、诱导细胞凋亡、影响多种癌基因及抑癌基因的表达、诱导细胞分化、抑制端酶活性、抗肿瘤细胞侵袭。

(三)临床应用

治疗急性传染性肝炎、急性重型肝炎、慢性乙型肝炎、肝硬化腹水、肝昏迷等。苦参与栀子、龙胆草、黄芩等配伍,治疗湿热黄疸,如苦参栀子丸;苦参与黄芩、大黄等配伍,治疗黄疸气实,尿赤便闭,如苦参散。

十、鸡骨草[22]

(一)化学成分

全草含相思子碱(N-甲基色氨酸)、胆碱、甾醇化合物、黄酮类、氨基酸、碳水化合物。

(二)药理作用

鸡骨草能降低血清ALT、AST活性,对CCl_4肝损伤和卡介苗与脂多糖诱导的小鼠免疫性肝损伤均有一定的保护作用。鸡骨草煎剂能显著增强家兔离体肠管收缩幅度及麻醉兔肠管张力。

(三)临床应用

治疗各型肝炎,取得较好疗效,儿童疗效尤佳,对慢性者似无效。鸡骨草与茵陈、虎杖等同用,增强清热利湿退黄之功,治疗湿热内蕴肝胆之黄疸。

十一、田基黄[23-24]

(一)化学成分

全草含槲皮苷,异槲皮苷,槲皮素-7-鼠李糖苷,田基黄棱素A,田基黄棱素B,田基黄灵素,田基黄灵素G,湿生金丝桃素B等。

(二)药理作用

1. 护肝作用　田基黄对CCl_4及D-Gal所致的大鼠血清ALT、AST活性升高有明显的抑制作用;田基黄腹腔注射能使醋氨酚中毒小鼠的ALT、AST活性恢复正常,抑制肝脏脂质过氧化。

2. 对免疫系统作用　田基黄能促进T淋巴细胞的分化成熟，增强机体的特异性细胞免疫和免疫调节作用；田基黄还能增强中性粒细胞的吞噬杀菌功能，从而提高机体抗细菌感染能力。

（三）临床应用

治疗急、慢性肝炎等。田基黄与茵陈、虎杖等同用，增强清热利湿退黄之功，治疗湿热内蕴肝胆之黄疸。

十二、金银花

（一）化学成分

花含木樨草素、肌醇及皂苷、鞣质等。

（二）药理作用

1. 对消化系统作用　金银花能减轻镉对肝细胞的毒性，对醋氨酚引起的急性肝损伤也有明显保护作用。

2. 抗病原微生物作用。

（三）临床应用

治疗急性黄疸型肝炎、慢性肝炎、肝昏迷、肝癌、胆囊炎等。金银花与犀角、生地、玄参配伍，如清营汤，治疗温病邪初入营，发热、心烦、舌质红绛而干。

十三、连翘

（一）化学成分

果实含连翘酚、甾醇化合物、皂苷及黄酮醇苷类、马苔树脂醇苷等。果皮含齐墩果酸。

（二）药理作用

1. 对消化系统作用　连翘水煎剂能明显减轻CCl_4所致大鼠肝脏的变性和坏死，使肝细胞内的肝糖原、核糖核酸大部分恢复和接近正常，血清ALT降低。连翘对豚鼠离体小肠有抑制作用，能使肠张力降低。

2. 利尿作用　连翘注射液静脉注射，对麻醉犬有明显的利尿作用。

3. 抗病原微生物作用。

（三）临床应用

治疗急性肝炎、慢性肝炎、肝昏迷、肝癌等。连翘与栀子、黄芩、大黄等配伍，如凉膈散，治疗上中二焦郁热，身热烦渴，咽痛口疮，便秘尿赤等；连翘与犀角、生地、玄参等配伍，如清营汤，治疗热邪入里，身热夜甚。

十四、半枝莲

（一）化学成分

全草含半枝莲素、半枝莲种素、红花素、异红花素、高山黄芩素、高山黄芩苷、汉黄芩素等。

（二）药理作用

半枝莲有抗HBsAg作用，对金黄色葡萄球菌、大肠杆菌等有抑制作用。半枝莲的不同梯度溶媒组（水、甲醇、乙烷、乙酰乙酯）均有促凝血和较强的纤维蛋白溶解活性作用。半枝莲中的红花素有较强的对抗组胺引起的平滑肌收缩作用。

（三）临床应用

《全国中草药汇编》："治肿瘤，阑尾炎，肝炎，肝硬化腹水，肺脓疡。"半枝莲与茵陈、白花蛇舌草相伍，治疗病毒性肝炎。

十五、蒲公英

（一）化学成分

蒲公英根含蒲公英醇、蒲公英赛醇、蒲公英甾醇、β-香树脂醇、豆甾醇、β-谷甾醇、胆碱、有机酸、果糖、蔗糖、葡萄糖、葡萄糖苷等。

（二）药理作用

1. 对消化系统作用　蒲公英注射液腹腔注射或蒲公英煎剂灌胃，有降低CCl_4所致大鼠血清ALT升高的作用。蒲公英注射液或蒲公英乙醇提取物经十二指肠给药，能使麻醉或切除胆囊后的大鼠胆汁量增加。蒲公英能明显减轻应激所致的大鼠胃黏膜损害，使溃疡发生率和溃疡指数明显下降，对无水乙醇性胃黏膜损伤有良好的对抗作用。此外，对门脉性水肿有利尿作用。

2. 对免疫系统作用　蒲公英煎剂体外实验能显著提高外周血淋巴细胞母细胞转化率，提高及改善小鼠细胞免疫和非特异性免疫功能。

3. 抗病原微生物作用及抗肿瘤作用。

（三）临床应用

治疗急性黄疸型肝炎、肝硬化、新生儿黄疸、胆囊炎、胆石症、急慢性胃炎、消化性溃疡等。蒲公英与茵陈、栀子等相佐，治疗湿热内蕴之黄疸；蒲公英与龙胆草、柴胡、黄芩同用，治疗胆热胁痛口苦；蒲公英与金银花、野菊花、紫花地丁、紫背天葵配伍，以解毒散结消肿。

十六、白花蛇舌草[25]

（一）化学成分

全草中分出卅一烷、豆甾醇、熊果酸、齐墩果酸、β-谷甾醇、β-谷甾醇-D-葡萄糖苷、对香豆酸等。

（二）药理作用

1. 对消化系统作用　白花蛇舌草能明显提高消炎痛所致胃溃疡大鼠血清和胃组织SOD活力，降低MDA含量，其作用机制与其抗氧化作用有关。白花蛇舌草煎剂大剂量时对离体兔肠有抑制作用。

2. 免疫系统作用　白花蛇舌草煎剂能促使阑尾淋巴滤泡、肠系膜淋巴结及脾等的网状细胞显著增生，胞体肥大，胞质丰富，吞噬活跃，从而增强机体的防御功能。

3. 抗肿瘤作用。

（三）临床应用

治疗急性黄疸型肝炎、肝硬化、急慢性胆囊炎、胆石症、慢性浅表性胃炎等。白花蛇舌草与茵陈、滑石、金钱草等同用，以清热利湿退黄，治疗肝胆湿热，身黄尿黄者。

十七、鱼腥草

（一）化学成分

鱼腥草含鱼腥草素、甲基正壬基酮、月桂烯、月桂醛、癸醛、癸酸。尚含氯化钾、硫酸钾、蕺菜碱。日本学者从鱼腥草中分离出的N-四羟基苯乙烯基苯酰胺化合物，被认为是治疗血小板减少性紫癜的有效成分。

（二）药理作用

1. 抗病原微生物作用　鱼腥草鲜汁对金黄色葡萄球菌、溶血性链球菌、肺炎双球菌、变形杆菌等有抑制作用。鱼腥草注射液能使钩端螺旋体活动减弱、裂解死亡。

2. 对免疫系统作用　鱼腥草注射液能显著提高外周血T淋巴细胞的比例、中性白细胞吞噬率及脾脏特异性抗体形成细胞率。

3. 抗过敏作用　鱼腥草油能明显拮抗组胺及致敏离体豚鼠回肠引起的收缩，对豚鼠过敏性哮喘具有保护性作用。

4. 利尿作用　用鱼腥草的提取液灌流蟾蜍肾或蛙蹼，能使毛细血管扩张，增加血液流量及尿液分泌，具有利尿作用。

（三）临床应用

鱼腥草常用于治疗急性黄疸型肝炎、胆囊炎，也用于治疗呼吸系统炎症、外感高热、耳鼻喉科炎症。鱼腥草可单独内服外用，也可与连翘、蒲公英、野菊花等配合，用以清热解毒消肿；鱼腥草与黄连、黄柏配伍，以清热除湿；鱼腥草与车前子、海金沙、白茅根同用，以利尿通淋。

十八、败酱草

（一）化学成分

白花败酱含挥发油，干燥果枝含黑芥子苷等。根与根茎中含莫罗忍冬苷、番木鳖苷、白花败酱苷等。黄花败酱根和根茎含齐墩果酸、常春藤皂苷元、β-谷甾醇-β-D-葡萄糖苷，根中尚含挥发油、生物碱、鞣质、淀粉。

（二）药理作用

1. 护肝作用　败酱草对大鼠离体肝脏脂质过氧化有抑制作用，其抗氧化作用可能是它们护肝功效的药理学研究基础。

2. 对胃肠系统作用　败酱草能消除局部炎症，改善病变微循环，促进溃疡面的修复。

败酱草提取物能够较强地促进小鼠小肠的蠕动，明显减少排便次数，对便秘和腹泻有双向治疗作用。

3. 抗病原微生物作用　败酱草有抗流感嗜血杆菌作用，对金黄色葡萄球菌、白色葡萄球菌、甲型和乙型溶血性链球菌、肺炎双球菌、痢疾杆菌、大肠杆菌、炭疽杆菌等均有抑制作用。

4. 对血液系统作用　败酱草醇提取物灌胃或腹腔注射，能缩短出血时间，腹腔注射能明显促进兔血小板聚集。黄花败酱草能刺激骨髓造血系统，明显对抗环磷酰胺所致的白细胞减少。

5. 镇静作用　黄花败酱草有镇静作用，并认为其所含皂苷为其有效成分。黄花败酱草的乙醇浸膏或挥发油口服，对小鼠有明显镇静作用，且能增加戊巴比妥钠的催眠作用。

（三）临床应用

治疗病毒性肝炎、急性胆囊炎、乙肝肝硬化等。败酱草常与金银花、蒲公英配伍，以清热解毒；败酱草与黄芩、黄连配伍，以清热除湿。

十九、茯苓[26-27]

（一）化学成分

茯苓菌核含β-茯苓聚糖和三萜类化合物乙酰茯苓酸、茯苓酸、3β-羟基羊毛甾三烯酸。此外，尚含树胶、甲壳质、蛋白质、脂肪、甾醇、卵磷脂、葡萄糖、腺嘌呤、组氨酸、胆碱、β-茯苓聚糖分解酶、脂肪酶、蛋白酶等。

（二）药理作用

1. 对消化系统作用　茯苓能使CCl_4所致的肝损害及代谢障碍减轻，手术前后给药，能明显加速肝再生速度，再生肝重量明显增加。茯苓能降低胃酸，预防大鼠幽门结扎所致的溃疡。此外，对兔离体肠管有直接松弛作用，使平滑肌收缩幅度降低，张力下降。

2. 对免疫系统作用　茯苓能促进B细胞的活化和分化，从而促进机体抗体的产生，明显提高IgG含量，提高机体的体液免疫功能。

3. 抗病原微生物及抗肿瘤作用。

（三）临床应用

治疗急性肝炎、慢性肝炎、肝硬化、腹水、肝脾肿大、胃炎、消化性溃疡等。茯苓与泽泻、白术、桂枝配伍，如五苓散，治疗水湿内停，小便不利。

二十、猪苓[28-29]

（一）化学成分

猪苓含麦角甾醇、生物素、糖类、蛋白质。

（二）药理作用

1. 抗病毒作用　从猪苓中提取的猪苓多糖腹腔注射HBsAg转基因小鼠，结果显示HBVmRNA的转录水平降低，HBsAg表达下降，表明猪苓多糖对HBV转基因小鼠HBsAg的表达有一定抑制作用。

2. 护肝作用　药理试验证明猪苓多糖具有稳定肝细胞膜、保护肝细胞线粒体和维护肝细胞CAMP/CGMP比值相对稳定的作用，可以降低血清转氨酶，促进糖原生成、病变肝细胞的再生及修复。并能提高巨噬细胞的吞噬能力，增加T细胞的转化率和增强B淋巴细胞转化为浆细胞的能力，达到增强免疫、抑制病毒复制的效果。

3. 抗肿瘤作用　猪苓多糖可使荷肝癌小鼠肝糖原积累增加，糖原异生酶、葡萄糖-6-磷酸酶、1，6-二磷酸酶活性增强，对正常鼠肝脏无此作用，剂量增大可使荷肝癌鼠亢进的皮质功能恢复正常。猪苓多糖可使小鼠腹腔巨噬细胞吞噬功能增强，具有抑制肿瘤生长和增强免疫力作用。

（三）临床应用

治疗慢性肝炎、肝硬化腹水、肝癌等。猪苓常与茯苓、滑石、阿胶等合用，如猪苓汤，以利水清热养阴，治疗水热互结，邪热伤阴，小便不利；猪苓与茯苓、白术、泽泻配伍，如四苓散，健脾利湿，治疗脾虚湿盛。

二十一、泽泻

（一）化学成分

泽泻中含泽泻醇A、泽泻醇B、醋酸泽泻醇A酯、醋酸泽泻醇B酯和表泽泻醇A。另含挥发油、小量生物碱、天门冬素、一种植物甾醇、一种植物甾醇苷、脂肪酸。还含树脂、蛋白质和多量淀粉。

（二）药理作用

1. 护肝作用　泽泻及其提取物能对抗大鼠肝脏脂肪变性，减轻CCl_4引起的急性肝损伤，降低甘油三酯（TG），改善肝脂肪代谢，能使肝脏空泡样脂变明显减轻。

2. 利尿作用　泽泻利尿作用非常明显，除盐泽泻外，其他炮制品都有利尿作用，其作用强弱与采集季节、药用部位、给药途径及实验动物有关。

3. 免疫抑制、抗炎作用。

（三）临床应用

治疗急性肝炎、慢性肝炎、肝硬化、腹水、脂肪肝、急慢性胆囊炎等。泽泻与茯苓、猪苓、白术配伍，如五苓散，治疗膀胱气化不利，水湿停聚，水肿胀满，小便不利。

二十二、车前子

（一）化学成分

车前子含车前黏多糖A、消旋-车前子苷、都桷子苷酸、车前子酸、桃叶珊瑚苷、琥珀酸、腺嘌呤、胆碱、β-谷甾醇及脂肪油等。

（二）药理作用

1. 对胃肠作用　车前子能增加肠道内水分，提高炭末推进百分率，有一定的致缓泻作用。

2. 对泌尿系统作用 车前子能增加人、兔、犬尿量，并增加尿酸、尿素及氯化钠（NaCl）的排出，还能抑制肾脏草酸钙结晶沉淀。车前子乙醇提取物能抑制肾脏髓质外带Na^+，K^+-ATP酶活性。

3. 抗病原微生物作用。

（三）临床应用

治疗急性黄疸型肝炎、新生儿黄疸、胃炎、消化性溃疡、上消化道大出血等。车前子与蒲公英、茵陈蒿、栀子、金钱草等配伍，治疗湿热黄疸。

二十三、金钱草[30]

（一）化学成分

金钱草含黄酮类成分，如槲皮素、异槲皮苷、山柰酚及其苷类。

（二）药理作用

1. 护肝作用 金钱草能使CCl_4中毒性小鼠血清ALT活性明显降低，肝细胞坏死减轻，空泡变性、嗜酸性变、炎性细胞浸润明显减少，血清及肝组织MDA含量明显降低，使A-萘异硫氰酸脂（ANIT）中毒性小鼠血清总胆红素（TBil）含量显著降低。

2. 利胆排石作用 金钱草有利胆排石和利尿排石作用，金钱草煎剂给大鼠灌胃能明显促进胆汁的分泌和排泄；金钱草冲剂对乙二醇所致大鼠泌尿系结石有预防及治疗效果。

（三）临床应用

治疗急性肝炎、慢性肝炎、胆管感染、肝胆结石等。金钱草与茵陈、郁金、栀子、大黄等配伍，增强清利肝胆作用，治疗湿热黄疸、胁痛。

二十四、苍术

（一）化学成分

南苍术根茎含挥发油，油的主要成分为苍术醇、茅苍术醇、β-桉叶醇。

（二）药理作用

1. 护肝作用 苍术对CCl_4引起小鼠肝细胞损害有明显的改善作用，苍术所含的苍术酮、β-桉叶醇和茅苍术醇对此有显著的预防作用。苍术煎剂能明显促进肝脏蛋白质的合成。

2. 对胃肠作用 苍术煎剂能增加大鼠胃黏膜血流量和血清胃泌素含量，升高胃黏膜组织SOD活性，降低MDA含量，对多种实验性胃溃疡有明显抑制作用。苍术醇提取液和水溶液对兔十二指肠运动有明显的抑制作用，对弛张后的胃平滑肌有轻微的增强收缩作用。苍术能抑制脾虚动物小肠的推进运动。

3. 抗病原微生物作用。

（三）临床应用

治疗急性肝炎、慢性肝炎、肝硬化、胆管感染。苍术与厚朴、陈皮、甘草配伍，如平胃散，治疗湿困脾胃，健运失常，脘痞腹胀，食欲不振，恶心呕吐，大便溏泄，肢体倦怠，舌苔浊腻。

二十五、厚朴

（一）化学成分

厚朴含厚朴酚、四氢厚朴酚、异厚朴酚和朴酚、挥发油（主要为桉叶醇）。另含木兰箭毒碱。

（二）药理作用

1. 护肝作用　厚朴中所含厚朴酚对急性实验性肝损伤，具有降血清AST及降血氨作用；厚朴能明显防止肝纤维化及肝硬化的形成，对免疫性肝纤维化大鼠，能提高其血浆SOD活性；厚朴能降低毛细血管壁通透性，抑制纤维组织增生的作用。

2. 对胃肠作用　厚朴乙醇提取物对胃黏膜溃疡有显著抑制作用。厚朴酚不仅有抗溃疡作用，而且对应激性胃出血有显著预防作用，对组胺所致十二指肠痉挛有一定的抑制作用。厚朴酚能明显抑制静脉注射四肽胃泌素及氨甲酰胆碱所致的促进胃酸分泌作用。此外，厚朴煎剂对兔离体肠管呈兴奋作用。

3. 抗病原微生物及抗肿瘤作用。

（三）临床应用

治疗慢性肝炎、肝硬化、肝癌、脂肪肝、肝脾肿大、胆管感染、胃炎、消化性溃疡等。厚朴与大黄、枳实配伍，如厚朴三物汤，治疗肠胃积滞，脘腹胀痛，大便不通；厚朴与苍术、陈皮、甘草配伍，如平胃散，治疗湿阻中焦，气滞脘痞不饥，甚则吐泻。

二十六、薏苡仁

（一）化学成分

薏苡仁种子含氨基酸（为亮氨酸、赖氨酸、精氨酸、酪氨酸等）、薏苡素、薏苡酯、三萜化合物。

（二）药理作用

1. 对消化系统作用　薏苡仁醇提取物灌胃可抑制水浸性小鼠溃疡、盐酸性小鼠溃疡的形成，但不抑制吲哚美辛-乙醇性小鼠溃疡形成；抑制番泻叶性小鼠腹泻，但不抑制蓖麻油性小鼠腹泻和胃肠推进运动；能缓慢促进大鼠胆汁分泌。薏苡仁油对兔离体小肠有兴奋作用，大剂量时则先兴奋后转为抑制。

2. 抗肿瘤作用　薏苡仁提取物能阻滞肿瘤细胞周期G_2+M时相，减少细胞有丝分裂，抑制肿瘤细胞的增殖，激活促细胞凋亡发生因子，导致细胞凋亡；抑制癌细胞的生长和促进癌细胞的程序化死亡。薏苡仁乙醇、丙酮提取物腹腔注射能抑制小鼠艾氏腹水癌细胞的增殖，并延长其生存时间。

3. 对血液系统作用　薏苡仁醇提取物灌胃能延长电刺激大鼠颈动脉引起的血栓形成时间和凝血时间，但不延长凝血酶原时间和白陶土部分凝血活酶时间。

（三）临床应用

治疗病毒性肝炎、肝硬化腹水、肝癌等。薏苡仁常与白术、茯苓、赤小豆、冬瓜皮等配伍，健脾利湿消肿，治疗脾虚湿浊内停所致水肿、脚气肿痛者；薏苡仁与杏仁、白豆蔻、半夏、滑石等配伍，如三仁汤，治疗湿温初起，邪在气分，湿邪偏胜，寒热身痛，呕恶食少者。

二十七、佩兰

（一）化学成分

佩兰含挥发油，油中含对聚伞花素、醋酸橙花醇酯和5-甲基麝香草醚，叶含香豆精、邻-香豆酸及麝香草氢醌。

（二）药理作用

1. 对消化系统作用　佩兰煎剂口服能增加大鼠胃黏膜血流量和血清胃泌素含量，还能使胃黏膜组织SOD活性增高、MDA含量降低。干、鲜佩兰挥发油能增强人唾液淀粉酶活性。
2. 抗病原微生物作用。
3. 抗肿瘤作用。

（三）临床应用

治疗急性黄疸型肝炎、慢性肝炎。佩兰与藿香、厚朴、半夏配伍，以芳香辟秽化浊，治疗湿浊内蕴，脾胃受困，气机不调，脘痞不饥，恶心呕吐，口黏苔腻。

二十八、牡丹皮

（一）化学成分

含牡丹酚、牡丹酚苷、牡丹原苷、芍药苷。尚含挥发油及植物甾醇等。

（二）药理作用

1. 护肝作用　牡丹皮对CCl_4和乙醇引起的小鼠肝脏氧化损伤有一定的保护作用。
2. 利尿作用　牡丹酚口服能促进水和Na^+的排泄。
3. 对血液系统作用　牡丹皮醇提取物能使内毒素所致实验性血栓症、血小板减少、纤维蛋白原减少得以改善，对血小板聚集有明显抑制作用。牡丹酚对纤溶系统有抑制作用，能抑制纤溶酶原或纤溶酶。

（三）临床应用

治疗慢性乙型肝炎、重型肝炎、肝硬化、丙型肝炎、急性胃炎、消化性溃疡等。牡丹皮与栀子、龙胆草、赤芍配伍，如加味丹栀汤，治疗肝胆火盛，胁痛耳聋口苦；牡丹皮与犀角、赤芍、生地等配伍，如犀角地黄汤，治疗温邪入血，症见昏狂谵语，吐血、便血、发斑等；牡丹皮与赤芍、当归、五灵脂配伍，如膈下逐瘀汤，以祛瘀消癥，治疗血瘀而致腹中癥块。

二十九、赤芍

（一）化学成分

芍药含芍药苷。草芍药含挥发油、脂肪油、树脂、鞣质、糖、淀粉、黏液质、蛋白质等。

（二）药理作用

1. 护肝作用　赤芍注射液对D-Gal所致实验性肝损伤大鼠的肝组织细胞有保护作用，能刺激大鼠血浆纤维联合蛋白水平的升高，提高单核-吞噬细胞系统的吞噬功能及调理活性，防止肝脏的免疫损伤，达到保护肝细胞和促进肝细胞再生的作用。赤芍能显著增强肝细胞DNA合成，促进肝纤维组织重吸收。

2. 对血液系统作用　赤芍对胶原诱导的血小板聚集有明显抑制作用，且呈明显的量效关系，能通过激活纤溶酶原转变成纤溶酶，使已凝固的纤维蛋白溶解，显著抑制尿激酶对纤溶酶原的激活。

（三）临床应用

治疗急性黄疸型肝炎、慢性乙型肝炎、重型肝炎、肝硬化、丙型肝炎等。赤芍与丹皮、犀角、生地等配伍，如犀角地黄汤，治疗温热毒邪入血，症见发斑、吐血、便血等症；赤芍与黄连、黄芩、栀子配伍，如清热解毒汤，治疗火热炽盛，灼伤血络，而见吐血、便血等；赤芍与五灵脂、当归、桃仁、香附等配伍，如膈下逐瘀汤，治疗瘀血滞于膈下，积聚痞块，痛处不移；赤芍与柴胡、香附、枳壳等配伍，如柴胡疏肝散，治疗肝郁气结，胁肋胀痛。

三十、丹参

（一）化学成分

丹参根含呋喃并菲醌类色素丹参酮Ⅰ、丹参酮ⅡA、丹参酮ⅡB、隐丹参酮、异丹参酮Ⅰ、丹参新酮Ⅱ、异隐丹参酮、丹参新酮。另分离出丹参醇Ⅰ和丹参醇Ⅱ，此外还含维生素E。

（二）药理作用

1. 护肝作用　丹参注射液对CCl_4损伤的大鼠肝脏具有保护作用，能降低ALT，减轻肝脏的病理损伤，促进肝脏再生时的DNA合成和细胞分裂增殖过程，促进肝再生。丹参对实验性肝硬化有防治作用，能明显降低胶原蛋白含量及血清γ-球蛋白含量，促进肝纤维化重吸收。

2. 对胃肠作用　丹参水提取液经十二指肠给药对胃窦和胃体黏膜血流量有明显的增加作用，胃液量略有增加。在胃黏膜受阿司匹林损伤的病理情况下，丹参能延缓病变的发展。自由饮用丹参水溶液，对大鼠醋酸慢性胃溃疡急性期有明显的促进溃疡愈合作用，对溃疡的再发有防治作用。丹参对兔急性胃黏膜缺血再灌注损伤有保护作用，对兔小肠肠黏膜缺血再灌注损伤也有保护作用。

3. 对胰腺作用　丹参能改善胰腺的微循环，对大鼠急性出血坏死性胰腺炎有一定的治疗作用，对环孢素A所致胰岛B细胞毒性有较好的防护作用。

（二）临床应用

治疗急性肝炎、慢性肝炎、肝硬化、酒精性肝病、脂肪肝、血吸虫肝病、肝脾肿大、胃炎、消化性溃疡等。丹参与当归、延胡索、郁金、桃仁等配伍，如活血祛瘀汤，治疗血瘀气滞，胁肋刺痛不移；丹参与三棱、莪术、鳖甲等配伍，可以活血软坚散结，破积消癥。

三十一、三七[31-33]

（一）化学成分

人参三七根含皂苷：五加皂苷A和五加皂苷B。

(二)药理作用

1. **抗急性肝损伤作用** 三七能显著减轻CCl_4所致大鼠肝损伤,显著降低ALT、AST水平,增加白蛋白,显著减轻肝细胞的气球样变、脂肪变性、胞浆凝聚和坏死,改善肝脏组织病理变化和超微结构变化。三七的主要成分三七总皂苷(PNS)具有减轻和预防大鼠缺血再灌注肝细胞核、线粒体等超微结构损伤的作用,能显著降低再灌注时供肝组织中炎症介质的转录表达并有效改善肝脏的再灌注损伤。

2. **抗酒精性肝损伤作用** 三七能显著降低酒精性肝损伤模型大鼠肝组织中MDA水平,显著升高还原型谷胱甘肽含量;通过抑制肝组织中环氧合酶-2表达,改善肝脏微循环,抑制肝内脂质过氧化的发生,减轻大鼠肝组织脂肪变性;防止酒精性脂肪肝的发生发展,对酒精性肝损伤具有保护作用。

3. **抗肝纤维化作用** PNS能显著改善CCl_4中毒诱导肝纤维化大鼠的肝功能,降低血清ALT、HA、Ⅲ型前胶原氨基末端肽(PⅢP)、层黏蛋白(LN)含量,升高血清白蛋白含量,显著促进活化HSC凋亡,抑制HSC增殖,抑制肝纤维化大鼠Ⅰ型、Ⅲ型胶原的合成表达,促使胶原纤维的降解、吸收,阻止肝纤维化进程,减轻肝纤维化程度。

4. **抗肝癌作用** PNS能抑制人肝癌细胞生长、诱导细胞凋亡或坏死,恢复或上调细胞的缝隙连接细胞间通讯功能,逆转人肝癌细胞的表型,降低细胞的恶性程度,具有确切的抗抑癌作用。

5. **降血脂、利胆作用** 三七提取物能显著降低高脂血症大鼠的胆固醇、甘油三酯,三七注射液对α-异硫氰酸萘酯引起的家兔肝内阻塞性黄疸,具有显著降低血清胆红素、促进胆汁分泌作用。

6. **对血液系统的作用** 三七水溶性成分能缩短小鼠的凝血时间,显著增加血小板数量,通过机体代谢、诱导血小板释放凝血物质而产生止血作用。

(三)临床应用

治疗上消化道出血、病毒性肝炎、酒精性肝病、肝硬化、肝癌、脂肪肝、高脂血症等。临床上既可单用内服、外敷,亦可配伍其他药物应用。三七与花蕊石、血余炭等止血药配伍,如化血丹,治疗吐血、衄血、二便下血、咳血等;三七与生地、丹皮、大黄、黄芩等清热凉血药相配,如止血化瘀丹,治疗血瘀出血而兼热者;三七与党参、山药、生龙骨等益气敛血药相伍,如保元清降汤,治疗吐衄失血过多而气虚甚;三七与三棱、莪术、桃仁、鳖甲等同用,治疗体内瘀血癥瘕肿块。

三十二、枳实

(一)化学成分

川枳实含生物碱、苷类、皂苷、维生素C,其未熟果实的果皮中含新橙皮苷、柚皮苷、野漆树苷和忍冬苷等黄酮苷。

(二)药理作用

枳实给胃瘘及肠瘘的犬灌胃,使胃肠运动收缩节律增加,呈兴奋作用。枳实对犬静脉注射,能使尿量增加,肾血管阻力增加。

（三）临床应用

治疗慢性肝炎、胆石症、胃炎、胃下垂、慢性肠炎等。枳实与大黄、芒硝、厚朴配伍，如大承气汤，治疗热结便秘，腹痛胀满；枳实与白术配伍，如枳术汤，治疗脾弱气滞水停，心下痞坚。

三十三、砂仁

（一）化学成分

砂仁含挥发油，主要成分为d-樟脑，一种萜烯，d-龙脑，醋酸龙脑酯，芳樟醇，橙花叔醇。阳春砂含龙脑、醋酸龙脑酯、樟脑、柠檬烯等成分。

（二）药理作用

1. 对消化系统作用　砂仁能显著抑制胃酸分泌及胃蛋白酶活性，砂仁水煎液对大鼠幽门结扎性胃溃疡有显著预防作用。砂仁提取液能显著加强离体回肠的节律性收缩幅度和频率，且具量效关系；砂仁能促进胃肠输送功能，有利于食物的推动、消化。

2. 对血液系统作用　砂仁能明显抑制血小板聚集，对抗小鼠血栓形成及其急性死亡。

3. 砂仁有明显的镇痛作用。

（三）临床应用

治疗各型慢性肝炎、肝硬化、胃炎、消化性溃疡等。砂仁与苍术、厚朴、木香等配伍，治疗湿阻中焦，脘腹胀痛，不思饮食，呕吐泄泻；砂仁与白术、枳实配伍，如香砂枳术丸，治疗脾胃气滞，食入不化，脘腹胀满作痛。

三十四、川楝子

（一）化学成分

川楝子含川楝素，为驱除蛔虫有效成分，以及苦楝子酮、脂苦楝子醇、21-O-乙酰川楝子三醇、21-O-甲基川楝子五醇等。

（二）药理作用

川楝子能提高胃液的pH值，对胃溃疡有治疗作用。川楝子煎剂能松弛肝胰壶腹括约肌，收缩胆囊，促进胆汁的排泄。川楝素能使在体和离体兔肠肌张力收缩力增加，在较高浓度时使肠肌呈痉挛性收缩，对肠肌有组胺样或/和组胺释放作用。

（三）临床应用

治疗慢性乙型肝炎、肝硬化、脂肪肝、药物性肝炎、血吸虫性肝病、慢性胆囊炎、胆石症、慢性胃炎等。川楝子与延胡索配伍，如金铃子散，治疗肝胃气滞化热而致胁肋脘腹胀痛；川楝子与乳香、三棱、莪术等配伍，如金铃子泻肝汤，治疗气郁而致血行瘀滞，胁肋心腹疼痛。

三十五、延胡索[34]

（一）化学成分

延胡索含紫堇碱、dl-四氢掌叶防己碱、原阿片碱、L-四氢黄连碱、dl-四氢黄连碱、L-四氢非洲防己碱、紫堇鳞茎碱、β-高白屈菜碱、黄连碱、去氢紫堇碱，还有紫堇达明碱。

（二）药理作用

1. 护肝作用　延胡索中延胡索乙素能明显降低肝损伤小鼠的血清ALT、AST和肝组织MDA含量，提高SOD活性，明显减轻肝组织变性，保护肝组织正常结构，其机制可能与其抗氧化作用有关。

2. 护胃作用　延胡索全碱能抑制胃液分泌，降低胃液酸度，肌肉注射具有抗大鼠幽门结扎性溃疡、水浸应激性溃疡和组胺溃疡作用。

（三）临床应用

治疗慢性肝炎、肝硬化、各种肝痛、肿瘤、胆囊炎、消化性溃疡、慢性浅表性胃炎等。延胡索与川楝子配伍，如金铃子散，治疗肝气郁滞化热，胃脘疼痛连及两胁；延胡索与当归、三棱、莪术等配伍，如玄胡丸，治疗瘀血内停，腹内癥瘕积聚。

三十六、郁金

（一）化学成分

郁金块根含挥发油，有莰烯、樟脑、倍半萜烯、姜黄烯、倍半萜烯醇、姜黄素、脱甲氧基姜黄素、双脱甲氧基姜黄素、姜黄酮和芳基姜黄酮等。

（二）药理作用

郁金煎剂注入十二指肠上段后，能使血清胃泌素升高。郁金挥发油能抑制肝炎炎症反应，有良好的抗肝损伤作用，能纠正黄曲霉素对肝脏造成的细胞脂肪变性、坏死及胆红素血症等损害。郁金挥发油能抑制血清ALT的升高，升高肝炎患者总蛋白和白蛋白。

（三）临床应用

治疗急性黄疸型肝炎、慢性肝炎、肝硬化、肝脾肿大、肝昏迷、肝癌、胆石症等。郁金与鳖甲、丹参、泽兰等配伍，治疗气滞血瘀胁腹日久而成癥瘕痞块；肝胆湿热黄疸者，郁金可与茵陈、栀子等同用，以加强利湿退黄之效；若为胆管结石者，郁金可与海金沙、鸡内金等同用，以增强利胆消石之功；凡吐血、衄血、尿血等，与生地、牡丹皮、栀子等配伍，加强清热凉血止血作用。

三十七、川芎

（一）化学成分

川芎含川芎嗪、川芎哚、藁本内酯、川芎萘呋内酯、3-亚丁基苯酞、3-亚丁基-7-羟基苯酞、丁基苯酞、川芎酚、咖啡酸、原儿茶酸、阿魏酸等。

（二）药理作用

1. 护肝作用　大鼠肝缺血再灌注损伤模型实验发现，应用川芎嗪后缺血肝组织血栓烷B、血清转氨酶、乳酸脱氢酶明显降低，SOD活性维持，病理损伤亦较轻。

2. 抗肝纤维化作用　川芎嗪能显著降低大鼠实验纤维模型中血清ALT、HA、PⅢP，提高肝组织中SOD活性，显著减轻肝脏胶原纤维增生程度，提示川芎嗪有抗脂质过氧化及抗肝纤维化作用。

（三）临床应用

治疗急性肝炎、慢性乙型肝炎、肝硬化、肝脾肿大、胃底食管静脉曲张等。川芎与桃仁、红花、五灵脂、香附等配伍，如膈下逐瘀汤，治疗腹内癥瘕肿块，疼痛不移；川芎与柴胡、香附、枳壳等配伍，如柴胡疏肝散，治疗肝郁气滞，胸胁疼痛。

三十八、三棱

（一）化学成分

三棱含刺芒柄花素、豆甾醇、β-谷甾醇、胡萝卜苷、苯醋酸、对苯二酚、去氢木香内酯、琥珀酸、三棱酸等。

（二）药理作用

三棱煎剂大鼠灌服，能显著延长大鼠体外血栓形成时间，缩短血栓长度，减轻血栓湿重，显著减少血小板数目，抑制血小板聚集；显著延长血浆凝血酶原时间和白陶土部分凝血活酶时间。此外，三棱煎剂能引起兔离体肠管收缩加强，紧张性升高。

（三）临床应用

治疗慢性肝炎、肝硬化、肝癌、肝脾肿大、胃炎等。凡血瘀气滞而致癥瘕痞块者，三棱与莪术相伍，如三棱煎；若体质虚弱，不耐攻伐，属气虚者，三棱可与党参、黄芪等配伍；属血虚者，三棱可与当归、川芎等配伍，以攻补兼施。

三十九、莪术

（一）化学成分

莪术挥发油中主要成分为莪术呋喃烯酮、龙脑、α-和β-蒎烯、樟烯、烯、1,8-桉叶素、松油烯、异龙脑、丁香烯、姜黄烯、丁香烯环氧化物。

（二）药理作用

莪术挥发油有明显的抗实验性胃黏膜损伤作用，对大鼠多种实验性胃溃疡有明显的治疗作用。莪术醇提取物及其挥发油对实验性肝损伤有保护作用，对CCl_4引起的小鼠AST升高有明显的降低作用，病理组织学也有相应的改善。

（三）临床应用

治疗急性甲型病毒性肝炎、慢性肝炎、肝硬化、肝癌、腹水、肝脾肿大等。凡气血瘀滞所致经闭腹痛、癥瘕痞块者，多与三棱相佐；或与当归、川芎等配伍，如莪术散。

四十、旱莲草

（一）化学成分

全草含皂苷、烟碱、鞣质、维生素A、鳢肠素、多种噻吩化合物如α-三联噻吩基甲醇及其乙酸酯。

（二）药理作用

旱莲草的苯、丙酮、石油醚和乙醇提取物对CCl_4造成的肝损伤均有保护作用，其中以乙醇提取物最强。

（三）临床应用

治疗慢性乙型肝炎、肝硬化、消化性溃疡等。旱莲草与女贞子相伍，如二至丸，治疗肝肾不足所致眩晕耳鸣、视物昏花、腰膝酸软及发白齿摇；若吐血、衄血，旱莲草可配侧柏叶、白茅根、栀子、大黄等。

四十一、女贞子

（一）化学成分

女贞子果实含齐墩果酸、甘露醇、葡萄糖、棕榈酸、硬脂酸、油酸、亚油酸。果皮含齐墩果酸、乙酰齐墩果酸、熊果酸及多糖。

（二）药理作用

1. 护肝作用　女贞子所含齐墩果酸对CCl_4引起的大鼠急性肝损伤有明显的保护作用，能降低血清ALT及肝内TG的蓄积，促进肝细胞再生，防止肝硬化。

2. 对免疫系统作用　女贞子有促进小鼠体液免疫系统的作用，能明显提高血清溶血素抗体活性，升高正常小鼠IgG含量，且对抗环磷酰胺的免疫抑制作用。女贞子所含齐墩果酸和女贞子多糖是调节机体免疫功能的两种活性成分。

（三）临床应用

治疗慢性乙型肝炎、肝硬化、肝脾肿大等。女贞子与旱莲草配伍，如二至丸，治疗肝肾阴虚，腰膝酸软，眩晕耳鸣；凡肝肾阴虚，目暗不明，女贞子可与熟地、枸杞子、菟丝子、菊花等配伍。

四十二、鳖甲[35-36]

（一）化学成分

含动物胶、角蛋白、碘质、维生素D等。

（二）药理作用

1. 抗肝纤维化作用　服用鳖甲每次4g/kg能减轻CCl_4所致的大鼠肝纤维化程度，降低肝脏羟脯氨酸含量。

2. 抗肿瘤作用　鳖甲粉末口服，对小鼠移植实体瘤具有抑制作用，可使肿瘤重量显著减轻。

3. 其他　鳖甲有抗疲劳、促进抗体生成、增强骨骼肌收缩的作用。鳖甲中含有多种微量元素，能使体内cAMP/cGMP比值下降。

（三）临床应用

治疗慢性肝炎、肝硬化、肝脾肿大、肝癌、血吸虫性肝病、慢性胃炎等。鳖甲与柴胡、䗪虫、大黄等配伍，如鳖甲煎丸，治疗气血痰湿凝聚而致癥瘕痞块。

四十三、䗪虫[37]

（一）化学成分

䗪虫体内含脂肪酸，有棕榈酸、硬脂酸、油酸、亚油酸、亚麻酸，还含具有血纤维蛋白溶酶原激活物样成分，生物碱及胆甾醇等。

（二）药理作用

1. 护肝、抗肝纤维化作用　䗪虫提取物能抑制D-Gal所致的大鼠肝损害，使损伤程度明显减轻。䗪虫能降低肝纤维化大鼠血清ALT、HA、IV. C、LN、γ-谷氨酰转移酶（GGT）的作用，能改善肝脏组织病理学变化，减少纤维组织增生，阻止纤维化发展，促进纤维组织降解。

2. 对血液系统作用　䗪虫水提取物灌胃，可明显延长大鼠出血时间和复钙时间，显著抑制血小板聚集率；䗪虫水提取物静脉注射，可明显降低兔血栓干、湿重量，缩短血栓长度，降低血小板聚集性和黏附率，具有溶解血栓的作用。从䗪虫中分离出一种蛋白质成分，具有纤溶酶原激活作用，直接注入有新鲜血栓形成的兔静脉中，6小时血栓的溶解率为12.2%。

3. 抗肿瘤作用　䗪虫有一定的抗突变作用，对实验动物肿瘤有一定抑制作用，可抑制体外肝癌、胃癌细胞。

（三）临床应用

䗪虫可用于治疗慢性肝炎、肝硬化、肝癌等。凡瘀血经闭及产后瘀滞腹痛，䗪虫可以与大黄、桃仁等配伍，如下瘀血汤；若瘀阻日久，新血不生而成干血痨，可再加用虻虫、水蛭、干漆、干地黄等，如大黄䗪虫丸；凡腹内癥瘕积块，或疟母坚结，䗪虫可以与鳖甲、柴胡、赤芍、桃仁等配伍，如鳖甲煎丸。

四十四、海藻

（一）化学成分

羊栖菜、海蒿子均含藻胶酸、粗蛋白、甘露醇、灰分、钾、碘。海蒿子还含马尾藻多糖，其组成中含D-甘露糖、D-木糖、L-岩藻糖、D-葡萄糖醛酸和多肽。

（二）药理作用

1. 抗肝纤维化作用　褐藻胶对大鼠实验性肝纤维化有一定的防治作用。

2. 降血脂作用　海藻提取的褐藻酸钠具有降血脂作用，其本身不被肠道吸收，能明显阻止脂肪吸收，并能阻止胆汁酸吸收，加快了胆固醇向胆汁酸方向转化，导致血浆甘油三酯的降低。

3. 对血液系统作用　海藻含有多种抗凝血物质，具有抗凝血作用，还有改善血液流变学指标的作用。

4. 抗病原微生物作用　海藻流浸膏能杀灭血吸虫幼虫、并能改善感染血吸虫的兔肝脏病变。

5. 抗肿瘤作用。

（三）临床应用

治疗慢性肝炎、肝硬化、肝癌等。海藻与防己、甘遂、芫花配伍，如海藻丸，治疗腹中留饮，水肿胀满；海藻与柴胡、龙胆草合用，如海藻散坚丸，治疗肝经郁火所结之瘿瘤。

四十五、黄芪[38-42]

（一）化学成分

内蒙黄芪根含黄芪苷Ⅰ、黄芪苷Ⅱ、黄芪苷Ⅳ，大豆皂苷Ⅰ、毛蕊异黄酮-7-O-β-D-葡萄糖苷等。

（二）药理作用

1. 抗病毒作用　黄芪总苷（AST）对HBsAg、乙型肝炎病毒e抗原（HBeAg）分泌有抑制作用，有体外抗HBV的作用。黄芪能显著提高慢性乙型病毒性肝炎患者的细胞免疫功能，对乙肝表面抗原转阴有一定的作用。

2. 护肝作用　黄芪中的硒能使谷胱甘肽过氧化物酶激活，发挥抗氧化作用，激活解毒酶系，对细胞膜起保护作用，从而达到保护肝脏的作用。黄芪可增加肝脏粗面内质网，增加细胞内mRNA含量，抑制核糖核酸酶活性，从而促进蛋白质合成。黄芪可降低缺血再灌注损伤大鼠的血浆AST、ALT、乳酸脱氢酶、肝组织髓过氧化物酶活性、ICAM-1分子水平，进而抑制中性粒细胞与内皮细胞的黏附，抑制中性粒细胞的聚集、活化，从而减轻肝脏缺血再灌注损伤。黄芪注射液能抑制酒精性肝病肝组织ICAM-1的表达，从而减轻肝组织的损害。

3. 抗肝纤维化作用　AST具有抗肝纤维化的作用，对体外激活HSC的增殖和胶原生成有明显抑制作用。黄芪注射液对CCl_4和乙醇诱导的肝纤维化大鼠，能降低其血清HA、LN含量，增高SOD活性，降低MDA值，抑制HSC的增殖。

4. 抗肿瘤作用　AST可抑制2种人肝癌细胞株HepG2细胞和Bel-7404细胞的增殖以及GGT活性，升高白蛋白含量，并明显降低HepG2细胞高水平分泌甲胎蛋白。AST能够显著抑制小鼠肝癌，体外可抑制癌细胞的生长，使细胞周期阻滞于G_0/G_1期，并诱导其凋亡，呈现出剂量依赖关系。

5. 对胃肠道作用　黄芪具有促进小肠消化功能的作用，黄芪煎剂置于在体犬小肠内后，可见小肠血流量增加，平滑肌张力增强，蠕动幅度增高。

6. 对血液及造血系统作用　黄芪口服液能明显减少血栓形成，降低血小板黏附。黄芪注射液连续皮下注射，可显著增加小鼠白细胞总数和多核白细胞数；腹腔注射可增强正常小鼠粒系造血功能，使骨髓单-粒系祖细胞数明显增设；能阻止骨髓有核细胞数的明显减少，对白细胞数、血小板数、网织红细胞数和巨核细胞数下降有明显回升作用。黄芪能显著抑制正常小鼠脾条培养液中克隆刺激因子的生成，能促进各类血细胞的形成、发育及成熟过程，促进骨髓的造血功能。

（三）临床应用

治疗病毒性肝炎、酒精性肝病、血吸虫性肝病、肝炎后肝硬化、肝硬化腹水、肝癌、低蛋白血症、脾功能亢进症、白细胞减少等。黄芪常配伍人参、白术、茯苓、茵陈、丹参、郁金等，如黄芪复方保肝汤，治疗脾虚不运，水湿停聚，化生湿热或与外邪相合表现为热重于湿者之黄疸；黄芪与人参或党参相须为用，如参芪膏，用于气虚体弱，倦怠乏力，食少懒言者。

四十六、枸杞子

（一）化学成分

枸杞子中含胡萝卜、硫胺素、核黄素、菸酸、抗坏血酸、β-谷甾醇、亚油酸。另含有促进免疫功能的多糖。

（二）药理作用

1. 护肝作用　枸杞多糖对CCl_4引起的小鼠实验性肝损伤有保护作用，能降低ALT活性。枸杞子水浸液及水提取物给CCl_4中毒小鼠灌胃能抑制脂肪在肝细胞中沉积，促进肝细胞再生。枸杞子能缩短硫喷妥钠睡眠时间，减少酚四溴钠潴留，降低AST，抑制血清及肝中的脂质变化，促使肝损伤恢复。

2. 对血液系统作用　枸杞子煎剂给小鼠连续灌胃，能促进小鼠造血功能，使白细胞增多，同时能对抗环磷酰胺引起的白细胞生成抑制。枸杞子连续腹腔注射，能使小鼠骨髓中红系集落形成单位、外周血网织红细胞比例显著上升，促进小鼠脾脏T淋巴细胞分泌集落刺激因子，提高小鼠血清集落刺激活性水平；促进小鼠骨髓造血干细胞增殖，显著增加骨髓单细胞（CFU-GM）数量；促进CFU-GM向粒细胞分化。

3. 对免疫系统作用　枸杞子口服对体质虚弱、白细胞数偏低者、恶性肿瘤患者有免疫促进作用，枸杞子水煎剂能增加大鼠中性粒细胞吞噬作用，使注射环磷酰胺的小鼠白细胞数恢复，增加抗体形成细胞数。

（三）临床应用

治疗慢性肝炎、肝硬化、原发性肝癌、脂肪肝、血吸虫性肝病、慢性胆囊炎、慢性胃炎等。枸杞子与沙参、麦冬、川楝子配伍，如一贯煎，治疗肝体失养，疏泄失常，胁肋隐痛，咽干口燥，舌红少津。

四十七、红花

（一）化学成分

红花含红花黄色素及红花苷。红花苷经盐酸水解，得葡萄糖和红花素。另含脂肪油称红花油，是棕榈酸、硬脂酸、花生酸、油酸、亚油酸、亚麻酸等的甘油酯类。

（二）药理作用

1. 护肝作用　红花能减轻CCl_4所致的大鼠肝脏损伤。

2. 对胃肠道作用　红花对肠管平滑肌产生兴奋作用。

3. 对血液系统作用　红花煎剂可使白陶土部分凝血活酶时间和凝血酶时间延长。红花醇提取物有抑制血小板聚集和增强纤维蛋白溶解作用。红花黄色素能显著抑制血小板聚集，且呈量效关系。红花黄色素可延长兔血浆复钙时间、凝血酶原时间及凝血时间，显著抑制大鼠实验性血栓形成。

（三）临床应用

治疗病毒性肝炎、肝炎后肝硬化和慢性胆囊炎，如有红花配伍的藏药九味红花丸可治疗乙型病毒性肝炎。红花与五灵脂、当归、赤芍、桃仁、枳壳等配伍，以化瘀破积，如膈下逐瘀汤；红花与柴胡、白芍等配用，以疏肝活血止痛，如健肝汤。

四十八、桃仁

（一）化学成分

桃仁含苦杏仁苷，挥发油，脂肪油，油中主含油酸甘油酯和少量亚油酸甘油酯。另含苦杏仁酶等。

（二）药理作用

1. 护肝作用　桃仁及其有效成分苦杏仁苷对血吸虫病肝硬化，在生化指标和病理组织形态方面都有一定的改善。桃仁提取物结合虫草菌丝对经病原学治疗后的血吸虫病肝纤维化患者肝内胶原分解代谢有一定促进作用，并可防治CCl_4所致大鼠肝纤维化，明显抑制肝内胶原蛋白沉积和纤维组织增生，促进Ⅰ型、Ⅱ型、Ⅲ型、Ⅳ型胶原及纤维化肝脏组织降解，使肝组织结构修复。桃仁可对抗乙醇中毒所致的肝脏损害，能明显防止乙醇所致小鼠肝脏谷胱甘肽的耗竭及MDA的生成，对肝脏脂质过氧化损伤有较好的防护功效。

2. 对胃肠作用　桃仁具有显著的增强小鼠肠内炭末推进率的作用，桃仁醇提取物对豚鼠肠管有收缩作用。桃仁中含有脂肪油，可润滑肠道，利于排便。

3. 对血液系统作用　桃仁有显著抗凝血和抗血栓作用，可明显延长小鼠的出凝血时间。桃仁水浸液具有纤溶促进作用，从桃仁中分离出的甘油三油酸酯具有抗血凝活性。

4. 镇痛作用。

5. 抗炎和抗癌作用。

（三）临床应用

治疗肝硬化。桃仁与五灵脂、当归、赤芍、红花、枳壳等配伍，以化瘀破积，如膈下逐瘀汤；桃仁与水蛭、䗪虫、蛴螬、干漆配伍，如大黄䗪虫丸，活血祛瘀，治疗肝硬化；桃仁与杏仁、柏子仁、郁李仁等配伍，如五仁丸，治疗血虚精亏，大便干结难出，燥结不通者。

四十九　生地[43]

（一）化学成分

生地含β-谷甾醇与甘露醇及少量豆甾醇、微量的菜油甾醇，还含地黄素、生物碱、脂肪酸、梓酸、葡萄糖与维生素A类物质。根又含水苏糖、精氨酸。

（二）药理作用

1. 护肝作用　生地对CCl_4所致的小鼠肝损伤有一定的保护作用。

2. 对消化系统作用　生地对幽门螺旋杆菌有杀灭作用。

3. 对血液系统作用　生地煎剂、醇提取物、地黄炭均能缩短小鼠出血时间，醇提取物还缩短兔凝血时间。生地促进血虚动物红细胞的修复，加快骨髓造血细胞多能造血干细胞，红系造血祖细胞的增殖、分化。

4. 抗炎作用　生地水煎剂和醇浸剂对甲醛所致大鼠足肿胀有明显抑制作用，生地水提取物组胺和醋酸引起的小鼠毛细血管通透性增加有明显的抑制作用。

5. 抗肿瘤作用。

（三）临床应用

治疗传染性肝炎、肝硬化。生地常与北沙参、枸杞子、川楝子等相配伍，如一贯煎，治疗肝阴不足而肝气横逆，胁肋胀痛，咽干口燥者；生地与北沙参、玉竹、麦冬等相配，如益胃汤，治疗灼伤胃阴，口干纳呆，舌红少津者；若肠热便血者，生地可与黄连、槐花、地榆相配，如槐黄汤。

五十、槟榔

（一）化学成分

含生物碱，缩合鞣质，脂肪及槟榔红色素。生物碱主要为槟榔碱，其余有槟榔次碱、去甲基槟榔次碱、去甲基槟榔碱、槟榔副碱、高槟榔碱等。

（二）药理作用

1. 对消化系统作用　槟榔煎剂给犬灌胃，有泻下作用。槟榔水提醇沉法制成的注射液能兴奋犬或猫的离体或在体胆囊，使胆囊平滑肌产生强有力的收缩。槟榔对人胆囊平滑肌有一定的收缩作用，促进胆汁的排出。

2. 抗炎和抗癌作用。

（三）临床应用

治疗肝硬化。槟榔常与泽泻、商陆等配伍，如疏凿饮子，治疗水湿壅盛，遍身水肿，呼吸喘急，二便不利者；槟榔与山楂、神曲、莱菔子等配伍，如四磨汤，治疗食积不消，脐腹胀痛。

五十一、赤小豆

（一）化学成分

赤小豆含蛋白质、脂肪、碳水化合物、粗纤维、三萜皂苷、硫胺素、核黄素、烟酸及钙、磷、铁等元素。

（二）药理作用

从赤小豆分离出一种胰蛋白酶抑制剂，对胰蛋白酶有较强的不可逆竞争性抑制作用。赤小豆体外对人体精子有显著抑制作用，并能抑制人体精子顶体酶。

（三）临床应用

治疗肝硬化腹水、黄疸等。赤小豆与白茅根合煮，去根食豆，治大腹水肿；赤小豆与麻黄、连翘、桑白皮合用，如麻黄连翘赤小豆汤，发表清热，利湿退黄，治疗湿热黄疸轻症；赤小豆与麝香、熏陆香、瓜蒂等研末内服、吹鼻并用，如赤小豆散，治疗急黄如金、神志昏迷。

第二节 护肝降酶中成药

一、垂盆草冲剂（片）[45-48]

（一）主要成分
垂盆草全草。

（二）功能主治
具有清利湿热解毒、降低谷丙转氨酶作用。用于急性肝炎、迁移性肝炎及慢性肝炎活动期。

（三）药理研究
化学研究发现垂盆草主要含有蛋白质、氨基酸、糖类、黄酮类、三萜类及垂盆草苷类等成分，具有抑制炎性渗出、减少肝细胞损伤的作用。其提取物对四氯化碳导致肝损伤有明显保护作用，可通过使肝细胞内糖元、葡萄糖-6-磷酸酶、乳酸脱氢酶含量增加，肝细胞内琥珀酸脱氢酶和ATP酶活性增强，来达到护肝作用。垂盆草苷可使小鼠胸腺内胸腺细胞数明显降低，抑制T细胞依赖抗原-SRBC的抗体形成细胞数，抑制T细胞介导的移植物抗宿主反应。此外还发现垂盆草甲醇提取物具有清除自由基的活性，具有抗氧化作用。

二、鸡骨草胶囊（冲剂）[49-52]

（一）主要成分
鸡骨草全草。

（二）功能主治
具有清热解毒利湿、活血化瘀、舒肝止痛等功效，可用于治疗急性肝炎、慢性肝炎、肝硬化腹水、胆囊炎、胃痛、风湿痹痛、毒蛇咬伤、乳腺炎、泌尿系统感染等病症。

（三）药理研究
鸡骨草全草主要含相思子碱、甾醇化合物、皂苷、黄酮类、大黄酚、大黄素甲醚、氨基酸、胆碱、蒽醌类、糖类等化合物，其主要有效活性成分为黄酮类和生物碱类物质。研究发现鸡骨草对化学性和免疫性肝损伤均有保护作用，能明显降低四氯化碳（CCl_4）所致急性肝损伤小鼠的血谷草转氨酶（AST）和谷丙转氨酶（ALT），对卡介苗（BCG）和脂多糖（LPS）诱导的免疫性肝损伤小鼠AST有降低的作用。同时能明显增强巨噬细胞的吞噬功能，使幼鼠和成年鼠脾脏重量明显增加，具有增强免疫功能的作用。此外研究还发现鸡骨草提取物在体外有较明显的抑制HBsAg和HBeAg的作用。

三、当飞利肝宁胶囊[53-59]

（一）主要成分
天然植物当药的提取物和水飞蓟提取物。

（二）功能主治
具有清热利湿、益肝退黄作用。适用于湿热郁蒸所致的黄疸、急慢性肝炎见有湿热证候者。

（三）药理研究

当药为龙胆科獐牙菜属植物，其提取物中含有龙胆苦甙、龙胆碱、獐牙桑苦甙、当药黄素、黄色龙胆根素、齐墩果酸等，具有抗炎、保护肝细胞，防止或减轻肝细胞损伤并促进受损肝细胞修复的作用。水飞蓟提取物含水飞蓟素总黄酮，具有对抗中毒性肝损害，保护肝细胞膜的作用。研究发现该药能减轻四氯化碳（CCl_4）所致大鼠慢性肝纤维化程度、肝脂肪变及嗜酸性肝坏死发生率，并使肝功能部分指标有所改善，特别是大剂量可使血清总蛋白明显升高，使血清唾液酸浓度及肝羟脯氨酸含量显著下降。经临床观察证实该药可有效改善肝功能，降低血脂和肝纤维化指标如HA、LN、PCⅢ、ⅣC水平，改善肝组织病理学变化，同时能明显改善慢性乙型肝炎患者T细胞免疫功能，具有一定的抗病毒作用。

四、利肝隆片[60]

（一）主要成分

板蓝根、黄芪、甘草、五味子、五加皮、当归、郁金、茵陈。

（二）功能主治

具有疏肝解郁、清热解毒作用。适用于中医辨证为肝郁脾虚兼有湿热的患者。现代多用于急性肝炎、慢性肝炎和迁延性肝炎、慢性活动性肝炎。

（三）药理研究

研究发现该药具有刺激肝细胞内蛋白质的生物合成，加强肝细胞的解毒功能，促进肝细胞溶酶体及组织脱氢酶活性；保护肝细胞膜，减少病毒、化学毒物、药物等对肝脏的损伤；并能增强网状内皮系统的吞噬功能，使吞噬指数明显增高，促进抗体生成，引起淋巴细胞增殖；促进产生干扰素，抑制病毒复制的作用。

五、朝阳丸[61-63]

（一）主要成分

黄芪、鹿茸、干姜、大枣、核桃仁、川楝子、木香、青皮、生石膏、薄荷、冰片、铜绿、黑矾、大黄、黄芩、硫黄、玄参、鹿角霜、甘草等。

（二）功能主治

具有温肾健脾、疏肝解郁、清解余毒的作用。适用于慢性肝炎、中毒性肝炎中医辨证属于脾肾不足、肝郁血滞、痰湿内阻，症见面色晦暗或㿠白，神疲乏力，纳呆腹胀，胁肋隐痛，胁下痞块，小便清或淡黄，大便溏或不爽，腰酸腿软，面颈见血痣或肝掌，舌体胖大，舌色暗淡，舌苔白或腻，脉弦而濡或沉弦，或弦细等。

（三）药理研究

朝阳丸中所含减毒铜绿是其治疗慢性肝病的药物特点之一。动物实验研究发现该药能减轻由鸭肝炎症状，对鸭肝脏超微结构有较好的病理改善作用，并可促进肝细胞生长。同时也有明显抗病毒作用，能抑制鸭乙型肝炎病毒DNA的复制，降低血清HBV-DNA含量。临床观察发现该药能有效改善慢性乙肝及肝硬化患者的临床症状和肝功能，促进HBeAg和HBV-DNA阴转，同时能显著提高T淋巴细胞亚群$CD3^+$、$CD4^+$、$CD8^+$及NK细胞的活性，增加血清补体C4、C1q、C3、BF、C9等含量，恢复患者正常免疫功能。经病理检查证实对慢性乙肝患者的肝组织病理学改变具有显著改善作用。

六、岩黄连注射液[64-69]

（一）主要成分

罂粟科植物毛黄堇根的提取物。

（二）功能主治

具有清热利湿、散瘀消肿的作用。适用于急、慢性肝炎中医辨证属肝胆湿热证者。

（三）药理研究

岩黄连含小檗碱、卡维汀、消旋岩黄连碱、脱氢卡维汀、右旋四氢巴马汀、左旋四氢非洲防己碱、13-β-羟基刺罂粟碱、左旋斯库来碱、白屈菜红碱、白篷叶碱、原阿片碱等生物碱，其中以脱氢卡维汀含量最高，是岩黄连的主要有效成分。研究发现该药能明显降低CCl_4致急性肝损伤小鼠血清中ALT、AST及TBIL水平，有效减轻肝细胞变性、坏死及炎性细胞浸润等病变，降低肝组织的病理组织学评分，减轻肝细胞超微结构的破坏。岩黄连总碱在体内能显著提高小鼠溶血空斑值和增强小鼠的迟发型超敏反应，在体外能增强同种异型小鼠脾细胞的混合培养反应和增强有丝分裂原刺激脾细胞的增殖反应，并可增强T细胞产生IL-2和IFN-γ的水平，对免疫调节有增强作用。岩黄连总碱具有增进小鼠巨噬细胞吞噬功能的作用，对RNA病毒（甲型肝炎病毒）和DNA病毒（乙型肝炎病毒）有一定的抑制和杀灭作用。对动物小鼠移植性肿瘤S180肉瘤、艾氏癌实体瘤均有一定的抑制作用，与增噬力酸合用可增强抑瘤作用。

七、五酯胶囊（片）[70-71]

（一）主要成分

五味子提取物

（二）功能主治

具有降低血清谷丙转氨酶作用，适用于慢性肝炎、迁延性肝炎肝功能异常者。

（三）药理研究

研究发现该药对各种肝细胞损伤有显著保护作用，特别是对于各型病毒性肝炎及某些化学物质（包括药物）如酒精、扑热息痛、抗结核药物、抗肿瘤药物、部分抗生素所致的肝细胞结构及功能的受损具有拮抗作用。它通过增加肝细胞中的游离型核糖核蛋白和rRNA，进而加速细胞膜蛋白质的合成，使细胞的结构特别是膜的结构和功能加强，从而增强了肝细胞对毒物的抵御能力和损伤后修复能力，有效的阻断了肝细胞膜损伤后ALT、AST氧化酶系及三羧酸循环酶系发生漏出及破坏。同时对肝微粒体细胞色素P450有诱导作用，使P450等药物代谢酶作用增强，起到护肝作用，增强机体的解毒功能。此外该药对活性氧自由基有拮抗作用，抑制肝细胞膜的脂质过氧化。并能促进肝糖原生成和蛋白质的合成代谢，有利于肝细胞功能的恢复。

八、藏茵陈胶囊[72-75]

（一）主要成分

川西獐牙菜、抱茎獐牙菜的提取物。

（二）功能主治

具有清热解毒、疏肝利胆、利尿退黄功效。临床多用于急、慢性肝炎及早期肝硬化患者。

（三）药理研究

其主要活性成分含有芒果甙、齐墩果酸、藏茵陈酮、苦龙甙等。动物药理实验表明，该药能明显减轻因CCl_4导致大鼠的肝脏及相关脏器的损伤作用，缩短凝血时间，降低血浆GPT的含量，增加血浆NO含量，同时改善肝脏和肠系膜的微循环状态，经组织学观察能明显减轻肝、脾及肠的损伤作用。其护肝作用可能是通过诱导肝细胞、血管内皮细胞释放一氧化氮，使血管扩张，减轻血小板的聚集，防止线粒体的损伤，调节枯否氏细胞的代谢，从而对肝脏的血液动力学及形态结构、功能、代谢起到调节和保护作用。研究还发现藏茵陈能显著降低肝纤维化大鼠血清中ALT、AST、HA、PCⅢ和肝组织Hyp的含量，增加ALB的含量，对TBA、LN的升高也有一定的抑制作用，明显延缓及恢复肝脏的损伤，对肝纤维化具有明显的逆转作用。经临床观察对慢性乙肝患者具有较好的治疗作用，对肝功能恢复有明显效果，对乙型肝炎病毒也有一定的抑制作用。

第三节 利胆退黄中成药

一、熊胆胶囊[76-82]

（一）主要成分

天然熊胆干燥粉。

（二）功能主治

具有清热明目、解毒平肝、利胆及清利肝胆湿热功效。临床多用于胆囊炎，胆囊结石及急、慢性病毒性肝炎，脂肪肝等。

（三）药理研究

动物实验发现熊胆能减轻因CCl_4所致的大鼠肝细胞损伤，认为其作用机制可能与熊胆提高肝细胞的抗脂质过氧化能力，增强肝细胞滑面内质网的解毒功能，阻碍三氯甲基自由基所激发的细胞膜和膜性结构过氧化作用有关。熊胆中丰富的胆盐，刺激胆汁的分泌，使胆汁成分和总量增加，促进肝脏毛细血管的扩张，加速胆红素的排泄，同时还具有松弛胆总管和奥狄氏括约肌的作用，促使胆汁排入十二指肠。对胆固醇的合成有抑制作用，减少从肠道吸收，降低血中胆固醇及甘油三酯浓度，尤以在血中甘油三酯浓度高时作用显著，有效预防肝细胞脂肪变性，降低胆囊胆固醇结石成石率，预防胆固醇结石的形成。熊胆还具有一定的免疫调节作用，对小鼠T淋巴细胞亚群中的辅助细胞Th、抑制细胞Ts、总细胞数Tt都有促进作用，能提高机体的免疫功能。此外研究还发现熊胆还具有解热、镇痛、抗感染的作用，经临床观察对病毒性肝炎患者有较好的退黄及改善临床症状的作用。

二、茵栀黄注射液（颗粒、口服液）[83-86]

（一）主要成分
茵陈、栀子、黄芩甙、金银花。

（二）功能主治
具有清热解毒、利湿退黄功效，有退黄疸和降低谷丙转氨酶的作用。适用于中医辨证为肝胆湿热见有身目俱黄、黄色鲜明、四肢倦怠乏力、身体困重、小便短赤、大便不调、舌苔黄腻、脉濡数的急性黄疸型肝炎、慢性肝炎及重症肝炎等。

（三）药理研究
现代研究发现茵栀黄提取物中含有香豆素类、黄酮类、环烯醚萜甙类及有机酸类等，其中含量较高的有6,7-二甲氧基香豆素、绿原酸、京尼平甙、黄芩甙元、黄芩甙等，均具有利胆和保肝作用。能降低四氯化碳，D-氨基半乳糖引起的大、小鼠急性肝损伤都有明显的保护作用，不仅明显降低血清ALT和AST，而且对肝组织也有明显的保护作用，减轻肝脏损伤程度；对异硫氰酸-1-奈脂所致小鼠血清高胆红素有明显的降低作用，具有明显的降酶退黄保肝作用。茵栀黄对CCl_4所致的大鼠慢性肝损伤和肝纤维化有预防和治疗作用，并显著降低肝脏胶原蛋白的含量，显著改善肝纤维化程度，具有抗肝纤维化作用。此外该药尚具有诱生或促诱生干扰素、提高机体免疫功能、利尿以及广谱的抗菌作用。临床多用于治疗各种原因所致黄疸，可明显改善临床症状及降低血总胆红素水平，尤其对肝细胞性及胆汁淤积性黄疸疗效显著。

三、消炎利胆片[87-93]

（一）主要成分
穿心莲、溪黄草、苦木等。

（二）功能主治
具有消炎利胆、清热解毒作用。适用于急性胆囊炎、胆管炎及肝胆结石并发感染，也可用于急、慢性病毒性肝炎等疾病的治疗。

（三）药理研究
动物实验发现消炎利胆片提取物具有明显的利胆作用，能显著增加实验小鼠的胆汁分泌量，并随给药量的增加，胆汁的分泌量具有增加的趋势。并且能明显加快胆汁的排出，对胆囊平滑肌收缩有显著促进作用。同时该药对因CCl_4和D-Gal引起的大鼠急性肝损伤也具有保护作用，能抑制血清ALT、AST、ALP活性及TBIL、TBA含量升高，促进血清总蛋白、白蛋白和肝组织中肝糖原的增加，对肝脏肿大和胸腺萎缩有抑制作用，减轻大鼠受损肝脏的组织学炎症改变,其作用机制可能同保护肝细胞膜、影响蛋白质代谢和糖原合成、增强机体免疫作用有关。临床用于治疗胆囊结石、胆囊炎有较好效果,具有增加胆汁分泌,促进胆管括约肌扩张的作用。并且对急、慢性病毒性肝炎也具改善临床症状,促进肝功能恢复及黄疸消退的作用。但该药对瘀胆型肝炎疗效欠佳。此外研究还发现该药在体外对痢疾杆菌、金黄色葡萄球菌、大肠杆菌、沙门菌等具有不同程度的抗菌作用,能明显减少术后胆汁中的细菌数量及缩短胆汁带菌时间。

四、苦黄注射液[94-96]

(一)主要成分

苦参、大黄、大青叶、茵陈、柴胡。

(二)功能主治

具有清热解毒、利湿退黄、疏肝理气功效。适用于湿热内蕴、胆汁外溢、黄疸胁痛、乏力、纳差等症及黄疸型病毒性肝炎见上述证候者。

(三)药理研究

基础药理研究发现该药主要含有大黄蒽醌、苦参碱、多糖及赖氨酸、亮氨酸、苏氨酸等多种氨基酸,具有显著促进麻醉大鼠的胆汁分泌、增加单位时间内胆汁中胆红素的含量,有良好的利胆和促进胆红素从胆汁中排泄的作用。对实验性急性肝损伤家兔有降低血清ALT水平、改善肝功能的作用,并且可诱导小鼠体内产生干扰素,促进小鼠腹腔巨噬细胞的吞噬功能,对小鼠体内淋巴细胞的转化作用可呈双向反应,具有促进免疫调节的作用。经临床观察发现对急、慢性黄疸肝炎有较好的退黄作用,退黄效果显著,特别是对瘀胆型肝炎,其退黄效果与糖皮质激素相仿,但无糖皮质激素的副作用。

五、清肝利胆口服液[97-100]

(一)主要成分

茵陈、金银花、防己、栀子、厚朴。

(二)功能主治

具有清热解毒、利湿退黄、疏肝行气的功效。适用于中医辨证为湿热内困,蕴积中焦,湿从热化,肝郁气滞,肝胆湿热未清等之急、慢性肝炎和胆囊炎。临床主要表现为纳呆、胁痛、疲倦乏力、尿黄、苔腻、脉弦。

(三)药理研究

研究发现该药对实验小鼠具有明显的利胆作用,能增加胆汁分泌,同时也能促进胆红素的排泄,其作用与剂量呈正相关。同时对因CCl_4所致小鼠急性肝损伤有明显的保护作用,能降低血清SGPT,并能明显减少肝纤维组织增生、肝中央静脉周围炎症和灶性坏死的范围。但该药对正常小鼠的SGPT无影响,提示其降酶作用机制是通过保护肝细胞而不是通过对血清中酶活性的抑制来实现的。经临床观察证实可有效改善急、慢性病毒性肝炎已经瘀胆型病毒性肝炎患者的临床症状,改善肝功能,并且有一定的抗乙肝病毒的作用。

第四节 抗病毒中成药

一、苦参素（碱）胶囊（注射液）[101-108]

（一）主要成分

天然植物药苦豆子（Sophora Flavcens Ait）中提取的单体制剂氧化苦参碱（Oxymatrine）。

（二）功能主治

用于慢性乙型病毒性肝炎的治疗及各种慢性肝病。

（三）药理研究

基础研究发现苦参素在体外对乙肝病毒活性有直接抑制作用，能明显降低HepG2 2.2.15细胞胞浆核心颗粒中HBV-DNA水平。同时对HBsAg和HBeAg也具有抑制作用，其抑制率在一定范围内随药物浓度的增加而增加，并且对HBeAg的抑制率要高于对HBsAg的抑制率。研究还发现苦参碱具有诱导小鼠脾细胞产生α干扰素、对抗免疫抑制剂的作用，可恢复和促进受抑制细胞产生α干扰素，对抑制病毒有一定作用。苦参素对肝脏具有保护作用，能明显减轻因CCl_4所致慢性肝损伤大鼠血清中ALT、IV-C、TNF-α水平及肝组织内炎症活动度，减轻肝纤维组织增生程度，减少大鼠肝纤维化组织中Ⅰ型、Ⅲ型、Ⅳ型胶原纤维的表达，减轻肝组织损伤炎症程度，对肝纤维化的发生具有预防作用。经临床多中心随机对照研究证实该药的抗病毒效果与α干扰素相似，并且对临床症状、血清肝纤维化指标、相关肝功能和影像学以及病理组织学均有较好改善，是治疗慢性乙型病毒性肝炎、抗肝纤维化安全有效的药物。此外新近研究还发现苦参碱对丙型肝炎病毒的增殖及调节宿主免疫反应具有抑制作用，可用于慢性丙型肝炎的治疗。

二、肝炎灵注射液[109-113]

（一）主要成分

豆科植物山豆根的提取物。

（二）功能主治

具有清热解毒、消肿止痛的功效。适用于各型慢性病毒性肝炎。

（三）药理研究

基础药理研究发现肝炎灵注射液的主要成分为生物碱和黄酮类衍生物，生物碱有影响细胞的离子代谢，具有抗心律失常的作用，黄酮类物质有抗自由基的作用。动物实验发现肝炎灵对因CCl_4所致大鼠慢性肝损伤有治疗作用，能降低血清ALT、AST水平及肝脏羟脯氨酸含量，升高血清白蛋白及A/G比值，同时可减轻肝脏组织学损伤程度，减少肝细胞脂肪变性和坏死及肝纤维化程度。体外实验研究还发现该药对HepG 2.2.15细胞的存活有抑制作用，对其分泌的HBsAg和HBeAg有抑制作用，作用呈剂量依赖性。肝炎灵还具有免疫抑制作用和抗炎作用，可显著抑制C57BL系小鼠免疫球蛋白IgM、IgG水平，并可增强环磷酰胺对免疫球蛋白和免疫器官的抑制作用，对巴豆油引起的小鼠耳郭肿胀和角叉菜胶引起的小鼠足跖肿胀也有明显的抑制作用。经临床观察发现该药对改善慢性乙肝患者临床症状和肝功能有较好效果，同时具有抑制乙肝病毒复制，促使HBeAg和HBV-DNA阴转的作用，其疗效与α干扰素相类似。

三、肝酶灵注射液[114-116]

（一）主要成分
山豆根、黄芪的提取物。

（二）功能主治
具有护肝、降酶、改善蛋白代谢以及抗肝炎病毒的双重治疗作用，适用于病毒性肝炎。

（三）药理研究
研究发现肝酶灵注射液对CCl_4所致大鼠的慢性肝损伤具有保护作用，能降低血清ALT、AST、ALP含量，升高白蛋白/球蛋白比例，减轻肝纤维化、炎性细胞浸润的程度、超微结构下的纤维含量以及肝细胞的破坏。同时还发现肝酶灵注射液能明显提高小鼠腹腔巨噬细胞的功能，对机体免疫细胞及应答活动产生有利影响，对机体抗乙肝病毒有重要作用。经长期临床观察证实对慢性乙型病毒性肝炎患者有较好的治疗作用，不仅能明显改善肝功能，也具有较好的抑制乙肝病毒复制的作用，对HBeAg的阴转有一定作用。

四、叶下珠（苦味叶下珠）[116-124]

（一）主要成分
大戟科植物叶下珠的干燥全草。

（二）功能主治
具有平肝清热、利水解毒作用。适用于中医辨证为肝胆湿热见有胁痛，腹胀，纳差，恶心，便溏，黄疸等症状的急、慢性乙型肝炎。

（三）药理研究
基础药理研究发现叶下珠主要含黄酮类、木脂素类、鞣质类、有机酸类、萜类、甾体类、酯苷类等成分。在国外早期的研究发现苦味叶下珠水溶提取物对乙肝病毒DNA多聚酶有抑制作用，能使感染土拨鼠肝炎病毒（WHV）的土拨鼠体内的WHV表面抗原滴度迅速下降和DNA多聚酶活性降低。现代研究结果显示叶下珠在体外有抗HBV作用，对HepG2 2.2.15分泌HBsAg、HBeAg，有抑制作用，可有效降低HBV-DNA含量和抑制DNA聚合酶活性，其作用呈剂量依赖关系。叶下珠对卡介苗（BCG）加脂多糖所致的小鼠免疫性肝损伤有保护作用，能较好降低血清ALT、AST，减轻肝脏、脾脏肿胀作用，并能明显减轻肝细胞肿胀、坏死。叶下珠对免疫系统有调节作用，对小鼠的体液免疫功能呈抑制作用。研究还发现叶下珠能够诱导人肝癌细胞株向正常方向分化，具有预防原发性肝癌发生的作用。同时叶下珠提取物在体外对HepG2细胞增殖有抑制作用，在一定范围内，药物浓度越大作用时间越长，对HepG2细胞的抑制作用越长，提示叶下珠在体外，有一定抑制肝癌细胞增殖的作用，其机制可能同诱导肝癌HepG2细胞凋亡有关。经临床观察证实叶下珠能较好改善慢性乙肝患者临床症状、改善肝功能，具有抑制乙肝病毒复制，促进HBV-DNA及HBeAg的阴转的作用。

第五节 抗肝纤维化、肝硬化中成药

一、复方丹参制剂[125-127]

(一)主要成分

丹参、绛香等。

(二)功能主治

具有活血化瘀、理气止痛功效。主要用于冠心病心绞痛和心肌梗死、脑血管意外、慢性肝炎、流行性出血热、肾功能衰竭等疾病,以及肝炎、肝硬化等。

(三)药理研究

研究发现复方丹参滴丸有减轻大鼠实验性肝纤维化反应、增强机体抗肝纤维化损伤能力的作用,能减轻肝纤维化大鼠肝脏的病理改变,降低血中HA、LN、PCⅢ及Ⅳ.C的含量,改善大鼠的肝功能,减轻肝纤维化程度。可明显减轻D-氨基半乳糖所致小鼠肝损伤,降低血浆和肝匀浆过氧化脂质(LPO)、血浆丙二醛(MDA)含量,降低血清ALT、AST活性,作用具有明显量效关系,其作用机制可能同抑制脂质过氧化反应有关。经临床观察发现该药能明显降低血清透明质酸(HA)、层粘连蛋白(LN)、Ⅳ型胶原(IVC)、Ⅲ型前胶原(PCⅢ)含量、血清丙二醛(MDA)、脂质过氧化物(LPO)含量,升高血清超氧化物歧化酶(SOD)活性,对预防和治疗肝纤维化具有一定作用。

二、复方鳖甲软肝片[128-131]

(一)主要成分

鳖甲、三七、赤芍、冬虫夏草、紫河车、当归、莪术、党参、黄芪、连翘、板蓝根等。

(二)功能主治

具有软坚散结、化瘀解毒、益气养血作用。适用于慢性乙型病毒性肝炎、肝纤维化,以及早期肝硬化属瘀血阻络、气血亏虚兼热毒未尽证。临床表现为胁肋隐痛或胁下痞块,面色晦暗,脘腹胀满,纳差便溏,神疲乏力,口干口苦,赤缕红丝等。

(三)药理研究

研究发现复方鳖甲软肝片具有明确的抗肝纤维化作用,用其治疗CCl_4诱导的大鼠肝纤维化模型,可使大鼠肝组织内TIMP-1和TIMP-2的表达量不同程度减少,MMP-2、MMP-13酶降解活性增高并维持较高水平至停药后,MMPs和MT-MMPs酶蛋白及mRNA表达明显上调,肝组织内TGF-β_1及其mRNA表达、α-SMA阳性HSC数量显著减少,Ⅰ型、Ⅲ型、Ⅳ型胶原降解幅度与MMPs及MT-MMPs表达量及酶活性大致呈平行关系,同时治疗过程中不同时期的肝组织Chevallier纤维化评分均明显减少,推测该药可能通过多靶位影响肝纤维化逆转及形成环节产生抗肝纤维化作用。其抗肝纤维化机制主要包括3条途径:①通过减少肝内组织TIMPs的表达,进而增强MMPs的生物活性,并从基因转录水平上诱导多种MMPs的生成,达到降解过度沉积的ECM、软化肝脏的目的。②具有明显抑制HSC活化、增殖的功能,达到阻止慢性肝病肝纤维化的发生和进展的作用。③具有抑制与肝纤维化有关的细胞因子TGF-β_1

等的作用，进而影响肝星状细胞的活化、增殖及ECM的生成。此外也有研究认为该药对肾素-血管紧张素系统的反应也可能是其抗肝纤维化作用的重要机制之一。经临床观察发现该药能降低慢性乙肝肝纤维化、肝硬化患者血清HA、PⅢP、PⅣP、LN水平，改善肝功能状况；明显改善乏力、肝区疼痛、脾肿大等症状体征，使肝组织内肝星状细胞（HSC）减少、细胞器不活跃；抑制肝组织HSC活化、促进活化HSC凋亡，改善肝组织的炎症活动，使HSC周围纤维沉积明显减少。研究证实该药具有明显的抗肝纤维化作用，并可使代偿期肝硬化在一定程度上逆转。

三、扶正化瘀胶囊[132-136]

（一）主要成分

丹参、发酵虫草菌粉、桃仁、松花粉、绞股蓝、五味子（制）。

（二）功能主治

具有活血祛瘀、益精养肝功效。适用于乙型肝炎肝纤维化属"瘀血阻络、肝肾不足"证者，症见胁下痞块、胁肋疼痛、面色晦暗，或见赤缕红斑、腰膝酸软、疲倦乏力、头晕目涩、舌质暗红或有瘀斑、苔薄或微黄、脉弦细。

（三）药理研究

该药在体外对肝星状细胞生成胶原具有抑制作用，可减少I型前胶原基因表达和胶原分泌，对肝星状细胞TGFβ$_1$和蛋白表达有抑制作用；可促进肝纤维化大鼠的肝星状细胞的凋亡，减少活化的肝星状细胞数量，降低MMP-2、MMP-9、TIMP-2的表达，同时显著降低血清ALT、AST、TBIL水平；降低肝组织羟脯氨酸（Hyp）含量，减轻肝组织内胶原的沉积，使肝窦壁第Ⅷ因子相关抗原、层黏蛋白、Ⅳ型胶原蛋白及α-SMA的表达明显下降；显著改善肝窦扭曲、闭塞等形态学变化，促进肝纤维化过程中肝窦内皮的失窗孔及内皮下基底膜的逆转，促进肝纤维化、肝硬化常见病理变化肝窦毛细血管化的逆转。对肝癌细胞有一定抑制作用，可降低血清AFP，增强TGF-β$_1$在肝窦内皮细胞及星状细胞膜上的表达，抑制肝细胞的异常增生。经临床观察能有效改善慢性乙肝肝纤维化、肝硬化患者临床症状及肝功能，降低血清肝纤维化指标，减轻肝组织炎症活动和肝纤维化程度。

四、大黄䗪虫丸[137-142]

（一）主要成分

熟大黄、土鳖虫（炒）、水蛭（制）、䗪虫、蛴螬（炒）、干漆（煅）、桃仁、苦杏仁（炒）、黄芩、生地、白芍、甘草。

（二）功能主治

具有活血化瘀、软坚散结、缓中补虚之功效。古代多用于临床表现为瘀血内停、腹部肿块、肌肤甲错、目眶暗黑、潮热羸瘦、经闭不行的妇科"干血痨"证。现代除用于上述妇科疾病外，多用于慢性病毒性肝炎、肝硬化患者。

(三)药理研究

研究发现该药能明显改善因CCl_4和免疫损伤大鼠的肝功能,减少肝组织羟脯氨酸(Hyd)含量,升高血清白蛋白,改善肝纤维化病理状态,具有一定的抗肝纤维化作用。其作用机制可能同该药能促进肝星状细胞的MMP-1基因表达,增加MMP-2的含量与活性,在一定程度上抑制肝星状细胞的增殖和分泌TGF-$β_1$,减少胶原生成有关。也有研究发现该药能通过部分下调肝组织AT1RmRNA的基因表达从而部分阻断肝AT1R表达,截断肝纤维化发生发展的一系列反应,减少细胞外的合成与沉积,也可能是其抗肝纤维化的作用机制之一。经临床观察发现长期服用该药,能明显改善慢性肝炎、肝硬化患者肝功能,降低血清肝纤维化标志物HA、PCⅢ、Ⅳ-C、LN水平,减少门静脉、脾静脉宽度,具有减轻或抑制的肝纤维化、肝硬化进程的作用。

参考文献

[1] 江苏新医学院. 中药大辞典[M]. 上海:上海科学技术出版社,2007.

[2] 田代华. 实用中药大辞典[M]. 北京:人民卫生出版社,2002.

[3] 侯家玉. 中药药理学[M]. 北京:中国中医药出版社,2002.

[4] 金英爱,李英顺. 茵栀黄注射液治疗病毒性肝炎疗效观察[J]. 中医药学报,2002,30(3):19.

[5] 赵秀芳. 中西药联合治疗妊娠肝内胆汁淤积症[J]. 国际医药卫生导报,2005,11(22):38.

[6] 赵君,吴献群,杨欣,等. 茵陈蒿对雌孕激素诱导的肝内胆汁淤积孕鼠肝脏超微结构和细胞黏附分子-1表达的影响[J]. 中西医结合肝病,2008,18(3):156.

[7] 唐国凤. 茵陈蒿对实验性肝纤维化大鼠肝细胞的保护作用[J]. 中药材,2005,28(3):218.

[8] 沈飞海,吕俊华,潘竟锵. 茵陈蒿提取物对胰岛素抵抗性大鼠脂肪肝调脂保肝作用及机制研究[J]. 中成药,2008,30(1):28.

[9] 杨淑娟. 茵陈对胃滑肌条运动的实验研究[J]. 兰州医学院学报,2002,1:1.

[10] 张德权. 栀子黄色素对四氯化碳肝损伤小鼠的影响[J]. 营养学报,2002,24(3):269-273.

[11] 江庆澜,李瑜元,潘锦瑶,等. 虎杖提取液对非酒精性脂肪肝大鼠肿瘤坏死因子α基因表达的影响[J]. 中药材,2005,28(10):917.

[12] 王新华,何红梅,张延霞,等. 黄芩苷对异烟肼和利福霉素钠肝损伤小鼠的保护作用研究[J]. 中国药房,2007,18(28):2175.

[13] 陈忻,赵晖,张楠,等. 黄芩苷对小鼠免疫性肝损伤的保护作用[J]. 中药药理与临床,2006,22(3,4):39.

[14] 郭昱,姚金锋,武京学. 黄芩甙对人肝癌BEL-7402细胞恶性行为的影响及分子基础研究[J]. 中药药理与临床,2008,24(4):1.

[15] 熊良庚,李琳琳. 奥曲肽联合岩黄连注射液治疗晚期肝癌的临床观察[J]. 四川肿

瘤防治，2005，18（4）：232.

［16］苗瑜李. 黄连素与黄连复方的临床研究概况［J］. 河南中医，2006，26（7）：84.

［17］胡福田. 黄连温胆汤加减治疗酒精性肝病43例疗效观察［J］. 药物与临床，2005，2（11）：77.

［18］陈伟忠，朱梁，张兴荣，等. 苦参碱对大鼠肝纤维化的影响［J］. 中国新药与临床，2000，19（5）：410-413.

［19］李继强，陈紫恒，曾民德，等. 氧化苦参碱抗乙型肝炎病毒的体外实验研究［J］. 中华消化，2001，21（9）：550-552.

［20］陈紫恒，李继强，曾民德，等. 氧化苦参碱抗丙型肝炎病毒的体外实验研究［J］. 中华肝脏病，2001，9（增刊）：12-14.

［21］Shi GF, Li Q. Effects of oxymatrine on experimental hepatic fibrosis and its mechanic［J］. World J Gastroenterol, 2005, 11（2）:268-270.

［22］李爱媛，周芳，成彩霞. 鸡骨草与毛鸡骨草对急性肝损伤的保护作用［J］. 云南中医中药，2006，27（4）：35.

［23］李沛波，唐西，杨立伟，等. 田基黄对大鼠急性肝损伤的保护作用［J］. 中药材，2006，29（1）：55.

［24］周小玲，柯美珍，宋志军. 田基黄对大鼠呼吸道及全身免疫功能的影响［J］. 广西医科大学学报，2001，18（2）：211.

［25］王桂贡，李振彬，石建喜，等. 白花蛇舌草对吲哚美辛所致大鼠胃黏膜损伤的保护作用［J］. 河北中医，2001，23（1）：70-71.

［26］李法庆，邱大琳，陈蕾. 茯苓对小鼠抗体生成细胞作用的初步研究［J］. 中国基层医药，2006，13（2）：277.

［27］裴广祥，李月忠，张洪霞，等. 桂枝茯苓胶囊治疗酒精肝硬化代偿期30例［J］. 实用中医内科，2005，19（1）：73.

［28］郭长占，马俊良，田枫，等. 猪苓多糖对HBV转基因小鼠HBsAg表达的影响［J］. 中国实验临床免疫学，1999，11（6）：4.

［29］陈卓鹏，罗群超. 猪苓多糖胶囊治疗慢性乙肝28例近期疗效观察［J］. 临床荟萃，2001，16（7）：313-314.

［30］周俐，熊小琴，周青，等. 小叶金钱草对小鼠急性肝损伤的防护作用［J］. 赣南医学院学报，2002，22（5）：459-462.

［31］陈廷玉，卢春风，王培军，等. 三七对四氯化碳肝损伤小鼠的保护作用及形态学研究［J］. 黑龙江医药，2003，26（5）：30-31.

［32］元文勇，姜文泉，姜惟龙，等. 三七总皂苷在大鼠肝脏缺血再灌注损伤中肝细胞超微结构的保护作用［J］. 中国误诊学杂志，2003，3（11）：1618-1620.

［33］蔡丹莉，陈芝芸，严茂祥，等. 三七对酒精性脂肪肝大鼠肝组织环氧合酶-2表达的影响［J］. 中华中医药学刊，2007，25（7）：1391.

［34］闵清，白育庭，舒思洁，等. 延胡索乙素对四氯化碳致小鼠肝损伤的保护作用［J］. 中国中药，2006，31（6）：484-484.

[35] 曹鎏,李信梅,王玉芹. 鳖甲两种不同取法对实验大鼠肝纤维化预防保护作用的比较.南通医学院学报, 2003, 23(1): 46.

[36] 张秋英,张再康,金淑琴. 鳖甲煎丸的现代临床应用和实验研究进展. 河北中医药学报, 2006, 21(1): 35.

[37] 袭柱婷,栾希英,李珂珂,等. 䗪虫对肝纤维化大鼠Ⅳ.C、LN、HA的影响[J]. 中国中医基础医学, 2002, 8(11): 843.

[38] 邹宇宏,杨雁,吴强,等. 黄芪提取物的体外抗乙肝病毒作用[J]. 安徽医科大学学报, 2003, 38(4): 267-269.

[39] 肖丽华,覃瞬,寿覃昱. 冬虫草、黄芪对乙肝表面抗原阳性转阴的研究[J]. 中国当代儿科, 2000, 2(3): 231-232.

[40] 王建新,梅广林,胡卫东. 黄芪在肝脏缺血-再灌注损伤中保护作用的研究[J]. 南通大学学报(医学版), 2005, 25(3): 161.

[41] 阮明凤,郝君梅. 黄芪对大鼠酒精性肝病肝组织ICAM-1表达的影响[J]. 时珍国医国药, 2007, 18(5): 1119.

[42] 杨雁,宋少刚,陈敏珠. 黄芪总苷对肝癌细胞生长、甲胎蛋白分泌及γ-GT活性的影响[J]. 中国临床药理学与治疗学, 2001, 6(1): 18-20.

[43] 杨波,王征. 一贯煎的临床应用现状[J]. 中医药临床, 2006, 18(4): 412.

[44] 中华人民共和国药典一部[S]. 北京:化学工业出版社. 2000, 172.

[45] 汪丽亚,施九皋,杨美玲,等. 景垂片对小白鼠四氯化碳肝损伤保护作用的组织学和组织化学观察[J]. 中西医结合, 1983, 3(4): 237.

[46] 翟世康,沈美玲,熊玉兰,等. 垂盆草苷免疫抑制作用的研究[J]. 中华微生物和免疫学, 1982, (3): 145.

[47] Mun SI, Ryu HS, Lee HJ, et al. Further screening for antioxidant activity of vegetable plants and its active principles from Zanthoxylum Schinifoliam[J]. Han'guk Yongyang siklyong Hakhoechi, 1994, 23(3): 466.

[48] 史海明,温晶,屠鹏. 鸡骨草的化学成分研究[J]. 中草药, 2006, 37(11): 1610.

[49] 李爱媛,周芳,成彩霞. 鸡骨草与毛鸡骨草对急性肝损伤的保护作用[J]. 云南中医中药, 2006, 27(4): 35.

[50] 周芳,李爱媛. 鸡骨草与毛鸡骨草抗炎免疫的实验研究[J]. 云南中医中药, 2005, 26(4): 33.

[51] 陈晓白,韩余健,许潘健,等. 毛鸡骨草体外对HBsAg和HBeAg的抑制作用[J]. 时珍国医国药, 2009, 20(5): 1083.

[52] 王建农,候翠英. 抱茎獐牙菜化学成分的研究[J]. 中草药, 1994, 25(8): 401.

[53] 胡若琪,饶娴宜,冯毓正. 獐牙菜甙对实验大鼠肝病理形态学的影响[J]. 云南中医学院学报, 1991, 14(1): 35.

[54] 张俊平,胡振林,冯增辉,等. 水飞蓟素对小鼠肝脏炎症损伤和肿瘤坏死因子的产生及活性的影响[J]. 药学学报, 1996, 31: 57.

[55] 李克敏,周歧新,高丽佳,等. 肝勃宁对四氯化碳致大鼠慢性肝损害的保护作用

[J]．中药药理与临床，1998，14（1）：38．

[56] 蔡晓明，李正秋．当飞利肝宁胶囊治疗慢性乙型肝炎肝纤维化36例[J]．中国中西医结合消化，2006，14（6）：408-409．

[57] 谢贤春，吉中和，段钟平，等．当飞利肝宁胶囊治疗高脂血症及脂肪肝的实验和临床研究[J]．传染病网络动态，2004，（3）：42-45．

[58] 杨道坤，高海丽，申保生，等．当飞利肝宁胶囊对慢性乙型肝炎患者T细胞免疫学的影响[J]．中西医结合肝病，2006，16（6）：349．

[59] 冷学艳，孙瑞敏，张丽蕊．利肝隆预防抗结核药物肝损害的临床观察[J]．中华现代临床医学，2004，2（7B）：1087-1088．

[60] 北京市药检所．朝阳丸的主要药效学试验研究·朝阳丸研究进展[M]．北京：军事医学科学出版社，1997：7-16．

[61] 张翠萍，刘希双，赵清喜，等．朝阳丸治疗慢性乙型肝炎与肝硬化效果分析[J]．青岛大学医学院学报，2002，38（1）：49-51．

[62] 张连眷，王伟丽．朝阳丸治疗乙型慢性肝炎20例组织学观察[J]．河北中西医结合，1998，7（11）：1717．

[63] 柯珉珉，张宪德，吴练中，等．岩黄连有效成分的研究[J]．植物学报，1982，24（3）：289-291．

[64] 刘思明，胡坪，罗国安，等．岩黄连注射液的高效液相色谱质谱联用指纹图谱研究[J]．药学学报，2005，40（9）：846-884．

[65] 孙宁玲，汪涛，袁本利，等．脱氢卡维汀对四氯化碳致小鼠急性肝损伤的保护作用[J]．药学实践，2008，26（1）：23-27．

[66] 童鲲，吴练中，梁益永．岩黄连总生物碱对小鼠免疫功能的影响[J]．免疫学，1995，11（4）：238-241．

[67] 李向阳，田莉婷．岩黄连注射液治疗高胆红素血症54例[J]．现代中医药，2003，5：30．

[68] 谢沛珊，李爱媛，周芳，等．中草药抗肿瘤筛选的实验研究[J]．时珍国药研究，1996，7（1）：19-20．

[69] 张恩源．"五酯胶囊"的药理与进展[J]．中国临床医药研究，2004，119：12573-12574．

[70] 宋立人，洪恂，丁绪亮，等．现代中药学大辞典[M]．北京：人民卫生出版社，2001：362-366．

[71] 韩丽莎，胡海，王芳，等．藏茵陈对CCl_4致大鼠肝及相关脏器损伤的保护作用[J]．中国民族医药，2005，（3）：20-21．

[72] 王芳，韩丽莎，李凤华．藏茵陈对大鼠肝缺血-再灌注损伤NO含量及肝组织细胞学的影响[J]．中国民族民间医药，2002，（2）：109-110．

[73] 韩青，魏立新，杜玉枝，等．藏茵陈苷对四氯化碳所致大鼠肝纤维化的逆转作用[J]．中药药理与临床，2008，24（5）：34-36．

[74] 曾伟导，吴其恺，林志荣，等．藏茵陈胶囊治疗慢性乙型肝炎64例[J]．中西医结合

肝病，2004，14（4）：230-231.

[75] 金香子，李莲花，姜逢春，等. 熊胆对四氯化碳所致肝细胞损伤的保护作用［J］. 中国中医药科技，1999，6（3）：169-170.

[76] 杜宁，牛小霞. 熊胆胶囊治疗慢性肝病残留黄疸45例［J］. 中西医结合肝病，1996，6（4）：6.

[77] 姜皓，施维锦. 熊胆预防豚鼠胆囊胆固醇结石的实验研究［J］. 上海医学，2000，23（7）：417-419.

[78] 骆传环，崔玉芳，孙中和. 熊胆抗HIV和提高免疫功能的作用［J］. 现代应用药学，1995，12：22-23.

[79] 白云，苏云明，白海玉，等. 熊胆胶囊解热镇痛作用研究［J］. 中医药学报，2005，33（6）：26-27.

[80] 郑亿，张贺，王文凯，等. 熊胆胶囊抗菌作用的实验研究［J］. 黑龙江中医药，2006，（6）：53-54.

[81] 泰山，雷秉钧，陈亚利，等. 熊胆胶囊对病毒性肝炎患者退黄作用的临床研究［J］. 四川医学，2000，21（2）：118-120.

[82] 刘峰群. 茵栀黄注射液研究综述［J］. 中国医药情报，1996，2（3）：169-172.

[83] 李贵海，朱建伟，吴丽丽. 茵栀黄颗粒的保肝作用研究［J］. 中药材，2001，24（5）：353-355.

[84] 李瑞芬，范玉明，王希海. 茵栀黄注射液对大鼠实验性肝损伤的治疗作用［J］. 中药药理与临床，2001，17（2）：23.

[85] 朱金照，张志坚，王雯. 茵栀黄注射液治疗黄疸的疗效分析［J］. 福州总医院学报，2004，11（2）：74-75.

[86] 阮秀霞，黄国鑫，赵学军. 消炎利胆片总提取物的利胆实验研究［J］. 现代医院，2008，8（12）：16-18.

[87] 叶木荣，长尾由纪子，李楚源，等. 消炎利胆片防治大鼠急性肝损伤的实验研究［J］. 中成药，2006，28（11）：1616-1619.

[88] 董长喜，裴树棠，张波，等. 氟哌酸与消炎利胆片联用治疗慢性胆囊炎95例临康观察［J］. 吉林医学信息，1993，（4）：23-24.

[89] 刘才漾，刘必宁. 消炎利胆片对140例肝炎的疗效观察［J］. 浙江医学情报，1995，（1）：14-15.

[90] 曹济生，王慕琪. 消炎利胆片对急性黄疸型肝炎的疗效观察［J］. 苏州医学院学报，1995，（3）：558-559.

[91] 辛美钰. 消炎利胆片的体外抗菌活性试验［J］. 广东药学院学报，2003，19（4）：340-341.

[92] 钮宏文，朱建明，沙粒. 消炎利胆片对胆汁内细菌抑制作用的临床研究［J］. 上海中医药，2008，42（6）：28-29.

[93] 李永康. 苦黄注射液的药理和临床［J］. 中国药房，1993，4（3）：40.

[94] 谢梅林，李永康，陈葆荃，等. 苦黄注射液利胆作用研究［J］. 中成药，1996，18

（3）：36-37.

[95] 王瑞云，李永康，陈钟英，等. 苦黄注射液的研制及临床应用 [J]. 南京医科大学学报，1995，15（3）：499-501.

[96] 北京市临床检验协作委员会. 临床生物化学微量超微量检验法 [M]. 北京：人民卫生出版社，1958：70.

[97] 王莉珍. 清肝利胆口服液降酶保肝作用的实验研究 [J]. 河南中医药学刊，2000，15（2）：15-16.

[98] 刘建京. 清肝利胆口服液的临床疗效观察 [J]. 中国药物与临床，2004，4（3）：227-228.

[99] 贾海萍. 清肝利胆口服液治疗瘀胆型病毒性肝炎60例 [J]. 中华医学写作，2004，11（12）：1027-1028.

[100] 李继强，陈紫暄，曾民德，等. 氧化苦参碱抗乙型肝炎病毒的体外实验研究 [J]. 中华消化，2001，21（9）：550-552.

[101] 陆海英，王勤环，曾争，等. 不同剂型苦参素体外抗2.2.15细胞乙型肝炎病毒的作用及其作用机制的研究 [J]. 中国中西医结合，2002，22（2）：168-169.

[102] 朱莉，刘晶星，钱富荣，等. 苦参总碱对小鼠脾细胞产生干扰素的影响 [J]. 上海第二医科大学学报，1998，18（3）：204-206.

[103] 甘乐文，王国值，李玉莉. 苦参素对大鼠慢性肝损伤的防护作用 [J]. 中草药，2002，33（4）：339-341.

[104] 陆伦根，曾民德，茅益民，等. 氧化苦参碱对四氯化碳诱导的大鼠肝纤维化I型、Ⅲ型、Ⅳ型胶原表达的影响 [J]. 世界华人消化，2003，11（10）：1488-1491.

[105] 陆伦根，曾民德，茅益民，等. 氧化苦参碱胶囊治疗慢性乙型病毒性肝炎的随机、双盲、安慰剂对照多中心临床研究（Ⅰ）[J]. 肝脏，2002，7（4）：218-221

[106] 茅益民，曾民德，陆伦根，等. 氧化苦参碱胶囊治疗慢性病毒性肝炎肝纤维化的随机、双盲、安慰剂对照多中心临床研究（Ⅱ）[J]. 肝脏，2002，7（4）：222-225.

[107] 李继强，李超群，曾民德，等. 氧化苦参碱治疗慢性丙型病毒性肝炎的初步研究 [J]. 中国中西医结合，1998，18（4）：227-229.

[108] 陆群，朱路佳，薛洁，等. 肝炎灵对实验性慢性肝损伤的治疗作用 [J]. 苏州医学院学报，2001，21（5）：517-519.

[109] 高士奇，牛俊奇，王峰，等. 紫丁香叶提取物及干扰素、肝炎灵抗乙型肝炎的比较研究 [J]. 细胞与分子免疫学，2003，19（4）：385-386.

[110] 林军，甘俊，黄仁彬，等. 肝炎灵免疫抑制与抗炎作用的实验观察 [J]. 广西医学，1995，17（1）：2-4.

[111] 郑有章，何有成，黄康民. 苦参碱联合肝炎灵注射液治疗慢性乙型肝炎临床观察 [J]. 临床肝胆病，2002，18（5）：295-296.

[112] 高润平，杨迎杰，张清泉，等. 肝炎灵与a-干扰素对慢性活动性乙型肝炎的疗效对比 [J]. 中国中西医结合，1993，13（8）：485-486.

[113] 张永明, 黄亚非, 陈建萍, 等. 肝酶灵注射液对大鼠慢性肝损伤的保护作用 [J]. 中药材, 2003, 26 (2): 111-112.

[114] 张永明, 黄亚非, 陈建萍, 等. 肝酶灵对小鼠腹腔巨噬细胞吞噬功能的影响 [J]. 中国医院药学, 2002, 22 (9): 521-523.

[115] 张永明, 黄亚非, 邓子德. 肝酶灵注射液的研制和临床应用 [J]. 华西药学, 1997, 12 (4): 269-270.

[116] 周宇, 衷福华, 杨连辉, 等. 叶下珠化学成分的研究 [J]. 药学实践, 2007, 25 (4): 206-207.

[117] Venkateswaran PS, Millman I, Blumberg BS, et a1. Effects of an extract from phyllanthus niruri On hepatitis B and woodchuck hepatitis viruses, In vitro and in vivo studies [J]. Proc Nati Acad Sci USA, 1987, 84: 274.

[118] 鲁玉辉, 符林春. 叶下珠复方在体外细胞培养中抗HBV活性的研究 [J]. 中国热带医学, 2007, 7 (2): 196-197.

[119] 张大志, 任红, 张定凤, 等. 叶下珠制剂抑制乙型肝炎病毒作用的实验研究 [J]. 现代医学卫生, 2001, 17 (7): 512-513.

[120] 冯天保, 田广俊, 李华, 等. 福建叶下珠抗小鼠免疫性肝损伤的实验研究 [J]. 广州中医药大学学报, 2005, 16 (5): 343-345.

[121] 周世文, 徐传福, 周宁, 等. 叶下珠对小鼠实验性肝损伤的保护作用 [J]. 中药材, 1994, 17 (12): 31-32.

[122] 黄育华, 张建军, 晏雪生, 等. 叶下珠对人肝癌细胞Bel-7402诱导分化的影响 [J]. 湖北中医学院学报, 2000, 2 (1): 10-12.

[123] 曹慰祖, 刘恒茂, 刘家琴, 等. 叶下珠治疗慢性乙型肝炎病毒携带者的临床研究 [J]. 上海中医药, 1996, (5): 8-9.

[124] 乔成栋, 张彩云, 郭小东, 等. 复方丹参滴丸抗大鼠肝纤维化的实验研究 [J]. 兰州大学学报 (医学版), 2007, 33 (1): 14-18.

[125] 孙沛毅, 张洪泉, 孙云, 等. 复方丹参注射液对实验性肝损伤小鼠的保护作用 [J]. 南京铁道医学院学报, 1997, 16 (2): 93-94.

[126] 李红红, 周晓, 杨荣源. 复方丹参注射液抗肝纤维化氧自由基作用探讨 [J]. 湖南中医学院学报, 2003, 23 (2): 46-47.

[127] 赵景民, 周光德, 李文淑, 等. 复方鳖甲软肝片抗肝纤维化机制的实验研究 [J]. 解放军医学, 2004, 29 (7): 560-562.

[128] 袁强, 何岚, 陈芝芸, 等. 复方鳖甲软肝片对肝纤维化大鼠肝脏血管紧张素Ⅱ及其受体mRNA表达的影响 [J]. 中华中医药, 2008, 23 (2): 158-161.

[129] 龚启明, 肖家诚, 周霞秋. 复方鳖甲软肝片治疗50例肝纤维化的临床研究 [J]. 临床肝胆病, 2006, 22 (3): 196-198.

[130] 周光德, 李文淑, 赵景民, 等. 复方鳖甲软肝片抗肝纤维化机制临床病理研究 [J]. 解放军医学, 2004, 29 (7): 563-564.

[131] 刘成海, 王晓玲, 刘平, 等. 扶正化瘀319方药物血清对肝星状细胞Ⅰ型胶原及转化

生长因子β1表达的影响［J］．中国中西医结合，1999，19（7）：412-414.

［132］谭春雨，谭善忠，蒋健，等．扶正化瘀方对肝纤维化大鼠肝脏明胶酶、TIMP-2和星状细胞凋亡的影响［J］．上海中医药大学学报，2003，17（4）：40-44.

［133］陆雄，刘平，刘成海，等．扶正化瘀方促进二甲基亚硝胺肝纤维化大鼠肝窦毛细血管化逆转作用的实验研究［J］．中医，2003，44（2）：136-139.

［134］季光，曹承楼，刘平，等．扶正化瘀方预防大鼠肝癌形成机制的研究［J］．中国中西医结合消化，2000，9（1）：20-22.

［135］刘平，胡义扬，刘成，等．扶正化瘀胶囊干预慢性乙型肝炎肝纤维化作用的多中心临床观察［J］．中医现代研究，2005，7（1）：24-32.

［136］喻长远，陈珍贵，田永立，等．大黄䗪虫丸对大鼠两种肝纤维化模型的影响［J］．中国中医基础医学，2002，8（12）：33-34.

［137］胡义杨，刘平，刘成，等．大黄䗪虫丸抗慢性肝损伤及肝纤维化作用的实验研究［J］．中西医结合肝病，1995，5（3）：28-30.

［138］潘志恒，谢瑶，何宏文，等．大黄䗪虫丸对大鼠肝星状细胞基质金属蛋白酶表达及活性的影响［J］．中国中西医结合，2005，25（12）：1100-1103.

［139］潘志恒，谢瑶，何宏文，等．大黄䗪虫丸对大鼠肝星状细胞活化及增殖的影响［J］．现代消化及介入诊疗，2005，10（2）61-64.

［140］李岚生，徐曼，刘志龙，等．大黄䗪虫丸对大鼠肝星状细胞表达TGF-$β_1$的影响［J］．中国中西医结合消化，2003，23（10）：763-766.

［141］潘志恒，程木华，李林，等．大黄䗪虫丸抗肝纤维化作用的临床研究［J］．中国中西医结合消化，2003，11（4）：212-214.